全国职业教育康复治疗技术专业"十二五"规划系列教材

卫生职业教育康复治疗技术专业教材

（第二版）

假肢与矫形器技术

主　编　肖晓鸿

编　者　肖晓鸿（武汉民政职业学院）

　　　　李尚发（武汉民政职业学院）

　　　　杨　梅（湖北职业技术学院）

　　　　刘　静（武汉民政职业学院）

U0258380

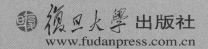

复旦大学出版社
www.fudanpress.com.cn

图书在版编目(CIP)数据

假肢与矫形器技术/肖晓鸿主编. —2 版. —上海:复旦大学出版社,2016.2(2022.1 重印)
卫生职业教育康复治疗技术专业教材
ISBN 978-7-309-12113-1

Ⅰ. 假… Ⅱ. 肖… Ⅲ. ①假肢-技术-高等职业教育-教材②矫形外科学-
医疗器械-高等职业教育-教材 Ⅳ. ①R318.17②R687.1

中国版本图书馆 CIP 数据核字(2016)第 022417 号

假肢与矫形器技术(第二版)
肖晓鸿 主编
责任编辑/傅淑娟

复旦大学出版社有限公司出版发行
上海市国权路 579 号 邮编:200433
网址:fupnet@ fudanpress.com http://www.fudanpress.com
门市零售:86-21-65102580 团体订购:86-21-65104505
出版部电话:86-21-65642845
大丰市科星印刷有限责任公司

开本 787 × 1092 1/16 印张 31 字数 722 千
2022 年 1 月第 2 版第 4 次印刷

ISBN 978-7-309-12113-1/R · 1546
定价:59.00 元

前　言

　　在康复治疗过程中普及假肢与矫形器技术方面的知识和装配与服务水平,对促进我国康复事业的健康快速发展十分重要。全国卫生职业教育康复治疗技术专业教材编写委员会与复旦大学出版社合作编写一套符合我国职业教育特色的康复医学类专业教材,并委托我承担了《假肢与矫形器技术》的主编工作。

　　本教材共分9章,第一章概述,第二章截肢,第三章材料学,第四章和第五章假肢学,第六章、第七章和第八章矫形器学,第九章康复器具。

　　本教材具有以下特点。

　　1. 知识面广:本教材内容丰富、简明实用,并附有大量图片资料,将假肢与矫形器技术中的难点和重点问题明了化、简单化,从而达到通俗易懂的目的。同时,还涵盖了解剖学、生理学、病理学、材料学、生物力学、工程学、心理学等方面的知识。

　　2. 技能性:本教材以技能操作为出发点,强调了假肢与矫形器制作与装配的操作技能,并以图文并茂的形式加以说明,使人一目了然。详细地介绍了假肢与矫形器技术方面的工艺、设备、工具、材料等方面的知识和操作技能。

　　3. 实用性:假肢与矫形器技术是一门实践性很强的技术,本教材所介绍的技能和方法均建立在实践基础之上,通过学习可以完成从理论到实践,从实践到理论的升华,并对实践工作有很强的指导性。

　　4. 先进性:本教材充分重视内容的先进性,尽可能地展现假肢与矫形器技术相关的新技术、新工艺、新设备、新材料、新方法、新产品,使人看后会有耳目一新的感受。

　　5. 适用性:本教材图文并茂、通俗易懂、叙述清楚、重点突出、板块清晰、技术含量高,适合于培训、教学、自学等。

　　本教材可作为高等、中等职业院校康复医学类专业的教材使用,还可供假肢与矫形器技术方面的从业人员,矫形外科、康复医学科、社区康复类从业人员,康复器具生产和营销人员,残疾人用品供应站从业人员与广大患者等学习参考。

　　本教材由肖晓鸿主编,并完成第一至八章的编写,湖北职业技术学院杨梅参与第三章部分编写,肖晓鸿、李尚发和刘静合作完成第九章编写。在整个编写过程中还得到武汉民政职业学院领导的大力支持和协作。在此，对他们的付出表示由衷的感谢！

　　承蒙读者厚爱，本书自出版以来，重印多次。但由于当时编写时间仓促，加上本人水平有限，书中不免有些瑕疵，经过修订后再次出版，以谢读者！

肖晓鸿

2016 年 1 月

Contents

目　录

第一章 | 概论 ·· 1
　第一节　康复医学的概述 / 1
　第二节　康复工程技术概述 / 14
　思考题 / 20

第二章 | 截肢 ··· 21
　第一节　截肢的概述 / 21
　第二节　截肢平面的选择 / 23
　第三节　截肢术的要点 / 32
　第四节　截肢患者常见并发症的预防和处理 / 38
　第五节　截肢患者的康复治疗 / 44
　思考题 / 57

第三章 | 制作假肢与矫形器的主要材料与工具设备 ·················· 58
　第一节　制作假肢与矫形器的主要材料 / 58
　第二节　假肢与矫形器制作常用的工具和设备 / 80
　思考题 / 100

第四章 | 上肢假肢 ··· 101
　第一节　假肢的概述 / 101
　第二节　上肢假肢 / 108
　第三节　上肢假肢的基本结构 / 118
　第四节　上肢假肢的制作 / 130
　思考题 / 157

第五章 | 下肢假肢 ··· 158
　第一节　下肢假肢的概述 / 158
　第二节　下肢假肢 / 162
　第三节　下肢假肢的基本结构 / 172
　第四节　下肢假肢的处方 / 197
　第五节　下肢假肢的制作 / 201
　第六节　下肢假肢的终检 / 246
　第七节　下肢假肢的使用 / 248
　思考题 / 258

第六章 | 下肢矫形器 ———————————————————————————— 260

第一节 矫形器的概述 / 260

第二节 下肢矫形器的概述 / 267

第三节 足矫形器 / 286

第四节 踝足矫形器 / 307

第五节 膝关节矫形器 / 317

第六节 膝踝足矫形器 / 322

第七节 髋膝踝足矫形器 / 326

第八节 髋矫形器 / 332

第九节 下肢矫形器的制作 / 339

思考题 / 348

第七章 | 上肢矫形器 ———————————————————————————— 350

第一节 上肢矫形器的概述 / 350

第二节 手矫形器 / 355

第三节 对掌矫形器 / 360

第四节 腕手矫形器 / 363

第五节 夹持矫形器 / 366

第六节 肘矫形器 / 367

第七节 肩矫形器 / 371

第八节 肩肘腕手矫形器 / 375

第九节 上肢矫形器的制作 / 376

思考题 / 393

第八章 | 脊柱矫形器 ———————————————————————————— 394

第一节 脊柱矫形器的概述 / 394

第二节 头颈部矫形器 / 403

第三节 躯干部矫形器 / 410

第四节 脊柱侧弯矫形器 / 420

第五节 脊柱矫形器的制作 / 436

思考题 / 444

第九章 | 其他康复辅助器具 ———————————————————————————— 446

第一节 轮椅 / 446

第二节 步行器 / 460

第三节 自助具 / 465

第四节 姿势辅助器 / 473

思考题 / 490

主要参考文献 ———————————————————————————— 492

第一章

概　论

⬤ **学习目标**

1. 掌握康复的含义，包括康复的措施、对象、手段和目标，了解康复的原则、对策，康复治疗的技术、工作方式、标准及服务方式。

2. 了解康复医学的定义及康复医学与其他医学学科的相互关系。了解康复医学涉及的常见疾病等。

3. 了解康复工程技术的定义及康复工程产品的种类。

4. 了解和掌握假肢与矫形器技术所包含的主要内容。

5. 了解假肢与矫形器技术的现状与发展趋势。

第一节　康复医学的概述

一、康复概述

战争推动康复事业发展。一战期间，英国著名骨科专家 Robert Jones 首先开展了对伤员进行职业训练，使他们在战后能重返工作岗位，但那时康复医学尚不完善。二战期间及战后，美国医学家 Howard Rusk（1901~1989）对受伤军人的治疗采取一种综合的、积极的功能训练方案，进一步阐明了康复的原则，即：不但要使伤者在身体上康复，而且要使他们在精神上康复；治疗的对象应该是整个人，而不仅是疾病。Rusk 最终证实了：为了使伤员尽快恢复功能、重新回到战斗岗位，最重要的是康复而不是休养。因此，后来他被誉为现代康复医学之父。

（一）康复的定义

康复（rehabilitation）：指综合地、协调地应用各种措施，包括医学的、工程的、教育的、社会的、职业的、心理的等一切手段，使老、弱、病、伤、残者（包括先天性残疾）已经丧失的功能尽快地、尽最大可能地得以恢复、代偿或重建，使他们在身体上、精神上、社会上和经济上的能力得到尽可能的恢复，使他们生活能自理，提高其生活质量，最终回归社会。这是世界卫生组织（WHO）于1991年对康复的定义。康复的主要含义有以下4个层面。

1. **康复措施**　包括医学康复、教育康复、职业康复及社会康复等一切措施，其最终目标为达到全面康复；不仅涉及医学科学技术，而且涉及社会学、心理学、工程学等方面的技术和方法。

（1）医疗康复（medical rehabilitation）：利用医学手段促进康复。

（2）康复工程（rehabilitation engineering）：应用现代化工程学的原理和方法，恢复、代偿、替代或重建患者的功能。

（3）教育康复（educational rehabilitation）：通过特殊教育和培训促进患者的康复。

（4）社会康复（social rehabilitation）：在社会层次上采取与社会生活有关的措施，促使患者重返社会。

（5）心理康复（psychological rehabilitation）：对患者尤其是残疾者及慢性病患者进行心理学检查，提供心理咨询及心理治疗。

（6）职业康复（vocational rehabilitation）：帮助患者重新获得就业能力，取得就业机会。

（7）全面康复（comprehensive rehabilitation）：提高患者的生活自理能力，改善其生活质量，使患者能够重新回归家庭和社会，过有意义的生活。

2. **康复对象** 以老、弱、病、伤、残者等功能障碍者为核心。

（1）残疾人：由于各国的残疾标准不一样，分类也各不相同，如：美国把残疾人分为11类，日本把残疾人分为9类，中国将残疾人分为6类，即精神残疾、智力残疾、视力残疾、语言听力残疾、肢体残疾和多重残疾（表1-1-1）。

表1-1-1 中、美、日三国残疾人分类对比

国家	美 国	日 本	中 国
残疾人 分类	1. 智力残疾 2. 听力障碍者 3. 重听者 4. 言语障碍者 5. 视觉障碍者 6. 重度情绪紊乱者 7. 肢体障碍者 8. 又盲又聋者 9. 多重障碍者 10. 特殊障碍者 11. 其他功能障碍者	1. 智力残疾 2. 听力残疾 3. 视力残疾 4. 肢体残疾 5. 体弱病伤者 6. 精神残疾 7. 情感障碍者 8. 言语障碍者 9. 多重障碍者	1. 智力残疾 2. 语言听力残疾 3. 精神残疾 4. 视力残疾 5. 肢体残疾 6. 多重残疾

12月3日是国际残疾人日。据WHO估计，全世界残疾人口约占总人口的10%。2006年第二次全国残疾人抽样调查结果表明：全国各类残疾人总数为8 296万人，残疾人占全国总人口的比例为6.34%（表1-1-2）。这些残疾人大部分需要一定时期的积极康复治疗，使他们的活动能力恢复到最高水平，从而减少对家庭的依赖并改善其生活质量。康复治疗是改善残疾人身体、心理和精神状态的重要手段，也是预防残疾发生、发展的重要手段。我国肢体残疾人占残疾人的比率最多，为2 400多万人，他们大多需要装配假肢、矫形器或康复辅助器具，但其中75%左右的人尚未安装。每年都有大量的急、慢性肢体受损的患者，他们无论是在肢体康复，还是功能训练方面都离不开矫形器和康复器具。

表 1-1-2 2006 年全国残疾人抽样调查结果

残疾类型	人数（万）	比率（%）	残疾类型	人数（万）	比率（%）
视力残疾	1 233	14.86	智力残疾	554	6.68
听力残疾	2 004	24.16	精神残疾	614	7.4
言语残疾	127	1.53	多重残疾	1 352	16.3
肢体残疾	2 412	29.07	合计	8 296	100.00

（2）老年人：老年人经历着一个身心功能衰退的过程，这种衰退主要由遗传因素决定，也和年龄增长时实际活动水平习惯性下降有关，保持适当活动有可能减缓心血管、代谢及肌肉功能的减退速度，保持较好的活动能力，使晚年愉快。老年人常患有某些慢性病，也需要康复治疗。随着人口老龄化，老年康复的任务越来越重要。我国老年人口已占总人口的10%，到 2020 年，预计将高达 30%。

（3）慢性病患者：主要是指内脏、神经疾病和运动系统的慢性病患者。除了对他们进行临床医疗之外，还要进行积极的康复治疗，以改善其躯体和心理功能，减轻残疾程度，提高生活独立性（图 1-1-1）。

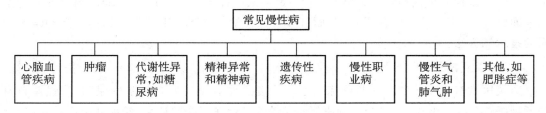

图 1-1-1 常见慢性病

（4）疾病或损伤急性期及恢复早期的患者：许多疾病和损伤需要早期开展康复治疗，以促进原发性功能障碍的恢复，并防治继发性功能障碍。

（5）亚健康人群：亚健康是健康与疾病的中间状态，无论是身体还是心理均处于一种非健康的状态。亚健康状态容易导致肿瘤、心血管疾病、呼吸及消化系统疾病和代谢性疾病，这些疾病均有一个缓慢发展的过程，开始时表现为亚健康，此时不注意很容易发展为真正的疾病。根据 WHO 的一项全球调查结果显示，全世界真正健康者仅 5%，找医生诊病者约占20%，剩余的 75% 就是属于"亚健康"者，这也是一种"病态"。亚健康人群普遍存在"五高一低"，即高负荷（心理和体力）、高血压、高血脂、高血糖、高体重、免疫功能低。处于亚健康状态的人，除了疲劳和不适，不会有生命危险。但是，如果碰到高强度刺激，如熬夜、发脾气等应激状态下，很容易出现猝死，即"过劳死"。"过劳死"是一类综合性疾病，是指在非生理状态下的劳动过程中，人的正常工作规律和生活规律遭到破坏，体内疲劳淤积并向过劳状态转移，使血压升高、动脉硬化加剧，进而出现致命的状态。治疗亚健康的关键在于"早发现、早预防、早治疗"。要摆脱亚健康状态，主要不是靠医生的诊治、药物的疗效，而是要靠自己主动自觉地去预防进行自身生活规律调节。康复锻炼对于许多疾病或病态有预防和治疗双重作用。合理的运动锻炼有利于提高组织对各种不良应激的适应性，预防疾病的发生。如积极的有氧运动有利于降低血脂，控制血压，改善情绪，从而提高体质，减少心血管疾病的发作或延缓发展(图1-1-2)。

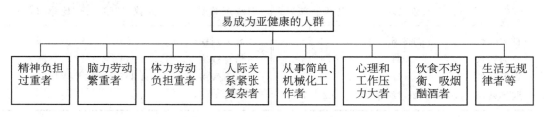

图1-1-2 易成为亚健康的人群

3. 康复手段 功能训练、康复评定和教育。总之,康复治疗总结起来就是三句话:训练、训练、再训练;评定、评定、再评定;教育、教育、再教育。针对患者的功能障碍,康复治疗以功能训练为主,康复评定贯穿始终,儿童康复以功能训练和特殊教育并举。

4. 康复目标 最大限度恢复其功能,使其生活能自理,提高生活质量,最终以回归家庭和社会为目标。

特别提示:康复针对患者的功能障碍,以提高局部与整体功能水平为主线,以整体的人为对象,也许局部或系统功能无法恢复,但仍可带着某些功能障碍而过着有意义、有成效的生活。康复以提高生活质量(quality of life)最终回归社会(social integration)为目标。为达到全面康复,不仅涉及医学科学技术,而且涉及社会学、心理学、工程学、教育学、运动学等方面的技术和方法。

（二）康复的原则

康复医学有别于预防医学与临床医学。康复工作必须贯彻3项基本原则:①强调自身功能训练;②注重整体,即整个人的康复;③最终目标在于回归社会,参加社会活动,创造社会价值,过着有意义的生活。

（三）康复的对策

康复的基本对策首先应该是预防为主,治疗为辅的原则。因为,一旦出现了残疾,往往要花费大量的人力、物力和财力进行康复,且康复是很难达到100%的痊愈,患者会或多或少遗留下身心上的功能障碍。针对残疾的发展与变化过程,康复基本对策一般采取三级预防的策略(图1-1-3,表1-1-3)。

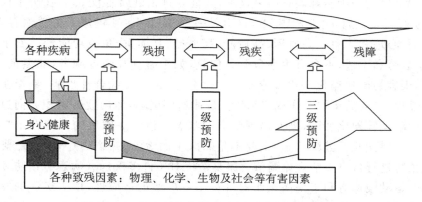

图1-1-3 残疾的分级、发展变化过程与三级预防

表 1 - 1 - 3　各阶段的残疾监控与预防

阶　段	致 残 原 因	致 残 种 类	监控与预防
1. 婚前	● 近亲结婚 ● 不良的生活习惯,吸烟酗酒和吸毒等	先天性的肢体畸形、聋哑、脑瘫、遗传性共济失调等	● 婚前教育与婚检 ● 良好的生活习惯的培养
2. 孕期	● 风疹 ● 药物:避孕药、黄体酮、激素、四环素、庆大霉素等 ● 羊膜带状畸形	先天性聋、哑、盲等,先天性动脉未闭、先天性短肢、缺肢、截肢等肢体畸形,脑瘫、白内障、心脏异常等	● 孕前早期预防 ● 羊水检查 ● 超声波检查 ● 发现残疾早期处理
3. 产期	● 高位产、产伤	脑瘫	● 难产监护和接生技术改进
4. 儿童	● 脊髓灰质炎、脑膜炎、脑炎等	小儿麻痹、脑瘫	● 预防接种、流行病监测、早发现、早干预
5. 青壮年	● 创伤:车祸、工伤、运动损伤等	创伤后遗症,如骨折、脱位、坏死、截肢、截瘫等	● 安全检查与教育 ● 及时救治 ● 早发现、早治疗
6. 老年	● 战伤 ● 骨关节病 ● 心脑血管疾病 ● 肿瘤 ● 呼吸系统疾病 ● 创伤	战伤后遗症、骨关节畸形、中风、偏瘫、失语、痴呆、肢体脏器残疾、慢性阻塞性肺部疾病、创伤后遗症等	● 定时体检 ● 合理用药 ● 合理的膳食结构 ● 适量的运动 ● 戒烟限酒 ● 良好的心态

　　1. 一级预防　指减少残损的各种措施,如公共卫生教育、饮水食品安全、环境污染治理、营养与保健、群众性的体育健身活动、疾病控制、预防接种、优生优育、婚前体检、安全教育、职业病和慢性病的防护、社会道德的维护、儿童妇女及老年人和弱势群体的保护、和谐社会的构建等。

　　2. 二级预防　限制和逆转残损造成的残疾。即"三早"原则:"早发现、早干预、早治疗"。它包括药物治疗、手术治疗和各种预防性的康复治疗,如物理治疗、作业治疗、言语治疗、假肢与矫形器治疗等,以减轻残疾程度。

　　3. 三级预防　防止残疾转化为残障,减少由于残疾给个人、家庭和社会造成的不良影响。其措施是全面康复,具体有:①医疗康复,如运动治疗、作业治疗、心理治疗、生活自理能力训练,假肢、矫形器、生活自助具、步行器等应用;②职业康复,如职业咨询、指导、评价、训练、安置等;③教育康复,如为不同类型、不同年龄患者提供教育的机会,尤其是残疾儿童特别重要;④社会康复,如改善社会环境、提倡全社会理解、尊重、关心、帮助残疾人的社会风气,促进残疾人的家庭幸福美满,提供适宜的公共交通工具及无障碍设施等。

　　实践证明:搞好一级预防是解决残疾问题最有效的方法,它可以至少减少致残率70%以上。搞好二级预防可以减少致残率10%～20%。总之,康复的基本对策是:出现伤残之前,以预防为主,康复治疗为辅;伤残出现后,则以康复治疗和保健为主。残疾的预防涉及许多部门,如卫生、交通、民政、劳动、教育、公安、司法、保险等,这些部门只有共同努力,通力合作,才能行之有效地减少残疾的发生。

（四）康复治疗技术

根据疾病和残疾程度的不同,运用多种康复治疗技术来防治疾病,预防或改善残疾,具体的康复治疗技术包括以下内容。

1. 物理治疗(physical therapy,PT)　指电、光、声、磁、水、蜡、压力等物理因子的治疗,其对炎症、疼痛、瘫痪、痉挛和局部血循环有较好的效果。从事物理治疗的康复治疗工作人员称作物理治疗师或理疗师(physical therapist,PT)。

2. 运动治疗(exercise therapy,ET)　用手法或借助器材,让患者进行各种运动以改善功能的方法。可达到强化肌力、增强必要的运动及反射,抑制异常的反射之目的;同时防止肌肉萎缩、关节僵直、畸形发生等。有时把运动治疗划归为物理治疗的范畴。从事运动治疗的康复治疗人员称作运动治疗师或体疗师(exercise therapist,ET)。

3. 作业治疗(occupational therapy,OT)　着重上肢及手部运动能力、协调性及灵活性训练。从日常生活活动、手工操作及文体活动中进行训练,并配备自助具、上肢夹板、操作假肢、特殊座椅等。从事作业治疗的康复治疗人员称作作业治疗师(occupational therapist,OT)。

4. 言语治疗(speech therapy,ST)　针对患者语言发育、口语障碍、社会认知障碍训练,言语器官的各种感知动作障碍(如流口水、吞咽困难)训练等。选用发音器官、构音结构练习、物品命名、读字绘画练习恢复患者的交流能力,并提供语言替代及补充服务。从事言语治疗的康复治疗人员称作言语治疗师(speech therapist,ST)

5. 康复工程(rehabilitation engineering,RE)　应用现代工程学的原理和方法,恢复、代偿或重建患者的功能。常设计制造假肢、矫形器、轮椅、助行器、自助具等以适应康复的需要。从事康复工程的康复治疗人员称作康复工程师(rehabilitative engineer,RE),其中专门从事假肢与矫形器制作的康复治疗人员称作假肢师与矫形器师(prosthetist & orthotist,P & O),还有助听器师和助视器师等。当然,在欧美一些国家,通常把假肢师与矫形器师合称为矫形技师(orthopedic technologist),但在我国矫形技师对于大众比较陌生,因此,我国为了更加通俗易懂,称作为假肢师与矫形器师。

6. 心理治疗(psychological therapy,PsT)　通过观察、谈话及各种心理评估和智力评估测验,采取精神支持疗法、暗示疗法、行为疗法及心理咨询等对患者进行治疗。从事心理治疗的康复治疗人员称作心理治疗师(psychological therapist,PsT)

7. 中国传统康复治疗(Chinese traditional medical therapy,CTMT)　祖国医学的推拿、按摩、针灸、刮痧、足疗、药膳、药酒、太极等在康复治疗中最常用。中国传统的康复治疗方法已有数千年的历史,是中国医药宝库的组成部分,有独特的疗效,也是我国康复医学赶超国际先进水平的重要切入点。从事中医的康复治疗人员称作中医康复技师或医师(Chinese traditional medical therapist,CTMT)。

8. 康复护理(rehabilitative nursing,RN)　参与康复评估、日常生活训练、卫生宣教及患者护理。从事康复护理的康复治疗人员称作康复护士或护师(rehabilitative nurse,RN)。

9. 文体治疗(recreational therapy,RT)　就是选择患者力所能及的一些文娱、体育活动,对患者进行功能恢复训练。一方面,使患者功能得以恢复;另一方面,使患者身心愉悦、主动参与,并且提高训练效果的一种治疗方法。从事文体治疗的康复治疗人员称作文体治疗师(recreational therapist,RT)。

10. **职业咨询**（vocational counseling）　就是向患者提供职业评估、职业咨询、就业前和就业培训、就业指导、就业信息，帮助患者找到最适合他们现状的职业，从而达到患者职业康复和最终回归社会的目标。从事职业咨询的康复服务人员称职业咨询顾问（vocational counselor，VC），从事职业能力评定的康复服务人员称职业评定师（vocational evaluator，VE）。

11. **社会工作**（social work，SW）　即患者住院时帮助患者尽快熟悉和适应环境，帮助患者正确对待现实与将来，与家人一道向社会福利、服务、保险各救济部门求得帮助，协调关系，以便解决出院后的困难。从事社会工作的康复服务人员称作社会工作者（social worker，SW）。

其中，物理治疗、作业治疗、言语治疗、心理治疗、康复工程技术是现代康复治疗技术的五大技术，尤其是康复工程技术技术是康复治疗技术的核心技术，它是代表一个国家康复技术发展水平高低的一个主要标志，其中假肢与矫形器技术隶属于康复工程技术。

（五）康复治疗的工作方式

康复治疗的工作方式是需要多种专业服务，所以常采用多专业联合作战的方式，即组成康复治疗团队（work team）或康复治疗小组（work group）共同完成康复治疗任务，单枪匹马的工作是完成不了，也完成不好康复治疗任务的。康复治疗团队的领导为康复医师，组成成员包括物理治疗师、作业治疗师、言语治疗师、心理治疗师、康复工程师，含有假肢与矫形器师、文体治疗师、中医康复技师或医师、职业顾问和社会工作者等。在康复治疗中，他们须精诚团结、默契配合、各抒己见，提出各自对策（包括近期、中期、远期），然后由康复医师归纳总结为一个完整的、分阶段性的治疗计划，由各专业分头付诸实施（图1-1-4）。

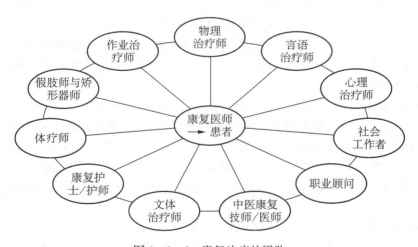

图1-1-4　康复治疗的团队

他们的主要任务是对残疾者和患者进行功能检查和评定，制订和实施康复医疗计划，并结合其他康复工作者，以促进残疾者和患者的全面康复。各类康复医学专业人员的职责和具备条件大体如下。

1. **康复医师**（rehabilitative doctor，RD）　需要具有较全面的医学基础和临床知识，掌握康复医学的专业理论与技术，能独立担负对老弱病伤残者进行诊断与功能评定，提出康复医学处理意见，并与其他康复医学人员协作，共同制订并检查督促康复医疗计划的执行。中医师（包括针灸、推拿、气功等人员）、中西结合医师，对某些患者的功能训练和功能恢复具有独特的功效,是康复医学事业中不可缺少的力量,也是我国康复医学的特点和优势。要把西医、中医、中西结合三支力量的特长都充分调动起来,为创立和发展具有中国特色的康复医学服务。

2. 康复护士(rehabilitative nurse,RN) 除同临床护理人员一样应掌握基本护理理论和技能外,还需要了解康复医学的基本知识,熟练掌握康复护理的特殊技能,并协助、指导患者日常生活活动(ADL)及各种康复训练,执行康复医嘱,密切配合康复医师的工作,帮助督促患者完成康复治疗计划。

3. 物理治疗师 理疗师要针对不同的患者运用各种物理治疗的操作技能,并能了解医学基础知识,熟练掌握物理医学的基本理论和技术。

4. 体疗师 体疗师要掌握对患者的肌力、关节活动度、步态及一般活动能力等方面的检查技术,能独立制订医疗体育计划,并能具体指导医疗体育工作。

5. 作业治疗师 需要掌握作业疗法的基本理论和技能,对患者进行日常生活活动能力等作业能力的检查和评定,能独立制订各种作业训练计划,包括日常生活活动训练、职业劳动能力训练(vocational training)、感官和知觉能力训练、智能训练、家庭生活适应能力训练(homemaking retraining)等,并能指导选择和使用轮椅和矫形器等各类自助装置,为提高患者的生活自理能力和重新就业能力创造条件。

6. 心理工作者 又称心理治疗师,需要熟悉掌握心理学的基础理论,及康复心理测验(rehabilitative psychological examination)和心理治疗的基本技能,帮助患者克服心理上、精神上和情绪上存在的各种障碍,使他们改善心理状态。

7. 言语治疗师 言语治疗又称言语矫治(speech correction),言语治疗师又称语听治疗师(speech and hearing therapist),要掌握言语交流障碍的检查评定知识,并能熟练掌握各种言语治疗方法,尤其对聋哑儿童和脑血管意外引起失语症者的言语障碍和听力障碍提供预防、检查、诊断和矫治。

8. 康复工程技术人员(rehabilitation engineering technical personnel) 康复工程技术人员包括康复工程师、康复技师和康复技术员等多种人员,需要掌握生物医学工程的基本原理与技术,与康复医务人员紧密配合,研究、设计、安装和维修各种康复功能检查的仪器、辅助装置、环境控制系统和其他康复医疗器械设备。其中,假肢师与矫形器师要根据康复医师的处方要求,根据患者功能丧失部位和程度,设计制作装配假肢、矫形器和各种康复器具,并能指导患者正确使用。

9. 中医康复技师或医师 需要熟知中国传统医学的按摩、推拿、针灸、足疗、药膳、药酒、刮痧、太极等技法,并把相关的技法用于患者的功能障碍的康复治疗中,能指导患者及家人运用其中的一些基本的、简单易行、实用有效的技法和康复保健知识。

10. 职业康复工作者 需要了解康复的基本原理,熟悉有关职业劳动的政策法规,掌握就业能力的检查和鉴定,以及就业前再训练、就业咨询等基本技能和方法,使患者能尽早参加力所能及的工作。

11. 社会工作者 社会工作者需要掌握社会学、康复社会学、社会医学基本理论和方法,独立进行社会调查和分析,为帮助老弱病伤残者重新回到家庭和社会与其家属、工作单位、街道、民政福利部门等进行联系,在精神上、经济上、职业上和医疗上给予支持和照顾,努力改善他们的生活条件、医疗条件与经济状况,并促进患者与各类专业人员之间的沟通,发挥桥梁作用。

（六）康复的标准

康复的标准,按照患者的功能状况、生活自理能力、学习能力、工作能力、参与社会生活能力等几个方面的分析结果可分为高、中和低水平（也称高标准、中标准、低标准）（表1-1-4）。

表1-1-4 康复标准

等级	功能状况	生活自理能力	学习能力	工作能力	参与社会生活能力
高	显著改善	弯曲自理或仅需很少帮助（人力、自助具等）	坚持学习、保持兴趣、学习效果好	工作适合、乐于工作、有工作能力	热爱生活、自信、自尊、自强、自立,积极参与家庭生活及社会活动
中	有改善	基本自理或在帮助下基本自理	可以学习,但思想兴趣不稳定,学习效果一般	有工作,但有一定的困难	时有悲观、自卑、自弃、依赖、消沉等,能参与社会生活,但缺乏主动性
低	无改善	难以自理,必须靠帮助	无学习能力、未上学	无工作能力,无工作	孤独、无能力参与社会生活、自我封闭、与世隔绝

（七）康复服务的方式

WHO 提出康复服务的方式有以下 3 种。

1. 机构康复（institute - based rehabilitation，IBR） 即在各类康复机构内为患者提供康复服务,这种服务可以是门诊、住院甚至是长期收容服务,包括综合医院中的康复科（部）、康复门诊、专科康复门诊、康复医院（中心）、专科康复医院（中心）等。

2. 上门康复服务（out - service rehabilitation，OCR） 指从康复机构派遣专业人员到患者所在的社区和家庭,从事残疾预防、健康咨询和康复指导等服务。

3. 社区康复（community - based rehabilitation，CBR） 1976 年 WHO 提出的一种新的、有效的、经济的康复服务途径,它顺应了全球残疾人的康复需求,对于世界各国,特别是发展中国家尤为适合。1994 年 WHO、联合国教科文组织（UNESCO）、国际劳工组织（ILO）联合发表的《关于残疾人社区跟复的联合意见书对社区康复做了新的定义:"社区康复是社区发展计划中的一项康复策略,其目的是使所有残疾人享有康复服务、实现机会均等、充分参与的目标。社区康复的实施要依靠残疾人、残疾人亲友、残疾人所在的社区以及卫生、教育、劳动就业、社会保障等相关部门的共同努力。这是社区发展计划的一个组成部分,由于这一计划关系到用较新和较好的方法来解决残疾人的康复问题,所以是一项社区发展的战略性计划,应该纳入社区经济和社会发展范畴之内。

二、康复医学概述

（一）康复医学的定义

康复医学（rehabilitation medicine）是第二次世界大战后兴起的一个医学领域,它与预防医学、保健医学和临床医学一起构成了现代综合医学（comprehensive medicine），即预防医学＋保健医学＋临床医学＋康复医学＝现代综合医学。康复医学主要面向老弱病伤残者功能障碍，强调功能上的康复，而且强调整体功能康复，使患者不但在身体上，而且在心理上和精神上得到康复。它的着眼点不仅在于保存患者的生命，而且是使患者最大限度地恢复其身体的、精神的、社会的、职业的和经济的能力，过有意义的生活。

康复医学由康复医学基础理论、康复评定和康复治疗3个部分组成。它具有独立的理论基础、功能测评方法、治疗技能和规范的医学应用学科，研究有关功能障碍的预防、评定和处理（治疗、训练）等问题（图1-1-5）。

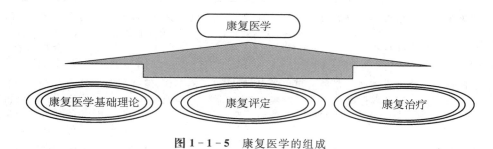

图1-1-5　康复医学的组成

康复医学的宗旨是"以人为本，善待人生"。康复医疗就是通过对功能的训练或再学习，让患者通过自己重新学习，找回做人的尊严。

（二）康复医学与其他医学科学的联系

21世纪的康复医学不仅注意功能恢复或重建的康复处理，还必须对引起功能改变的病理变化进行干预，使其逆转或终止。康复医学与预防医学、保健医学和临床医学的任务和方法不同，但同属医学科学体系，同样需要解剖学、生理学、病因学、病理学等基础科学为基础，在实践工作中康复医学和其他医学学科也不能机械划分，而是互相交叉、重叠和渗透的。康复医学在方法学上吸收了各种医学学科中有助于功能恢复的疗法，在统筹规划下综合运用。21世纪，由于人类疾病谱的变化，富贵病和慢性病已经成为主要发生病种，因此对康复医学的需求和要求都与日俱增，这种状况直接导致康复医学必然取得数量上和质量上的巨大发展（图1-1-6）。

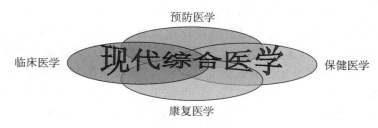

图1-1-6　现代综合医学的四大组成部分及相互关系

康复医学的目的是恢复功能，可通过促进功能恢复、功能代偿和提供功能替代3种途径来达到目的。

总之，临床医学是以疾病为主导（disease-oriented）；康复医学是以功能障碍为主导

(disability - oriented)。21世纪的医学发展趋势是数字化、网络化、全球化、多元化,康复医学也不例外。人们对健康更加关注,康复治疗正是人们所寻求的对机体没有诸如药物不良反应的治疗方法(表1-1-5)。

表1-1-5 康复医学与临床医学的区别

区 别	类 型	
	临床医学	康复医学
核心	人体疾病	功能障碍
行为模式	纯生物模式	生物—心理—社会模式
对象	各种疾病	功能障碍者包括老弱病伤残者及亚健康人群
目的	治病救人	改善功能(功能恢复、代偿、替代)、提高生活质量、生活自理、回归社会
手段	药物/手术治疗	功能训练、康复评定、教育
工作模式	专业化分工模式	团队模式

(三)康复医学基础理论

康复医学是一门边缘性的或跨科性的学科,它与一些相关学科有着十分密切的联系,广义的康复医学涵盖了功能评估学和多种康复治疗学,如运动医学、作业治疗学、语言治疗学、心理治疗学等。作为跨科性的学科,康复医学、神经病学、风湿病学、老年病学、儿科学、职业病学等有密切的联系,康复医学分别与这几门临床学科相结合,形成了几个康复医学的二级学科,即神经康复学、骨科康复学、老年康复学、儿科康复学、职业康复学等。总之,康复医学是一门以功能障碍为主导、以恢复功能、提高生活质量为目的的医学学科。康复医学的工作包括康复预防、康复评定和康复治疗(图1-1-7)。

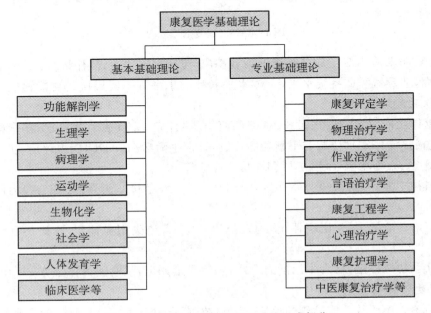

图1-1-7 康复医学基础理论的组成部分

（四）康复评定

1. **康复评定的基本概念**　康复评定(rehabilitation evaluation)的定义是对康复对象功能障碍的种类、性质、部位、范围、严重程度和预后进行有效和准确的评定。在康复过程中常需要反复多次的评定。康复评定是康复医学的重要组成部分，是正确的康复治疗的基础。康复过程中可能重复多次康复评定，且往往以康复评定开始，又以康复评定结束。康复治疗人员不应只单纯实施治疗，还要进行康复评定和康复预防。康复评定是康复治疗的基础，没有评定就无法规划治疗和评价治疗效果。康复评定不是寻找疾病的病因和诊断，而是客观地评定功能障碍的性质、部位、严重程度、发展趋势、预后和转归。应在康复治疗前、中、后期，对病人进行与康复治疗相关的功能评定。康复评定应该通过采用国际认可标准的评价技术对患者进行多方面、多层次的定量和定性评定，为康复医生及康复治疗人员分析障碍存在的原因、制订康复处方、检验治疗效果、预后预测及判定残疾等级提供了科学、客观的依据和指导(图 1-1-8)。

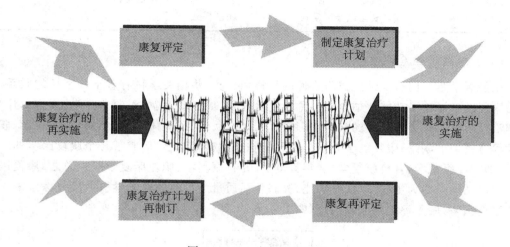

图 1-1-8　康复的流程图

2. **康复评定的内容**　康复评定的内容甚广，包括躯体功能、精神状态、言语功能和社会功能等方面，涉及器官或系统水平、个体水平和社会水平等不同层次的功能评定，也可以是以上各层次功能综合评定。

（1）躯体功能评定：肌力（四肢、颈部和躯干肌）评定，关节活动度评定，痉挛的评定，感觉评定（包括疼痛评定），协调与平衡功能评定，日常生活活动（ADL）能力评定，步态分析，神经电生理评定，心肺功能评定，泌尿和性功能评定等。

（2）精神功能评定：认知功能评定，情绪评定，失用症和失认症的评定，智力测定，性格评定。

（3）言语功能评定：失语症评定，构音障碍评定，言语失用症评定，言语错乱评定，言语发育迟缓评定。

（4）社会功能评定：社会生活能力评定，生活质量评定，就业能力评定等。

3. **康复评定的目的**

（1）了解残疾所致功能障碍的性质、部位、范围、严重程度、发展趋势、预后和结局。

（2）确定效果，为制订康复治疗计划提供客观的依据。

（3）动态观察残疾的发展变化。

（4）评定康复治疗的效果，减少支出、增加效益。

（5）预测预后，开发新的、更有效的康复治疗手段，指导康复治疗。

4. **康复评定的基本要求**　康复评定的方法包括使用仪器评定，或不使用仪器的评分量表、问卷、调查表等，康复评定方法应具有：①可信性；②有效性；③灵敏度；④统一性。

5. **康复评定的实施**　①全面性与针对性相结合；②选择适当的方式；③进行长期评定。

由于康复医学面对诸多的功能障碍很难用治愈的标准来衡量，因此常采用疗效等级来衡量。Anderson 等修订了 Williamson 对由正常到死亡整个阶段的功能水平所作的评定，制成一个确定康复功能疗效等级评定表（表 1-1-6）。

表 1-1-6　康复功能疗效等级评定

等级	康复功能的疗效	等级	康复功能的疗效
1 级	正常或无症状	4 级	大部分依赖（依赖程度超过 50%）
2 级	有症状	5 级	完全依赖
3 级	大部分生活自理（自理程度超过 50%）	6 级	死亡

（五）康复治疗

康复治疗一般是通过非医学的手段，即非手术、非药物的方法，预防和治疗疾病所造成的功能障碍和减轻残疾所造成的影响。因此，它"治疗"的不是疾病本身，而是疾病引起的功能障碍。

1. **康复医学主要解决的功能性问题**　在康复医学的临床工作中，必须面对许多涉及3 个水平的功能障碍问题。下述普遍存在且最常见的问题，是康复医学力图解决的主要问题：①运动功能的障碍；②痉挛和肌张力的异常；③帕金森病和有关协调功能的异常；④制动和废用；⑤神经性膀胱、二便排泄功能的异常和褥疮；⑥儿童残疾问题；⑦老年残疾问题；⑧性功能异常；⑨职业的康复问题；⑩社会的康复问题等。

2. **康复医学重点涉及的常见疾病**　康复医学主要针对的疾病中，常见的有如下几种。

（1）骨与关节疾病：如关节炎和结缔组织病、骨质疏松症、外周血管病和糖尿病足、烧伤、运动损伤、外伤性损伤、关节置换术后、截肢后、肩周炎、脊柱疾患和手外伤的康复等。

（2）神经系统疾病：如脑卒中、脑外伤和脑手术后、脊髓损伤、多发性硬化、周围神经损伤、儿童脑瘫，也包括痴呆和帕金森病的康复。

（3）急、慢性疼痛：如颈肩腰腿痛、癌性疼痛等。

（4）心肺疾患：如冠心病、慢性阻塞性肺气肿等。

（5）其他：如肿瘤、艾滋病、职业病、精神疾病、视觉、听觉和平衡觉的康复问题、老年康复、儿童康复等。

第二节　康复工程技术概述

一、康复工程技术的基本概念

生物医学康复工程简称康复工程,是生物医学工程领域中一个重要的分支学科。康复工程技术是工程学在康复医学临床中的运用,是利用工程学的原理和手段,对所丧失的功能进行全面评定后,通过代偿或补偿的方法来矫治畸形、弥补功能缺陷和预防功能进一步退化,使患者最大限度地实现生活自理和回归社会。目前我们使用较为广泛的是假肢、矫形器、轮椅、助行器、助视器和助听器等。康复工程技术科又是一个典型的多学科交叉的综合性很强的边缘性学科,涉及的学科相当广泛,包括生物学、医学、材料学、生物力学、机械学、电子学、控制论与信息科学等。康复工程是用工程方法实现人体功能的康复,是医学和工程学密切结合的产物,是康复医学的重要组成部分,没有康复工程技术的介入,许多功能的恢复、改善、代偿和替代等都是无法实现的。随着康复工程技术的不断发展,其在康复医学中的应用范围也不断扩大。对由于脑血管意外和脊髓损伤,以及意外损伤造成的肢体伤残者,借助康复工程技术手段是主要的,有时甚至是唯一的康复方法。例如对各种原因造成的截肢患者,他们肢体功能的恢复和代偿将主要依靠康复工程技术的方法来实现。康复工程技术在康复医学中占有及其重要的地位,起着不可替代的作用。其主要涉及范围如下:①功能检查和评定设备的原理和设计,包括视力、听力、智力、肢体运动功能以及精神残疾的检查和评定设备;②残疾人使用的康复医疗设备的原理及其设计;③残疾人功能训练的器具的原理和设计(包括作业疗法和医疗体育设备);④假肢和矫形器的原理、材料和设计;⑤康复护理和辅助器具的原理和设计(包括手杖、助行器、残疾人专用车、专用病床);⑥残疾人专用生活器具的原理和设计(包括盥洗、卫生设备、炊具等);⑦残疾人职业训练设备的原理和设计;⑧残疾人的装饰性人工器官,如假耳(artificial ear)、假鼻(nasal prosthesis)、假眼(artificial eye)、假乳房(artificial breast)等。

总之,生物医学工程学涉及面广,结构复杂,需多学科交叉与相互支持,发展相当迅速。生物医学工程学的发展对促进医疗水平的提高,加快医学现代化的步伐有重大作用。其研究成果一般具有较大的社会效益和经济效益。

二、康复工程技术发展的历史

康复工程技术是一门比较年轻的学科,但工程师参与康复治疗工作由来已久。众所周知,在医学的各个领域,如临床诊断、治疗仪器、外科器械等都是由工程师根据医生的要求设计、制造的。但那个时期的医生与工程师之间的合作常忽略患者的作用,工程师也很少能深入到临床实际工作中去。一般来讲,懂工程技术的不太懂医学,懂医学的又不太熟悉工程技术。

在第二次世界大战结束后,由于战争中留下了相当多的残疾人,因而促进一些工程师参加了残疾人康复事业。他们在战后首先是推动了假肢与矫形器学的发展,使工程师能与医生、假肢与矫形器技师、理疗师、作业治疗师共同工作。在内容上,不仅包括假肢,还包括感应装置、环境控制、康复护理、神经康复、功能评价等许多方面,康复工程设施的科技水平也从 20 世纪 60 年代以后日趋科学化、现代化。总的来说,社会的需求与科技的进步带来了康复工程的发展。由此可知,康复工程技术是现代科学技术与人体康复治疗技术要求相结合的产物。它的理论基础是人机环境一体化和工程仿生,在此基础上形成了服务于各种康复目的的设施与装置,发展成康复工程产业。20 世纪后半期,特别是近 20 年是康复工程技术向现代化发展迅速的时期。假肢与矫形器技术从内容上讲可以被认为是广义的康复工程技术的一个极其重要的组成部分,但它由来已久。新中国于 1950 年就在全国各个省/直辖市相继建立了各自的假肢厂(除西藏和新疆外)。美国是世界上第一个成立康复工程研究所的国家,于 1967 年成立了国立康复工程研究所,随后法国、英国和日本相继建立了各自的康复工程研究中心。康复设备服务工作的出现对残疾人康复工作起了很大推动作用。我国的康复工程技术水平与世界发达国家的水平有一定的差距,但我们在不断努力奋进。民政部假肢科学研究所(现更名为"中国康复辅助器具中心")是 1979 年经国务院、国家科委批准成立的;中国康复研究中心所属的中国康复工程研究所是 1983 年底作为中国康复研究中心的重要组成部分同时开始筹建的,在它们的支持下,清华大学、上海交通大学与中国假肢研究所合作研制了我国第一代肌电假手产品。目前我国肌电假手产品能在国内市场上占有一席之地并少量销往国外。90 年代初,清华大学与中国康复中心合作,在国家自然科学基金和中残联的支持下,研制了我国第一只用复合材料制成的下肢运动假肢。我国伤残人运动员曾用它打破了跳远世界纪录。针对盲人的需要,全国残疾人用品开发供应总站开发了盲文打字机、盲文油印机及盲人扑克等。

三、康复工程产品分类

凡为帮助残疾人独立生活,回归社会参与社会而开发、设计、制造的特殊产品或现成产品都是康复工程产品。康复工程产品不仅涉及人类生存发展的众多领域,同时又是现代康复中不可缺少的一个重要部分。在行业上,康复工程产品既同医疗器械相互交叉,又是一个由一些相对独立的生产厂家及销售渠道构成的新兴行业。随着现代科学技术的发展及各学科领域的相互渗透,这一行业也取得相当快的发展。

康复工程产品按性能可分两大类:即诊断和检查、功能训练及治疗器具和残疾人辅助器具。

(一)诊断和检查、功能训练及治疗器具

产品在康复工作中按康复专业可分为物理治疗、作业治疗、言语治疗、职业治疗、教育康复器具等。按工作对象可分为肢残、感官残、低智康复器具,按工作性质可分为诊断和检查、功能训练及治疗器具。

1. 诊断和检查器具

(1)量角器:为测量肢体活动范围即关节活动度的必备用具,有从测量大关节到指关节的不同型号的量角器。这种仪器使用简便,但必须有一定经验,否则易出差错。

(2)肌力测定器:测定神经肌肉损害程度对病残的诊治是必不可少的,常用的有肌力计,包括握力计和拉力计,以及测力计,使用 Lovett 检查法可测出肌力的不同等级。

(3)强度-时间曲线测定仪:用以检查诊断神经受损情况(尤其是下运动神经元病变),采用不同电流强度和以不同作用时间对神经进行刺激作为纵横坐标,还可评定康复医疗的

预后,以毫安或伏特表示。

(4) 肌电图仪:用于诊断神经肌肉疾病,判断神经肌肉状况,还能进行生物反馈疗法(biofeedback therapy,BFT)。

2. **功能训练器** 功能训练器具按其用途可分上肢训练器、下肢训练器、综合训练器、起立步行训练器和其他训练器等,按其作用原理可分为主动训练器和被动训练器两大类,前者的动力源来自要训练的部位本身;后者则用训练部位以外的动力实现训练动作外部动力,包括体外动力和患者健肢的动力。常用功能训练器有以下几种。

(1) 上肢训练器:①肩关节回转训练器:改善肩关节活动度并增强肌力;②手腕旋转训练器:增强手腕及手指的轮转能力。

(2) 下肢训练器:①股四头肌训练器:利用不同重量的重锤和改变重锤到支点的距离可得到各种大小的阻力,以对大腿四头肌进行循序渐进的训练;②膝关节训练器:借助手的力量来带动患肢运动的训练,又称被动训练。

(3) 综合训练器:①上肢综合训练器:根据等速训练原理,训练的速度由使用者在训练前选定。训练的阻力可变,设备提供的阻力可精确地等于使用者所加的力。训练的功率(kg·m/min)可在功率表显示器中显示出来,省去了功率的计算。②下肢综合训练器:如步行或跑步训练器,它的传动带由电机带致力,其速度可在 0～25 km/h 之间调节,传动带可倾斜一定坡度,范围为 0～20°,活动量由速度及坡度两个因素决定。显示仪表的板面上可显示运动的速度,距离及传动带的坡度,目前在此类训练器上加上心电监视系统和记录,该装置则可用来进行对心功能的评价、缺血性心脏病的诊断等。

(4) 其他训练器和治疗器具:①全身功能练习器:如体操垫、平衡木、平行杆、医疗球、拉力器、砂袋、哑铃等;②作业疗法训练器:如进行编织、泥塑、五金、木工等作业,要装备相应车床、用具等;③牵引器具:康复医疗中有时要配合牵引(traction),要使用各种牵引用具,例如牵引器、牵伸治疗床等。

(二) 残疾人辅助器具

把供残疾人专门使用的、特别生产或者一般能有效地防止、补偿、抵消残损(impairment)、残疾(disability)或残障(handicap)的任何产品、器械、设备或技术系统均称为残疾人辅助器具,或者又称为"康复器具"(rehabilitation devices)。

国际标准化组织(ISO)在 1992 年颁布了国际标准 ISO-9999《残疾人辅助器具分类》(Technical Aids for Disabled Persons-Classification),将残疾人辅助器具分为十大类:①治疗和训练辅助器具;②矫形器和假肢;③生活自理及防护辅助器具;④个人移动辅助器具;⑤家务管理辅助器具;⑥家庭及其他场所使用的家具及配件;⑦通讯、信息及信号辅助器具;⑧产品及物品管理辅助器具;⑨环境改善辅助器具和设备、工具及机器;⑩休闲娱乐辅助器具。

四、假肢与矫形器技术的概述

假肢与矫形器技术并非字面意义上的假肢及各种矫形器,欧美国家将其称为矫形技术,其内容广泛,主要内容如下(表 1-2-1)。

表 1-2-1 假肢与矫形器一览表

假肢与矫形器的内容		
假肢	上肢假肢	假手指
		假手掌
		前臂假肢
		肘离断假肢
		上臂假肢
		肩离断假肢
	下肢假肢	假足趾
		假脚
		赛姆（Syme）假肢
		小腿假肢
		膝离断假肢
		大腿假肢
		髋离断假肢
	人工关节	人工膝关节、髋关节、脊柱关节等
	装饰性假肢	假眼、假耳、假鼻、假乳、假牙、假臀等
矫形器	上肢矫形器	手、手指矫形器
		腕关节矫形器
		前臂矫形器
		肘关节矫形器
		上臂矫形器
		肩关节矫形器
		手臂矫形器
	下肢矫形器	脚趾矫形器
		矫形鞋与矫形鞋垫
		踝关节矫形器
		小腿矫形器
		膝关节矫形器
		大腿矫形器
		髋关节矫形器
		全下肢矫形器
	躯干矫形器	头部矫形器

假肢与矫形器的内容		
矫形器	躯干矫形器	颈矫形器
		颈胸矫形器
		胸腰骶矫形器
		腰骶矫形器
		颈胸腰骶矫形器
		骶髂矫形器

1. 运动方面　假肢、矫形器、人工关节。

2. 日常生活活动方面　自助具、家庭生活辅助用具。

3. 转移方面　拐杖、步行器、各种轮椅、各种残疾人专用车辆等。

4. 言语交流方面　言语增强系统等。

5. 视听方面　将视觉转换为触觉的视-触取代系统、助视望远镜、助听器、人工耳蜗等。

6. 组织器官方面　人工肌肉、人工骨骼、人工关节、人工呼吸辅助器、排尿排便控制器、性辅助器等。

7. 职业方面　工具、机床、办公用具的修改,特定工作时所需的专用辅助设备等。

8. 康复治疗和评定仪器及设备　物理治疗、作业治疗、运动治疗及其他康复治疗和评定的各种仪器及设备。

9. 美容美体方面　假耳、假鼻、假眼、假乳房、假臀等。

目前,我们使用较为广泛的是假肢、矫形器、自助具、助行器,其中假肢、矫形器是假肢与矫形器技术的核心内容。

五、假肢与矫形器技术的现状与发展趋势

(一)假肢与矫形器技术的特点

1. 复合性　它是集医学、工程学、生物力学、高分子化学、电子学、材料学以及计算机技术于一身的学科。

2. 多样性　它包括假肢、矫形器和各种康复器材的设计、制作及装配。其中,假肢和矫形器是假肢与矫形器技术的核心内容,假肢和矫形器不同于一般的器械,是要穿戴在人身体上的辅助装置,需要严格适应肢体伤残者的心理、病理和医学原理的需求。矫形器是针对功能障碍者的生理、病理要求进行辅助治疗的,更需要得到医务工作者的指导。因为人体是一个很复杂的有机体,每个患者在截肢或伤残后,都有自己的特殊身体状况,因此假肢和矫形器应因人而异。康复器材涉及老弱伤残者的衣、食、住、行、休闲娱乐、社会交往、教育、就业和创造发明等生存发展全方位、多层次、回归社会的辅助器具体系。

3. 主导性　用工程的方法和手段使老弱伤残者康复,促使其功能恢复、重建或代偿,是假肢与矫形器技术在康复医学中的主要任务。对由于意外损伤造成的肢体伤残者,借助假肢与矫形器技术手段是主要的,有时甚至是唯一的康复方法。假肢与矫形器技术还需要物

理治疗、作业治疗和言语治疗等康复手段的配合。因此,假肢与矫形器技术在康复医学中占有重要地位,起着不可替代的作用。

4. **实用性**　假肢与矫形器技术是以全面康复为理念,以医学、工程学、生物力学、高分子化学、电子学、材料学以及计算机技术的理论为指导,与各个康复领域的康复工作者,患者、患者家属密切合作,以各种工艺技术为手段,帮助老弱伤残者最大限度地开发潜能,恢复其独立生活、学习、工作、回归社会、参与社会能力的科学。其治疗效果与其他康复治疗手段相比具有立竿见影的显著效果。因此,它具有很强的实用性。

(二) 假肢与矫形器技术的现状与发展趋势

1. **传统产品与计算机技术相结合,形成机电一体化或人工智能化产品**　例如下肢假肢智能化。国外三大假肢公司德国、英国、日本都有自己创名牌的智能膝关节产品,并且还在不断发展。智能膝关节此类产品一般都装有力—位移传感器、微机处理系统和力矩控制装置,可以感受步行速度、路面状况等信息,并根据这些信息调节关节力矩,改变假肢的运动,达到保证安全、改善步态的目的。此外,人工智能与康复相结合的装置还有智能式活动矫形器、智能轮椅、智能式康复训练器等。

2. **将生物材料技术用于人体康复,形成"人机一体化"产品**　例如植入式骨整合假肢,这是 20 世纪 90 年代后期发展的新技术,其原理是采用生物相容性材料制成植入体,将它一端植入体内与患者残端骨骼长成一体,另一端在体外与假肢联接。采用这种技术除了可以克服原有的接受腔带来的不舒适,更符合生物力学原理等优点外,还有许多可进一步开发的技术潜力,例如实现神经控制等。植入式骨整合假肢,是假肢装配技术的"革命"。它彻底解决了通过接受腔和软组织之间的力量传递和生物力学不合理的弊端。

3. **根据人体功能的可塑性,设计一些装置,促进功能的恢复和再生**　例如生物反馈功能康复技术,生物反馈康复治疗是恢复和改善肌肉自主控制能力的主动训练方法。它通过视觉或听觉反馈,使患者自主控制肌肉收缩,达到对神经-肌肉进行训练的目的。这些设备已在我国个别医院内临床应用于脊髓损伤和脑血管意外患者,取得很好的康复效果。

4. **功能康复训练器械与机器人辅助康复相结合**　美国的 Woodway 公司已生产了全自动步态训练系统,可以帮助截瘫患者在无需护理人员帮助的情况下,实现步态训练;又如机器人辅助神经-肌肉康复系统是近十年发展的新领域。美国麻省理工 1995 年研究成功的脑神经康复辅助机器人,可以通过阻抗控制实现训练的安全性和平稳性。斯坦福大学研究的实现镜像运动的上肢康复机器人可实现上臂的单侧或双侧运动。以英国为首的几个欧共体国家合作研究了上肢康复训练机器人,也已进入临床实验。目前这些机器人尚未商品化,但是可以预料,不久的将来它们会成为康复训练中的一种重要手段。

(三) 我国假肢与矫形器技术的现状

我国是一个人口大国,也是一个残疾人大国。截至 2006 年 4 月 1 日的统计,我国各类残疾人总数为 8 296 万人,其中肢体残疾的为 2 412 万人,截肢人数为 226 万人,他们当中有 75% 的患者还没有装配假肢。还有许多老弱病伤残者及亚健康人群需要借助于矫形器进行康复,在康复发达的国家假肢与矫形器的装配数量之比为 1∶10,而我国情况正好相反,假肢与矫形器的装配数量之比还不到 10∶1,其原因是多方面的。首先,从事为肢残人服务的假肢与矫形装配的专业人员不足,截至 2008 年,我国假肢矫形行业从业人数不足万人(由 20

世纪 80 年代 4 500 多人发展到今天的 9 000 多人),装配机构由 40 多家到现在的 600 多家,研发机构更是凤毛麟角。第二,专业技术人员不到 1 000 人,其中假肢师 400 多名,矫形器师 130 多名,且大多会制作假肢的不懂矫形器,会制作矫形器的不懂假肢,尤其是矫形器师人员极为奇缺。第三,一线技术人员是以师傅带徒弟的方式培养出来的,因此这些技术人员专业面窄、基础较差的缺点暴露出来,在实际工作中已很难满足社会进步与发展对较高层次人才的需要。第四,在假肢与矫形器技术的研究开发和服务领域,高层次技术人才更是凤毛麟角。第五,假肢与矫形器技术的高等职业教育在我国几乎还是空白,这很难适应发展残疾人事业的需要,从而严重地阻碍了社会文明与进步的发展。因此,我国假肢与矫形器技术的规模、产量和质量远远不够,与发达国家还有相当大的差距,还有相当大的发展潜力和空间。未来 10 年,我国至少需要 1 万～3 万假肢与矫形器技术方面的专业人员,这样,人才市场的供求存在着巨大的矛盾。

我国的康复工程产品,近 10 年有较快发展。除原有产业基础外,有的企业已采取合资形式提高产品质量和增加品种。我国的科研力量和基础并不缺乏,一些高校和研究单位还开展了相关技术的研究。但总的来看仍然较为薄弱,发展缓慢。存在的主要问题如下。

1. 产品技术含量较低 肌电假手和电动轮椅近年有较大提高,其他产品如下肢假肢,除了机械式的以外,没有气动或者液压控制的膝关节,更不用说机电一体化控制的下肢假肢。

2. 缺乏研发与近代技术相结合的产品的远大目标 如植入式神经康复装置,与生物材料相结合的植入式骨整合假肢等。

3. 一些重要品种仍有较大缺口 如矫形器的生产缺口很大;用于神经-肌肉系统康复的产品,基本上是空白;生产运动功能评定系统的产业尚未形成。

(肖晓鸿)

思 考 题

1. 康复的含义是什么?

2. 康复的措施、对象、手段和目标分别是什么?

3. 康复的原则、对策、康复治疗技术、工作方式、标准及服务方式各是什么?

4. 康复医学的定义是什么?

5. 康复医学与其他医学学科的相互关系是什么?

6. 康复医学涉及的常见疾病有哪些?

7. 康复工程学的定义是什么?

8. 康复工程产品的种类有哪些?

9. 假肢与矫形器所包含的内容有哪些?

10. 简述假肢与矫形器技术的特点。

截　肢

1. 了解截肢的定义,掌握截肢的原因;了解截肢的平面选择;了解常见的截肢平面及截肢概率;了解现代假肢对截肢平面的要求;了解上肢截肢和下肢截肢的截肢平面。

2. 掌握截肢术的要点及儿童截肢的特点。

3. 掌握截肢患者常见并发症的预防和处理;了解什么是残肢痛、神经瘤、骨刺和幻肢痛。

4. 掌握截肢患者的康复治疗方法。

第一节　截肢的概述

一、截肢的定义

截肢(amputation)就是手术切除肢体或者肢体的一部分,目的是为了消除病变组织或缓解疼痛。其中,在关节部分的切除称为关节离断(disarticulation)。据 WHO 估计,全世界残疾人口约占全人口的 10%。我国残疾人总数占当时全国人口的 6.3%,约 8 000 万。肢体残疾者近 1 472 多万,约占残疾人总数的 15%。我国糖尿病患者有约 9 800 万,其中大约有 5%的人因糖尿病足而截肢。

上肢截肢:男:女=3.5:1

下肢截肢:男:女=4.9:1

截肢高峰期:年龄=18～24 岁

按截肢的部位可分为上肢截肢和下肢截肢。其中,下肢截肢占 91.7%,上肢截肢占 8.3%。截肢比例前 4 位由高到低分别为小腿截肢(53.8%)、大腿截肢(32.6%)、前臂截肢(4.4%)、赛姆(Syme)截肢和足部截肢(2.6%)。

(1)上肢截肢包括肩胛带截肢、肩关节离断、上臂截肢、肘关节离断、前臂截肢、腕关节离断、手部截肢(腕掌关节离断、掌骨截肢、指骨截肢)。

(2)下肢截肢包括(半)骨盆截肢、髋关节离断、大腿截肢、膝关节离断、小腿截肢、赛姆(Syme)截肢离断、足部截肢。

二、截肢的原因

大多数截肢是为挽救或延长伤病者的生命而不得已采用的手术;有时也会由于有的肢

体完全丧失功能,截除后安装假肢可更有利于恢复功能而截肢。截肢的原因主要有以下几种。

(一)血循环障碍

1. 动脉硬化性闭塞症　是全身性动脉粥样硬化在肢体局部表现,是全身性动脉内膜及其中层呈退行性、增生性改变,使血管壁变硬、缩小、失去弹性,从而继发血栓形成,致使远端血流量进行性减少或中断。可发生于全身各主要动脉,多见于腹主动脉下端和下肢的大、中动脉。

2. 血栓闭塞性脉管炎　也称作伯格症(Buerger's disease),是一种非血管性、硬化性、炎症性、原因未明的周围血管疾病。累及肢体远端的中、小动脉和静脉。患者以男性、中年、重度吸烟者居多。吸烟是本病重要的诱因。临床以外周动脉搏动减弱或消失、间歇性跛行、溃疡和坏疽为主要表现。因此,下肢的血栓闭塞性脉管炎也称作吸烟腿。

3. 雷诺病(Raynaud's disease)　是血管、神经功能紊乱所引起的肢端小动脉痉挛性疾病。以阵发性四肢肢端(主要是手指)对称的间歇发白、发绀和潮红为其临床特点,常为情绪激动或受寒冷所诱发。雷诺病(雷诺综合征)少见,多发生于女性,尤其是神经过敏者,男女比例为1:10。发病年龄多在20~30岁。在寒冷季节发作较重。雷诺病主要为肢端小动脉的痉挛,其原因未完全明确。

4. 动脉瘤、动静脉瘘　动静脉瘘也称动静脉瘤,是动脉和静脉之间存在的异常通道。

5. 糖尿病(diabetes)　糖尿病是由于胰岛功能减退而引起碳水化合物代谢紊乱的代谢障碍性疾病。主要特点是血糖过高、糖尿、多尿、多饮、多食、消瘦、疲乏。它有先天性、后天性、老年性。糖尿病无法治愈,其主要危害在于它的并发症,尤其是慢性并发症。糖尿病患者下肢血管病变造成截肢要比非糖尿病患者多10倍以上,是导致糖尿病患者肢体残废的主要原因。美国1988年统计,每年13 000例下肢截肢,伴有糖尿病患者占51%。糖尿病在我国的发病率达到5%,据统计,中国已确诊的糖尿病患者达9 800万,并以每年300万的速度递增(图2-1-1)。

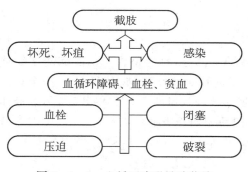

图2-1-1　血循环障碍导致截肢

(二)肿瘤

多为恶性肿瘤,少数良性肿瘤破坏范围很大时亦可考虑截肢。恶性肿瘤从组织学上分为上皮性的癌和非上皮性的肉瘤及血液癌。良性、恶性的区别常根据临床的预后加以判定。恶性肿瘤对人类健康和生命的威胁很大,它和心血管疾患已成为医学上的两大难关,是疾病导致死亡原因的前两位。如骨肉瘤、骨巨细胞瘤、纤维肉瘤、尤因瘤(Ewing's tumor)、骨转移癌等。

(三)外伤

(1)外伤性动脉闭塞。动脉外伤→血管受阻→组织坏死→截肢。

(2)复杂性骨折而无法修复者,如枪伤等。

(3)冻伤、烫伤、烧伤、腐蚀、动物毒素等导致的坏死及形成的瘢痕。

（4）交通事故等。

（四）感染

（1）骨髓炎：病原体→侵入→骨髓炎症→截肢。

（2）气性坏疽：由梭状芽胞杆菌所引起的一种严重急性特异性感染，病原体在损伤的组织中产生的气泡损坏了健康组织。

（3）破伤风、骨结核等。

（五）神经性疾病

（1）因脊柱裂、脊椎损伤而导致的四肢变形、溃疡。

（2）麻风病：麻风病是由麻风分枝杆菌引起的一种慢性接触性传染病。麻风病在民间又叫蜡烛病，因为患病后，人身体的某些部分会像被火烧熔的蜡烛，慢慢溃烂掉，直至最后死去。麻风病患者是本病的唯一传染源，其中瘤型和界线类患者传染性最强。麻风分枝杆菌主要是通过破损的皮肤和呼吸道进入人体。人类对麻风分枝杆菌的易感性很不一致，一般儿童较成人易感，而病例多为 20 岁以上的成人，男性病例多于女性病例。20 世纪中叶前后，这种病在印度十分猖獗，据当时估计，全印度大约有 500 万麻风病患者。

（六）先天性畸形

（1）先天性多指（趾）。

（2）肢体严重畸形影响功能，而矫形手术无法改进功能，只有在截去无用的异常肢体，安装假肢后可以改善功能时才考虑截肢手术。

（七）明显的肢体不等

1. 肢体缩短术　将较长的一侧肢体部分截除，从而使两侧肢体等长，此种情况较少见。

2. 肢体延长术　俗称增高手术，顾名思义，是一种增加人的肢体长度的外科手术（图 2 - 1 - 2）。

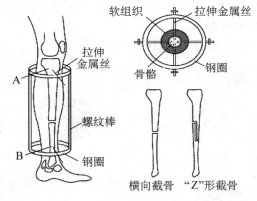

图 2 - 1 - 2　肢体延长术示意图

它根据人体组织再生生物原理，应用现代微创骨科截骨术，在小腿或大腿将已闭合的生长线"重新打开"，在体外安装一种肢体延长器，根据每个人的组织再生能力和特点，每天以 0.5～1 mm 的速度缓慢延长，通过主动行走、抬腿、压腿等功能锻炼，使截骨处的骨组织和肢体其他组织不断延长生长，达到增加身高的目的。

第二节　截肢平面的选择

截肢患者的肢体修复和功能重建是骨外科医生和假肢师的共同目标。由于长期以来在体制和观念上的问题，使得两个方面很少共同研究，造成了医院的截肢和假肢的装配之间的脱节和分歧。骨外科医生、假肢师、患者往往是以不同的观点来看待截肢问题的，这是主要的障碍。假肢师看到的是他的患者及截肢的问题；患者往往被截肢所吓倒；骨外科医生把截肢只当作纯外科手术事情。同时，临床医生对康复知识缺乏，或重视程度不够，出院指导未及时要求截肢患者安装假肢。部分患者担心安装假肢对评残会受到影响,而消极对待假肢安装。按照现代康复医学的观点:第一,某些截肢不仅仅是破坏性手术,它同时又是一种建设性手术;第二,截肢手术不是医疗的结果,而是开始。

手术后,若要恢复功能,就要创造一个新的运动器官,这个器官(残肢)能带动假肢,使保留的关节能活动自如,这就需要医生、假肢师、患者和家属的合作,把确保伤口一期愈合作为唯一的目标。病理学不是确定截肢平面的唯一因素。应考虑的其他诸因素,包括解剖学、外科学、假肢学以及个体的年龄、性别、职业等社会学因素。以上每种因素在决定截肢平面时都起一定的作用,但各个截肢患者,重点因素有所不同。在过去,为了安装适合的假肢,需要在特殊部位进行截肢,而近年来,随着假肢全面接触式接受腔的应用和精良的假肢装配技术,使得截肢部位的选择与已往有了显著的改变,所以截肢水平主要是以手术需要考虑来决定,其条件是截肢部位的组织应该能达到满意的愈合,并且能将肿瘤组织彻底切除。一般的原则是在达到截肢目的的前提下,尽可能保留残肢长度,使其功能得到最大限度的发挥。截肢部位对于假肢装配、代偿功能发挥、下肢截肢配戴假肢行走时的能量消耗、患者生活能力、行动能力、就业能力等有着直接关系,所以外科医生对截肢水平一定要极为审慎地选择。因此,截肢平面的选择取决于以下因素:①截肢的原因;②截肢部位骨骼和软组织的条件;③一定量的软组织提供"皮瓣"覆盖残肢末端。

截肢的步骤如图 2-2-1 所示。

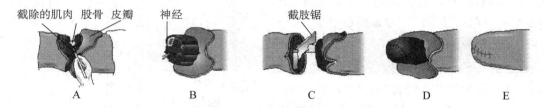

图 2-2-1 截肢的步骤示意图(以大腿截肢为例)

A. 皮瓣的设计与切口;B. 神经与血管的处理;C. 截肢与骨骼的处理;D. 肌肉的处理;E. 缝合

一、常见的截肢平面及截肢概率(表 2-2-1、图 2-2-2)

表 2-2-1 常见的截肢平面及截肢概率

截 肢 平 面	英　文	简写	截肢概率(%)
下肢截肢(lower limb amputation)			
半骨盆截肢	hemipelvectomy	HP	2.0
髋关节离断	hip disarticulation	HD	
大腿截肢(股骨截肢)	trans-femoral	TF	32.6
膝关节离断	knee disarticulation	KD	0.7
小腿截肢(胫骨截肢)	trans-tibial	TT	53.8

续　表

截 肢 平 面	英 文	简写	截肢概率(%)
踝关节离断[赛姆截肢(Syme 截肢)]	ankle disarticulation	AD	2.6
足部截肢	partial foot	PF	
上肢截肢(upper limb amputation)			
肩胛带截肢	forequarter amputation	FQ	1.0
肩关节离断	shoulder disarticulation	SD	
上臂截肢(肱骨截肢)	trans - humeral	TH	2.0
肘关节离断	elbow disarticulation	ED	0.2
前臂截肢(桡骨截肢)	trans - radial	TR	4.4
腕关节离断	wrist disarticulation	WD	0.7
手部截肢	partial hand	PH	

二、现代假肢对截肢平面的要求

(1)残肢承重要好。残肢要有良好的皮肤条件,健康平整,瘢痕粘连少,无窦道溃疡。

(2)长度适宜。残肢越长其悬吊能力越强,因为任何假肢都得依附在残肢上才能发挥作用。如果残肢过短,假肢的杠杆力就会减弱,假肢就难以发挥作用。又由于假肢关节部分需要一定空间,残肢太长也不适当。当然不能片面强调长度要求,而要尽可能保留。

(3)残肢无畸形、无关节功能障碍。残存关节应尽可能保留原有的生理功能,无挛缩畸形。

(4)软组织条件好。残端应有适度的软组织覆盖。

(5)残肢肌力在 3 级以上和残肢无疼痛。

(6)骨组织、神经组织、肌组织处理良好。残端不应有压痛、骨刺、神经瘤。

(7)全身状况良好。

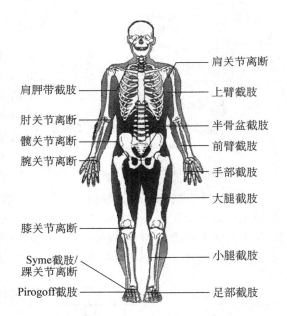

图 2 - 2 - 2　常见的截肢平面

三、上肢截肢

上肢截肢根据截肢平面不同,分为部分手截肢、腕关节离断、前臂截肢、肘关节离断、上臂截肢、肩关节离断或肩胛带截肢等。

1. 上肢截肢的原则

(1)残肢原则上应尽量保留长度,保证残肢有足够的杠杆力和良好的控制假肢能力。残肢过短,不但难以装配假肢、保持假肢稳定,而且会增加残肢的肌力负担,影响假肢发挥作用。

(2)残肢关节功能良好,无挛缩畸形。截肢术后要注意肢体放置在正确位置上,尽可能保留关节的活动范围,避免产生关节的挛缩畸形或强直。由于操纵假手主要是依靠残存关节的活动功能,因此必须进行残肢的功能训练,防止关节挛缩,增加肌力及关节活动范围。

(3)残肢应无痛。如果残肢出现局部的敏感或压痛,说明有骨刺或神经瘤等形成。

(4)残肢皮肤良好。残肢的皮肤健康平整,耐磨,无大片的皮肤瘢痕,无窦道溃疡及其他皮肤疾病,这样就能保证残肢能够受各方面的压力和摩擦。

2. 上肢截肢部位的选择(图2-2-3)

(1)肩胛带截肢:其截肢的范围包括肩胛骨和锁骨组成的上肢带及上肢所有组成部分。因此,截肢部位的皮下即是胸廓,它形成了一个陡峭的面,不存在运动部分。

(2)肩关节离断:肩关节离断时要尽可能地保留肱骨头,它不仅对假肢穿戴是有益的,而且可以保持肩关节的正常外形,并且,从美观上讲也是需要的。圆的肩关节外形有利于假肢接受腔的适配、悬吊和稳定,有助于假肢的配戴;从假肢观点看,虽然保留了肱骨头,但仍需要安装与肩关节离断同样的肩关节离断假肢,但从生物力学观点看,肱骨头的保留有助于假肢的肘关节与手钩的活动。

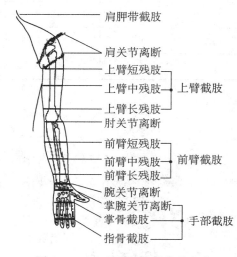

图2-2-3 上肢截肢部位及名称

(3)上臂截肢:要尽量保留长度,因上臂假肢的功能取决于残肢的杠杆力臂长度、肌力和肩关节活动范围。长残肢有利于对假肢的悬吊和控制,因此,应尽量保留残肢长度。

上臂残肢长度是用残肢的长度与上臂长度的百分比来表示的。上臂长度是指肩峰到肱骨外上髁的距离。上臂残肢长度的公式如下(表2-2-2)。

表2-2-2 上臂截肢残肢长度

残肢长度	百分比(%)	说　明
极短残肢	0~30	残肢长度大概至腋窝部位,虽然保留了肱骨头,但很难装配假肢接受腔,故一般按肩关节离断假肢处理
短残肢	30~50	残肢的活动性不能充分发挥,故上臂接受腔适配较困难,难以保证假肢的性能
标准残肢	50~90	无论其长度还是外观形状都是上臂接受腔适配的最佳条件,且残肢的活动性几乎接近正常,能够充分发挥假肢的性能

续　表

残肢长度	百分比(%)	说　　明
长残肢	90～100	相当于肱骨髁的截肢,然而应该注意的是上臂截肢患者的假肢装配必须包括一个内部的肘关节绞锁装置和一个肘关节旋转盘。肘关节绞锁装置的目的是使肘关节在完全伸直位、充分屈曲位或在伸屈之间的某一个位置上稳定关节,旋转盘装置是用以代替肱骨旋转。肘关节绞锁装置位于接受腔的远端,约3.8 cm长,为了美观起见假肢的肘关节应与健侧肘关节在同一个水平上,因此,在进行肘上截肢时截骨的水平应该至少在肘关节线近端3.8 cm处,为安装这个装置保留足够的空间。经过肱骨髁的截肢其假肢装配和功能与肘关节离断是相同的,所以当条件准许通过肱骨髁水平截肢时就不要在肱骨髁上部位进行截肢,因肘关节离断假肢在各个方面都优于上臂假肢
残肢长度公式		残肢长度$(\%)=\dfrac{\text{肩峰至残肢末端(cm)}}{\text{上臂长度(cm)}}\times100\%$

(4)肘关节离断:如果可以保留肱骨远端,肘关节离断是理想的截肢部位,这是因为肘关节离断的残肢较长,上臂和肩部动作基本保持正常。同时,肱骨内外髁部突出,有利于假肢的悬吊及旋转控制。近年,由于肘关节侧方铰链的设计,肘关节离断假肢得到了有效的应用。由于肱骨内外髁部的膨隆,肱骨远端比较宽大,对假肢的悬吊及控制能力都是有利的,并且肱骨的旋转可以直接传递到假肢;而肘关节以上部位的截肢,肱骨的旋转不能直接传递到假肢,它是通过假肢肘关节旋转盘来完成的,则肘关节离断是良好的截肢部位,比上臂截肢更可取。

(5)前臂截肢:前臂残肢的长度相当于前臂全长55%以上者称为长残肢,相当于前臂全长35%～55%为短残肢,短于35%者为极度短残肢。前臂中下1/3处截肢时,前臂的旋转活动、肘关节的屈伸活动和力量都能基本保留。要尽量保留长度,即使是很短的残端也要保留。残肢越长,旋转功能保留越多;前臂远端呈椭圆形,假手的旋转功能就可以发挥;保留了残肢肌肉,可获得良好的肌电信号,对于装配肌电假手是非常有益的。前臂残肢长度的公式见表2-2-3。

表2-2-3　前臂截肢残肢长度

残肢长度	百分比(%)	说　　明
极短残肢	0～35	由于残肢过短,肘关节的活动区域实际上只有一半,故接受腔适配较困难,残肢也没有回旋机能。采用Muenster和Northwestern式等髁上悬吊式接受腔,可以极大地提高假肢的实用性
短残肢	35～55	当残肢长度为前臂长度的55%时,肘关节的活动区域实际上约为正常情况的80%,残肢有较小的回旋机能。采用Muenster和Northwestern式等髁上悬吊式接受腔,可以极大地提高假肢的实用性
标准残肢	55～80	前臂旋转保留了约60%的功能,残肢长度适中,假肢适配最佳,同时还可以满足各种性能假肢的要求

残肢长度	百分比(%)	说　明
长残肢	80~100	前臂旋转保留了约70%以上的功能,但残肢末端肌肉组织较少,缺乏柔韧性,经常会发生残肢的磨损现象
残肢长度公式		残肢长度(%)=$\dfrac{肱骨外上髁至残肢末端(cm)}{前臂长度(cm)}\times100\%$

(6)腕关节离断:腕关节离断残肢相对长,其远端膨大,有利于桡骨的远端悬吊,假肢不需要包容到肘关节,不影响尺桡骨的旋转,安装假肢后可以自己悬腕,缺点为外形不好看。它确实要优于前臂截肢,因为保留了前臂远端的下尺桡关节,可以保留前臂全部的旋转功能,尽管只有50%的旋前和旋后运动被传递到假肢,但是这些运动对患者是非常重要和有价值的。现在可以安装性能良好和美观的经腕关节截肢的假肢或腕关节离断的假肢。所以,腕关节离断或经腕关节的截肢是理想的截肢部位,可以使残肢功能得到最大限度的发挥。

(7)腕掌关节离断:桡腕关节的屈伸运动被保留,这些腕关节的运动可以被假肢应用,腕掌关节离断是可以选择的截肢部位。

(8)手部截肢:以尽量保留长度为原则,尤其是大拇指更应想方设法保留长度。人手的70%运动功能是由拇指与示指、中指共同完成,因此缺了小指和环指(常戴指环的)后一般只影响某些抓握动作,对全手功能的影响不太大,截肢后要极力保住或通过拇、示、中指的活动锻炼恢复功能,然后装配装饰性假手指。如是失去大拇指或4个手指,则应装配4指对掌物或拇指对掌物,辅助恢复对掌取物功能,也可装配带有一些对掌功能的装饰性假手指。如果缺掉的是示指、中指则先应锻炼拇指与环指、小指相对夹取物体的功能,后装配装饰性假手指。若是拇、示、中指前一节或二节手指被截,应训练使用残手,促进尽早恢复感觉功能和运动功能。由于此类残肢感觉多能恢复正常,戴假手指后反而会妨碍使用,因此建议不必勉强安装。手部截肢示意图见图2-2-4。

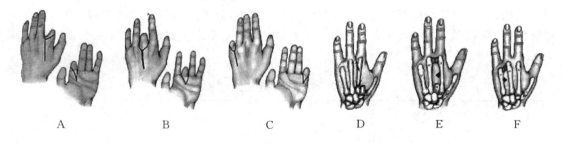

图2-2-4　手部截肢示意图

A. 第二指截肢;B. 第三指截肢;C. 第四指截肢;D. 第二掌骨截肢;E. 第三掌骨截肢;F. 第四掌骨截肢

【注】　残肢长度:由于对于残肢的测量点不同,残肢长度的表达方法有许多,残肢长度越长对假肢的控制能力就越好,同时,残肢的宽度对假肢的控制能力有很大的影响。因此,国际标准化组织(International Standard Organizations,ISO)最近对残肢的长度发布了试行草案。草案规定:残肢的长度为残肢的长与残肢的宽之比,把残肢长度分别分为长残肢、中残肢和短残肢,比值大于2的为长残肢,比值介于1~2的为中残肢,比值小于1的为短残

肢。这样残肢长度就能够更加表达残肢对假肢的控制能力了(表2-2-4)。

表2-2-4　ISO关于残肢长度规定的草案

残肢长度		测量方法		残肢长度的分类
		残肢长	残肢宽	
下肢	小腿残肢长度	髌韧带中点——小腿残肢末端	髌韧带处宽度	长残肢：比值>2
	大腿残肢长度	坐骨结节——大腿残肢末端	坐骨结节处宽度	中残肢：比值=1～2
上肢	上臂残肢长度	肩峰——上肢残肢末端	肩峰处宽度	短残肢：比值<1
	前臂残肢长度	肱骨外上髁——前臂残肢末端	肱骨外上髁处宽度	
残肢长度公式		$残肢长度=\dfrac{残肢长}{残肢宽}$		

3. 上肢的特殊截肢方法

Krukenberg成形术：1917年奥地利外科医生赫尔曼(Herrmann)首次用外科手术使前臂截肢的残端做成钳形,此成形术是把尺骨和桡骨进行分离,并将残端做成钳状,把持力量来自旋前圆肌。他把这种手术用自己的家乡Krukenberg命名。该手术前提条件是残端到尺骨鹰嘴的长度大于10 cm,无肘关节挛缩,并且有良好的心理承受能力,一般适用于双前臂截肢或双目失明的前臂截肢患者,他们一般不需要再佩戴假肢就可以具有很好的功能(图2-2-5)。

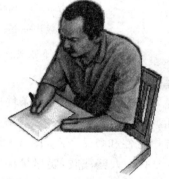

图2-2-5　Krukenberg成形术术后患者

四、下肢截肢

下肢是主要从事站立、行走与奔腾跳跃的,因此,下肢残肢皮肤及组织对于接受腔的耐受性是截肢患者步行功能的基础。

1. 下肢截肢的原则

(1)残肢的形状适合于残肢皮肤状况良好(如无溃疡、大面积植皮等)。

(2)膝上或膝下残肢的形状最好是倒锥形,且骨骼最好没有任何的弯曲变形。

(3)残肢的末端应当有足够的软组织作为衬垫,以确保残肢的有效长度。

(4)残肢骨骼的末端也必须经过适度的修整,膝下截肢患者,腓骨最好比胫骨短,以避免残肢末端皮肤受到过多的拉牵力量。

为了达到这些条件,除了手术时的骨骼修整与良好的肌肉固定之外,让患者尽早接受良好而渐进式的康复治疗,是达到残肢塑形与皮肤适应的最重要方式。这样不仅为假肢的装配创造了良好的条件,也给其日后恢复生活自理能力和工作打下基础。

下肢截肢部位的选择:与上肢截肢相同。近年来,以保留较长残肢为其基本趋势,但是小腿截肢除外。

2. 下肢截肢平面的选择(图2-2-6)

(1)半骨盆截肢:由于缺少坐骨结节,对负重非常不利,故应根据条件设法保留髂嵴和

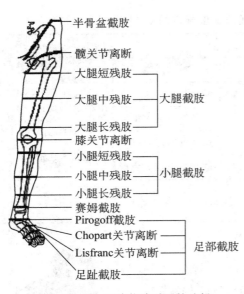

图 2 - 2 - 6　下肢截肢平面的选择

半骨盆截肢
髋关节离断
大腿短残肢
大腿中残肢 ⎫ 大腿截肢
大腿长残肢
膝关节离断
小腿短残肢
小腿中残肢 ⎫ 小腿截肢
小腿长残肢
赛姆截肢
Pirogoff截肢
Chopart关节离断 ⎫ 足部截肢
Lisfranc关节离断
足趾截肢

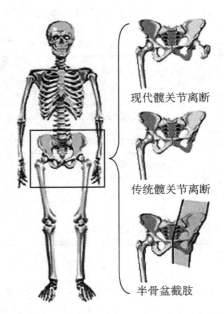

图 2 - 2 - 7　骨盆与髋关节的截肢

现代髋关节离断
传统髋关节离断
半骨盆截肢

坐骨结节。

（2）髋部截肢：若有条件应保留股骨头和股骨颈，在小转子下方截肢，而不做髋关节离断。从假肢观点看，它属于髋关节离断假肢，但有助于接受腔的适配和悬吊，增加假肢的侧方稳定性和负重面积（图 2 - 2 - 7）。

（3）大腿截肢：要尽量保留残肢长度，即使是极短残肢也应保留。大腿远端截肢应尽量保留残肢长度，由于现代四联杆结构膝关节假肢的应用，可以无困难地用于任何大腿长残肢，取得良好的功能和步态。较为理想的截肢范围为：坐骨下 5 cm 到膝关节间隙上 10 cm。

（4）膝关节离断：是理想的截肢部位，膝关节离断提供了极好的残肢端负重，它是股骨髁的残肢端承重，而非坐骨结节承重，股骨髁的膨隆有助于假肢悬吊，残肢长对假肢的控制能力强，且残肢皮肤是由一个软的内套与硬的假肢接受腔相隔离，而大腿截肢的残肢皮肤是直接与假肢接受腔相接触。大腿假肢的主要负重部位是在坐骨结节，身体重力线是通过坐骨结节的前外侧，引起骨盆前倾，同时伴有腰椎前凸加大。而当股骨髁负重时，力线接近正常，故不会造成腰椎前凸增大；另外由于残肢末端负重，当站立或行走时其信息传递是直接的，而不是经过接受腔间接地传递，反作用力被残肢末端感觉，容易获得假肢膝关节的稳定性，对假肢控制有利。而且由于大腿截肢使一部分内收肌被切除，减弱了大腿的内收力量，不能保持假肢侧单独负重时大腿处于正常的位置，则身体要向假肢侧倾斜，于是造成不同程度的侧倾步态。因此，膝关节离断假肢的代偿功能要明显优于大腿假肢。

（5）小腿截肢：只要能保留髌韧带附着点，在胫骨结节以下截肢即可安装小腿假肢，膝关节的保留对下肢功能是极其重要的，其功能明显优于膝关节离断假肢。故应该尽量保留膝关节，尤其是在儿童的下肢截肢，保存胫骨近端的骨骺就更为必要。小腿截肢是以中下 1/3 交界为佳，最理想截肢范围为髌韧带下 10 cm 到踝关节上 10 cm。小腿远端因软组织少、血运不良，故不适合在此处进行截肢。

（6）赛姆截肢：为理想的截肢部位，虽然截肢水平是相当于踝关节离断，但残端是被完整、良好的足跟皮肤所覆盖，其稳定、耐磨、不易破溃，故残肢端有良好的承重能力，行走能力良好，有利于日常生活活动，其功能明显优于小腿假肢，然而，踝关节离断是不可取的。①赛姆截肢Ⅰ：踝关节离断，去掉内外踝；②赛姆截肢Ⅱ：踝关节离断，去掉内外踝，保留整个跟骨，将跟骨立起来与腓骨、胫骨进行骨融合。这样既可以保证健侧与患侧的肢体等长，又可以保证残肢末端的完全承重，甚至有时还可以不用穿假肢就能够保持平衡和行走。

（7）足部截肢：同样要尽量保留足的长度，也就是尽量保留前足杠杆力臂的长度，这在步态周期中静止时相的末期使前足具有足够的后推力是非常重要的。当前足杠杆力臂的长度缩短时，将对快步行走、跑和跳跃造成极大的障碍。

1）Pirogoff 截肢：踝关节离断，去掉内外踝，保留部分跟骨，并将此跟骨上移至胫骨下端与胫骨、腓骨进行骨融合术，这样可以保证残肢末端的完全承重。

2）Chopart 关节离断：中跗关节离断，只保留距骨和跟骨；此种截肢术会使残肢足呈尖足畸形。

3）Lisfranc 关节离断：即跖跗关节离断；此种截肢术会使残肢足呈现马蹄内翻足畸形，故应慎用。如果需要进行此截肢手术，同时还要进行肌腱移位术以平衡肌力和跟腱延长术，以防止出现马蹄内翻足畸形。

4）足趾截肢或跖趾关节离断：要尽量保留大跚趾，第二足趾截肢易出现大跚趾外翻。其他足趾截肢一般不需要安装假肢（图 2-2-8）。

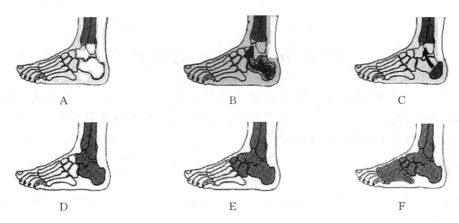

图 2-2-8　足部截肢示意图

A. 赛姆截肢Ⅰ；B. 赛姆截肢Ⅱ；C. Pirogoff 截肢；D. Chopart 关节离断；
E. Lisfranc 关节离断；F. 足趾截肢或跖趾关节离断

（8）小腿旋转成形术，又称范氏旋转骨成形术（Vanness rotational osteotomy）：下肢中间段（膝关节上、下段）截除，将小腿远端肢体旋转截骨，旋转角度为 180°，使足尖朝向后方，同时按需要截除，保留小腿远端适当的长度，以使踝关节与健侧膝关节保持在同一水平为准，术后患肢的踝关节行使膝关节的作用，一般此手术用于股骨远端的肿瘤切除，而股骨近端是正常的（图2-2-9）。

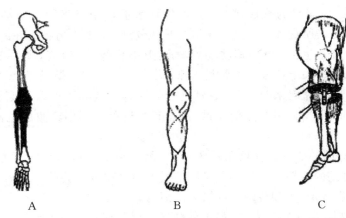

图 2 - 2 - 9　范氏旋转骨成形术

A. 切除部分；B. 截肢部位的设计；C. 小腿旋转成形

1）进行旋转成形术的适宜条件：①股骨远端肿瘤可以全部切除；②血管、神经正常；③小腿旋转截骨后踝关节与健侧膝关节在同一水平；④术前踝关节要有良好的主动屈、伸功能；⑤踝关节的肌力应接近正常；⑥腓骨发育不良或缺损不是手术禁忌证；⑦足趾应完整；⑧一般手术者年龄在 12 岁以上。

2）旋转成形术后可能出现的并发症：①小腿旋转后缺血；②截骨部位不愈合；③下肢的再旋转，造成新的膝关节对线不良。

第三节　截肢术的要点

近十多年来，随着假肢新型接受腔的应用，传统的截肢方法所造成的圆锥状残肢显然已不适合现代假肢接受腔的装配，它要求残肢要有合理的长度、圆柱状的外形、良好的肌力和功能。因此，截肢技术也相应有了很大的改进。

一、截肢术的要点

截肢是破坏性手术，但又是重建和修复手术，为配戴理想的假肢创造良好条件，需要采取以下的措施。

（一）皮肤的处理

主要是为了使残端有良好的软组织覆盖，残肢皮肤适当的活动性、良好的伸缩性和正常的感觉。

1. 上肢截肢皮肤的处理　原则上残肢的前后侧皮瓣一般等长。

（1）上臂和前臂截肢：前后皮瓣一般等长；但是，有时对于前臂长残肢，为了使瘢痕移向背侧，屈侧的皮瓣要长于背侧。

（2）腕关节离断：由于掌侧的皮肤厚实与耐磨，因此，掌侧的皮瓣要长于背侧的皮瓣（图 2 - 3 - 1）。

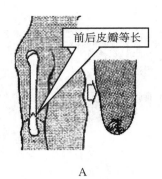
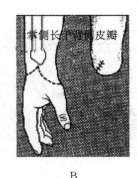
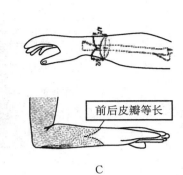

前后皮瓣等长

掌侧长于背侧皮瓣

前后皮瓣等长

A   B   C

图 2 - 3 - 1　上肢截肢皮肤的处理

A. 上臂截肢皮瓣的处理;B. 腕关节离断皮瓣的处理;C. 前臂截肢皮瓣的处理

2. **下肢截肢皮肤的处理**　由于下肢主要用于承重的,残肢末端要求有良好的软组织覆盖,同时,人体的屈肌一般较伸肌强大,因此,屈肌侧的皮瓣一般长于伸肌侧的皮瓣。

（1）小腿截肢:后侧的屈肌皮瓣长于前侧的伸肌皮瓣。

（2）大腿截肢:前侧的屈髋肌群的皮瓣长于后侧的伸髋肌群的皮瓣。

（3）膝关节离断:股四头肌肌腱强大,所以要长于腘窝肌的皮瓣。

（4）踝关节离断:跟部的皮肤是人体最厚实的皮肤,因此要长于足背的皮瓣。

这样不仅使残肢的皮瓣血液循环好,而且可以为残端负重部位提供了良好耐用的软组织垫(图 2 - 3 - 2)。

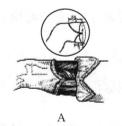
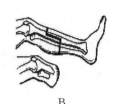
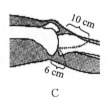
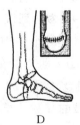

10 cm

6 cm

A   B   C   D

图 2 - 3 - 2　下肢截肢皮肤的处理

A. 大腿截肢皮瓣处理;B. 小腿截肢皮瓣处理;C. 膝离断皮瓣的处理;D. Syme 截肢皮瓣处理

（二）神经的处理

主要是预防神经瘤的形成和伴行血管出血。

（1）要轻拉神经,在距离骨端断面 3～4 cm 处,用锋利的手术刀一刀切断。

（2）对于粗大的神经,要进行结扎(图 2 - 3 - 3)。

（三）血管的处理

主要是为了防止血肿、感染和异位骨化。

（1）进行截肢手术时,即便是细小的血管也应完全止血,以免形成血肿,并防止感染。

（2）粗大的血管必须双重结扎。

（3）动脉和静脉要分开结扎。

（4）结扎完成后,要彻底清洗伤口。

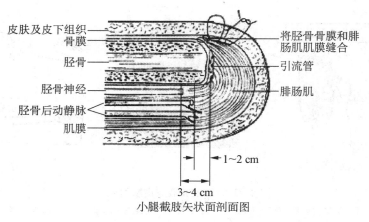

皮肤及皮下组织
骨膜
胫骨
胫骨神经
胫骨后动静脉
肌膜

将胫骨骨膜和腓肠肌肌膜缝合
引流管
腓肠肌

1~2 cm
3~4 cm

小腿截肢矢状面剖面图

图 2-3-3　神经的处理

（5）术后还必须引流。

（四）骨的处理

主要为了防止骨刺。

（1）一般骨与骨膜在同一水平切断，将截骨端锐利的骨缘锉钝。

（2）通常是在预计切断骨骼的部位剥离骨膜，进而施以骨成形术。这是利用骨膜以提高残肢功能的方法。

（3）在骨切断处的更远部位剥离骨膜，用以封闭骨切断后开放的骨髓腔。

（4）为达到残端承重的目的，可采用骨膜和骨皮质在两骨之间架桥的方法，促使骨融合称为骨成形术（osteoplasty）。

（五）肌肉的处理

主要是为了防止肌肉萎缩、减少局部循环减退，甚至退化变性，使残肢形成圆锥状，以便于假肢的穿戴。具体方法如下。

1. 肌膜缝合术　指相对骨轴成直角方向切断肌肉，皮肤与肌膜之间不剥离而缝合肌膜的方法。这种用残肢肌膜包住骨断端的方法，因肌肉本身固定性差，肌肉的收缩会导致肌肉向残肢近端聚集，而骨端部则凸出于皮下，影响假肢适配。所以，应尽量避免实施此种手术方法。

2. 肌肉缝合术（myoplastic）　也称为肌肉成形术。将肌肉按截肢前相同的拉紧状态分别把主动肌与相应的拮抗肌缝合，然后再进行肌膜和皮肤的缝合，这样术后就可以减轻肌肉萎缩，其残肢的血液循环状况也较好。

3. 肌肉固定术（myodesis）　指肌肉固定缝合于骨端部的方法。将肌肉在截骨端远侧方至少 3 cm 处切断，形成肌肉瓣，在保持肌肉原有张力情况下，经由骨端部钻孔，将肌肉瓣与骨相邻侧通过骨孔缝合固定，使肌肉获得新的附着点，防止肌肉在骨端滑动和继续回缩。采用这种方法，肌肉的拉紧状态与截肢前相近，残肢可以得到良好的功能。但是，对于因血液循环障碍而截肢的患者，容易引起残肢末端的坏死，故不宜使用此种手术。

肌肉固定术和肌肉成形术将会使残肢肌肉功能和循环得到改善,对防止幻肢痛是有益的。为了获得良好的圆锥状外形和不太臃肿的残肢,必要时可将残肢端的肌肉进行修整,如肌肉的残端可能要斜形切除一部分(图2-3-4)。

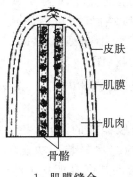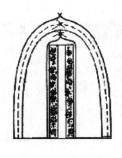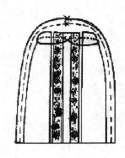

1. 肌膜缝合　　　　　2. 肌肉成形术　　　　　3. 肌肉固定术

图2-3-4　截肢时肌肉的处理方法

(六) 关节离断的处理

其目的主要是为了便于假肢的穿戴与悬吊。

(1) 关节离断(踝关节除外),必须保留关节离断端的膨大部分,这样有利于假肢悬吊和防止假肢的旋转。

(2) 踝关节离断,要去掉内外踝膨大的部分,是为了便于假肢的穿戴。

(3) 膝关节离断,可选择剔除髌骨,有利于假肢的穿着和良好的外观;但也可以保留髌骨,最好是将髌骨固定在股骨的髁间窝处。

(4) 肩关节和髋关节离断,最好要保留其头部,一方面是为了使残肢有良好的外形,更重要的是为了假肢更好地便于悬吊。

二、儿童截肢的特点

帮助截肢儿童最好的办法就是:充分利用他们的残肢从事他们力所能及的一切事情,当然装配假肢也是必不可少的。这些主要取决于他们的年龄,并无定论。例如:双手截肢的孩子至少需要一只假肢,但同时他们也可以用双脚吃饭、穿衣、写字等。儿童截肢的特点如下。

(一) 尽可能保留残肢的长度

儿童截肢原因最多的是外伤,其次为恶性肿瘤,而恶性肿瘤截肢又占因各种其他疾病和先天性畸形截肢的50%以上。儿童截肢,操作技术上虽然与成人没有很大的差别,但是对儿童肢体解剖结构和生长发育的因素则一定要考虑,截肢的原则有所不同,截肢的理想水平没有常规的限定,然而儿童应比成人采取更加保守的方法,应尽可能保留残肢每一厘米的长度,将来这一厘米可能就是几厘米,甚至十几厘米。尽可能保留关节和长骨近端骨骺部分,因为没有任何人工关节比其自身的关节更好,骨近端骨骺部分是骨骼长长的根本。如果儿童是骨骺部分受损,关节离断比骨骺部分的截肢更可取。关节离断保存了肢体远端的骨骺,因此残肢能继续按正常的比例生长,而且关节离断防止了经骨干截肢出现的

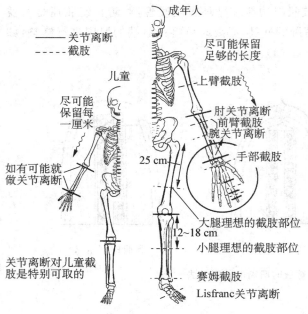

图2-3-5 儿童截肢与成人截肢的对照

骨端过度生长。例如5岁患儿的大腿中段截肢,由于股骨远端骨骺被切除,到14岁时变成了大腿短残肢;然而患儿小腿截肢的短残肢,因为小腿近端骨骺的生长,到14岁时,可能形成一个长度比较满意的小腿残肢,可以穿戴合适的小腿假肢(图2-3-5)。

(二)儿童学得快、适应得快、变化得也快

对于上肢截肢的儿童,特别是双上肢截肢的,应当尽早装配功能较好的钩状假手,以帮助其恢复独立生活、学习能力,否则不但会影响身体发育,而且还会影响智力发育。

对于下肢截肢的儿童,在假肢装配和使用中,一定要考虑发育问题。残侧肢体发育较健侧慢,长度合适的假肢,半年或一年后就显得短了很多,因此要尽量选用结构上能便于改变长度的假肢,装配时可以让假肢长一些,暂时在健足下垫高些,以后随着健足长长了再去掉;对小腿截肢的儿童要注意其残肢骨骼生长比残肢皮肤快,有时能顶破皮肤,残肢外侧的一根骨骼比内侧的一根骨骼生长还快,更容易引起骨骼尖处皮肤损伤或穿破。对这样的儿童,应当经常用双手往下推或拉残肢皮肤,使残肢皮肤变长、变松,尽量推迟做再截肢手术的时间;另外应注意装配中的正确对线。儿童截肢后残肢本来就有一种向内侧弯的倾向,不正确的对线有可能加重畸形。如大腿截肢的儿童,1岁时,当他开始站立时就开始学习使用假肢,这时的假肢就不需要有膝关节;2岁时,这时的假肢就需要带膝关节的假肢;随着孩子年龄长大,由于孩子生长很快,每年可能需要更换新的假肢;一些孩子可以使用轮椅、拐杖、滑板、步行器等来代替或辅助假肢;父母是孩子们最好的老师和最好的专家,孩子们学得快、适应得快、变化得快,尝试用不同的处事方式、不同的工具、不同的假肢为您的孩子成长和变化服务。尝试和发明一些自制的东西,帮助您的孩子,让他们自己来完成各种任务,是非常有益的。如:带有套子的皮带做的自助具可以拿汤匙、牙刷和笔等(图2-3-6)。

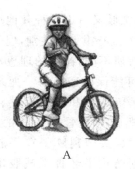

A

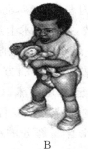

B

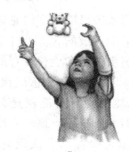

C

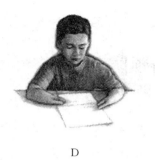
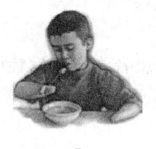
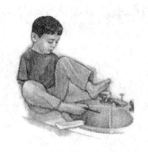

图 2 - 3 - 6　截肢儿童

A. 大腿截肢儿童；B. 小腿截肢儿童；C. 前臂截肢儿童；D. Krukenberg 成形术儿童；
E. 双前臂截肢儿童；F. 双上臂截肢儿童

（三）儿童残端耐压能力更强，较少有心理问题

由于儿童生长发育及代谢旺盛的原因，截肢后残肢皮肤的耐压和耐摩擦能力要比成人强得多，在成人不能耐受的而在儿童经常可以耐受。儿童的皮肤和皮下组织更耐受在张力下缝合关闭伤口，中厚层皮肤游离植皮比成人更容易提供永久的皮肤覆盖，即使是植皮的皮肤对假肢的耐压性能也较强。此外，儿童截肢手术后的并发症一般也不像成人那样严重，甚至可以耐受大面积的瘢痕，儿童截肢后很少有心理问题。断端肌肉的处理应行肌肉成形术，用以覆盖骨端，而不是行肌肉固定术，肌肉固定术对骨远端有损伤，可能造成骨端的过度生长，这是由于骨端组织的生长所致，它导致骨端呈钉尖样，可能穿破皮肤，造成感染。用骨膜骨皮质瓣覆盖骨端的方法可以限制骨端不良的过度生长。儿童截肢切断的神经假如不处理都长成神经瘤，但一般很少引起不适，很少因神经瘤需要手术治疗。

（四）儿童较少有幻肢痛

儿童截肢后的幻肢感常存在，然而很少有烦恼。当截肢年龄较小时，幻肢感模糊不清，很少发生幻肢痛。6 岁以下的儿童截肢基本没有幻肢痛。

（五）儿童对假肢的应用比成人好

儿童对假肢的应用比成人好，对假肢应用的熟练程度随着年龄而增加。由于儿童的活动能力强，再加上生长因素，所以假肢可能需要经常修理和调整，接受腔也要更换或安装新的假肢。

（六）儿童截肢可能需要再次截肢

长骨干截肢端的过度生长是由于新骨同位生成的原因，而与近端的骨骺生长无关，骨过度生长的长度在每个截肢的患儿差异很大，有 8％～12％ 的患儿需要进行一次或多次残端修整手术，试图用骨骺阻滞方法来防止骨端的过度生长决不会成功，并且是应该被严格禁止的。这种并发症的发生最常是在肱骨和腓骨，按顺序发生较少的是胫骨、股骨、桡骨和尺骨。

儿童的小腿截肢残端胫腓骨不要采用骨成形术，即胫腓骨端融合，因腓骨近端骨骺生长长度所占比例比胫骨近端骨骺生长长度所占比例大。如果胫腓骨端行融合后，由于腓骨长的比胫骨长，则晚期可造成胫内翻畸形或腓骨头向近端脱位。

了解儿童截肢的特点就是尽可能减少在其身心健康发育阶段的负面影响，装配假肢的

主要目的也是尽量减少截肢对儿童身心发育的障碍程度。

第四节　截肢患者常见并发症的预防和处理

一、残肢肿胀

(一)原因

1. 损伤　由于软组织受到不同程度的损伤,出现渗血、水肿等,同时由于损伤破坏了软组织中的毛细血管、淋巴管,使血液及淋巴液回流受阻,从而加重了软组织的肿胀。

2. 血管病变　糖尿病并发血管病变而导致的糖尿病足、动脉粥样硬化、脉管炎等血管病变造成血液循环障碍,导致残肢肿胀。

3. 手术处理不当　截肢手术中软组织、血管处理不当,肌肉、软组织中毛细血管的渗透,残端软组织的反应性水肿均可造成残肢末端的肿胀。

4. 术后处理不当　术后未能及时进行早期的康复治疗与残肢肌肉的功能训练也是残肢肿胀的原因之一。

5. 假肢接受腔不良　接受腔与残肢不能实现全面接触,使残肢与接受腔之间有间隙,间隙部分在摆动过程中出现活塞现象,从而造成残肢的循环障碍。

(二)预防与处理

1. 正确选择截肢平面　切莫盲目追求残肢长度而忽略了截肢的软组织的条件。截肢平面的皮肤软组织松紧度合适,血液循环条件好是日后假肢装配的良好基础。

2. 术中对血管的处理要完全彻底　大血管要缝扎,即便是细小的血管也应完全止血,以免形成血肿,动脉与静脉还应分开予以结扎;术后必须使用引流。

3. 术后硬石膏绷带的应用　术后采用硬石膏绷带,目的是加压止血、防止水肿,同时控制由于术后不正确的体位造成的关节屈曲挛缩畸形。

4. 早期康复训练　术后3～5天即可以开始床上的肌肉收缩训练。通过训练增强肌力,促进血液循环,促进残肢尽快形成淋巴及静脉回流的侧支循环,减轻水肿。

5. 弹性绷带的应用　术后14天伤口愈合拆线后,即使用弹性绷带包扎残肢,从而促进静脉及淋巴回流,防止或减轻水肿,同时还可以促使残肢早日定型。当然,弹性绷带与患者还要伴随终生,而且以后一旦患者不穿假肢时就得尽量缠上,目的是防止残肢肿胀而影响假肢的穿戴,尤其在夜间睡觉更应坚持使用。

6. 物理治疗　物理治疗可以改善血液循环,控制感染,从而达到减轻和消除肿胀的目的。如:石蜡疗法、音频疗法、红外线疗法等。

二、瘢痕

瘢痕组织是人体创伤修复过程中的一种自然产物,它不同于正常组织的生理结构和功能,它是一种血液循环不良、细胞结构异常、神经分布错乱的不健全组织。它的特性就是不断地收缩,从而引起周围组织、器官的变形、挛缩和异常功能。

（一）原因

其过度增生的原因尚不明确，但一般认为与下列因素有关。

1. **全身因素**　瘢痕过度增生多发于 30 岁以下的人群，发病率为 70％～80％，幼儿和青少年为高发人群，这可能与青少年的皮肤张力较大，胶原合成速度快有关。同时，有色人种和有瘢痕体质的人发病率也较高。

2. **局部因素**　瘢痕过度增生与致伤原因、创伤程度、有无感染等有直接的关系。

3. **其他因素**　如感染、溃疡、滑囊炎、窦道和皮肤坏死等因素，它们可造成瘢痕和骨粘连，而粘连很容易使破损形成瘢痕。残肢末端由于不良的假肢接受腔和残肢条件因摩擦而导致的滑囊炎，感染、破损和扩大会加重瘢痕和粘连。

（二）预防与处理

1. **预防**　手术无菌、无创伤操作；切口与皮肤自然纹理一致或与关节面平行；刀口缝合避免过大张力；不能直接缝合的则采用植皮修复；伤口愈合后，早期拆线及局部加压包扎等。

2. **药物治疗**　待痂皮脱落后，使用抗瘢痕的外用药膏涂在瘢痕处，可以达到保湿软化、止痒、消炎褪红、淡化色素的轻微疗效，并不能真正除疤，而且对陈旧性的瘢痕无效。

3. **硅胶治疗**　使用硅凝胶贴除疤是一个非常有效的方法，适用于外科手术后创面的瘢痕增生，促使愈合后创面软化以至平坦，降低色素沉着，以达到美观的效果。每天 24 小时敷贴，可用清水加洗洁精冲洗干净，阴干后可反复使用。硅胶膜可以起到软化角质的作用，减少水分的蒸发，从而减少瘢痕形成过程中对毛细胞血管的需求，抑制毛细胞血管的再生，也就减少了胶原的沉积。同时，缓慢释放的硅凝胶油产生生物学效应，软化瘢痕。

4. **磨疤治疗**　磨疤手术，原理是将凹凸瘢痕的表皮磨平，再经过伤口愈合的过程，重新长出新的表皮，令瘢痕变得模糊而改善其外观。磨疤手术分深浅，浅层磨疤伤口复原快，副作用小，要多次治疗才有效。深层磨疤适用于改善较深的瘢痕，采用高速转动的金属刷或钻石磨，将瘢痕磨平，但伤口复原需要很长时间，可能会有数个月的瘢痕泛红和色素沉着，所以进行之前要有心理准备。

5. **物理治疗**

（1）放射治疗：它通过破坏增生的成纤维细胞和新生血管芽来抑制瘢痕的增生，可作为瘢痕的辅助治疗。

（2）冷冻治疗：利用冷冻剂来破坏局部细胞和血液微循环，使组织坏死脱落，从而达到除瘢痕的目的。

（3）激光治疗：激光治疗除疤，主要针对增生性瘢痕和凹陷性瘢痕。一定波长的激光可以萎缩瘢痕内的微血管，令瘢痕缩小及减退红印。还有的激光可以通过刺激胶原及弹性蛋白的再生来改善凹陷性的瘢痕。

（4）音频治疗：音频电疗可以缩短瘢痕的炎症反应期，促进瘢痕软化，解除粘连，在瘢痕早期有一定的疗效。

（5）石蜡治疗：石蜡有持久和较深的热作用，并对皮肤有润泽作用，早期可以起到消肿，软化瘢痕的作用。

（6）手术治疗：瘢痕、粘连严重，伴有滑囊炎，影响到假肢的穿戴时，经过半年以上的上述治疗无效者，可以考虑经过专业整形医生的会诊，需要再次手术治疗。

三、皮肤病

常见的皮肤病有皮肤过敏、皮炎、毛囊炎及溃疡等。

（一）病因

1. 过敏　由于假肢接受腔的材料是由一些化工材料所制,过敏体质或身体处于高过敏状态的患者与这些材料密切接触时,易出现皮肤过敏、皮肤瘙痒、红疹等不良反应。

2. 不注意卫生　残肢或接受腔不卫生会导致细菌和真菌的生长。

3. 皮肤的皱褶　残肢皮肤松弛易形成皱褶,由于长时间配戴假肢会在皱褶处形成潮湿、血液循环障碍,从而出现湿疹,甚至破损和溃疡。

（二）预防与处理

1. 注意残肢卫生　保持残肢皮肤干燥与清洁。坚持每天用温水清洗残肢,并使用硅霜之类的护肤产品,使皮肤表面形成通透性的保护膜,调节新陈代谢,保持水分,抗冻、抗裂、防皱,保持皮肤细嫩,防止皮肤过度角质化,同时防止酸碱、有机物对皮肤的刺激。

2. 保持残肢套和接受腔的清洁卫生　残肢套用吸水能力较强的棉制袜套,每天残肢套如有破损,应及时更换,以免不平整的残肢套对残肢皮肤的压迫。接受腔每天要用温水或酒精清洗一次,以保持清洁卫生,防止对皮肤的细菌感染。

3. 药物治疗　相同的药物,有不同的剂型,如溶液、糊剂、粉剂、洗剂、软膏乳剂和酊剂等。不同的剂型,有不同的作用和适应证,故应根据皮肤病不同病期的症状和皮损特点,正确选用。一般急性期局部红肿、水疱、糜烂时,多选用溶液湿敷,可起到消炎作用;有渗液者,先用溶液湿敷,后用油剂。皮损处于亚急性期时,红肿减轻,渗液减少,可酌情选用糊剂、粉剂和洗剂,以发挥其消炎、止痒、收敛的作用。慢性期皮损增厚,呈苔藓样变时,多用软膏和乳剂,它们穿透力强,作用持久,且有润滑作用。还应注意:即使同一药物,同一剂型,也可因浓度不同而作用各异。如3％水杨酸有软化和溶解角质作用,20％以上的水杨酸则是一种腐蚀剂。因此,一旦患了皮肤病,应由医生明确诊断并凭处方用药为妥。

4. 手术治疗　皮肤软组织松弛、残端皮肤溃疡反复发作或久治不愈者,应考虑手术治疗。

四、残肢皮肤感染、坏死、溃疡

（一）病因

皮肤血液循环和神经营养障碍、残肢皮肤张力过大、残肢与接受腔的摩擦、冲击、挤压等造成的皮肤损伤,损伤会产生继发性的感染和溃疡,甚至造成骨髓炎,形成窦道而久治不愈乃至坏死。

（二）预防与处理

1. 认真准确地选择截肢平面　良好的截肢平面是预防皮肤感染、坏死的先决条件,对于血液循环障碍、糖尿病、神经系统疾病所造成的截肢尤为重要。因此,截肢一定要注意选择血液循环好、神经营养正常的部位,不要盲目追求残肢的长度。

2. 积极治疗原发性疾病　对于血液循环障碍、糖尿病等造成的截肢患者,术前术后都要对原发性疾病进行积极的治疗,使原发性疾病控制在最佳水平,为术后的伤口愈合创造良好的条件。

3. 提高假肢的制作水平 假肢的质量尤其是接受腔、对线和悬吊对残肢是否受到摩擦、冲击和挤压有直接的影响。

4. 药物治疗 小面积的皮肤感染、溃疡和坏死可以采用药物治疗。

5. 手术治疗 大面积的皮肤感染、溃疡和坏死有时需要手术植皮或皮瓣移植的方法解决;皮肤深部炎症、异物、骨髓炎和久治不愈者要采用手术清除病灶术和引流的方法解决。

五、残肢末端骨刺

(一)病因

截肢后残肢末端产生骨刺的概率较高,一般为 60%～70%,其原因与下列因素有关。

1. 骨髓腔未封闭 术中残存的骨膜较多,骨髓腔未用骨膜封闭。

2. 骨组织清除不彻底 术中截骨后未对残存的骨端打磨清除和残留的骨组织彻底清洗去除。

3. 肌肉处理不当 肌肉未进行肌肉固定成形术,骨骼的生长快于肌肉的生长,从而残肢末端的骨骼长出了皮肤而形成了骨刺。

4. 血管处理不当 止血不彻底,出血引起血肿,血肿机化后引起异位骨化。

5. 儿童生长特点 儿童截肢患者的特点是截肢后的骨端过度生长。

(二)预防与处理

1. 彻底清理骨组织 截肢术中,截骨后的创面用生理盐水彻底清洗;将骨端面锉平锉光,并将残存的骨组织彻底清洗干净;骨端要用骨膜缝合封闭。

2. 运用肌肉固定成形术 避免肌肉回缩。

3. 彻底止血 术中彻底止血,术后彻底引流,术后残肢用硬石膏绷带固定,减少出血与水肿。

4. 手术治疗 如出现骨刺,同时影响假肢的穿戴,可以考虑手术切除。

六、残肢痛与神经瘤

残肢痛是指截肢后肢体残留部分的疼痛。

(一)病因

残肢痛常因残肢不良或穿戴不合适的假肢所引起的。

1. 残肢不良

(1)残肢皮肤:残肢承重部位皮肤瘢痕,植皮,皮下软组织过少,皮肤与骨骼粘连,穿用假肢时常引起皮肤擦伤。

(2)骨刺:残肢的骨末端有骨刺,残肢的骨突起过于明显,在穿用假肢时常引起压痛和皮肤损伤。

(3)神经瘤:残肢的压痛和皮肤表面过敏,多由于截断的神经末端神经瘤或神经粘连所引起。神经瘤是用手指在残肢末端软组织中可以摸到约黄豆至蚕豆大的小肿块,有的用手指压迫患者会感到发麻、放射性疼痛。

(4) 血液循环障碍:因血管病、糖尿病等会造成血液循环障碍、血液微循环障碍、肢体供血差,残肢由于缺血而疼痛。

2. 假肢装配不合适　多由于假肢接受腔、假肢对线或假肢悬吊功能不好而引起。

（二）预防与处理

1. 残肢方面

(1) 术后硬石膏绷带的应用:减少残肢血肿与水肿,从而减少粘连与瘢痕而造成的神经粘连产生的疼痛。

(2) 术后早期康复治疗:术后两周,即伤口拆线后,开始对残肢进行弹性绷带包扎、物理治疗,如蜡疗、电疗等,从而达到消炎止痛、软化瘢痕、消除粘连的作用。

(3) 改善血液微循环:对于血液循环障碍的截肢患者要进行原发性疾病的积极治疗,患者自己还要经常拍打和按摩残肢,改善局部的血液微循环,使局部的过敏、疼痛逐渐消失。

(4) 手术治疗:无痛的神经瘤不需要治疗。对于瘢痕粘连明显、神经瘤较大并引起严重的残肢痛,应当及时手术切除。

2. 假肢方面

(1) 提高假肢的制作水平:假肢的接受腔、对线及悬吊技术直接关系到假肢的制作水平的高低,它们的技术运用是否合理或科学对残肢的疼痛有密切的关系。因此,要努力提高假肢师的假肢制作的技术水平。

(2) 现代假肢新技术的应用:全接触式接受腔技术、对线技术和悬吊技术的应用,高科技、高性能、高质量的假肢组件的推广与应用等都大大提高了假肢的制作水平和质量,从而减少了因假肢原因而引起的残肢痛。

七、幻肢痛

幻肢:指某部分肢体已截去后,截肢患者仍有该手或脚存在的感觉,这是一种正常的现象,这种感觉可以长期存在。只要这种幻肢感觉没有不舒服和疼痛就不必介意,也不需要治疗。

幻肢痛(phantom limb pain):又称肢幻觉痛,系指患者感到被切断的肢体仍在,且在该处发生疼痛。疼痛多在断肢的远端出现,疼痛类型繁多,多数患者以先出现刀割样痛、针刺样痛为最多见,后期则多为烧灼样痛或挤压样痛。疼痛的持续时间可以是数秒,也可以是数小时。有些患者在截肢后的早期可能出现轻度的、短暂的幻肢痛,其中多数穿戴合适的假肢后可自行消失。50％以上的截肢患者术后伴有幻肢痛,膝上截肢后出现幻肢痛的概率高于膝下截肢,上肢截肢出现幻肢痛的概率高于下肢截肢,而 6 岁以下的儿童截肢很少出现幻肢痛。

幻肢痛常伴有焦虑、抑郁、食欲下降和失眠等,然而,至今尚无缓解幻肢痛的有效手段。

（一）病因

幻肢痛的病因和病理机制目前尚不清楚,一般认为它与以下因素有关。

1. 中枢神经机制　新近研究显示,截肢后的大脑皮质功能重组很可能是产生幻肢痛的中枢机制之一。截肢后伴有幻肢痛者,大脑皮质出现明显的功能重组现象,而截肢后不伴有幻肢痛患者,无明显的皮质功能重组现象。大脑皮质功能重组的程度与幻肢痛的程度有关,而与无痛性幻肢感之间无明显关系。截肢后形成幻肢痛的根本原因可能在于中枢神经系统的可塑性改变,尤其是大脑皮质躯体感觉区的功能重组,外周的感觉传入则构成影响皮质功能重组的主要因素。术后早期,来自受损神经的伤害性刺激传入和"重现",某些正常存在的"神经纤维联系"的功能,对形成早期出现的幻肢痛和触发区现象可能有关。此后,中枢不同水平相继出现的可塑性改变和持续来自受损神经以及来自体表触发区的伤害性刺激,可能进一步促进大脑皮质的功能重组过程。当大脑皮质的功能重组达到一定的程度后,即可能形成长时间出现的幻肢痛和体表触发区现象。

2. **体表触发区机制**　截肢后刺激体表某些区域可能诱发幻肢感,这些区域称之为"触发区"。一侧上肢高位截肢并伴有幻肢感者在双侧面部、颈部、上胸部和上背部可发现多组触发区。若予触发区加以痛刺激,往往可以引起幻肢痛。截肢后幻肢痛越明显的人,能引起幻肢痛的触发区的数目就越多,同时大脑皮质功能重组的程度也越大。触发区的大小可随时间推移而改变,但始终与幻肢间有明确的对应关系。

3. **心理障碍机制**　截肢初期,患者从心理上难以接受现实,无法摆脱截肢所带来的心理上的创伤。截肢使患者丧失了完整的自我,与常人有异,就其本人而言,可以造成生活和工作的不便,时常需人照顾和关心,会对周围人带来不便。就日益竞争激烈的社会而言,存在着将失去工作的危机,也就是会使患者丧失赖以生存的社会。肢体残废人往往处于众人瞩目之中,可能被世人投以怪异的眼光,给患者带来精神上的压力和痛苦。这也使患者会经常回忆以前的美好情景,完整的四肢给其带来的欢乐,因此,截肢后短时期难以使患者改变原有的思维和动作习惯。一个下肢截肢的患者,经装假肢后总感残肢痛,其原因在于患者无法接受的事实,便觉着伤肢犹存。因此,心理上的障碍与幻肢痛密切相关。

（二）预防与处理

1. **早期临时假肢的装配**　实践证明早期配戴临时假肢有利于促进幻肢痛的消失,假肢配戴越早,幻肢痛消失得越快。其原因有二:一是心理方面的因素;二是残肢的早期定型消除了幻肢痛。

2. **弹性绷带包扎**　术后运用弹性绷带包扎消除了残肢肿胀,缓解了因残肢肿胀而造成的血液循环障碍,从而减轻或消除了对残肢触发区和大脑皮质的刺激,消除或减轻了幻肢痛。

3. **物理治疗**　术后早期物理治疗,如蜡疗、电疗、红外线疗法等,其目的是改善血液循环、减轻或消除残肢肿胀,促进淋巴回流,缓解因残肢肿胀所致的疼痛。

4. **针灸治疗**　其原理是运用经络学说:通脉去郁、促进气通、调整阴阳、疏通经络和气血,即"痛则不通,通则不痛"。

5. **心理治疗**　要使患者改变幻肢痛的认识,首先要使患者接受截肢的事实,既看到伤肢造成的危害和痛楚,也应认识到截肢可以保全生命。从心理上给予安慰,生活上给予关心和帮助,结合患者的兴趣,引导其转移注意力,如进行体育活动、娱乐和学习等来解除精神上的压力,加强肢体的训练是转移注意力的有效办法。通过训练,使患者改变以往的运动习惯,重新适应新生活和工作,勇敢地走向社会。

6. **残肢局部护理**　由于残肢局部伤害性传入可能促进皮质功能重组和幻肢痛的形成,

以及非伤害性刺激可能诱发幻肢痛等现象。因此,应尽可能减少对残端的各类刺激。临床实际工作中常常有这样的情况,患者用局部抚摸和按摩、热疗等方法来暂时缓解幻肢痛的程度,实际上收效甚微。同时应该指出,常用的镇痛剂并不能减少伤害性刺激从外周传入中枢,要提醒患者减少局部按摩是可行途径之一,其目的就是帮助患者分散对残肢的过分关注。

7. **药物治疗**　以三环类安定抗抑郁药为适用,可以用卡马西平、局部麻醉药、神经妥乐平等药物治疗。

第五节　截肢患者的康复治疗

截肢患者康复的最终目标是使截肢者的残肢能具备配戴假肢的良好条件,使之安装后能发挥最佳的代偿功能,回归社会,从事力所能及的工作。为了达到此目的,必须有康复工作小组的工作人员自始至终地工作,对康复的每个时期、每个环节都认真地评定和处理,通过各种手段,如对非理想残肢的矫形手术,关节活动度及肌力训练等运动疗法、作业疗法、假肢装配及配戴假肢后的各种训练、心理治疗、职业前训练和社会工作等综合康复措施,解决患者存在的各种不利因素,发挥假肢的最佳代偿功能。总之,截肢患者的康复治疗必须全面,才能一步一步地实现最终目标。

一、截肢给患者带来的影响

截肢,意味着残废,对一个人来说是非常痛苦的事,它不仅给个人带来生活、工作中的不便,而且严重困扰着他们的心灵。据统计,小腿截肢步行能量消耗增加了 $25\% \sim 40\%$,大腿截肢步行能耗增加了 $68\% \sim 100\%$,双侧小腿截肢步行能耗增加了 40%。一侧小腿、一侧大腿截肢步行能耗增加了 100%。面对肉体上的痛苦,将来生活的艰辛,行动的不便,需要照顾等,产生恐惧、焦虑、自卑、强烈的挫折感、不平等等负性情绪,甚至绝望或自杀。

（一）截肢给患者身体方面带来的影响

截肢给患者身体带来的影响可分局部性的和全身性的。

1. **局部的影响**　截肢后残留的肢体称为残肢。残肢由于截断了皮肤、血管、肌肉、神经、骨骼而可能出现一些影响装配、使用假肢的问题。常出现的问题如下。

（1）残肢肿胀:这多是由于截肢后血液、淋巴液回流障碍引起。

（2）残肢的疼痛:如骨刺、神经瘤和幻肢痛等。

（3）残肢关节畸形:一般来讲,人体的屈肌肌力大于伸肌,下肢的外展肌肌力大于内收肌,大腿内旋肌肌力大于外旋肌;上肢的内收肌肌力大于外展肌,前臂的旋前肌肌力几乎与旋后肌相等;肌力较大的肌肉的止点较近,肌力较小的肌肉止点较远,因此它们能够保持相对的平衡,从而使人体处于一种相对平衡的状态,但一旦截肢,它们的肌肉止点就处于同一位置,这种平衡被打破,从而出现关节畸形,不过下肢比上肢肌力更为强大,所以表现出来的畸形更明显,具体如下。

1）下肢截肢易出现的畸形:①足部截肢:马蹄内翻畸形;②踝关节离断:膝关节屈曲畸形;③小腿截肢:膝关节屈曲和外展畸形;④膝关节离断:髋关节屈曲、外展畸形;⑤大腿截肢:髋关节屈曲、外展和内旋畸形。

2)上肢截肢易出现的畸形:①腕关节离断、前臂截肢:肘关节屈曲畸形;②肘关节离断:肩关节屈曲、内收畸形;③上臂截肢:肩关节屈曲、内收畸形。

2. 全身的影响

(1)截肢后患者运动量突然减少,常引起体重快速增加,特别是女性患者的残肢皮下脂肪过多,体重过大会严重地影响使用假肢。

(2)全身性的肌力下降、体力减弱。

(二)截肢给患者心理方面带来的影响

截肢患者是从一个正常人走向残疾的行列,跟先天残疾者不同的是前者是后天形成的。所以跟先天性残疾的患者比较起来承受能力较弱,容易产生冷漠、孤僻、懦弱、自卑,没有了斗志;从此怨天尤人,在自哀自怜中度过。心理上的创伤主要表现如下。

1. 郁闷　截肢后患者一时难以接受截肢的现实,就是逐渐在心理上接受了现实,也会产生抑郁。轻度的抑郁表现为沉默寡言、不愉快、气馁,对周围环境没有兴趣。严重的抑郁表现为闷闷不乐的紧张、忧虑、沮丧、失望、注意力不能集中、记忆力减退,有的会产生自卑、自罪、自责现象。

2. 焦虑　由于截肢患者对未来独立生活、学习、工作、经济收入、婚姻、家庭、子女等需要面对的现实问题的过度考虑而形成焦虑。焦虑的截肢患者可以出现心悸、心动过速、烦躁不安、头昏头痛、脸色苍白、口干舌燥等症状。

3. 脾气暴躁　这是一种对截肢现实情绪上的反应,截肢患者当合并有残肢痛或幻肢痛时会加重这种反应。由于暴躁的情绪截肢患者有的常有对立行为,如大吵大闹、摔东西等。

4. 怨天尤人　患者截肢后普遍低估自己的能力,在健全人中间经常有被人看不起,受歧视的感觉,因此容易消极悲观。

如果要克服这些心理,就要学会在逆境中成长,在逆境中找到自我,克服消极的心理,让奋发向上的心境来主导自己的心理,这样才会战胜挫折,锻炼自己良好的品质,正确、勇敢地去对待以后的人生。

二、截肢患者的康复评定

康复评定工作贯穿在截肢康复流程的全过程,它是截肢康复的核心,其评定的内容和范围是比较广泛的,但在康复流程中的不同阶段有其重点的评定内容。其评定内容如下。

(一)截肢患者全身状况的评定

要注意截肢的原因,是否患有其他系统的疾病,目的是判断患者能否装配假肢,能否承受配戴假肢后的康复功能训练和有无今后终生利用假肢活动的能力。

(二)其他肢体的评定

其他肢体的状况直接影响截肢后的康复过程,如一侧小腿截肢,而对侧髋关节畸形和伴有体部周围肌肉麻痹,这对配戴假肢后的功能训练和假肢使用都造成一定的影响。

（三）残肢的评定

残肢状况对假肢的安装和配戴假肢后的代偿功能有着直接的影响，理想残肢穿戴假肢后，经过康复训练会得到良好的代偿功能，非理想残肢则相反。对残肢的评定包括以下内容。

1. 残肢外形　为了适合现代假肢接受腔的穿戴，残肢形状以圆柱形为佳，而不是圆锥形，因圆锥形的残肢残端不能负重，故不符合现代假肢接受腔全面接触和全面负重的要求。

2. 关节活动度　髋或膝关节活动度受限，对下肢假肢的代偿功能将产生不良影响。

3. 残肢畸形　如膝上截肢伴有髋关节的严重屈曲外展畸形，膝下截肢伴有膝关节严重屈曲畸形，假肢的穿戴就很困难。当小腿截肢伴有同侧股骨干骨折向侧方成角畸形愈合，这将对假肢的动力对线造成影响。

4. 皮肤情况　皮肤瘢痕、溃疡、游离植皮、皮肤松弛、臃肿、皱褶等都影响假肢的穿戴。

5. 残肢长度　它对假肢的种类选择、残肢对假肢的控制能力、对假肢的悬吊能力、稳定性和代偿功能等有着直接的影响。

6. 肌力　前臂假肢，如果肩和肘部肌力弱，则对假肢的控制能力明显减弱。大腿假肢如果臀大肌或臀中肌无力，则步态明显异常。

7. 残肢疼痛　主要指压痛、骨刺、神经瘤和幻肢痛等，疼痛严重者甚至不能穿戴假肢。

（四）穿戴临时假肢后的评定

1. 临时假肢接受腔适合程度的评定　包括评定接受腔的松紧是否适宜、是否全面接触、全面负重、有无压迫和疼痛等。

2. 假肢悬吊能力的评定　观察是否有上下窜动即出现唧筒现象。至于下肢假肢的悬吊能力，可以通过站立位残肢负重与不负重时拍残肢的 X 线片，测量残端皮肤与接受腔底部的距离变化来判断。

3. 临时假肢对线的评定　评定生理力线是否正常，站立时有无身体向前或向后倾倒的感觉等。

4. 穿戴假肢后残肢情况的评定　如观察皮肤有无红肿、硬结、破溃、皮炎及残端有无由于与接受腔无良好接触，腔内负压造成局部肿胀等。

5. 步态评定　观察行走时的各种异常步态，分析产生的原因，予以纠正。

6. 操作系统的评定　如上肢假肢要对悬吊带与操纵索控系统是否合适进行评定。

7. 假手功能评定　评定在口与会阴部区域假手的开闭功能、协调性、灵活性，尤其是日常生活活动能力的评定。

通过以上评定对发现的问题要认真处理，经过穿戴临时假肢的康复训练，待残肢已定型良好，即残肢的周径在连续穿戴假肢 2 周后不再改变时，就可以安装和穿戴永久性假肢。

（五）穿戴正式假肢后的评定

1. 上肢假肢的日常生活的评定　主要是观察其辅助正常手动作的功能。

2. 下肢假肢的步态评定　可通过步态分析仪检查。

3. 行走能力的评定　一般以行走的距离、上下阶梯、过障碍物等。截肢水平不同,行走能力各异,一般截肢水平越高,行走能力越差,以双侧大腿截肢的行走能力为最差。

4. 假肢部件及整体质量的评定　使患者能获得满意的、质量可靠的、代偿功能好的假肢。

截肢患者的康复治疗有两个方面:其一是针对患者身体情况;其二是对患者的心理。就身体情况而言,不是指全身各系统的疾病,而是指身体健壮情况,尤其是穿戴下肢假肢,在行走时要较正常人消耗更多的能量,截肢水平越高耗能越大,因此,要求截肢患者全面提高身体的体质,特别是经过疾病的折磨,再加截肢手术的打击,不论在心理上或体质上都造成较大的创伤,尤其是年老体弱者。因此,截肢患者每天要进行一定量的运动训练,增强肌力的训练,有条件的,可以进行水中运动训练。就残肢而言是使其具备良好的穿戴假肢的条件,以发挥最佳的代偿功能(图 2-5-1)。

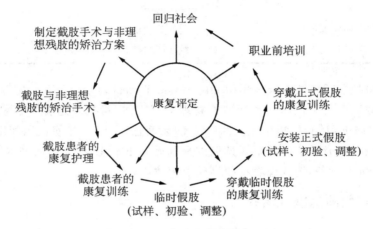

图 2-5-1　截肢患者康复流程图

三、截肢患者康复治疗的步骤与内容

(一)截肢患者康复治疗的步骤与内容

截肢患者全面康复工作中假肢装配和使用训练起着关键性作用,因此,截肢患者康复一般包括以下步骤与内容。

(1)假肢装配前的康复治疗:①截肢患者的心理康复;②保持良好残肢位置的教育;③促进残肢定型;④学会保持残肢卫生和假肢卫生;⑤做好恢复体力的全身性训练;⑥残肢的康复训练;⑦假肢装配前必要的保守治疗、手术治疗等。

(2)假肢的处方与选择。

(3)适配性的假肢装配。

(4)假肢装配后的穿戴和使用训练。

(5)假肢的试样检验与最后检验。

(6)职业就业前再教育或入学。

(7)回归社会。

(8)截肢患者的信息跟踪、反馈与复查。

(二) 截肢患者的传统康复治疗方法与现代康复治疗方法对比

对于截肢患者有各种各样的康复治疗方法,传统康复治疗方法与现代康复治疗方法的对比见表 2 - 5 - 1。

表 2 - 5 - 1　截肢患者传统康复治疗方法与现代康复治疗方法的区别

步　骤	方　法	
	传统康复治疗方法	现代康复治疗方法
第一步	卧床休息	环境控制治疗(CET)→临时假肢术后临时假肢安装
第二步	弹性绷带应用	临时假肢步行训练
第三步	残肢训练→残肢定型	残肢定型
第四步	假肢处方	正式假肢处方
第五步	假肢安装	正式假肢安装
第六步	假肢训练	正式假肢训练
第七步	终检→回归社会	终检→回归社会

【注】　环境控制治疗法(controlled environment treatment,CET):它是由英国研究人员发明的专为截肢患者提供的一种新型的物理治疗方法,将截肢患者没有包扎的残肢放入 PVC 塑料袋中,向 PVC 塑料袋中注入约 32℃的无菌正压空气,并使正压间歇性(3 mmHg/30 s～10 mmHg/60 s)变化,从而促进残肢的局部循环正常化,消除疼痛和水肿,加快伤口愈合,但因使用了机械设备,造成患者不能早期下床锻炼。

四、假肢装配前的康复治疗

(一) 截肢患者的心理康复

截肢患者手术前后大多有严重的焦虑和悲观失望心理,甚至诱发急性精神疾病,这一问题尚未引起足够的重视。过度的焦虑和应激导致体内儿茶酚胺、肾上腺皮质激素特别是糖皮质激素分泌过多,糖皮质激素能抑制抗体的形成,减缓伤口组织再生,使白细胞、淋巴细胞减少,导致患者抗感染力下降,伤口愈合减慢,因此,手术前的心理准备和术后心理治疗不可忽视。

1. 心理治疗的基本方法　美国心理学家 Shiplep 归纳出 8 种针对截肢患者心理治疗的基本方法:①提供有关信息;②示范;③暴露脱敏法;④行为应付法;⑤家庭支持;⑥认识矫正;⑦分心法;⑧催眠法。

2. 临床心理康复治疗措施　为了减轻患者在手术前后期的心理障碍,临床工作中常采用如下措施。

(1) 早期心理干预:这包括对截肢患者心理状况(思想、情绪)的了解,要了解截肢患者面对的残疾现实有何想法,通过仔细分析和鼓励引导他们能看到希望和前途,能改变一些他们常有的对事情的绝对化要求,让截肢患者懂得只有实事求是,看问题不走极端才能增强信心,减少失望。一般术前由主治医师同患者谈话,介绍疾病的严重性、截肢的必要性,使患者早有心理准备,择期手术者应在术前3天进行,急症手术清醒者在术前进行。

（2）康复知识教育：向患者介绍假肢的基本知识和有关资料，要让截肢患者尽早了解一些有关假肢装配和截肢患者康复的知识，特别是要了解康复的含义不是健康的恢复，而应当是能力的恢复。康复的目的是能最大限度地发挥自己的潜能，回归社会。我们除了给截肢患者介绍一些有关图书、幻灯片、录像资料外，还可以让截肢患者了解和结交一些已经成功回归社会的截肢患者，用模范榜样的事迹鼓励和激励患者克服自卑感，树立重新生活的勇气和信心，彻底打消患者"截肢即残废"的顾虑。

（3）术前术后的镇静：手术前应用镇静催眠药，术中应用安全有效的麻醉，术后 2～3 天应用止痛疗法，使患者在无痛苦中渡过手术期。

（4）临时假肢的应用：尽早地安装上临时性假肢，早期下地，不仅能防止卧床并发的许多疾病，促进残肢定型，有利于正式假肢装配，更重要的是对截肢患者心理康复十分有利。

（5）家庭的关怀和支持：让患者家属、同事多给予关怀、支持、同情、鼓励等疗法。重点采用支持疗法，给予适当的"支持"，调整对"挫折"的看法。

（6）综合康复治疗：善用各种资源，排除外在困难，鼓励"功能性的"适应，鼓励截肢患者积极参加物理治疗、作业治疗、文体活动，能分散对某些困难问题的过分注意，能改善截肢患者郁闷和焦虑的情绪。

（7）社会的关怀和支持：鼓励截肢患者积极参加残疾人的群体活动。目前我国各地区残疾人联合会的残疾人之家，各地社区康复机构都经常组织一些残疾人活动。全社会应该尊重、理解、支持和关心残疾人，每个残疾人也应该发扬自强不息的拼搏精神。

总之，截肢患者的心理治疗绝不只是心理学工作者的事，也是康复治疗小组全体成员及患者家属、亲友和社会的责任。研究截肢患者这一特殊人群的心理变化规律，了解其内心世界，掌握治疗方法，适应现代医学模式，对截肢患者具有重要意义。

（二）维持正确的姿势

截肢后由于主动肌与拮抗肌的不平衡致使残肢容易关节畸形，对安装假肢造成不良影响，为日后假肢安装和正常的活动带来一定的麻烦，所以维持良好的姿势是非常重要的。术后 24 小时内，为了避免残肢出现水肿现象，可在残肢下方垫枕头来抬高肢体，以促进血液回流；24 小时后则应撤掉枕头，以免造成关节挛缩变形。同时，教育患者保持良好残肢体位及姿势。

1．截肢患者不正确的体位及姿势（图 2－5－2）

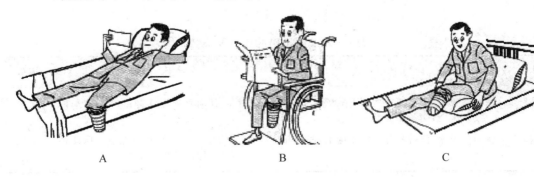

A B C

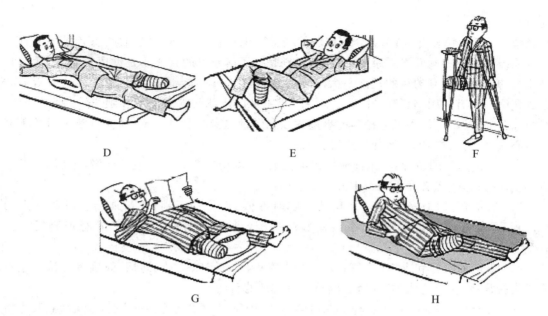

图 2-5-2　下肢截肢患者的不良体位姿势

A. 残肢屈曲悬吊；B. 坐轮椅屈曲残肢；C. 放置枕头于髋或膝下；
D. 放置枕头于腰下；E. 屈膝或髋躺着；F. 放残肢于拐杖柄上；
G. 在两腿间夹有枕头；H. 屈曲、外展残肢

2. 截肢患者正确的体位及姿势（图 2-5-3 和表 2-5-2）

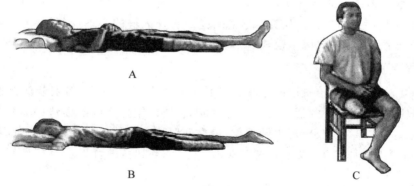

图 2-5-3　截肢患者正确的体位及姿势

A. 仰卧位；B. 俯卧位；C. 坐位

表 2-5-2　正确的体位及姿势

体位	具 体 姿 势	体 位 要 求	评价
仰卧	躺在硬板床上，不要在残肢下放置枕头，保持残肢平放在床上，两条腿应并在一起	任何时候当你仰卧时都应采取这种姿势	次之
俯卧	使用硬板床，保持髋部平放于床上，两腿并拢	当你俯卧时，尽可能多采取此种伸位姿势	最佳

续　表

体位	具　体　姿　势	体位要求	评价
坐位	坐在硬椅子上,身子挺直,重心落在两髋之间。大腿截肢:两腿并拢;小腿截肢:将残肢平放于另一把硬椅子上。保持膝关节伸直,避免两腿交叉	避免长时间的坐位,勿连续超过1小时	最次

(三)硬石膏绷带包扎

手术后,残肢要用硬绷带包扎,目的是预防残肢水肿、减少皮下脂肪、促进残肢萎缩,使残肢早期成熟。

硬石膏绷带包扎是截肢手术后在手术台上用石膏绷带作为主要材料缠绕在已用敷料包扎好的残肢上,一般方法是用"U"形石膏固定。它可以有效预防血肿和减少肿胀,促进静脉回流,固定肢体,确保肢体的正确体位,对施以肌肉固定术和肌肉成形术者将有利于肌肉组织愈合,使残肢尽早定型,为尽早安装正式假肢创造条件。小腿截肢的"U"形石膏应该在残肢的前后方,石膏夹板超过膝关节,将膝关节固定在伸直位;大腿截肢的"U"形石膏应该是在残肢的内外侧,外侧石膏夹板应该加厚并且超过髋关节,保持髋关节伸直、股骨置于 $15°$ 的内收位,避免髋关节发生屈曲外展挛缩畸形。硬石膏绷带包扎的时间与截肢手术的方法有关,在没有应用残端肌肉固定和肌肉成型的残肢一般应用 2 周到伤口拆线为止;在应用残端肌肉固定和肌肉成形的残肢一般应用硬石膏绷带包扎 3 周,为了使肌肉达到愈合;当小腿截肢进行胫腓骨远端骨成形的残肢一般应用硬石膏绷带包扎 5～6 周,以确保骨愈合。经验证明这种方法提高了截肢患者的康复效果,因为此方法比较简单,一般外科医生都可以实行,是目前普遍推广、应用的好方法。

(四)临时假肢的应用

截肢后立即穿上临时假肢,可预防水肿和幻肢痛。与弹性绷带的应用具有同样的功效,可以得到理想的残肢形状。

一种临时假肢的安装是在截肢后 14 天拆线后,这时残肢伤口基本愈合,一般用石膏、塑料、树脂等材料制作临时的接受腔,并用假肢零部件组装而成。现在,有一种充气式的临时假肢,接受腔采用充气袋,外有框架支撑,并和假肢零部件相连,使用方便,通用性较好。还有一种临时假肢的安装,是在手术台上直接给截肢患者进行硬石膏绷带包扎,然后将假肢零部件安装在硬石膏绷带上,让患者术后即穿上临时假肢,称为即装临时假肢。截肢患者配戴临时假肢在康复人员的帮助下或借助步行器、拐杖完成各种步行训练。残肢由于受到接受腔的压迫,从而限制了残肢肿胀,加速了残肢定型,减少了幻肢痛和并发症,对截肢患者术后尽早离床和患者心理也起到鼓舞作用。但是,对恶性骨肿瘤的截肢是否采用此方法一定要根据患者的具体情况来决定。实践证明,这是及早改善残肢功能,促进截肢患者早日康复的一种有效办法。

1. 临时假肢的优点　①减少残肢水肿;②促进残肢定型;③减轻残肢痛和幻肢痛;④降低由卧床引起的并发症;⑤减轻心理障碍,早日回归社会,为尽早安装正式假肢做准备。

2. 临时假肢的装配要点

(1)在确保代偿功能的前提下,临时假肢具有结构简单、装配方便、容易调整和更换的特点。通常采用石膏绷带、塑料或热塑树脂等接受腔,而假肢的连接件还可以为正式假肢所使用。

(2)在使用过程中,随着残肢的萎缩,可在残肢上增套残肢套,用以调节接受腔的松紧。通常1周左右要加一层残被套,一个月后需套4~8层。如果残肢萎缩明显,接受腔已过松,则需更换一个新的接受腔。

(3)穿戴临时假肢需3个月左右时间,当残肢肿胀消退,残肢不再变化,且患者已能熟练地独自步行,便可订制正式假肢。

(4)临时假肢是在截肢患者初次安装、残损条件较差的情况下制作的,因此对其取型、修型、对线、调整等装配技术和步态训练要求较高,一定要由熟练的假肢师制作和指导使用。并密切观察,及时发现问题,及时修改。

3. 术后即装临时假肢

(1)术后即装临时假肢的优点:①术后立即使用假肢,可实现早期下地,从而减轻患者心理上的压力;②可早日消除疼痛,减少残肢水肿、血栓和卧床而产生的并发症等,使截肢创伤早愈;③可早期下床,防不良肢位、肌力低下状态等;④能尽早安装正式假肢,缩短住院时间,早日回归社会。

(2)术后即装临时假肢的缺点:①这种方法手术无菌条件要求高,术后不便观察;②患者卧床时有不适感,以及不适应;③可能因残肢负重而产生创面恶化(特别是血液循环障碍者);④需要很高的假肢适配及对线知识和技术;⑤需要康复治疗小组的熟练技术和合作能力以及患者的大力合作等缺点,故而目前对这一方法的采用并不广泛(图2-5-4)。

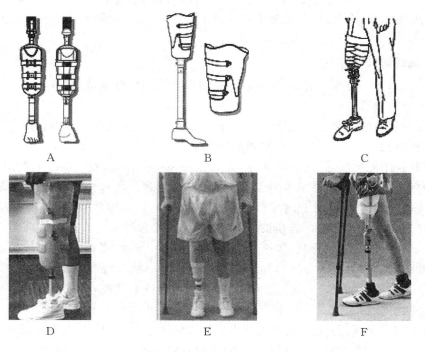

图 2-5-4 临时假肢

A. 小腿临时假肢;B. 大腿临时假肢;C. 硬石膏绷带临时假肢;
D. 充气式临时假肢;E. 组件式小腿临时假肢;F. 组件式大腿临时假肢

（五）弹性绷带包扎

此为一种传统的治疗方法,其目的是减少残肢水肿和促进残肢定型。伤口拆线后立即进行弹性绷带包扎,是预防或减少残肢水肿及过多的脂肪组织,促进残肢成熟定型的关键步骤。当然还有专用的弹力袜套,其有极强的收缩能力,目前国内市场主要有两个品种:一种是通用的弹力尼龙残肢袜套,这种袜套弹力差,不吸汗,效果不如弹力绷带;另一种是棉纱包绕橡皮筋所组成的弹力袜套,其效果较好,但价格较贵。

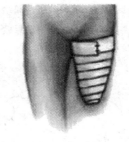

图 2 - 5 - 5　不正确的包扎方法

1. **不正确的包扎方法**　环状缠绕类似止血带的作用,容易引起残肢血液循环障碍,甚至坏死;同时还容易把肿胀的残肢缠绕成葫芦形,而不是倒锥形(图 2 - 5 - 5)。

2. **小腿残肢弹性绷带的正确包扎方法**

(1) 将弹性绷带垂直绕过残肢前后方一到两圈(图 2 - 5 - 6A)。

(2) 压住弹性绷带的接头,水平缠绕残肢一到两圈(图 2 - 5 - 6B)。

(3) 以"8"字形自上而下开始缠绕两到三回(图 2 - 5 - 6C)。

(4) 再自下而上以"8"字形缠绕(图 2 - 5 - 6D)。

(5) 到膝关节处时轻绕两圈(图 2 - 5 - 6E)。

(6) 露出膝关节的前面部分,在膝关节上方用力缠绕两圈后固定(图 2 - 5 - 6F)。

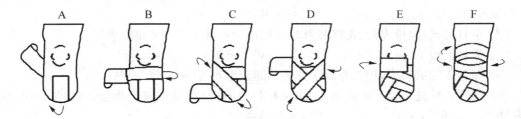

图 2 - 5 - 6　小腿残肢弹性绷带的正确包扎方法

3. **大腿残肢弹性绷带包扎方法**

(1) 将弹性绷带在腰部缠绕固定好后,由健侧斜向下呈"8"字形缠绕残肢末端(图 2 - 5 - 7A)。

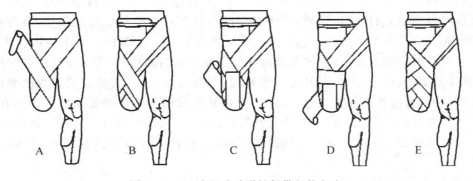

图 2 - 5 - 7　大腿残肢弹性绷带包扎方法

（2）由下而上缠绕两到三圈（图2－5－7B）。

（3）将弹性绷带回头向下，由前向后缠绕残肢末端（图2－5－7C）。

（4）水平方向缠绕残肢后，由上而下呈"8"字形缠绕残肢（图2－5－7D）。

（5）下紧上松缠绕残肢到腰部后，将弹性绷带用力固定在腰部（图2－5－7E）。

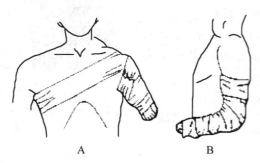

图2－5－8 上肢残肢弹性绷带包扎方法

4. 上肢残肢弹性绷带包扎方法

（1）上臂残肢弹性绷带的包扎方法：基本与大腿残肢弹性绷带的包扎方法要领相同，为了防止绷带的脱落，应该将弹性绷带缠绕在对侧的腋下（图2－5－8A）。

（2）前臂残肢弹性绷带的包扎方法：基本与小腿残肢弹性绷带的包扎方法要领相同，为了肘关节的活动不受限制，应该将肘关节暴露在外面（图2－5－8B）。

5. 弹性绷带包扎注意事项

（1）小腿和上肢残肢采用10 cm宽、大腿残肢采用12.5～15 cm宽的弹性绷带，长度为2～4 m。

（2）"8"字形跨关节包扎。绷带呈"8"字形来回缠绕直至残肢皮肤完全覆盖，绷带在稳固加压的情况下完全覆盖住残肢至少需两层。避免顺一个方向环绕残肢末端，这样易至瘢痕处产生皱折。不可环行缠绕绷带，易阻碍血液循环。对于大腿截肢的残肢，应缠绕至骨盆部；小腿截肢的中、短、长度残肢，需缠绕至大腿部。

（3）全日包扎（除洗澡时、按摩残肢时或锻炼时），甚至夜间不可除去。

（4）先自上而下、再自下而上，下紧上松，切不可疏忽。

（5）绷带末端成斜形，用胶布或尼龙搭扣固定于残端，不要使用别针。

（6）缠绕绷带处不应产生疼痛，如感觉疼痛，应移动绷带或重新缠绕。每隔3～4小时重新缠绕一次绷带，当绷带滑脱、打褶时重新缠绕。

（7）当弹性绷带使用超过48小时即应进行清洗，手洗弹性绷带，使用中性肥皂及温水，并用清水彻底清洗，不要用力拧绷带；将弹性绷带平摊于表面光滑的地方晾干，以免损坏弹性；避免直接的热辐射及阳光曝晒，不要放置于干燥器中，不要悬挂晾干。

（六）残肢的护理

截肢术后，为了促使残肢消除肿胀，早日定型，使各残肢并发症得以治疗，残存关节的活动范围得以增加，肌肉得以强化，以满足装配假肢所需的良好的残肢条件，及时对残肢进行护理和训练是非常必要的。这也是截肢患者康复治疗中必不可少的一个环节。对于穿戴下肢假肢的截肢患者来说，被紧紧包在假肢接受腔内的残肢，由于随时遭受着压力和摩擦，再加温度、湿度的变化，尤其是承重部位，如坐骨结节、髌韧带以及内收肌肌腱部等处的皮肤，特别容易发生异常。这一情况，当接受腔的适配不良时更易发生。还有，平时一定要注意避免碰伤残肢。残肢一旦受到伤损，便会严重影响假肢的穿用。因此，截肢患者日常一定要注意残肢的护理。为使你的残肢皮肤保持在良好的状态下，应做到以下几点。

1. 残肢的日常护理（图2－5－9）

（1）每天使用温水及中性肥皂清洗残肢皮肤，将残肢彻底冲洗干净，避免肥皂刺激皮肤。不要将残肢长时间浸泡在温水中，因其可使皮肤软化而导致水肿（图2-5-9A）。

（2）用干燥的毛巾擦拭残肢皮肤，彻底擦干皮肤，避免使劲摩擦刺激皮肤（图2-5-9B）。

（3）用酒精棉球清洗伤口及周围皮肤防止残肢皮肤溃疡和炎症等（图2-5-9C）。

（4）每日数次轻柔按摩残肢，这将有助于减轻残肢的敏感性而增加残肢对压力的耐受性（图2-5-9D）。

（5）将残肢放在沙袋、大米、板凳等上面负重，从而提高残肢的负重能力，还可以减轻幻肢痛和脱敏（图2-5-9E）。

（6）经常拍打残肢末端，起到脱敏和减轻幻肢痛的作用（图2-5-9F）。

（7）伤口愈合前，轻轻按摩伤口，促进残肢的血液循环，提高新陈代谢，加速伤口的愈合（图2-5-9G）。

（8）伤口愈合后，将伤口的瘢痕推离负重面，从而提高残肢的负重能力（图2-5-9H）。

（9）经常自我检查残肢及伤口的皮肤情况，防止伤口的感染、溃疡不良现象等。当发现残肢皮肤发生湿疹、水泡、囊肿、白癣、皮炎以及残端变色、水肿等异常时，应及时对症治疗，以防感染（图2-5-9I）。

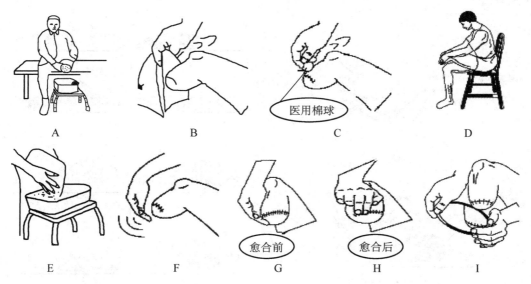

图2-5-9　残肢的日常护理

2. 注意事项

（1）避免剃刮残肢皮肤或使用洗涤剂及护肤霜等，因其可能刺激皮肤而致皮疹。

（2）每天晚上睡前要仔细清洗并擦干残肢（不宜早晨进行）。同时，注意检查残肢有无伤痕或变色部位。残肢套至少要每天换一次，出汗多时更要勤换。

（七）康复训练

康复运动是越早开始越好，手术后第一天就可以开始，持之以恒，才可早日恢复活动的功能。

　　残肢和全身状况是穿好假肢的先决条件,要想完好地控制假肢,必须使残肢保持一定的活动范围和能力,而且,健腿和躯干也必须强健有力。小腿截肢患者应该趁早锻炼伸膝肌(股四头肌),所有截肢患者应该尽量保持各关节的正常活动范围;大腿截肢患者在截肢3日后,应在床上进行呼吸运动和健肢的运动,尤其锻炼髋关节,因为残肢有屈曲、外展、内旋的趋势,必须克服。另外,锻炼髋关节的伸肌也很重要,这块臀肌部最大的肌肉在穿戴假肢时往后伸的力越大,当足跟着地时,假肢的膝关节就越稳,越不容易打软腿而跌倒。

　　1. 穿戴假肢前的训练

　　(1)残肢训练(如:关节活动度训练、肌力训练等):①下肢截肢患者的康复训练(图2-5-10);②上肢截肢患者的康复训练(图2-5-11)。

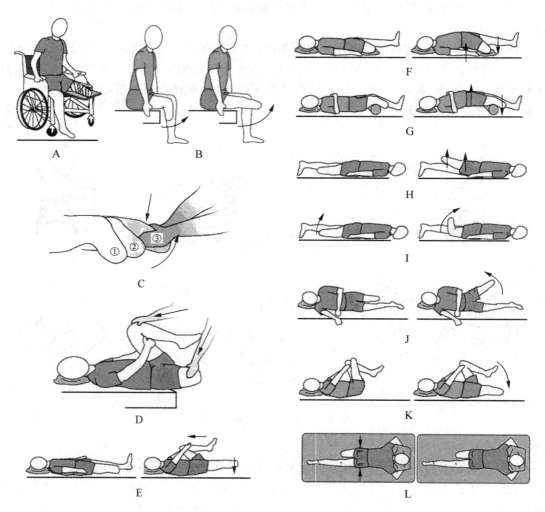

图2-5-10　下肢截肢患者的康复训练

A. 坐位绷带固定、伸展支撑;B. 坐位主动伸展;C. 被动伸展;D. 仰卧位主动借助伸展;E. 仰卧位抱膝主动伸展;
F. 仰卧位髋关节桥式运动;G. 仰卧位膝关节桥式运动;H. 俯卧位髋关节主动伸展;I. 俯卧位膝关节主动伸展;
J. 侧卧位髋关节主动内收外旋;K. 仰卧位髋关节主动内收外旋;L. 俯卧位髋关节等长收缩

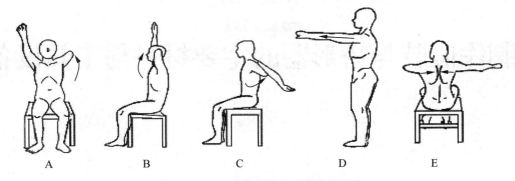

图 2-5-11 上肢截肢患者的康复训练
A.肩关节主动外展训练；B.肩关节主动前屈训练；C.肩关节主动后伸训练；
D.肩胛骨主动外展训练；E.肩胛骨主动内收训练

（2）全身运动训练：①上肢和躯干肌力的训练；②减轻体重，提高心肺功能的有氧运动训练；③平衡和协调能力的训练。

2．穿戴假肢后的训练

（1）穿脱假肢训练。

（2）站立位平衡训练。

（3）迈步训练。

（4）步行训练等。

（肖晓鸿）

思考题

1．什么是截肢？截肢的原因有哪些？

2．选择截肢平面的原则是什么？

3．简述常见的截肢平面及其截肢概率。

4．现代假肢对截肢平面有何要求？

5．上肢截肢和下肢截肢的截肢平面有哪些？

6．截肢术的要点有哪些？

7．儿童截肢有什么特点？

8．截肢患者常见并发症有哪些？如何进行有效的预防和处理？

9．解释什么是残肢痛、神经瘤、骨刺和幻肢痛。

10．截肢给患者带来的影响有哪些？

11．对截肢患者的康复评定有哪些内容？

12．截肢患者的康复步骤和内容有哪些？

13．临时假肢的优点有哪些？

14．截肢患者的康复训练内容有哪些？

制作假肢与矫形器的主要材料与工具设备

第三章

学习目标

1. 了解材料的分类和材料的性能。
2. 了解金属材料的种类和基本性能。
3. 了解木材的种类和基本性能。
4. 了解皮革的种类和基本性能。
5. 了解石膏的种类和基本性能。
6. 了解橡胶的种类和基本性能。
7. 了解塑料的种类和基本性能。
8. 了解织物材料的种类和基本性能。
9. 了解黏合剂材料的种类和基本性能。
10. 熟悉制作假肢与矫形器常用工具和设备的性能及使用方法。
11. 了解假肢与矫形器制作常用工艺。

第一节　制作假肢与矫形器的主要材料

任何物品都是用一定的材料制作而成。能否合理选用材料,将直接影响到产品的成本、性能、外观、制作等。因此,我们有必要了解有关制作假肢与矫形器的材料和相关常识。

一、材料的分类

1. **天然材料**　指取材于大自然且保持着原本特质的材料,如木材、黏土、石材等。
2. **合成材料**　又称为人造材料,指人为地把不同物质经化学方法或聚合作用而形成的新材料,其理化特质与原料不同,如塑料、玻璃、钢铁、铝合金、钛合金等。
3. **混合材料**　指天然材料与合成材料的综合,如胶合板、纸、混纺料等。混合材料会保持部分原来的特质。

二、材料的性能

材料的性能可以分为物理性能、化学性能和加工性能等。在机械制造、建筑等工程领域和家具、日常用品等制造行业,材料的物理性能与设计工作的关系甚为密切。我们先来了解材料的几种基本物理性能。

1. **强度** 指材料承受外力而不被破坏(不可恢复的变形也属被破坏)的能力。根据受力种类的不同分为以下 4 种:①抗压强度——材料承受压力的能力;②抗拉强度——材料承受拉力的能力;③抗弯强度——材料对致弯外力的承受能力;④抗剪强度——材料承受剪切力的能力。

2. **弹性** 指材料受外力作用时改变了形状,当外力消失后又能恢复原来形状的能力。典型例子如橡皮筋、弹簧。实际上,很多材料如塑料、金属、木材等都具有一定的弹性。

3. **韧性** 指材料抗冲击震动的性能。例如,玻璃的韧性很差,易被敲碎。

4. **硬度** 指材料抵抗刮削、切割或磨损的能力。例如,制作切削工具用的钢材,其硬度就比较高。

5. **延展性** 指材料接受折、锻、压等外力,被改变形状或被延伸,而材料没有被破坏的性能。例如,铝的延展性好,可以制成盘、碗、丝状、柱状等,而木材则不能。

6. **其他** 耐久性、传热性、导电性等。

传统假肢与矫形器主要是用皮革、木材或铝等制成。现代假肢与矫形器主要材料有金属、木材、皮革、橡胶、纤维织物、塑料等。各种高分子材料的广泛使用是假肢与矫形器现代化的重要标志。广泛应用的有尼龙、丙烯酸树脂、不饱和聚酯树脂、聚丙烯、聚乙烯、聚氨酯泡沫塑料、硅橡胶、增强纤维、不锈钢、铝合金、钛合金等。

三、金属材料

金属材料是指金属元素或以金属元素为主构成的具有金属特性的材料,包括纯金属、合金、金属间化合物和特种金属材料等。合金常指两种或两种以上的金属或金属与非金属结合而成,且具有金属特性的材料。金属材料通常分为黑色金属、有色金属两大类。黑色金属又称钢铁材料,包括含铁90%以上的工业纯铁,含碳2%~4%的铸铁,含碳小于2%的碳钢,以及各种用途的结构钢、不锈钢、耐热钢、高温合金、精密合金等。广义的黑色金属还包括铬、锰及其合金。有色金属是指除铁、铬、锰以外的所有金属及其合金,通常分为轻金属、重金属、贵金属、半金属、稀有金属和稀土金属等。有色合金的强度和硬度一般比纯金属高,并且电阻大、电阻温度系数小。金属材料的性能一般分为工艺性能和使用性能两类。工艺性能是指机械零件在加工制造过程中,金属材料所表现出来的性能,如铸造性能、可焊性、可锻性、热处理性能、切削加工性等。金属材料工艺性能的好坏,决定了它在制造过程中加工成形的适应能力。使用性能是指机械零件在使用条件下,金属材料表现出来的性能,它包括力学性能、物理性能、化学性能等。金属材料使用性能的好坏,决定了它的使用范围与使用寿命。金属材料在载荷作用下抵抗破坏的性能,称为力学性能(也称为机械性能)。金属材料的力学性能是零件的设计和选材时的主要依据。常用的力学性能包括强度、塑性、硬度、冲击韧性和疲劳强度等。假肢与矫形器技术常用的金属材料有各种碳素钢、合金钢、铝合金、铜合金、钛合金等。各种金属材料在出厂时大多会做成不同的型材,即其断面呈各种固定的标准形状,以方便各种不同的用途,如圆形、管形、方形、直角形、工字形、槽形、板形、丁字形等。金属材料的各种形

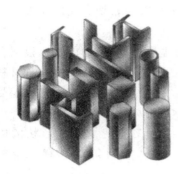

图3-1-1 金属材料的各种形状

状见图3-1-1。

（一）碳素钢

含碳量小于1.35%，除铁、碳和限量以内的硅、锰、磷、硫等杂质外，不含其他合金元素的钢。碳素钢的性能主要取决于含碳量。含碳量增加，钢的强度、硬度升高，塑性、韧性和可焊性降低。与其他钢类相比，碳素钢使用最早，成本低，性能范围广，用量最大。常用牌号有 WC1、WCB、ZG25及优质钢20、25、30及低合金结构钢16Mn。碳素钢的分类如下。

1．按含碳量分类

（1）低碳钢：含碳量为0.04%～0.25%。

（2）中碳钢：含碳量为0.25%～0.6%。

（3）高碳钢：含碳量为0.6%～1.35%。

2．按质量分类

（1）普通碳素钢：其有害杂质磷、硫含量均小于0.05%，包括甲类钢（A类钢，保证力学性能）、乙类钢（B类钢，保证化学成分）和特类钢（C类钢，保证力学性能和化学成分），如：Q235A，Q235B，A235C，Q235D，SS400等。

（2）优质碳素钢：有害杂质磷、硫含量均小于0.04%。

（3）高级优质碳素钢：有害杂质磷、硫含量小于0.03%，如：45，S50C，S45C，P20等。

3．按用途分类

（1）碳素结构钢：主要用于制造各种结构件和机器零件，一般属低碳钢和中碳钢。

（2）碳素工具钢：主要用于制造刀具、量具、模具等，一般属高碳钢。

（二）合金钢

合金钢在普通碳素钢基础上添加适量的一种或多种合金元素而构成的铁碳合金。根据添加元素的不同，并采取适当的加工工艺，可获得高强度、高韧性、耐磨、耐腐蚀、耐低温、耐高温、无磁性等特殊性能。在钢中除含铁、碳和少量不可避免的硅、锰、磷、硫元素以外，还含有一定量的合金元素，钢中的合金元素有硅、锰、钼、镍、铬、钒、钛、铌、硼、铅、稀有金属等其中的一种或几种合金元素。合金钢种类很多，其分类如下：

1．按合金元素含量分类

（1）低合金钢：合金元素的含量＜5%。

（2）中合金钢：合金元素的含量5%～10%。

（3）高合金钢：合金元素的含量＞10%。

2．按用途和性能分类 按用途可以把合金钢分为三大类。

（1）合金结构钢：能够抗拉和抗压，一般用来制造机器零部件。

（2）合金工具钢：具有高硬度，在高温下能保持高硬度以及高的耐磨性和适当的韧性。其淬硬性、淬透性、耐磨性和韧性均比碳素工具钢高，按用途大致可分为刀具、模具和量具用钢三类。主要用以制造切削刀具、量具、模具和耐磨工具。

（3）合金特种钢：如不锈钢、耐热不起皮钢、电工用硅钢等。

其中,不锈钢又称不锈耐酸钢,它是由不锈钢和耐酸钢两大部分组成的,即能抵抗大气腐蚀的钢叫不锈钢,能抵抗化学介质腐蚀的钢叫耐酸钢。不锈钢是具有美观的表面和较好的耐腐蚀性能,不必经过镀色等表面处理,而发挥不锈钢所固有的表面性能。不锈钢的耐蚀性取决于钢中所含的合金元素。铬是使不锈钢获得耐蚀性的基本元素,为了保持不锈钢所固有的耐腐蚀性,钢必须含有 12％以上的铬。铬与腐蚀介质中的氧作用,在钢表面形成一层很薄的氧化膜,可阻止钢的进一步腐蚀。除铬外,还有镍、钼、钛、铌、铜等常用的合金元素,以满足各种用途对不锈钢组织和性能的要求。较好的不锈钢还含有镍,添加钼可进一步改善大气腐蚀性,特别是耐含氯化物大气的腐蚀。

(三) 铝合金

铝合金是以铝为基本元素的合金总称,主要合金元素有铜、硅、镁、锌、锰,次要合金元素有镍、铁、钛、铬等。铝合金密度较小(2.5～2.88),约为钢的 1/3,其强度比较高,接近或超过优质钢,塑性好,可加工成各种型材,具有优良的导电性、导热性和抗蚀性,在假肢与矫形器技术上被广泛使用。

根据铝合金的成分和生产工艺特点,通常分为形变与铸造铝合金两大类。工业上应用的主要有铝-锰、铝-镁、铝-镁-铜、铝-镁-硅-铜、铝-锌-镁-铜等合金。

1. 变形铝合金　也叫熟铝合金,据其成分和性能特点又分为防锈铝、硬铝、超硬铝、锻铝和特殊铝 5 种。变形铝合金可以采用热处理获得良好的机械性能,物理性能和抗腐蚀性能。大部分假肢与矫形器技术采用的是硬铝铝合金,它含 4.1％的铜、8％的硅、0.7％的锰,有良好的机械性能、强度大又便于加工,而且密度小,还可作轻型结构材料。其热处理方法是:加热至 500℃以上的温度后,淬火处理,再在室温下进行约 4 小时的时效硬化(或在165℃温度下硬化 10 小时),这样可以大大提高铝合金的综合机械性能。超硬铝合金为铝、锌、铜、镁系合金。这类合金是室温强度最高的铝合金,经固溶处理和时效后,其强度达680 MPa,其强度已相当于超强度钢,故名超硬铝,主要用于受力较大的结构件。

2. 铸造铝合金　按化学成分可分为铝硅合金、铝铜合金、铝镁合金和铝锌合金。假肢上一般采用的是铸造铝合金制作假肢的连接管、连接座和关节。

(四) 铜合金

铜合金是以纯铜为基体加入一种或几种其他元素所构成的合金。纯铜呈紫红色,又称紫铜。纯铜具有优良的导电性、导热性、延展性和耐蚀性。常用的铜合金分为黄铜、青铜、白铜三大类。

1. 黄铜　含锌量低于 50％、以锌作主加元素的铜合金,具有美观的黄色,统称黄铜。含锌低于 36％的黄铜合金由 α相固溶体(面心立方晶格)组成,具有良好的冷加工性能,如含锌 30％的黄铜常用来制作弹壳,俗称弹壳黄铜或七三黄铜。含锌在 36％～42％的黄铜合金由 α相和 β相(体心立方晶格)和固溶体组成,其中最常用的是含锌 40％的六四黄铜。为了改善普通黄铜的性能,常添加其他元素,如铝、镍、锰、锡、硅、铅等。铝能提高黄铜的强度、硬度和耐蚀性,但使塑性降低,适合作海轮冷凝管及其他耐蚀零件。锡能提高黄铜的强度和对海水的耐腐性,故称海军黄铜,用作船舶热工设备和螺旋桨等。铅能改善黄铜的切削性能;这种易切削黄铜常用作钟表零件。黄铜铸件常用来制作阀门和管道配件等。

2. 青铜　指除黄铜、白铜以外的铜合金均称青铜。

（1）普通青铜：以锡作主加元素的铜合金，其铸造性能、减摩性能好和机械性能好，适合于制造轴承、涡轮、齿轮等。

（2）特殊青铜：指不含有锡的青铜，并常在青铜名字前冠以第一主要添加元素而命名，如铅青铜、铝青铜等。其大多数比锡青铜具有更好的力学、耐磨和耐蚀性能，用于铸造高精密的假肢零部件的轴套等。

3. 白铜　以镍为主要添加元素的铜基合金呈银白色，称为白铜。铜镍二元合金称普通白铜，加锰、铁、锌和铝等元素的铜镍合金称为复杂白铜，纯铜加镍能显著提高强度、耐蚀性、电阻和热电性。工业用白铜根据性能特点和用途不同分为结构用白铜和电工用白铜两种，分别满足各种耐蚀和特殊的电、热性能。结构白铜的特点是机械性能和耐蚀性好，色泽美观，这种白铜广泛用于制造精密机械和构件。

（五）钛合金

钛合金是以钛为基本元素加入其他元素组成的合金。钛是20世纪50年代发展起来的一种重要的结构金属，钛合金因具有比强度高（即密度小而强度高）、耐蚀性好、无磁性、耐热性高等特点而被广泛用于各个领域。它的密度只有4.54，仅为铁的60%，为铝合金的2倍，因此钛合金、铝合金、镁合金则称为轻合金，其熔点比铁还高，并且能够抵抗强碱、强酸的侵蚀，甚至是王水的腐蚀，其抗腐蚀性超过了不锈钢。但是，钛合金还具有工艺性能差、加工困难、不耐磨以及弹性模量低，在外力作用下容易弹性形变等缺点。由于钛及其合金的优异抗蚀性能，良好的力学性能，以及合格的组织相容性，使它可用于制作假肢与矫形器等生物材料；钛无毒、质轻、强度高且具有优良的生物相容性，是非常理想的医用金属材料，可用作植入人体的人工假体，如人工关节等；由于钛合金耐高温、耐低温和良好的综合机械性能也是较为理想的航天、航空的工程结构材料。室温下，钛合金有3种基体组织，钛合金也就分为以下3类：α钛合金，α+β钛合金，β钛合金。3种钛合金中最常用的是α钛合金和α+β钛合金；α钛合金的切削加工性最好，α+β钛合金次之，β钛合金最差。α钛合金代号为TA，β钛合金代号为TB，α+β钛合金代号为TC。

第一个使用的钛合金是1954年美国研制成功的Ti-6Al-4V合金，由于它的耐热性、强度、塑性、韧性、成形性、可焊性、耐蚀性和生物相容性均较好，而成为钛合金工业中的王牌合金，该合金使用量已占全部钛合金的75%～85%。其他许多钛合金都可以看做是Ti-6Al-4V合金的改型（表3-1-1）。

表3-1-1　4类典型钛合金及特点

类　别	典型合金	特　点
α钛合金	Ti-5Al-2.5Sn Ti-6Al-2Sn-4Zr-2Mo	强韧性一般，焊接性能好，抗氧化强，蠕变强度较高，应用在高尔夫杆的杆头制造
α+β钛合金	Ti-6Al-4V Ti-6Al-2Sn-4Zr-6Mo	强韧性中上，可热化处理强，可焊，疲劳性能好，多应用于假肢与矫形器零部件，如各种关节、连接头、连接座等
β钛合金	Ti-13V-11Cr-3Al Ti-15Va-3Cr-3Al-3Ni	强度高，热处理强化能力强，可锻性及冷成型性能好，可适用多种焊接方式
钛铝合金	Ti3Al及TiAl	使用温度渴望达到900℃，但室温塑韧性差

四、木材

由于塑料材料在假肢与矫形器方面的普遍运用,木材的用量大大减少,但木材制作的假肢接受腔具有的良好加工性、透气吸汗性、舒适性是其他材料难以达到的,因此木材还广泛地运用在假脚、关节、连接件和夹板等假肢与矫形器的许多方面。为此,我们有必要了解木材的有关知识。

（一）木材的分类

它分为软木和硬木。

1. 软木 一般为针叶木,木质理直、柔软、易加工、变形小,如杉木及各种松木、云杉和冷杉等。

2. 硬木 一般为阔叶木,木质质密、坚硬、加工较困难、易翘裂、纹理美观,如橡木、水曲柳、樟木、桃木及各种桦木、椴木、楠木和杨木等。

但是,硬木和软木不能准确地描述两类木材,因为有一些软木质地坚硬,有时比所谓的硬木还要硬,如落叶松质地非常坚硬;相反,有一些硬木质地较柔软,如椴木质地较为柔软,且质地最为柔软的树种印度轻木却是属于硬木(表3-1-2)。

表 3-1-2 木材的分类

分类名称		说 明	主 要 用 途
软木	针叶树	树叶细长如针,多为常绿树,材质一般较软,有的含树脂,故又称软材,如红松、落叶松、云杉、冷杉、杉木、柏木等	建筑工程,木制包装,桥梁,家具,造船,电杆,坑木,枕木,桩木,机械模型等
硬木	阔叶树	树叶宽大,叶脉成网状,大部分为落叶树,材质较坚硬,故称硬材,如樟木、水曲柳、青桐、柚木、山毛榉、色木等。也有少数质地稍软的,如桦木、椴木、山杨、青杨等	建筑工程,木材包装,机械制造,造船,车辆,桥梁,枕木,家具,坑木及胶合板等

假肢常用的木材为硬木,以椴木为多。椴木的白木质部分通常较大,呈奶白色,逐渐并入淡至棕红色的心材,有时会有较深的条纹。这种木材具有精细均匀纹理及模糊的直纹。椴木机械加工性良好,容易用手工工具加工,因此是一种上乘的雕刻材料。椴木重量轻、质地软、抗腐力较差,白木质易受常见家具甲虫蛀食,可渗透防腐处理剂(表3-1-3)。

表 3-1-3 常用于制作假肢部件的木材

木材种类	加工性能	假 肢 部 件	轻重顺序
柳木	好	接受腔、小腿件、假脚、其他部件	3
杨木	好	膝关节、接受腔、小腿部、假脚、其他部件	2
桦木	好	膝关节、踝关节、假脚、其他部件	4
桂木	好	膝关节、踝关节、假脚	4
桐木	好	小腿部、其他部件	1

(二) 木材的结构

木材主要取自树木的树干部分,树干由树皮、形成层、木质部(即木材)和髓心组成。从树干横截面的木质部上可看到环绕髓心的年轮。每一年轮一般由两部分组成:色浅的部分称早材,是在季节早期所生长,细胞较大,材质较疏;色深的部分称晚材,是在季节晚期所生长,细胞较小,材质较密。有些木材,在树干的中部,颜色较深,称心材;在边部,颜色较浅,称边材。针叶树材主要由管胞、木射线及轴向薄壁组织等组成,排列规则,材质较均匀。阔叶树材主要由导管、木纤维、轴向薄壁组织、木射线等组成,构造较复杂。由于组成木材的细胞是定向排列,形成顺纹和横纹的差别。横纹又可区别为与木射线一致的径向;与木射线相垂直的弦向。木材的黏接要坚持黏接面平整外,还要求边材黏边材,心材黏心材,纤维方向要求一致性的原则。

(三) 木材的性质

1. 木材强度　质地不均匀,各方面强度不一致是木材之重要特点,也是其缺点。木材沿树干向(也称作顺纹)的强度较垂直树干的横向(也称作横纹)的强度大得多,如红木的顺纹的强度为横纹强度的 6 倍。因此,选择和加工木材时,应顺着木材的顺纹方向,这样木材才能承受最大的载荷。

2. 木材含水量　即木材所含水分的重量与木材干重之比,亦称为含水率。木材含水量对木材强度和干缩有影响。木材含水量大小值直接影响到木材强度和体积,含水量变化对顺纹抗拉强度影响较小,对顺纹抗压强度和弯曲强度影响较大。木材因含水量减少而引起木材体积收缩的现象称为干缩,干缩也叫做木材的"各向异性",当木材纹理不直不匀,表面和内部水分蒸发速度不一致,各部分干缩程度不同时,就出现弯、扭等不规则变形、干缩不匀就会出现裂缝。与干缩相反,空气中水分也会被木材吸收,这一现象为"吸湿",吸湿为木材的另一特性。木材含水率要达到相对饱和点,其含水率过高,或过低都会给木材基本物理性能带来不利因素。

3. 木材密度　所有木材的密度几乎相同,为 1.44～1.57,平均值为 1.54,其密度因树种不同而稍有不同。

总之,木材有很好的力学性质,但木材是有机各向异性材料,顺纹方向与横纹方向的力学性质有很大差别。木材的顺纹抗拉和抗压强度均较高,但横纹抗拉和抗压强度较低。木材强度还因树种而异,并受木材缺陷、荷载作用时间、含水率及温度等因素的影响,其中以木材缺陷及荷载作用时间两者的影响最大。因木节尺寸和位置不同、受力性质(拉或压)不同,有节木材的强度比无节木材可降低 30%～60%。在荷载长期作用下木材的长期强度几乎只有瞬时强度的一半。

4. 木材的缺陷　也称疵病,可分为三大类。

(1) 天然性缺陷:如木节、斜纹理以及因生长应力或自然损伤而形成的缺陷。木节是树木生长时被包在木质部中的树枝部分。原木的斜纹理常称为扭纹,对锯材则称为斜纹。

(2) 生物性缺陷:主要有腐朽、变色和虫蛀等。

(3) 人为性缺陷:指因干燥及机械加工而引起的缺陷,如干裂、翘曲和锯口伤等。

木材的缺陷降低木材的利用价值,影响结构强度的缺陷主要是木节、斜纹和裂纹,尤其是腐朽和虫蛀的木材不允许用于结构材料。

（四）木材的加工处理

除直接使用原木外,木材都加工成板方材或其他制品使用。为减小木材使用中发生变形和开裂,通常板方材须经自然干燥或人工干燥。自然干燥是将木材堆垛进行气干。人工干燥主要用干燥窑法,也可用简易的烘、烤方法。干燥窑是一种装有循环空气设备的干燥室,能调节和控制空气的温度和湿度。经干燥窑干燥的木材质量好,含水率可达 10% 以下。使用中易于腐朽的木材应事先进行防腐处理。用胶合的方法能将板材胶合成为大构件,用于加工假肢接受腔木材的一般采用的就是胶合板材。

（五）木材的保存

木材不易保存,它容易受到木材腐败菌、变色菌、真菌和昆虫等侵害,同时影响木材腐败变质的因素有温度、湿度、空气、养分和光线等。引起木材腐败的细菌适宜在潮湿、通风性差、温度 24～32℃ 和湿度为 30%～60% 的地方生长最为旺盛。而在通风条件好、温度和湿度不适宜的条件下受到抑制,如湿度低于 25%,高于 85% 抑制细菌生长;温度低于 4～8℃,细菌生长停止;红外线、紫外线和强光可以杀死或抑制细菌等。目前我们常用木材保存的方法为木材上涂抹防护剂,有水性木材防护剂、油性木材防护剂、乳性木材防护剂等方法。

五、皮革

皮革主要用于制造传统假肢的接受腔、吊带、接受腔的内衬以及矫形器皮带、围腰等。

（一）皮和革的区分

目前,市场上流行的皮革制品有真皮和人造皮革两大类,真皮是指去了毛经过加工的兽皮;而合成革和人造革是由纺织布底基或无纺布底基,分别用聚氨酯涂覆并采用特殊发泡处理制成的,有表面手感酷似真皮,但透气性、耐磨性、耐寒性都不如真皮。真假皮革制品鉴别方法如下。

1. 革面　天然的革面有自己特殊的天然花纹,革面光泽自然,用手按或捏革面时,革面无死皱或死褶,也无裂痕;而人造革的革面很像天然革,但仔细看花纹不自然,光泽较天然革亮,颜色多为鲜艳。

2. 革身　天然革的革身手感柔软有韧性,而仿革制品虽然也很柔软,但韧性不足,气候寒冷时革身发硬。当用手曲折革身时,天然革曲回自然,弹性较好,而仿革制品曲回运动生硬,弹性差。

3. 切口　天然革的切口处颜色一致,纤维清晰可见且细密。而仿革制品的切口无天然革纤维感,或可见底部的纤维及树脂,或从切口处看出底布与树脂胶合两层次。

4. 革里面　天然革的正面光滑平整有毛孔和花纹。革的反面有明显的纤维束,呈毛绒状且均匀。而仿革制品中部分合成革正反面一致,里外面光泽都好,也很平滑;有的人造革正反面也不一样,革里能见到明显的底布;但也有的革里革面都仿似天然革,革里也有似天然革的绒毛,这就要仔细观察真假品种的差异性。

（二）皮革的鞣制原理

兽皮中的皮胶原结构中与鞣剂反应的官能团是各种亲水基,如羧基、氨基和羟基等。不同的鞣剂与胶原反应的机制不一,但鞣剂分子必须和胶原结构中两个以上的反应点作用,生成牢固的交联键,方能确保其鞣性,使皮真正变为革,具有耐久使用价值。

（三）皮革的加工过程

将生皮加工成革的过程。有准备、鞣制和整理3个阶段。

1. 准备阶段　有浸水、去肉、浸灰脱毛、软化、浸酸等工序,使生皮准备进入鞣制的状态。

2. 鞣制阶段　是将生皮转变为革的质变阶段,使易腐败的生皮变为不易腐败的革。皮革鞣制方法主要有植物鞣革法、铬鞣革法、联合鞣革法、人工合成鞣革法等。

（1）植物鞣革法:将两种兽皮放在一种由树皮、木头、树叶、树根、植物根、果实等组成的溶液中浸泡2～4个月。植物鞣革手感好、抗拉和防水性能非常好,假肢与矫形器上多采用的是此种皮革,一般用以制作接受腔、鞋里皮、皮带、吊带、皮垫等。

（2）铬鞣革法:将两种兽皮放在硫酸铬溶液中,翻转旋转几个小时后浸泡一天,最后冲洗皮革,压水、整平。铬鞣革耐用、耐磨、耐热,但铬对皮肤有刺激作用,皮肤会出现过敏现象,这种方法鞣制的皮革多适用于制作鞋面和鞋底,皮手套以及皮衣,而且铬鞣革比植物鞣革多油,透气性差,难以黏结。

（3）联合鞣革法:将植物鞣革法和铬鞣革法相结合,目的在于扬长避短。铬鞣革耐热、耐磨,植物鞣革防水、防潮、抗拉,联合鞣革两者兼顾。

（4）人工合成鞣革法:将两种兽皮放在人工合成鞣革剂中,制造生产具有一定特色的皮革的方法。这种皮革不太用于假肢与矫形器,由于人工合成的鞣剂有可能会对皮肤产生过敏反应。

3. 整理阶段　主要从美观和商品要求角度进行整饰,轻革包括染色、加油、干燥、匀湿、拉软、平展、涂饰、熨平等工序;重皮多不染色,也不经拉软、涂饰、熨平等,而只需平展、压光即可。完成整理阶段,也就完成了整个制革过程。皮革一般分为3个部分:即腹皮、肩皮和背皮,其中背皮(也称作重皮)是兽皮中最厚、最好的部分,而腹皮是最薄、最差、最便宜的部分。

（四）皮革的使用

皮革的性能取决于皮革的部位及鞣制方法,其使用性能主要表现为厚度、抗拉强度、抗撕裂性能、伸展性能、透气性、透水性、抗老化性等方面。皮革具有方向性,沿皮纤维的方向具有较好的抗拉强度,而垂直于皮纤维的方向具有较好的延展性。皮革是假肢与矫形器制作中常用的材料之一,对于与皮肤直接接触的皮革,要求对皮肤没有刺激,有较好的透气性、舒适性、易于清洁等;对于制作皮带的皮革,则要求有较好的强度和耐磨性等。皮革应该在一定的温度和湿度的条件下保存。理想的保存条件是温度为10～15℃,湿度为50％～70％（表3-1-4）。

表3-1-4　常用于假肢与矫形器技术上的皮革

原　皮	名称(上色)	鞣制方法	皮革的部位	在假肢与矫形器上的应用
牛仔皮	生皮革	无	整皮	内接受腔,矫形鞋与鞋垫
牛仔皮	自然枯叶色	植物鞣革	整皮	接受腔、围腰
牛　皮	自然枯叶色	植物鞣革	肩皮	假肢与矫形器外装饰革

原　皮	名称(上色)	鞣制方法	皮革的部位	在假肢与矫形器上的应用
牛　皮	自然枯叶色	植物鞣革	背皮	接受腔、吊带、皮带
牛　皮	里皮	植物鞣革	背皮、肩皮	矫形鞋和鞋垫
牛　皮	带皮	铬鞣革	背皮	吊带、外接受腔
马　皮	奶油色	铬鞣革	背皮、肩皮	内衬革、拉带

六、石膏

天然石膏又称软石膏或生石膏,其主要成分为二水硫酸钙($CaSO_4 \cdot 2H_2O$)。天然石膏可制造各种性质的石膏,目前,石膏品种最多的是建筑石膏,其次是模型石膏,此外,还有高强度石膏、无水石膏水泥和地板石膏等。假肢与矫形器技术上常用石膏为模型石膏。

(一)石膏的主要工序

生产石膏的主要工序是加热与磨细。由于加热温度和方式不同,可生产不同性质的石膏。生石膏,经过煅烧150℃、磨细可得半水石膏($CaSO_4 \cdot 1/2H_2O$),即建筑石膏,又称熟石膏、灰泥。若煅烧温度为190℃可得模型石膏,其细度和白度均比建筑石膏高,它比建筑石膏凝结快、强度高,主要用于制作石膏模型、雕塑、装饰花饰等,假肢与矫形器技术所用制作石膏模型的石膏就是此类石膏。若将生石膏在400~500℃或高于800℃下煅烧,即得地板石膏,其凝结、硬化较慢,但硬化后强度、耐磨性和耐水性均比普通建筑石膏好。其化学反应式如下:

$$CaSO_4 \cdot 2H_2O(生石膏) \xrightarrow{\triangle} CaSO_4 \cdot 1/2H_2O(熟石膏) + 3/2H_2O$$

若石膏中加入水,这个反应可逆向进行,石膏粉又可以再变成坚固的石膏体,其化学反应式如下:

$$CaSO_4 \cdot 1/2H_2O(熟石膏) + 3/2H_2O \longrightarrow CaSO_4 \cdot 2H_2O(生石膏)$$

(二)影响石膏凝固和干燥的因素

当石膏与水混合时形成一种可塑性的物质,它可以制作模型、变形和浇注。一旦石膏与水溶液饱和,石膏就开始结晶,强度和硬度逐渐增大,并释放一定的热量,在一个短时间范围内,石膏有一定的可塑性,便于加工和修型,这一段时间称作"工作时间",其时间的长短取决于石膏的种类、水温、水量等其他几种因素。具体如下:

1. 石膏的种类　石膏粉末越细、越白质量也就越好,其凝固时间也就越短。
2. 加入的水量　水量越少,凝固的时间越短。
3. 水温　冷水延缓凝固时间,热水加快凝固时间。
4. 模型的大小与厚度　模型越大越厚,其凝固时间越长。
5. 周围空气的循环　周围空气的循环越快,其凝固也越快。
6. 空气的温度与湿度　空气温度越高,其凝固越快,湿度越高,凝固越慢。
7. 混合物的搅拌程度　混合物搅拌得越均匀,其凝固越快。

8. **加速剂的添加** 一般使用硫酸钾或生石膏作为加速剂,可以提高其凝固的速度,缩短凝固时间。

(三)石膏制品

1. **石膏粉** 灌制浇注石膏模型和修型的材料,一般采用的是模型石膏粉。

2. **石膏绷带** 石膏绷带是常用的外科固定材料和假肢与矫形器技术取型的重要材料之一。绷带是用大网眼纱布经淀粉液浆制而成;石膏绷带是用制石膏卷的木槽或木板,将石膏粉撒在绷带上用木板刮匀,卷成石膏绷带卷。一般有 3 种类型,即普通石膏绷带、喷浆石膏绷带和弹性石膏绷带。普通石膏绷带是把石膏粉均匀地撒在纤维材料上面,并卷成一卷;喷浆石膏绷带是将石膏溶液浸溺纤维材料而成;弹性石膏绷带是将石膏溶液浸溺弹性纤维材料而成。喷浆石膏绷带和弹性石膏绷带的质量要优于普通石膏绷带,因为它们的石膏组织致密而且在操作过程中损失较少。但是,它们的与水饱和的速度都很快,一般要在水中浸泡5～10秒,待气泡消失后,马上拧干使用。石膏绷带卷松紧应适当,过紧水不易浸透,过松石膏粉易失散,均影响石膏绷带的质量。一般石膏绷带的规格为 7 cm×500 cm、10 cm×500 cm 和 15 cm×500 cm 等,还可根据治疗的需要制作各种规格石膏绷带卷或石膏绷带托条。石膏绷带应密封备用,以防受潮失效。

(四)石膏模型的制作

石膏凝固所需要的水与石膏比例为石膏:水=10:1.86,但为了保证灌注石膏时有必要的水分,水的用量往往超过这个标准,通常是石膏:水=10:7～8。如果石膏/水之比降低,其石膏模型的强度和硬度减少。

石膏模型的制作工艺如下:①将干净的水倒在一个干净的容器中;②将石膏粉加至水分被完全吸干为止;③小心地慢慢地搅拌均匀,不要用力过猛,否则模型会形成气泡;④确保一切混合物搅拌均匀,形成真正的石膏浆;⑤将石膏浆小心地倒入阴模中,静置 45 分钟后,才可以移动,因为其凝固时间约需 45 分钟,石膏在凝固过程中要发热,并且还要膨胀,其膨胀量为 0.2% 左右。小型石膏模型的干燥需要 8 小时左右,大型石膏模型的干燥则需要几天的时间。

七、橡胶

具有可逆形变的高弹性聚合物材料。在室温下富有弹性,在很小的外力作用下能产生较大形变,除去外力后能恢复原状。

(一)橡胶的分类

橡胶按原料分类如下。

1. **天然橡胶** 从天然产胶植物三叶橡胶树中提炼出来的橡胶。天然橡胶必须经过硫化才有实用价值,一般在天然橡胶中加入硫黄、过氧化物、催化剂、填料等材料进行模塑、硫化后制成天然橡胶制品。天然橡胶具有很强的弹性和良好的绝缘性、可塑性、隔水隔气、抗拉和耐磨等特点,广泛地运用于各个领域,如交通运输上用的轮胎,工业上用的运输带、传动带、各种密封圈,医用的手套、输液管,日常生活中所用的胶鞋、雨衣、暖水袋等都是以橡胶为主要原材料制造的。在假肢与矫形器技术方面主要用于制造假手、假脚、踝关节的缓冲器等,其价格便宜、经济实用。

2. 合成橡胶 指以煤、石油、天然气等为原料,人工合成的高弹性聚合物。合成橡胶主要有顺丁橡胶、丁苯橡胶、氯丁橡胶、丁腈橡胶等。按橡胶制品形成过程可分热塑性橡胶和硫化型橡胶;按成品状态可分为液体橡胶、固体橡胶、粉末橡胶和胶乳。合成橡胶具有良好的弹性,但强度不够,必须经过加工才能使用,其加工过程包括塑炼、混炼、成型、硫化等步骤。

合成橡胶中有少数品种的性能与天然橡胶相似,大多数与天然橡胶不同,但两者都是高弹性的高分子材料,一般均需经过硫化和加工之后,才具有实用性和使用价值。合成橡胶一般在性能上不如天然橡胶全面,但它具有高弹性、绝缘性、气密性、耐油、耐高温或低温等性能,因而应用更为广泛。

（二）假肢与矫形器技术常用的橡胶

假肢与矫形器技术常用的橡胶是聚氨酯橡胶和硅橡胶。

1. 聚氨酯橡胶 是由聚酯(或聚醚)与二异氰酸酯类化合物聚合而成的,耐磨性能好,其次是弹性好、硬度高、耐油、耐溶剂。缺点是耐热老化性能差。聚氨酯橡胶在汽车、制鞋、机械工业中的应用最多。聚氨酯橡胶可以代替天然橡胶制作假肢与矫形器的弹性与缓冲部件、假脚、矫形鞋的鞋底和矫形鞋垫等。

2. 硅橡胶 由硅、氧原子形成主链,侧链为含碳基团,用量最大的是侧链为乙烯基的硅橡胶。在众多的合成橡胶中,硅橡胶是其中的佼佼者。它具有无味无毒,不怕高温和抵御严寒的特点,在 300℃ 和 −90℃ 条件下仍保持原有的强度和弹性。硅橡胶还有良好的电绝缘性、耐氧抗老化性、耐光抗老化性以及防霉性、化学稳定性等。由于具有这些优异的性能,使硅橡胶在现代医学中获得了十分广泛又重要的用途。同时它具有特殊的生理机能,植入人体后能做到与人体组织"亲密无间",因此,医学上广泛采用硅橡胶制作了人造血管、人造气管、人造肺、人造骨、人造十二指肠管等,功效都十分理想。缺点是强度低、抗撕裂性能差、耐磨性能差。硅橡胶可以制作假肢的内接受腔、假手指、假手掌及各种人工假体以及各种矫形鞋垫等。

八、塑料

塑料是指以高分子量的合成树脂为主要原料,加入适当添加剂,如增塑剂、稳定剂、阻燃剂、润滑剂、着色剂等,经加工成型的塑性(柔韧性)材料,或固化交联形成的刚性材料。

（一）塑料的分类

1. 按热性能和加工性能分类

(1) 热塑性塑料:受热软化并可反复加热成型,如聚氯乙烯塑料、聚丙烯塑料。

(2) 热固性塑料:受热固化定型后不能再加热熔融成型,如酚醛塑料、脲醛塑料。

有的塑料既是热塑性又是热固性的塑料。例如聚氯乙烯,一般为热塑性塑料,日本已研制出一种新型液态聚氯乙烯是热固性的,模塑温度为 60～140℃;美国一种叫伦德克斯的塑料,既有热塑性加工的特征,又有热固性塑料的物理性能。

2. 按用途分类 根据各种塑料不同的使用特性,通常将塑料分为通用塑料、工程塑料和特种塑料 3 种类型。

(1) 通用塑料:一般是指产量大、用途广、成型性好、价格便宜的塑料。通用塑料有五大品种,即聚乙烯(PE)、聚丙烯(PP)、聚氯乙烯(PVC)、聚苯乙烯(PS)及 ABS。它们都是热塑性塑料。

(2)工程塑料:一般指能承受一定外力作用,具有良好的机械性能和耐高、低温性能,尺寸稳定性较好,可以用作工程结构的塑料,如聚酰胺等。

(3)特种塑料:一般是指具有特种功能的塑料,如氟塑料和有机硅具有突出的耐高温、自润滑等特殊功用,增强塑料和泡沫塑料具有高强度、高缓冲性等特殊性能,这些塑料都属于特种塑料的范畴。

1)增强塑料:增强塑料原料在外形上可分为粒状(如钙塑增强塑料)、纤维状(如玻璃纤维或玻璃布增强塑料)、片状(如云母增强塑料)3 种。按材质可分为布基增强塑料(如碎布增强或石棉增强)、无机矿物填充塑料(如石英或云母填充塑料)、纤维增强塑料(如碳纤维增强塑料)3 种。

2)泡沫塑料:泡沫塑料可分为硬质、半硬质和软质泡沫塑料 3 种。硬质泡沫塑料没有柔韧性,压缩硬度很大,只有达到一定应力值才产生变形,应力解除后不能恢复原状;软质泡沫塑料富有柔韧性,压缩硬度很小,很容易变形,应力解除后能恢复原状,残余变形较小;半硬质泡沫塑料的柔韧性和其他性能介于硬质和软质泡沫塑料之间。

3. 按加工方法分类   根据各种塑料不同的成型方法,可以分为膜压、层压、注射、挤出、吹塑、浇铸塑料和反应注射塑料等多种类型。

(1)膜压塑料:多为物理性能的加工性能与一般固性塑料相类似的塑料。

(2)层压塑料:指浸有树脂的纤维织物,经叠合、热压而结合成为整体的材料。

(3)注射、挤出和吹塑塑料:多为物理性能和加工性能与一般热塑性塑料相类似的塑料。

(4)浇铸塑料:指能在无压或稍加压力的情况下,倾注于模具中能硬化成一定形状制品的液态树脂混合料,如 MC 尼龙等。

(5)反应注射塑料:用液态原材料加压注入膜腔内,使其反应固化成一定形状制品的塑料,如聚氨酯等。

(二)常用热塑性塑料的性能及用途(表 3-1-5)

表 3-1-5   几种常见的热塑性塑料的对比

名 称	简写	单体分子结构	性 能	常 见 制 品
聚乙烯	PE	$CH_2 = CH_2$	未着色时呈乳白色半透明,蜡状;用手摸制品有滑腻的感觉,柔而韧;稍能伸长。一般低密度聚乙烯较软,透明度较好;高密度聚乙烯较硬	手提袋、水管、油桶、饮料瓶(钙奶瓶)、日常用品等
聚丙烯	PP	$CH_3CH = CH_2$	未着色时呈白色半透明,蜡状;比聚乙烯轻。透明度也较聚乙烯好,比聚乙烯刚硬	常见制品,如盆、桶、家具、薄膜、编织袋、瓶盖、汽车保险杠等
聚苯乙烯	PS	$C_6H_5CH = CH_2$	在未着色时透明。制品落地或敲打,有金属似的清脆声,光泽和透明很好,类似于玻璃,性脆易断裂,用手指甲可以在制品表面划出痕迹。改性聚苯乙烯为不透明	常见制品,如文具、杯子、食品容器、家电外壳、电气配件等

名　称	简写	单体分子结构	性　　能	常 见 制 品
聚氯乙烯	PVC	$ClCH = CH_2$	本色为微黄色半透明状,有光泽。透明度胜于聚乙烯、聚苯烯,差于聚苯乙烯,随助剂用量不同,分为软、硬聚氯乙烯,软制品柔而韧,手感黏,硬制品的硬度高于低密度聚乙烯,而低于聚丙烯,在曲折处会出现白化现象	常见制品,如板材、管材、鞋底、玩具、门窗、电线外皮、文具等
聚乙烯醇	PVA	$CH_2 = CHOH$	聚乙烯醇是一种十分独特的水溶性高分子聚合物,性能介于塑料和橡胶之间,它具有许多优异的基本性质,但目前应用较多的主要有拉丝、成膜、溶解性和黏度等	可用于纤维、衣料、食品、农用、医用以及工业物品的包装等

1. 聚乙烯塑料(PE)　化学性能稳定,通常制作食品袋及各种容器,耐酸、耐碱及盐类水溶液的侵蚀,但不宜用强碱性洗涤剂擦拭或浸泡。密度为 0.92～0.97,成型收缩率为 1.5％～3.6％,成型温度为 140～220℃。聚乙烯主要分为线性低密度聚乙烯(LLDPE)、低密度聚乙烯(LDPE)、高密度聚乙烯(HDPE)三大类。其塑料 PE 板材一般用于制作临时假肢接受腔、ISNY 假肢的内接受腔和各种矫形器,泡沫 PE 板材用于制作假肢的内衬套和矫形鞋垫等缓冲垫。

2. 聚丙烯塑料(PP)　是一种结构规整的结晶性聚合物,无味、无毒、质轻的热塑性塑料。相对密度为 0.90～0.91,是通用树脂中最轻的一种。机械性能良好,耐热性能良好,成型温度 140～220℃,化学稳定性好,耐酸、碱和有机溶剂。聚丙烯缺点是易老化,低温时变脆,低温冲击强度差。其塑料板材一般用于制作假肢接受腔和各种矫形器。

3. 聚苯乙烯塑料(PS)　容易着色、透明性好,耐酸碱腐蚀,但易溶于氯仿、二氯乙烯、香蕉水等有机溶剂。一般用于适合儿童康复的各种康复器具,还可以制作灯罩、牙刷柄、玩具、电器零部件。

4. 聚氯乙烯塑料(PVC)　色泽鲜艳、耐腐蚀、牢固耐用,由于在制造过程中增加了增塑剂、抗老化剂等一些有毒辅助材料,故其产品一般不存放食品和药品。一般用于制作假手、假脚和各种矫形器。

5. 丙烯腈、丁二烯、苯乙烯聚合的塑料(ABS)　色彩醒目、耐热、坚固、外表面可镀铬、镍等金属薄膜。一般用于制作各种康复器具的框架和外壳、把柄等。

6. 尼龙塑料(PA)　坚韧、牢固、耐磨,无毒性,但不可长期与酸碱接触。一般用于制作塑料膝关节和踝关节以及尼龙搭扣,还可以用于制作梳子、牙刷、衣钩、扇骨、网袋绳、水果外包装袋等。

7. 低温塑料板材(LTTS)　一种特殊合成的高分子聚酯,在室温 10～30℃干燥环境中,分子处于稳定状态。低温塑料板材分为两大类:经典型和经济型。经典型在加热后变成透明状,因此又称为透明材料;经济型在加热后变为不透明状,因此又称为不透明材料。低温热塑性塑料板的特点是当温度达 60～80℃范围时,分子被激活使之软化。软化后的板材可以直接在肢体上塑形,当塑料板温度降到室温时则恢复原有的强度。低温热塑材料密度较低,主要用于临时假肢与各种不承重或承重小的矫形器,它可以在患者身上直接进行操作,无需经过传统的石膏绷带取型和修型,操作方便、制作简单、容易修改和调整,更能满足患者的迫切需要。为了满足制作的不同要求,在材料中增加一些辅助原料和添加剂,使不同类型的低温板材具备特有的性能。

(1) 塑形性:指加热软化后的板材与肢体轮廓容易吻合的程度。塑形性越好越容易与肢体吻合,较适合于面部塑形和形状较复杂部位的塑形。反之,适合制作大而形状较简单部位的矫形器。塑形性好的材料无需按压即可按肢体形态自然成形,避免了因按压而引起的矫形器局部压力过大,非常适合疼痛关节的塑形。在对肢体软组织的塑形中,也应避免因按压造成局部形态的改变。塑性性好的材料其缺点是抗牵拉差,操纵时拉力要小。

(2) 记忆性:若将已塑形的板材重新放入热水中,板材可恢复到塑形前的形态,可以再次在患肢上塑形,有利于矫形器修改或重复使用。

(3) 牵拉性:指材料软化后能够被牵拉延长的特性,当需要在局部精细调整或修改时将材料延伸,而不影响其他的塑形部位,一般来说,牵拉性越好的材料对牵拉的阻力越大。

(4) 抗指压:指材料软化后,是否容易留有手指的压痕及压痕的深浅程度,这种不希望的特征也是区别材料质地的指标之一,当使用一种容易受压的材料时,矫形师操作应格外小心,避免长时间的握捏或按压。

(5) 黏附性:指材料加热后材料自身的粘贴或与皮肤粘贴的特性。通过材料自身粘贴的特点,可以不需要任何黏胶材料直接将塑形的各部分连接在一起。此外,材料与皮肤粘贴能使两者紧密接触,可以获得更精确的塑形,但黏附性太高时,容易造成材料自黏,稍不注意材料就会粘贴在一起而不易分开,因此,一般选择中等黏性材料,也可涂抹滑石粉来降低其黏附性。

(6) 加热时间:是材料放入热水后使其充分软化需要的时间,一般温度在 60～80℃时,加热时间约 3～5 min,如果加热时间不够,会发现材料表面已经开始软化而内部没有变化,必然影响塑形的效果。剪裁时边缘也欠光滑。如果加热时间过长,会使材料变性,影响矫形器使用寿命。

(7) 冷却时间:指材料从软化到塑形直至硬化的时间。这个时间段是制作矫形器的主要阶段。一般材料的冷却时间是 3～5 min,能保证熟练矫形师塑形的完成。如果需要延长冷却时间,利用弹性绷带包裹塑形部位保持热量。如果需要缩短冷却时间,则采用冷水冲洗的方法加快其固化。冷却还受其他因素的影响,如材料的厚度、孔眼数量及大小、材料色素等。

(8) 透明性:没有色素的材料在加热前呈白色,当加温后能变成透明状,这类材料被称为透明材料,该材料在塑形时能直接观察到骨性突起和皮肤皱褶及伤口部位,能够避免矫形器对肢体局部造成的不良影响。

(9) 厚度与面积:厚度由 0.8～4.8 mm,不同的厚度决定了板材的强度。较薄的材料适用于小的关节和儿童;较厚的材料适合于成人。一般情况下,采用 1.6 mm 和 3.2 mm 的材料。板材的标准面积是 46 cm×61 cm,也有 30 cm×46 cm 或 61 cm×91 cm 规格。

(10) 孔眼:板材分为有孔或无孔两类。有孔的材料孔眼数有多有少,孔眼的直径有大有小,这类材料增加了透气性,保持了皮肤的干燥和清洁。孔眼占材料面积的30％时能保持良好的透气性。当气温很高而孔眼不足以充分透气时,应该在成型的矫形器上另外开孔,以增加透气面积,同时也减轻了矫形器的重量。但是,有孔的材料牵拉时容易变形,降低了材料的强度,而且为了使矫形器边缘光滑则需要更多的加工时间。

（11）颜色:板材颜色有很多种。在治疗中,患者十分希望穿戴矫形器后不太引起他人注意,所以,一般采用肤色和白色。但是,鲜明的颜色能吸引患儿,使其主动穿戴。认识功能障碍患者有肢体忽略表现,采用红色和蓝色材料制作矫形器,能增强患者对患肢的关注,有利于患肢参与功能训练。

尽管低温塑料板材有许多优点,但也有许多不足之处,如耐用性、抗压性、抗变形性能差,它不能承受负重压力,否则几个星期后就会变形。更不能承受高温,如热辐射、阳光照射等,而且其价格是普通高温塑料板材的3～5倍,其可塑性相对较差,因此,其使用范围较小。一般用于制作临时假肢接受腔、上肢矫形器和受力较小的下肢和躯干矫形器。

8. 聚乙烯醇（PVA）　一种化学合成的水溶性高分子化合物,外观为白色或微黄的絮状物或粉末。它是唯一不由单体聚合而成的合成聚合物,而是由其他聚合物转变成的,一般用水解这种聚合物的脂类（聚酯酸乙烯酯）方法制得的。聚乙烯醇的性质主要取决于它的分子量和醇解度（聚乙烯醇分子链上乙烯醇所占的百分比）来决定,分子量越大,结晶性越强,水溶液的黏度越大,成膜性能越好。一般认为醇解度为88％的聚乙烯醇的水溶性最好,在温水中即能很好地溶解。在假肢与矫形器技术方面主要运用的是聚乙烯醇薄膜,其膜无色、透明、易溶于水,用其水溶液黏合边缘,再用电烙铁热合做成各种模型的聚乙烯醇薄膜套,把这种薄膜套均匀地包在湿毛巾中20分钟后即可具有优良的机械性能。

（三）常用的热固性塑料的性能及用途

1. 环氧树脂　为主要原料制成的热固性塑料品种很多,其中以双酚A型环氧树脂为基材的约占90％。它具有优良的黏接性、电绝缘性、耐热性和化学稳定性,收缩率和吸水率小,机械强度好等特点。一般用于制作假肢的塑料膝关节、踝关节以及各种康复器具和皮革的黏合剂等。

2. 不饱和聚酯　和环氧树脂都可制成玻璃钢,具有优异的机械强度。如不饱和聚酯的玻璃钢,其机械性能良好,密度小（只有钢的1/5～1/4,铝的1/2）,易于加工成各种电器零件。以苯二甲酸二丙烯酯树脂制成的塑料其电性能和机械性能均优于酚醛和氨基热固性塑料。它吸湿性小,制品尺寸稳定,成型性能好,耐酸碱、沸水和一些有机溶剂。模塑料适于制造结构复杂的、既耐温又有高绝缘性的零件。一般可在－60～180℃的温度范围长期使用,耐热等级可达F级到H级,比酚醛和氨基塑料的耐热性都高。一般用于制作假肢的接受腔。

3. 丙烯酸树脂（PMMA）　即聚甲基丙烯酸甲酯俗称有机玻璃,以丙烯酸或丙烯酸的衍生物为单体聚合或以它们为主而与其他不饱和化合物共聚合所制得的聚合物。它是一种坚硬而透明的材料,其柔韧性较好、抗冲击性能甚至优于未经处理的玻璃。一般用于制作假肢的接受腔、矫形器的外套、假牙、假眼等,还可用于光学镜片、飞机、汽车、轮船的有机玻璃、仪表、设备防护器具、装饰品、标本等。其配方如表3-1-6、表3-1-7。

表 3 - 1 - 6　丙烯酸树脂的配方

原　料	作　用	百分比
丙烯酸树脂	原　料	100%
过氧化苯甲酰	引发剂	2.5%
邻苯二甲酸二环乙脂	增塑剂	2.5%
N,N-二甲基苯胺	促进剂	0.85%
颜色糊	调　色	2.0%

表 3 - 1 - 7　OTTO BOCK 丙烯酸树脂的配方

原　料	作　用	百分比
丙烯酸树脂	原　料	100%
固化剂	固　化	2.5%~3%
颜色糊	调　色	2.0%

4. 聚氨酯(PU)　是以异氰酸酯和多元醇为主要原料加工聚合而成的。按照多元醇所含官能团的多少,可以制成线性的热塑性塑料或体型的热固性塑料。聚氨酯制品按性质可分为:软质泡沫塑料、硬质泡沫塑料、半硬质泡沫塑料、弹性体、涂料、黏合剂、合成皮革、合成纤维等。

软质聚氨酯泡沫塑料一般用于坐垫、假脚、床垫、海绵和各种软性包装等;硬质聚氨酯泡沫塑料有良好的结构强度、绝缘性和黏接性,一般用于制作假肢的连接部分、假肢与矫形器的模型、房屋的结构、门窗和家具等。其配方如表3-1-8。

表 3 - 1 - 8　聚氨酯泡沫塑料的配方

原　料	颜　色	百分比
聚酯二元醇	黑　色	50%
二异氰酸酯(软性) 异氰酸酯(硬性)	浅黄色	50%

九、织物

织物是指用天然纤维或合成纤维制成的纺织品。

(一)常用的纤维材料

假肢与矫形器技术上通常把织物做成各种规格的袜套,一般用于接受腔的增强材料,常用的纤维材料如下。

1. 玻璃纤维　一种性能优异的无机非金属材料,成分为二氧化硅、氧化铝、氧化钙、氧化硼、氧化镁、氧化钠等。它是以玻璃球或废旧玻璃为原料经高温熔制、拉丝、络纱、织布等工艺。最后形成各类产品,玻璃纤维单丝的直径从几个微米到二十几个微米,相当于一根头发丝的1/20~1/5,每束纤维原丝都有数百根甚至上千根单丝组成,通常作为假肢与矫形器接受腔材料中的增强材料。其特性是有较好的拉伸强度、弹性、刚性、不可燃性、耐化学性、耐热性和加工性,其吸水性小、无色、与树脂有良好的互溶性、价格便宜。

2. 碳纤维　主要是由碳元素组成的一种特种纤维,其含碳量随种类不同而异,一般在90%以上。碳纤维具有一般碳素材料的特性,如耐高温、耐摩擦、导电、导热及耐腐蚀等,但与一般碳素材料不同的是,其外形有显著的各向异性、柔软,可加工成各种织物,沿纤维轴方向表现出很高的强度。碳纤维比重小,因此有很高的比强度。碳纤维的主要用途是与树脂、金属、陶瓷等基体复合,制成结构材料。碳纤维增强环氧树脂复合材料,其比强度、比模量综合指标,在现有结构材料中是最高的。在密度、刚度、重量、疲劳特性等有严格要求的领域,在要求高温、化学稳定性高的场合,碳纤维复合材料都颇具优势。

3．腈纶　即聚丙烯腈纤维,腈纶纤维有人造羊毛之称。具有柔软、膨松、易染、色泽鲜艳、耐光、抗菌、不怕虫蛀等优点,根据不同用途的要求可纯纺或与天然纤维混纺,其纺织品被广泛地用于服装、装饰、产业等领域。

4．尼龙纤维　即聚酰胺纤维,俗称耐纶,也称尼龙,中国称锦纶。以聚酰胺为原料,经熔体纺丝等方法制得的一类合成纤维。已工业化的有全脂肪族聚酰胺纤维、含脂肪环的脂肪族聚酰胺纤维和含芳香环的脂肪族聚酰胺纤维。以全脂肪族聚酰胺纤维产量最大,主要品种有聚酰胺6纤维和聚酰胺66纤维。其主要特性为:极佳的耐用性、弹性,较好的吸湿性、耐蛀、耐腐蚀性能,通风透气性差,易产生静电,耐热耐光性不好。锦纶织物属轻型织物,在合成纤维织物中仅列于丙纶、腈纶织物之后,因此,适合制作登山服、冬季服装等。

5．丙纶　又称聚丙烯纤维。目前丙纶已是合成纤维的第四大品种,是常见化学纤维中最轻的纤维。丙纶的生产包括短纤维、长丝和裂膜纤维等。丙纶膜纤维是将聚丙烯先制成薄膜,然后对薄膜进行拉伸,使它分裂成原纤结成的网状而制得的。

(1)民用用途:可以纯纺或与羊毛、棉或粘纤等混纺混织来制作各种衣料。用于织各种针织品,如织袜、手套、针织衫、针织裤、洗碗布、蚊帐布、被絮、保暖填料、尿不湿等。

(2)工业用途:地毯、渔网、帆布、水龙带、混凝土增强材料、工业用织物等。如地毯、工业滤布、绳索、渔网、建筑增强材料、吸油毡以及装饰布等。此外,丙纶膜纤维可用作包装材料。丙纶的主要特性为:丙纶的纵面平直光滑,截面呈圆形;丙纶最大的优点是质地轻(其密度仅为0.91),是常见化学纤维中密度最轻的品种,强度高、弹性优良、耐磨性好,吸湿性很小、染色性较差、较好的耐化学腐蚀性、耐光性较差,热稳定性也较差、易老化、电绝缘性良好,其强度高仅次于锦纶,但价格却只有锦纶的1/3,制成织物尺寸稳定,耐磨弹性也不错,化学稳定性好。但是,热稳定性差,不耐日晒,易于老化脆损,为此常在丙纶中加入抗老化剂。

6．氨纶　聚氨基甲酸酯纤维的简称,商品名称莱卡(Lycra),是一种合成纤维,组成物质含有85％以上组分的聚氨基甲酸酯。"氨纶"具有高度弹性,能够拉长10倍,但随张力的消失能迅速恢复到初始状态,又称弹性纤维。氨纶耐汗、耐海水并耐各种干洗剂和大多数防晒油。长期暴露在日光下或在氯漂白剂中也会褪色,但褪色程度随氨纶的类型而不同,差异很大。

7．涤纶　合成纤维中的一个重要品种,是我国聚酯纤维的商品名称。它是以精对苯二甲酸(PTA)或对苯二甲酸二甲酯(DMT)和乙二醇(EG)为原料经酯化或酯交换和缩聚反应而制得的成纤高聚物——聚对苯二甲酸乙二醇酯(PET),经纺丝和后处理制成的纤维。涤纶的用途很广,大量用于制衣和工业制品。涤纶具有极优良的定形性能,涤纶纱线或织物经过定形后生成的平挺、蓬松形态或褶裥等,在使用中经多次洗涤,仍能经久不变。其主要特性为:良好的强度、弹性和耐热性,较好的耐磨性、耐光性和耐腐蚀性,较差的吸湿性和染色性。

(二)纤维织物在假肢与矫形器上的应用(表3-1-9)

表 3 - 1 - 9　纤维织物在假肢与矫形器上的应用

纤维织物	性能特点	在假肢与矫形器上的应用
尼龙、丙纶、棉、涤纶纤维等	抗拉性强、防汗、与皮肤接触性好	假肢与矫形器的背吊带、取型、袜套
腈纶、棉、丝绸、麻纤维等	抗酸、吸汗、与皮肤适合性好	残肢袜套
尼龙、丙纶、棉、涤纶纤维、碳纤维、玻璃纤维等	抗冲击、耐疲劳、抗弯曲	接受腔的增强材料
尼龙、莱卡纤维等	弹性好、抗拉伸	装饰袜套

十、黏合剂

黏合剂是指因表面键合和内力(黏附力和内聚力等)作用,能使一固体表面与另一固体表面结合在一起的非金属材料的总称。黏合剂是最重要的辅助材料之一,在假肢与矫形器技术和包装等领域应用极为广泛。黏合剂是具有黏性的物质,借助其黏性能将两种分离的材料连接在一起。

(一)黏合剂的分类

1. 按材料来源分类

(1)天然黏合剂:它取自于自然界中的物质。包括淀粉、蛋白质、糊精、动物胶、虫胶、皮胶、松香等生物黏合剂,也包括沥青等矿物黏合剂。

(2)人工黏合剂:这是用人工制造的物质,包括水玻璃等无机黏合剂,以及合成树脂、合成橡胶等有机黏合剂。

2. 按使用特性分类

(1)水溶型黏合剂:用水作溶剂的黏合剂,主要有淀粉、糊精、聚乙烯醇、羧甲基纤维素等。

(2)热熔型黏合剂:通过加热使黏合剂熔化后使用,是一种固体黏合剂。一般热塑性树脂均可使用,如聚氨酯、聚苯乙烯、聚丙烯酸酯、乙烯-醋酸乙烯共聚物等。

(3)溶剂型黏合剂:不溶于水而溶于某种溶剂的黏合剂,如虫胶、丁基橡胶等。

(4)乳液型黏合剂:多在水中呈悬浮状,如醋酸乙烯树脂、丙烯酸树脂、氯化橡胶等。

(5)无溶剂液体黏合剂:在常温下呈黏稠液体状,如环氧树脂等。

3. 按黏合材料分类

(1)纸基材料黏合剂:主要包括淀粉浆糊、糊精、水玻璃、化学浆糊、酪蛋白等。

(2)塑料黏合剂:主要包括丁苯胶、聚氨酯、硝酸纤维素、聚酯酸乙烯等溶剂型黏合剂;乙烯-醋酸乙烯共聚物、乙烯-丙烯酸共聚物等水溶型黏合剂;醋酸乙烯树脂、丙烯酸树脂等乳液型黏合剂;聚苯乙烯、聚氨酯、聚丙烯酸酯等热塑性树脂组成的热熔型黏合剂等。

(3)木材黏合剂:主要包括骨胶、皮胶、鳔胶、干酪素、血胶等动物胶;也包括酚醛树脂胶、聚酯酸乙烯树脂胶、脲醛树脂胶等合成树脂胶;还包括豆胶等植物胶等。

(4)皮革黏合剂:本品除了能黏接一般的纸和木材制品之外,特别适用黏接皮革制品。

(二)黏合剂的成分及作用

黏合剂是由多种物质协调组合在一起的产物,下面将主要组成物质作一介绍,当然,并非每种黏合剂均需要它们参与。

1. 黏合物质　又称基料,是起黏合作用的主体物质,黏合剂的主要性能主要由其决定。如淀粉、橡胶、合树脂、高聚物的共聚物等。

2. 溶剂　可溶解黏合物质或调节黏合剂黏度,增加黏合剂的渗透能力,并改善其工艺性能。主要有水以及苯、甲苯、丙酮、醇类四氯化碳等有机溶剂。

3. 增黏剂　可提高黏合剂的黏结力和初黏力。松香及其衍生物、萜烯及多种树脂均可作增粘剂。

4. 消泡剂　可减小气泡表面张力,使气泡膜变薄,以至破裂,从而减少泡沫,提高黏合强度。辛醇、磷酸三丁酯、脂肪酸甘油酯、玉米油是常用的消泡剂。

5. 增塑剂　能减小树脂聚合物分子之间的引力,改善流动性,降低黏度。黏合剂种类不同,增塑剂也不同。如热熔黏合剂的增塑剂有聚异丁烯润滑脂、苯二甲酸二辛酯等;乳液型黏合剂的增塑剂有邻苯二甲酸酯、磷酸酯等。

6. 填料　可增加黏合剂稠度、耐热性,提高干燥速度和挺度,降低成本。常用的填料有白黏土、硅藻土、轻质碳酸钙等粉状无机物。

7. 防腐剂　能防止某些黏合剂受细菌作用产生霉变,保持其黏性及黏合能力。常用的防腐剂有甲醛、苯酚、磷酸、硼砂等。

8. 稀释剂　能降低黏合剂黏度,改善其渗透能力和工艺性能,降低其活性,从而延长黏合剂的寿命。常用稀释剂有尿素、二氰胺、硫氰酸铵等。

9. 其他添加剂　有促进固化的固化剂,抑制或减缓氧化的抗氧剂,降低脆性的增韧剂,使黏合物质充分湿润的湿润剂,使乳液稳定的稳定剂等。

组成黏合剂的成分很多,各种黏合剂所需要的组分和配比也不同,但不管哪种黏合剂,黏合物质都不可缺少,其他各组分均是使黏合物质能够更好地发挥效能,共同作用使黏合剂在不同包装上发挥作用。

（三）几种常用的黏合剂及性能（表 3 - 1 - 10）

表 3 - 1 - 10　几种常用的黏合剂及性能

黏合剂的名称	黏合剂的性能及用途
环氧黏合剂-万能胶	环氧树脂胶具有良好的胶合性能,它对金属与金属、金属与非金属、非金属与非金属等材料都有很强的胶合能力,并且可用于低压冷固化,操作方便,所以应用广泛,被誉为万能胶
不饱和聚酯黏合剂	不饱和聚酯胶常用于假肢接受腔、各种箱体等的修补,具有价廉、效果好的特点。此外,不饱和聚酯胶还是制作玻璃钢的主要材料之一
502 快干胶	502 快干胶涂粘后数分钟即固化,除聚乙烯、聚丙烯、氟塑料和有机硅树脂外,对其他各种材料都有良好的黏接性能,使用方便,但较脆,耐温、耐碱性差,适用于小零件、小面积的快速黏接、修补、固定,以及小拉毛、划伤的修补,机械加工中的临时固定等
超低温黏合剂	此胶可用于黏接不锈钢、铝和钛合金等金属材料及其制品,黏接后可在 $-196\sim150℃$ 的温度范围内使用

黏合剂的名称	黏合剂的性能及用途
酚醛-环氧树脂黏合剂	以酚醛树脂为主要原料,添加环氧树脂为其他助剂配制而成的黏合剂。这种黏合剂在固化时有挥发性物质产生,而形成多孔质的结构,对被粘物的缝隙起充填作用。所以,本剂用以黏接间隙较大的装配物特别有效。特点与用途:本剂黏接强度高,温度变化的适应性较好,即无论在高温或低温下仍有较高的黏接强度。本剂极易固化,室温贮存期仅为 1 个月。本剂广泛用于金属-金属材料,耐热合金(不锈钢,钛,铍)材料的黏接和玻璃纤维为填料的增强塑料的黏接等
脲醛树脂黏合剂	由尿素和甲醛在催化剂作用下,经加成和缩聚反应生成的低分子量树脂,在使用时加入适当助剂可配制成黏合剂,由于尿素和甲醛的配比及所用催化剂的品种不同,产品种类较多。特点与用途:有较好的黏接强度,耐热性比动物胶好;为水溶物,不需有机溶剂;常温或加热均能固化,黏接工艺需时短。缺点是有一定的刺激性臭味,易老化,耐湿性较差。用于木材,家具等的黏接
合成橡胶水	合成橡胶水不仅用于橡胶本身间的黏合,而且运用于橡胶与金属之间的胶合
双管快干胶	系将树脂组分(A)和固化剂组分(B)分别装在两支软管内,可长期贮存。使用时,按规定比例混合调匀后于室温条件下经 30 分钟即可固化,故称双管快干胶。此胶可用于金属、非金属材料(除了聚烯烃之外)制品的小面积快速黏接
皮革黏合剂	除了能黏接一般的纸和木材制品之外,特别适用黏接皮革制品
瞬干黏合剂	一种借助于空气中的水分迅速固化而产生黏接力的黏合剂。特点与用途:①黏接速度快(5～30 秒)。对任何黏接对象都能做到迅速黏接,操作时间非常短。②单组分型,操作简单,且无溶剂,黏度范围从低到高应有尽有。③黏接对象广泛,有金属,橡胶,塑料等。④常温固化,无须加热、加压。缺点是不适合大面积黏接。因固化快,涂刷时间一长,先刷涂的部分因大气中的水分而迅速固化,产生白化现象。另外,还存在耐冲击,可剥性差和价格昂贵等缺点。可用于电器工业产品标牌的粘贴和螺钉的防松;汽车等上的橡胶零件等的粘贴;机械零件,装饰器具等的组装
双组分氯丁橡胶黏合剂	以氯丁橡胶为主要成分的硫化黏合剂,其组成为 A、B 双组分。A 组分为黑色,是胶液组分;B 组分白色,为硫化剂组分。特点与用途:本剂黏合力强,胶膜韧性/弹性/挠曲性/耐热耐寒性/耐化学品性及耐候性等综合性能优良,室温常压固化,使用方便。本剂用途有:居家维修、小型机动车内外胎和自行车及人力车内外胎的修补、各种皮革、橡胶、纤维等的黏接
丁苯胶液黏合剂	由丁二烯与苯乙烯经共聚制得的丁苯橡胶,其弹性,抗张强度,耐油性,耐水性,耐老化性等均较天然橡胶为优,但由于分子链的极性小,黏合强度和黏合性能均较差。特点与用途:本剂黏接强度高,且具有优良的耐水性,耐候性,耐热性,耐老化性,耐油性,并有较高的抗张强度和弹性。主要用于黏接橡胶与金属材料

(四) 黏合剂接合处的正确设计

黏合剂接合点要根据张力、压力、剪切力剥落或撕裂力等综合情况而定。黏合剂在剪切和压力下,强度最大,但与剥落和撕裂负荷下比较相对不太好。因此接合点需进行设计以便减少或避免撕裂或剥落力。图中所显示两种普通型的接合点可以用"错误"方法设计(根据破坏性撕裂力),及如何采用改进性能的方法重新设计(图 3-1-2)。

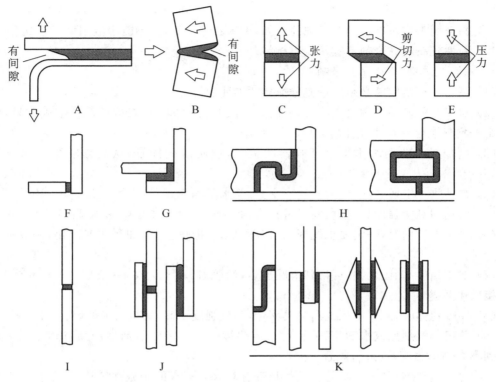

图 3-1-2 黏合剂接合处的正确设计

A. 避免；B. 避免；C. 好；D. 良好；E. 最好；F. 错误；G. 良好；H. 最好；I. 错误；J. 良好；K. 最好

（五）黏合剂的使用注意事项

1. 储存期

（1）每种产品均有一定的储存期，根据国际标准及国内标准，储存期指在常温（24℃）情况下。丙烯酸酯胶类为 20℃。

（2）对丙烯酸酯类产品，如温度越高储存期越短。

（3）对水基类产品，如温度在 −1℃ 以下，直接影响产品质量。

2. 强度

（1）世界上没有万能胶，不同的被粘物最好选用专用黏合剂。

（2）对被粘物本身的强度低，那么不必选用高强度的产品，否则，将大材小用，增加成本。

（3）不能只重视初始强度高，更应考虑耐久性好。

（4）高温固化的黏合剂性能远远高于室温固化，如要求强度高、耐久性好的，要选用高温固化黏合剂。

（5）对 a-氰基丙烯酸酯胶（502 强力胶）除了应急或小面积修补和连续化生产外，对要求黏接强度高的材料，不宜采用。

3. 其他

（1）白乳胶和脲醛胶不能用于粘金属。

（2）要求透明性的黏合剂，可选用聚氨酯胶、光学环氧胶，饱和聚酯胶，聚乙烯醇缩醛胶。

（3）黏合剂不应对被粘物有腐蚀性。如：聚苯乙烯泡沫板，不能用溶剂型氯丁黏合剂。

（4）脆性较高的黏合剂不宜粘软质材料。

4．黏合剂在使用时注意事项

（1）黏合剂在使用前必须经过充分搅拌才能使用。

（2）对双组分的黏合剂要先将各组分物料分别搅拌均匀，再按规定配比准确称量，然后将两组分物料混合并再次搅拌均匀后才能使用。

（3）黏合剂不使用时不得打开容器的盖子，以防溶剂挥发，从而影响黏合剂的黏接质量。

（4）被粘物一定要清洗干净，不能有水分（除水下固化胶）。

（5）为达到黏接强度高，被粘物尽量打磨，黏接接头设计的好坏，决定黏接强度高低。

（6）黏合剂使用时，一定要现配现用，切不可留置时间太长，如属快速固化，一般不宜超过2分钟。

（7）如要强度高、固化快，可视其情况加热，涂胶时，不宜太厚，一般以0.5mm为好，越厚黏接效果越差。

（8）黏接物体时，最好施压或用夹具固定，为使强度更高，黏接后最好留置24小时。

（9）单组分溶剂型或水剂型，使用时一定要搅拌均匀。对溶剂型产品，涂胶后，一定要凉置到不大黏手为宜，再进行黏合。

（10）溶剂型黏合剂一般都是易燃品且带有对人体有害的刺激性气味，因此在施工操作现场要严禁明火和吸烟，并有良好的通风条件，以防操作人员发生中毒和引起火灾。

第二节　假肢与矫形器制作常用的工具和设备

一、工具

（一）测量工具

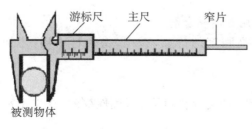

图3-2-1　游标卡尺

1．游标卡尺　一般分为10分度、20分度和50分度3种，10分度的游标卡尺可精确到0.1mm，20分度的游标卡尺可精确到0.05mm，而50分度的游标卡尺则可以精确到0.02mm。主尺上的最小分度是1mm，游标上有10个等分度，总长为主尺上的9mm，则游标上每一个分度为0.9mm，主尺上一个刻度与游标上的一个刻度相差0.1mm（图3-2-1）。

测量时，右手拿住尺身，大拇指移动游标，左手拿待测外径（或内径）的物体，使待测物位于外测量爪之间，当与量爪紧紧相贴时，即可读数。先看游标尺的零刻线在主尺的多少毫米刻度线的右边，读出所测长度的以毫米为单位的整数部分；再看游标尺上第几条刻度线与主尺上的刻线对齐,将对齐的游标尺刻线与游标尺零线间的格数乘以卡尺的精确度,就是所测长度以毫米为单位的小数部分;以上两部分相加就是卡尺的读数(图 3-2-2)。

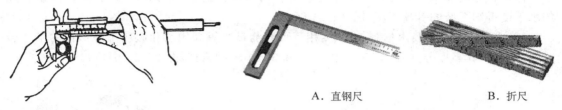

图 3-2-2　游标卡尺的使用　　　　　A. 直钢尺　　　　B. 折尺

图 3-2-3　直钢尺和折尺

2. 直角尺和折尺　直角尺和折尺上都刻有 1 mm 的尺寸刻度线,其精度为毫米。它们可以作为画直线和测量的工具。直角尺是用中碳钢制成的,两条直边之间具有较准确的 90°角。直角尺可以有刻度,也可以没有刻度,有刻度的还是常用的测量工具,画线时用作画垂直线或平行线的导向工具,也可用来找正工件在平台上的垂直位置(图 3-2-3)。

3. 钢卷尺和皮卷尺　钢卷尺和皮卷尺上都刻有 1 mm 的尺寸刻度线,其精度为毫米。它们可以作为测量物件的长度、高度和不规则物件长度等方面的工具(图 3-2-4)。

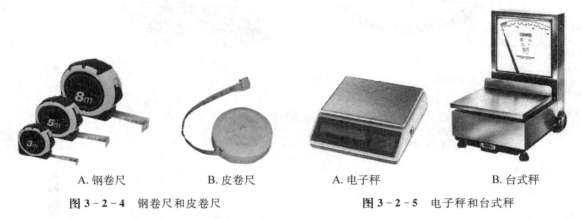

A. 钢卷尺　　　　B. 皮卷尺　　　　A. 电子秤　　　　B. 台式秤

图 3-2-4　钢卷尺和皮卷尺　　　　图 3-2-5　电子秤和台式秤

4. 秤　主要用于接受腔树脂成型技术中,各种化学物品的配方与称量。常用的称量工具为电子秤和台式秤(图 3-2-5)。

5. 其他一些专用测量工具(图 3-2-6)

(1) 内径尺:用于测量接受腔内径和深度的测量工具(图 3-2-6A)。

(2) 厚度测量计:钢或铜合金制作的刻度计,精度为 1/10 mm。测量范围为:0～15 mm(图 3-2-6B)。

(3) 量角器:为测量肢体活动范围即关节活动度的必备用具,有从测量大关节到指关节的不同型号的量角器(图 3-2-6C)。

(4) 髋规:不锈钢制作,主要用于测量关节的前后径,测量范围 0～500 mm(图 3-2-6D)。

(5) 肢体游标卡尺:专用于测量肢体各个部位的宽度和厚度,测量范围为 0～600 mm 和 0～400 mm(图 3-2-6E)。

(6) 水平尺:轻金属制作,主要用于设备的安装和假肢于矫形器对线工作台的水平测量,测量时应该将水平尺沿对角线放置在测量平面的中间(图 3 - 2 - 6F)。

(7)髋水平测量仪:主干为铝合金、上有水平尺,两侧可活动的柄为塑料。主要用于测量肢体是否等高和水平的测量工具。测量时将两边可动的塑料柄卡在腰间,通过测量骨盆的水平度得知下肢的等高情况(图 3 - 2 - 6G)。

(8)跟高木板系列:木材制作,主要用于下肢测量时等高代偿和假肢于矫形器的工作台对线的跟高,其高度分别有 5、10、15、20、25 和 30 cm 6 种系列(图 3 - 2 - 6H)。

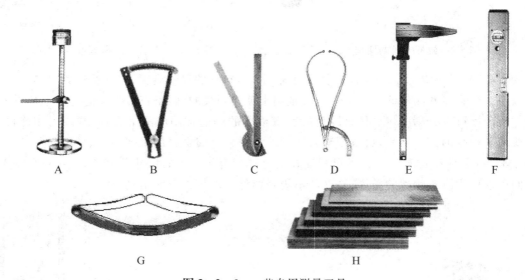

图 3 - 2 - 6   一些专用测量工具

A.内径尺;B.厚度测量计;C.量角器;D.髋规;E.肢体游标卡尺;
F.水平尺;G.髋水平测量仪;H.跟高木板系列

(二)画线工具(图 3 - 2 - 7)

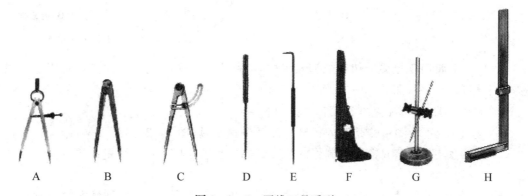

图 3 - 2 - 7   画线工具系列

A.弹簧画规;B.普通画规;C.弧形画规;D.普通画针;E.“L”形画针;
F.轮廓图画规;G.水平画规;H.高度画规

1. **弹簧画规**   用于获取准确的尺寸,也可以作为精度要求很高的画圆或圆弧、等分角等(图 3 - 2 - 7A)。

2. **普通画规**   画规在画线工作中用途很多,可画圆或圆弧、等分角及获取尺寸等

（图 3-2-7B）。

3. **弧形画规**　主要用于精度较高的画圆或圆弧、等分角及获取尺寸等（图 3-2-7C）。

4. **普通画针**　画针用中直径 4～6 mm 的钢丝制成，尖端磨锐淬火。画针的使用方法是将画针倾斜 20°～25°，尖端紧靠尺端面，均匀用力，一次画准（图 3-2-7D）。

5. **"L"形画针**　两端都可以用于画线，将长的一端固定还可以划圆或圆弧（图 3-2-7E）。

6. **轮廓图画规**　装上铅笔，垂直于身体，可以画出身体部位的轮廓图（图 3-2-7F）。

7. **水平画规**　主要用于画水平线（图 3-2-7G）。

8. **高度画规**　木制的，主要用于画身体等高线（图 3-2-7H）。

（三）手工工具

1. **锉刀**　对工件表面进行锉削加工的手工操作工具。它可以加工平面、型孔、曲面、沟槽及各种形状复杂的表面。它是钳工最基本的操作工具，由碳素工具钢制成，并经过淬火处理，其加工表面粗糙度可达 $1.6\sim0.8\ \mu m$。

锉刀由锉刀面、锉刀边和锉柄等组成。锉刀的齿纹多制成双纹，双纹锉刀的齿刃是间断的，即在全宽齿刃上有许多分屑槽，使锉屑碎断，不易堵塞锉面，锉削省力，使用较普遍（图 3-2-8）。

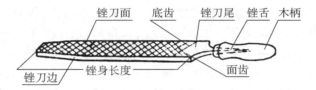

图 3-2-8　锉刀的结构

（1）按用途分类：①普通钳工锉：用于一般的锉削加工；②木锉：用于锉削木材、皮革等软质材料；③石膏锉：用于锉削石膏，进行石膏模型修型的专用锉刀（图 3-2-9）；④整形锉（什锦锉）：用于锉削小而精细的金属零件，由许多不同断面形状的锉刀组成一套（图 3-2-10）；⑤刃口锉：磨木工锯专用锉刀；⑥专用锉：如锉修特殊形状的平形和弓形的异形锉（特种锉），有直形和弯形两种。

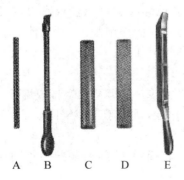

图 3-2-9　石膏锉系列

A. 圆形锉；B. 圆形锉和刀架；C. 半圆形锉；
D. 平面锉；E. 平面和半圆锉刀架

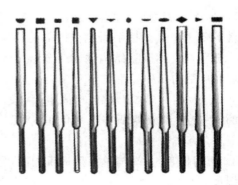

图 3-2-10　整形锉系列

（2）按剖面形状分类：扁锉（平锉）、方锉、半圆锉、圆锉、三角锉、菱形锉和刀形锉等（图3-2-11）。平锉用来锉平面、外圆面和凸弧面；方锉用来锉方孔、长方孔和窄平面；三角锉用来锉内角、三角孔和平面；半圆锉用来锉凹弧面和平面；圆锉用来锉圆孔、半径较小的凹弧面和椭圆面。

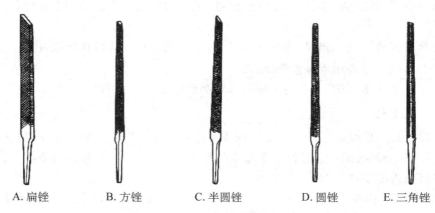

A. 扁锉　　　　B. 方锉　　　　C. 半圆锉　　　　D. 圆锉　　　　E. 三角锉

图 3 - 2 - 11　锉刀按剖面形状分类

（3）按锉纹形式分类：单纹锉和双纹锉两种。单纹锉的刀齿对轴线倾斜成一个角度，适于加工软质的有色金属；双纹锉刀的主、副锉纹交叉排列，用于加工钢铁和有色金属。它能把宽的锉屑分成许多小段，使锉削比较轻快。

（4）按每 10 mm 长度内主锉纹条数分类：Ⅰ～Ⅴ号。其中，Ⅰ号为粗齿锉，Ⅱ号为中齿锉，Ⅲ号为细齿锉，Ⅳ号和Ⅴ号为油光锉，分别用于粗加工和精加工。金刚石锉刀没有锉纹，只是在锉刀表面电镀一层金刚石粉，用以锉削淬硬金属。

每种控刀都有一定的用途，应根据被挫削工件表面形状和大小选用锉刀的断面形状和长度。选择不当，不能充分发挥它的效能，甚至会过早丧失挫削能力。

锉刀的基本使用方法：最典型的钢锉的使用方法是右手握锉柄，用力方向与锉的方向一致，左手握住锉头处。锉的方向与工件成45°，还要保持锉成水平状态（图3-2-12）。

2. **扳手**　利用杠杆原理拧转螺栓、螺钉、螺母和其他螺纹紧持螺栓或螺母的开口或套孔固件的手工工具。扳手通常在柄部的一端或两端制有夹柄部施加外力，就能拧转螺栓或螺母。扳手通常用碳素结构钢或合金结构钢制造（图3-2-13）。

（1）常用的几种扳手类型

1）单扳手：一端或两端制有固定尺寸的开口，用以拧转一定尺寸的螺母或螺栓。

2）梅花扳手：两端具有带六角孔或十二角孔的工作端，适用于工作空间狭小，不能使用普通扳手的场合。

3）两用扳手：一端与单头呆扳手相同，另一端与梅花扳手相同，两端拧转相同规格的螺栓或螺母。

4）活扳手：开口宽度可在一定尺寸范围内进行调节，能拧转不同规格的螺栓或螺母。

5）钩形扳手：又称月牙形扳手，用于拧转厚度受限制的扁螺母等。

6）套筒扳手：它是由多个带六角孔或十二角孔的套筒并配有手柄、接杆等多种附件组

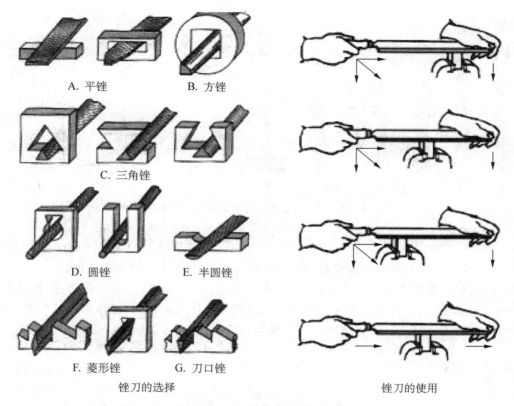

A. 平锉　　　　　　B. 方锉

C. 三角锉

D. 圆锉　　　　　E. 半圆锉

F. 菱形锉　　　　G. 刀口锉

锉刀的选择　　　　　　　　　　　锉刀的使用

图 3 - 2 - 12　锉刀的选择与使用

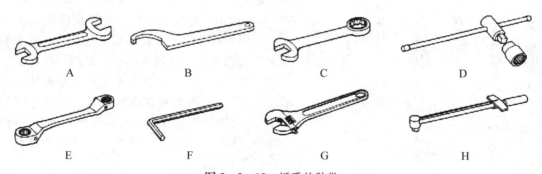

A　　　　　　B　　　　　　C　　　　　　D

E　　　　　　F　　　　　　G　　　　　　H

图 3 - 2 - 13　扳手的种类

A. 单扳手；B. 钩形扳手；C. 两用扳手；D. 套筒扳手；E. 梅花扳手；F. 内六角扳手；G. 活扳手；H. 扭力扳手

成,特别适用于拧转地位十分狭小或凹陷很深处的螺栓或螺母。

　　7) 内六角扳手:呈 L 形的六角棒状扳手,专用于拧转内六角螺钉。其规格有:1.5,2.0, 2.5,3,4,5,6,8,10,12 mm。

　　8) 扭力扳手:它在拧转螺栓或螺母时,能显示出所施加的扭矩;或者当施加的扭矩到达规定值后,会发出光或声响信号。扭力扳手适用于对扭矩大小有明确规定的装配工作。

　　9) 假肢与矫形器技术常用的一些专用扳手:见图 3 - 2 - 14。

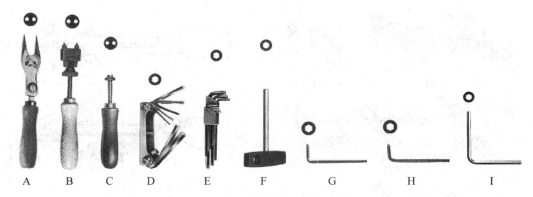

图 3 - 2 - 14 假肢与矫形器技术常用的一些专用扳手

A. 可调式插孔扳手;B. 可调式插孔扳手;C. 插孔扳手;D. 折叠式内六角扳手组合;E. L 形内六角扳手组合;
F. T 形内六角扳手;G. L 形内六角扳手;H. L 形内六角扳手;I. 等边 L 形内六角扳手

3. 起子　起子也称为螺钉旋具、改锥、螺丝刀或解刀,用来紧固或拆卸螺钉。它的种类很多,常见的有:按照头部形状的不同,可分为一字形、十字形和内六角 3 种形式;按照手柄的材料和结构的不同,可分为木柄、塑料柄、夹柄和金属柄 4 种;按照操作形式可分为自动、电动和风动等形式。

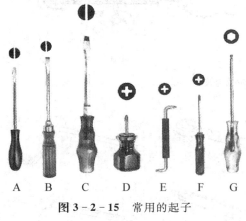

图 3 - 2 - 15　常用的起子

A. 一字形起子;B. 一字形起子;C. 一字形起子;
D. 十字形起子;E. 十字形起子;F. 十字形起子;
G. 内六角起子

(1) 常用的起子种类:见图 3 - 2 - 15。

1) 一字形起子:这种起子主要用来旋转一字槽形的螺钉、木螺丝和自攻螺丝等。它有多种规格,通常说的大、小起子是用手柄以外的刀体长度来表示的,常用的有 100 mm、150 mm、200 mm、300 mm 和 400 mm 等几种。要根据螺丝的大小选择不同规格的起子。若用型号较小的起子来旋拧大号的螺丝很容易损坏起子。使用时应注意。

2) 十字形起子:这种起子主要用来旋转十字槽形的螺钉、木螺丝和自攻螺丝等。使用十字形起子时,应注意使旋杆端部与螺钉槽相吻合,否则容易损坏螺钉的十字槽。十字形起子的规格和一字形起子相同。

3) 内六角起子:这种起子主要用来旋转内六角的螺钉。在假肢与矫形器行业中内六角的螺钉应用较普遍,因此其内六角起子运用也较多。

4) 多用途起子:它是一种多用途的组合工具,手柄和头部是可以随意拆卸的。它采用塑料手柄,一般都带有试电笔的功能。此外,还有电动起子等,在此不作一一介绍。

(2) 起子的具体使用方法:见图 3 - 2 - 16。

4. 钳子　一种用来紧固的工具,有些钳子还具有切断功能。钳子的种类很多,但是它们都有一个用于夹紧材料的部分,称之为"钳口"。钳口用杠杆控制,能够产生很大的夹紧力。钳子的种类繁多,具体有尖嘴钳、斜嘴钳、钢丝钳、断线钳、大力钳、管子钳、打孔钳等。使用钳子是用右手操作。将钳口朝内侧,便于控制钳切部位,用小指伸在两钳柄中间来抵住钳柄,张开钳头,这样分开钳柄灵活(图3-2-17)。

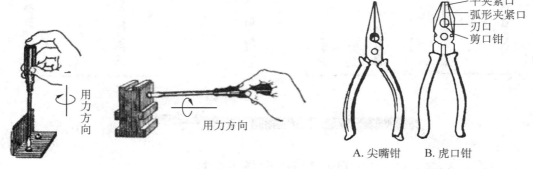

图3-2-16 起子的具体使用方法

图3-2-17 钳子的结构

（1）钳子的种类：①尖嘴钳：主要用来夹小螺丝帽,绞合硬钢线,其尖口作剪断导线之用；②虎口钳：主要作用与尖嘴钳基本相同；③斜口钳：用于剪细导线或修剪焊接各多余的线头；④剥线钳：主要用来快速剥去导线外面塑料包线的工具,使用时要注意选好孔径,切勿使刀口剪伤内部的金属芯线。

（2）钳子的使用方法：①一般情况下,钳子的强度有限,所以不能够用它操作一般手的力量所达不到的工作。特别是型号较小的或者普通尖嘴钳,用它弯折强度大的棒料板材时都可能将钳口损坏；②一般的克丝钳有3个刃口,只能用来剪断铁丝而不能用来剪断钢丝；③钳柄只能用手握,不能用其他方法加力(如用锤子打、用台虎钳夹等)(图3-2-18)。

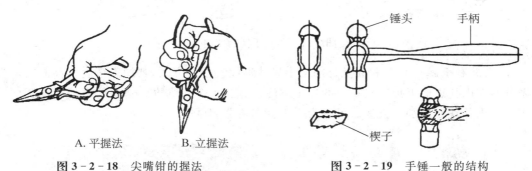

图3-2-18 尖嘴钳的握法

图3-2-19 手锤一般的结构

5. 手锤 手锤俗称榔头,是必不可少的工具。校直、錾削和装卸零件等操作中都要用手锤来敲击。

（1）手锤一般的结构：手锤由锤头和木柄两部分组成。钢制手锤的规格用锤头的重量表示,分别有0.25 kg、0.5 kg和1 kg等几种。锤头用碳素工具钢T7锻制而成,并经热处理淬硬。木柄选用比较坚固的木材制成,常用的1 kg锤头的柄长为350 mm左右。锤头安装木柄的孔呈椭圆形,且两端大,中间小。木柄紧装在孔中后,端部应再打入金属楔子,以防松脱(图3-2-19)。

（2）手锤的其他种类见图3-2-20。

（3）手锤的使用：使用时,一般为右手握锤,常用的方法有紧握锤和松握锤两种。紧握

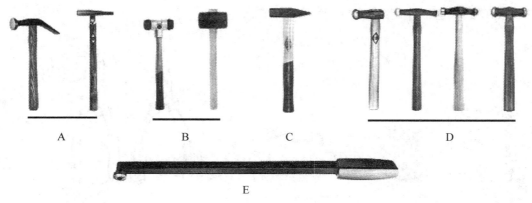

图 3-2-20　手锤的其他种类

A. 磁性铁锤；B. 橡胶榔头；C. 锻打铁锤；D. 圆头榔头；E. 铆杠

锤是指从挥锤到击锤的全过程中，全部手指一直紧握锤柄。如果在挥锤开始时，全部手指紧撮锤柄，随着锤的上举，逐渐依次地将小指、无名指和中指放松，而在锤击的瞬间，迅速将放松了的手指又全部握紧，并加快手腕、肘以至臂的运动，则称为松握锤。松握锤可以加强锤击力量，而且不易疲劳。要根据各种不同加工的需要选择使用手锤，使用中要注意时常检查锤头是否有松脱现象（图 3-2-21）。

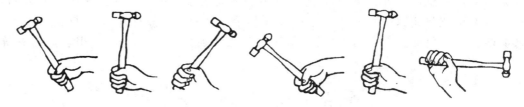

图 3-2-21　手锤的使用

6. 攻丝和套丝　攻丝和套丝是加工小尺寸螺纹常用的方法，其加工精度不高。攻丝就是用丝锥在内孔表面上加工出螺纹的加工方法。分为手攻和机攻。套丝是用板牙在圆柱表面上加工出外螺纹的加工方法。可分为手工套和机器套（图 3-2-22）。

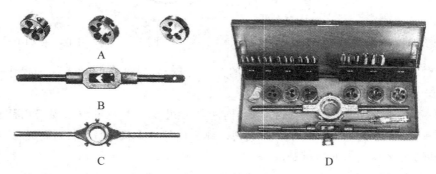

图 3-2-22　攻丝和套丝工具

A. 各种规格的板牙；B. 攻丝绞手；C. 板牙架；D. 套装的攻丝和套丝组合

（1）攻丝工具：手工攻丝常用的工具有手用丝锥和攻丝绞手。

1) 手用丝锥：手用丝锥是加工内螺纹的工具，用碳素工具钢或合金工具钢制成，有普通螺纹丝锥、圆柱管螺纹丝锥和圆锥管螺纹丝锥。丝锥表面有开槽的外螺纹，由工作部分和柄部所组成。工作部分又由切削部分和校正部分组成。切削部分呈圆锥形，有锋利的切削刃，切削负荷由多个切削刃分担，校正部分有完整的牙形，主要是用于修光和校正切削部分已切出的螺纹，具有导向作用。柄部为圆柱形，末端为方形，供夹持并传递扭矩。

2) 攻丝绞手：绞手是用来夹持丝锥的工具，常用的有普通攻丝绞手和丁字攻丝绞手两类。每类攻丝绞手又分为固定式和可调式两种。

（2）攻丝的方法（图 3－2－23）：手用丝锥由两支组成一套，分别叫头锥和二锥，两支丝锥的大径、中径和小径相同，只是切削部分的锥角和长度不同。头锥的锥角要小些，切削部分长一些，约有 6 个不完整的牙型，以便开始攻丝时容易切入。二锥切削锥角要大些，切削部分也要短些，只有两个不完整的牙型。攻盲孔螺纹时，两支丝锥应交替使用，以保证加工螺纹的有效长度。攻通孔螺纹时，只用头锥即可一次攻成。

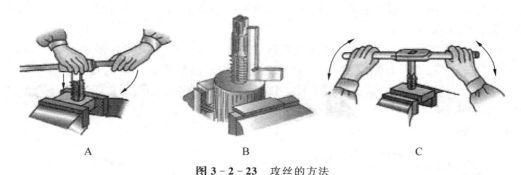

图 3－2－23　攻丝的方法

A. 起攻；B. 用直角尺测量垂直度；C. 进入正常攻丝

（3）套丝工具：套丝工具包括板牙和板牙架。

1) 板牙：俗称"钢板"，多用高速钢制成，形状与圆螺母相似，只是在靠近螺纹处钻了几个排屑孔，以形成切削刃。圆板牙的外圆表面有四个锥坑，其中两个对心锥坑用于传递扭矩；另两个偏心锥坑在板牙磨损后用于调整板牙尺寸。圆板牙由切削部分和校正部分组成。切削部分是板牙两端有切削锥角的部分，当一端磨损后，可换另一端使用。板牙的中间一段是校正部分，主要是起导向和修正作用。

2) 板牙架：又叫圆板牙绞手，板牙架是用于安装板牙进行套丝的工具，也可在板牙磨损后调节板牙尺寸。

（4）套丝操作：套丝时，板牙端面应与圆杆轴线垂直。开始转动板牙架时，要稍加压力，当板牙切入圆杆 2～3 牙时，应检查其垂直度。垂直度符合要求后，再继续起套。此时只需用双手均匀转动板牙架，让板牙自然切入，直到套丝完成。套丝过程中要经常反转，以便断屑和排屑。套丝时，一般应加切削液，这样可以提高套丝质量和延长板牙使用寿命。套丝前，应将圆杆端部倒角，以便板牙顺利切入（图 3－2－24）。

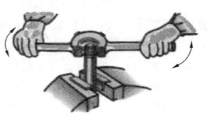

图 3－2－24　套丝操作

7. 錾子和冲子　錾子是一种靠锤子敲击来对金属工件进行切削加工的方法。这是一种原始的、古老的切

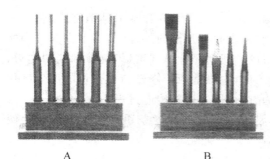

图 3 - 2 - 25 冲子和錾子系列
A. 冲子系列;B. 錾子系列

削工具。在现代机械加工迅猛发展的今天,錾子仍然没有被淘汰(图3－2－25)。

(1)錾子的种类:一种用碳素钢锻成,并经过热处理。常用的有3种:①扁錾:主要用来錾削平面,去除毛刺和分割板料等;②尖錾:主要用来錾削沟槽及分割曲线形板料;③油槽錾:主要用来錾削平面或曲面上的油槽。

(2)錾子的使用:錾削时眼睛应注视工件的錾削部位及錾刃,不可看手锤或錾柄尾端。挥锤时手臂放松,学会使用腕力。錾子与工件之间的夹角要适度,錾子倾斜过大,会使錾削切入过深;倾斜太小不能切入,容易滑脱。

冲子是一种靠锤子敲击来清除铆钉的工具。

8. 手锯 手工锯割的主要工具,可用于锯割零件的多余部分,锯断机械强度较大的金属板、金属棍或塑料板等。

(1)手锯的结构和种类:手锯由锯条和锯弓组成。锯弓用以安装并张紧锯条,由钢质材料制成。锯条也用钢质材料制成,并经过热处理变硬。锯条的长度以两端安装孔的中心距离来表示,我们常用的是300 mm的一种。锯条的锯齿有粗细之分,通常以每25 mm长度内的齿数来表示,有14、18、24和32等几种。

(2)手锯的使用:见图3－2－26。

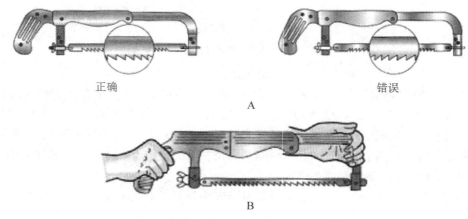

正确   错误

A

B

图 3 - 2 - 26 手锯的使用
A. 锯条的安装;B. 手锯的握法

1)锯条的安装:锯条要装得平正,没有扭曲,松紧也要适宜,否则会造成锯条折断、锯径不直,一般用手拨动锯条感觉硬实即可。如果锯缝超过锯弓高度时,可将锯条与锯弓呈90°安装。

2)锯割时的握锯与站姿:右手握紧银柄,左手轻扶锯弓前端,锯割时右手主要起控制锯弓运动的作用,左手配合右手扶稳锯弓,轻施压力,起辅助作用,推锯是工作行程,双手应对锯弓施以压力,回锯是非工作行程,不施压力。锯割时,操作者站在台虎钳纵向中心线左侧,身体偏转约45°,左脚向前跨小半步,重心偏于右脚,两脚自然站稳,视线落在工件的锯割线上。

3）起锯：起锯是锯割的开始，起锯的好坏直接影响锯割质量。起锯时，锯条与工件表面的角度要小，以不超过 15°为宜。如果角度太大，锯齿易被工件棱边卡住。起锯时的压力也要小，速度要稍慢。往复行程要短。为了起锯平稳和准确，左手拇指尖可平放在待锯线边上、指甲松靠在锯齿以上光滑部分，以引导锯条切入。

4）推锯：推锯时锯弓的运动方式有两种：一种是直线运动，适用于锯缝底面要求为平直的或薄壁的工件；另一种是锯弓可上下摆动，这样可减少切削阻力，提高锯割效率，适用于厚壁的工件。

5）收锯：收锯是锯割的结束，工件将要锯断时，应注意收锯，此时用力要小、速度放慢，用左手扶住即将锯下的部分，直到锯断为止。

（3）注意事项：①不同的加工对象，选择不同的锯；②锯割的准确性；③正确固定被锯割的零件。

9. 打孔器　指专门用于打孔的工具。假肢与矫形器技术上常常要用打孔器在皮革、尼龙搭扣、塑料板材、织物等上面打孔。其大小规格从 1 mm 到 25 mm 不等（图 3 - 2 - 27）。

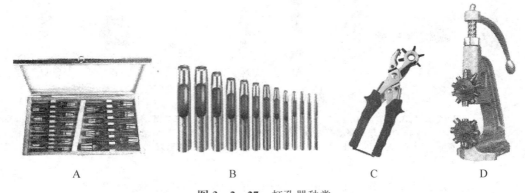

图 3 - 2 - 27　打孔器种类

A. 打孔器系列；B. 打孔器系列；C. 钳式打孔器；D. 摇臂式打孔器

10. 剪刀　用于剪切皮革、织物、石膏绷带、袜套、薄膜等物品的工具（图 3 - 2 - 28）。

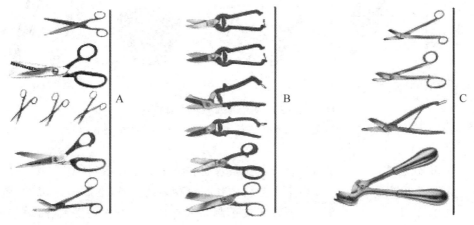

图 3 - 2 - 28　常用的剪刀系列

A. 缝纫剪刀系列；B. 皮革剪刀系列；C. 石膏绷带剪刀系列

11. **刀具系列** 用于切割、修剪和加工常用工具(图3-2-29)。

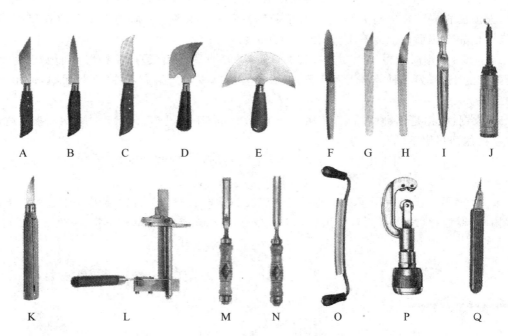

图3-2-29 刀具系列

A. 皮工刀;B. 皮工刀;C. 皮工刀;D. 方形皮工刀;E. 半圆形皮工刀;F. 刮刀;G. 鞋工刀;
H. 鞋工刀;I. 石膏绷带刀;J. 刮边刀;K. 切割刀;L. 修边切刀;M. 平凿刀;
N. 半圆凿刀;O. 狐狸刮刀;P. 管切刀;Q. 修剪刀

12. **石膏模型修型工具** 专用于石膏模型修型的工具系列(图3-2-30)。

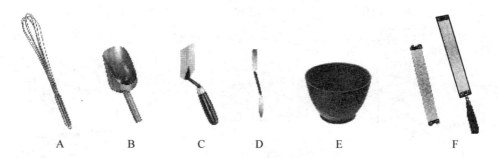

图3-2-30 石膏模型修型工具系列

A. 石膏胶棒;B. 石膏瓢;C. 石膏铲刀;D. 石膏调刀;E. 橡胶碗;F. 石膏打磨纱网

13. **矫形器专用工具** 专用于矫形器支条弯曲和校正的工具系列(图3-2-31)。

14. **夹具及固定工具** 主要用于夹持物体和固定物体的工具(图3-2-32)。

15. **皮工常用的一些工具** 主要用于皮革制品缝制与加工制作的工具(图3-2-33)。

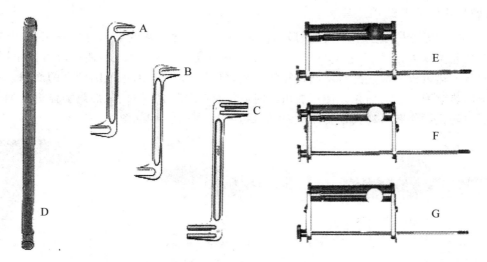

图 3 - 2 - 31 矫形器专用工具

A. 马口扳手;B. 马口扳手;C. 马口扳手;D. 扭杠;E. 平行校正器;F. 平行校正器;G. 平行校正器

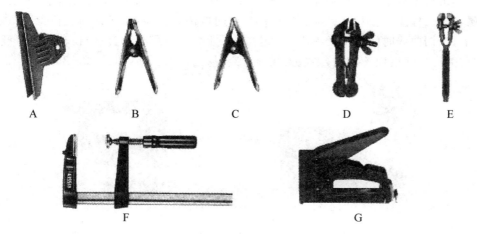

图 3 - 2 - 32 夹具及固定工具

A. 弹簧夹;B. 弹簧夹;C. 弹簧夹;D. 手钳;E. 手钳;F. 螺旋夹;G. 射钉枪

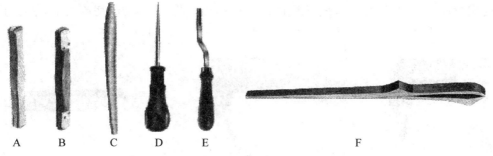

图 3 - 2 - 33 皮工常用的一些工具

A. 压槽器;B. 压槽器;C. 折边棒;D. 锥子;E. 去边器;F. 缝纫夹板

（四）常用的电动手工具

1. **热风枪** 热风枪是一种对假肢与矫形器进行局部加热变形的电加热工具。热风枪产生的热风温度可以调节,温度可以达700℃。热风枪上有温度刻度,使用时可以按照要求进行调节。热风枪一般还配有不同口径的喷嘴,口径大的用于加热范围较大的面积,口径小的用于加热范围较小的面积。使用热风枪时应注意:不要将喷嘴接触加热物体进行加热;使用过程中防止烫伤和烧坏其他物品;使用完后,应及时关闭电源(图3-2-34)。

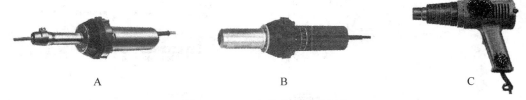

图3-2-34 各种款式的热风枪

A. 小口径热风枪;B. 大口径热风枪;C. 手枪式热风枪

2. **曲线锯** 曲线锯是一种手持式的电动工具,曲线锯可按各种曲线(当然也可以是直线)在各类板材上锯割出具有较小曲率半径的几何图形,更换不同齿型的锯条,可以锯割木材、金属、塑料、橡皮、皮革、纸板等。使用曲线锯时应注意:应将曲线锯的底板紧紧压在加工的工件上;在锯曲线时曲线半径不应该太小,如果曲线半径很小,应该先在转角处打孔;曲线锯切割时推进的速度应该均匀,不能太快,否则容易使锯条折断(图3-2-35)。

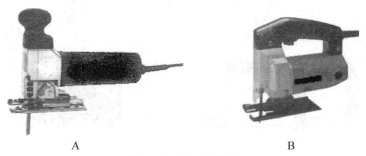

图3-2-35 曲线锯

A. 手推式曲线锯;B. 手握式曲线锯

3. **震动锯** 震动锯一般既可以用于切割石膏绷带,又可以用于加工塑料板材和树脂材料。使用时应注意:将锯片轻微地压向加工的物件,直至将其切割开;切割之前,最好在加工的工件上事先画好切割线,以免造成不必要的失误(图3-2-36)。

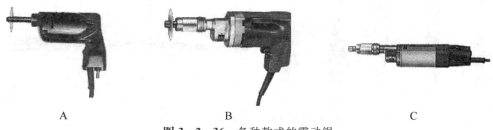

图3-2-36 各种款式的震动锯

A. 电震动锯;B. 手枪式震动锯;C. 直式震动锯

4. 手电钻和角向磨光机　手电钻主要用于一般性孔径的钻眼,它方便实用;手电钻使用方法:按钻孔尺寸要求,选择合适的自定心钻头,拧紧夹头,用手的虎口按压在符合人体工程学的柄部,使作用力和作用点在一条直线上,钻孔时压力要适中。角向磨光机适合于焊接工程中焊接前的坡口、焊缝及焊接后缝表面的修磨、金属表面修磨或金属薄板、小型钢的剖割。使用时可根据不同需要,换上钢丝轮或磨盘上粘贴不同程度的砂纸、抛光布,进行不同的工作:金属表面的除锈和磨光、喷漆腻子底层的磨平、非金属表面的砂磨和抛光(图3-2-37)。

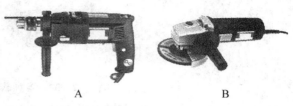

图3-2-37　手电钻和手电打磨机

A. 手电钻;B. 手电打磨机

二、基本设备

1. 钳工常用的基本设备　有钳台、虎钳、砂轮机和钻床等。

(1)钳台:又称钳桌,是钳工专用的工作台,用于安装虎钳并放置工件、工具。

(2)虎钳:是用来夹持工件的,有台虎钳、机用平口钳及手虎钳等。台虎钳固定在钳台上,机用平口钳是放在钻床等机床的工作台上夹持工件的。台虎钳又分固定式和回转式两种。虎钳的大小是以钳口的长度来表示的。常用的有100 mm、127 mm、150 mm 3种规格。手虎钳则用于夹持轻巧的小工件,并用手把持。

虎钳使用注意事项有(图3-2-38):①在钳台上安放虎钳时,应使固定钳身的钳口工作面处于钳台边缘之外,这样便于夹持长条形工件,强力作业时,应使作用力朝向固定钳身,以免过多增加丝杆螺母的负荷;②夹持工件时用手扳紧即可,不得用加力杆或敲击,以免损坏丝杆、螺母,同时工件夹紧的程度要合适,注意防止夹伤工件表面;③虎钳在钳台上要固定牢靠,同时板紧锁紧螺钉。不能用手锤敲击活动钳身。

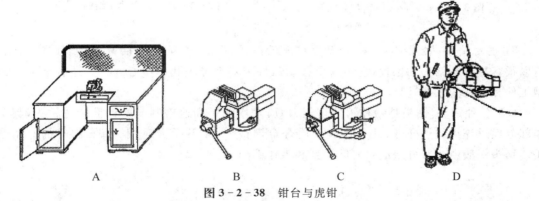

图3-2-38　钳台与虎钳

A. 钳台;B. 固定式虎钳;C. 回转式虎钳;D. 虎钳高度确定法

(3)砂轮机:主要用来磨削錾子、钻头等工具或刀具,也可用来修磨小型零件。砂轮机是一种高速旋转设备,使用时应遵守操作规程,注意安全(图3-2-39)。

(4)钻床:常用的钻床有台式钻床、立式钻床、摇臂钻床3种(图3-2-40)。

1)台式钻床:简称台钻,是一种有工作台的小型钻床,其最大的钻孔直径在13 cm以下,主要加工小型工件的小孔。由于钻孔直径较小,其主轴的转速较高,一般为400～1 000 r/min,其

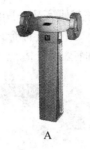
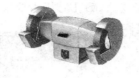
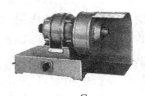

图3-2-39　各种款式的砂轮机

A. 立式砂轮机；B. 台式砂轮机；C. 带防护罩的台式砂轮机

主轴的进量可以通过手柄控制。在钻孔前要调整好钻头与工件之间的距离，调整好后要固定锁紧工作台（图3-2-40A）。

2）立式钻床：简称立钻，是一种安装在地面上的中型电钻，与台钻相比，其功率较大、钻孔直径较大、加工精度较高。主要适合于加工中型工件较大的孔（图3-2-40B）。

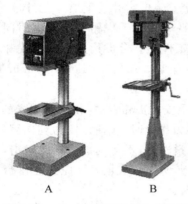

图3-2-40　台式钻床与立式钻床

A. 台式钻床；B. 立式钻床

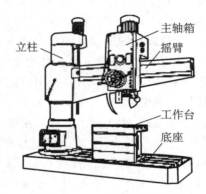

图3-2-41　摇臂钻床结构

3）摇臂钻床：摇臂钻床有一个绕立柱旋转的摇臂和一个能够在摇臂上移动的主箱轴，所以很容易调整钻头的位置，它不需要移动工件来对准加工孔的中心。主要适合于加工大型工件和多孔的工件（图3-2-41）。

（5）各种钻头：钻头是钻孔用的切削刀具，常用的是高速钢制成的标准麻花钻头，其工作部分经过淬火的热处理，此外还有硬质合金钢钻头，加工不锈钢、木材、石料等的专用钻头。钻头一般由3部分组成：柄部、颈部和工作部分（图3-2-42）。

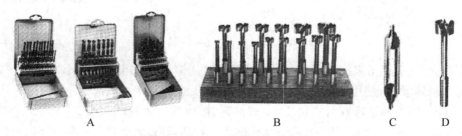

图3-2-42　各种型号和规格的钻头

A. 各种不同型号的麻花钻头；B. 各种不同型号的扩孔钻头；C. 中心钻头；D. 扩孔钻头

2. 取型装置　一般有矫形器取型夹和下肢假肢取型架,当然有它们取石膏模型时较为方便,但没有它们还是可以照样取型,只不过需要的是技术和人手而已(图3-2-43)。

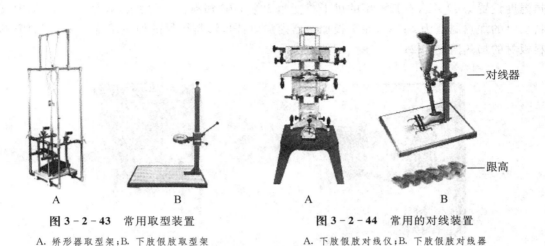

图3-2-43　常用取型装置

A. 矫形器取型架;B. 下肢假肢取型架

图3-2-44　常用的对线装置

A. 下肢假肢对线仪;B. 下肢假肢对线器

3. 对线装置　对线一般有工作台对线、静态对线和动态对线3种,但工作台对线尤为重要,它要求完全按照人体生物力学的原理和假肢与矫形器技术的相关知识进行操作,可见其技术性极强,为了简化这些技术操作,一般采用对线装置进行(图3-2-44)。

4. 抽真空设备及工具　它们有真空泵、真空管、电烙铁等,其中电烙铁是用于制作积层树脂接受腔抽真空时要用PVA薄膜套的制作。真空泵有普通型和数字型两种,真空管一般采用镀锌钢制作而成(图3-2-45)。

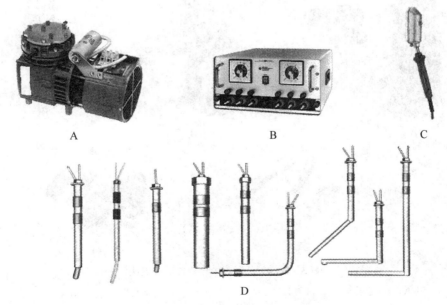

图3-2-45　抽真空主要设备及工具

A. 真空泵;B. 数字真空泵;C. 电烙铁;D. 各种形式的抽真空管

5. **加热成形设备** 加热成形设备主要是烘箱和平板加热器,烘箱一般用于 PE 泡沫板材、石膏模型、塑料接受腔的加热,但各自的加热温度不同,在烘箱内加热:PE 泡沫板材的加热温度设置为 110℃,石膏模型的烘干温度为 60℃,PE 塑料板材的加热温度为 165℃,PP 塑料板材的加热温度为 185℃;在平板加热器内加热:PE 塑料板材的加热温度为 185℃,PP 塑料板材的加热温度为 215℃(图 3-2-46)。

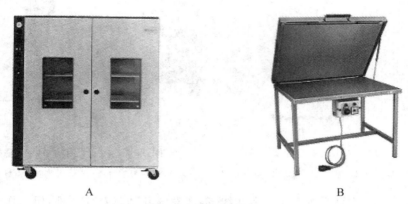

图 3-2-46 常用的加热成形设备

A. 烘箱;B. 平板加热器

6. **打磨设备** 打磨设备主要是专用的打磨机(图 3-2-47)。

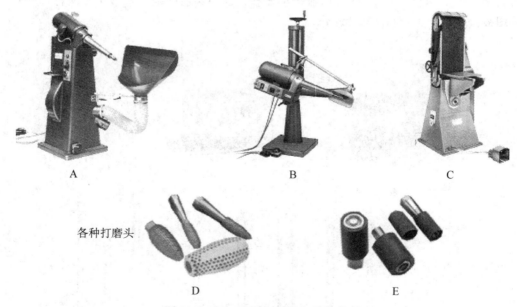

图 3-2-47 主要打磨设备及打磨头

A. 吸尘式打磨机;B. 可调式打磨机;C. 平面打磨机;D. 金属打磨头;E. 砂纸打磨头

7. **缝纫设备** 缝纫设备主要是缝纫机,缝纫机一般有家用缝纫机、电动缝纫机、皮工缝纫机等(图 3-2-48)。

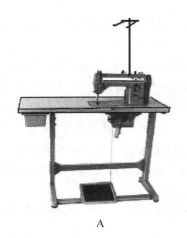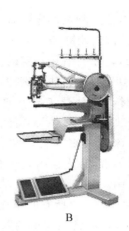

　　　　　　A　　　　　　　　　　　　　　　　B

图 3 - 2 - 48　主要的缝纫设备

A. 电动缝纫机；B. 电动皮革缝纫机

三、常用工艺简介

　　各种制作的工艺种类繁多，这里主要简介加工制造领域的常用工艺，了解其主要特点及用途，以帮助我们懂得如何选择工艺。这对于今后进一步学习和实践设计都是很有必要的。

　　1. **木工工艺**　包括锯割、刨削、凿削、砍削、钻削等加工方法，钉连接、榫连接、胶连接、活动连接等连接方法，以及画线、测量、制作等方面的一些操作方法。适用于一切木制品的生产制作。旋转体木制品可用木工车床制作。

　　2. **钳工工艺**　包括锯、挫、錾、刮、研、钻孔、攻丝、套丝等加工方法和铆接、黏接、螺栓联接等联接方法，以及画线、测量、按照各种配合方式将零件装配成整体的方法等。主要适用于机械制造和装配、机械维修以及不适机床加工的各种金属加工制作。

　　3. **机械加工工艺**　使用各类机床设备及相应的工具和专用夹具对各种零件所进行的加工工艺。其种类如下。

　　（1）车工工艺：主要应用于使用车床加工旋转体零件，如轴套类零件等。

　　（2）刨工工艺：主要应用于使用刨床加工零件的平面，如平板、机身床面等。

　　（3）镗工工艺：主要应用于使用镗床加工零件的内圆孔，如箱体类零件的内圆孔等。

　　（4）铣工工艺：主要应用于使用铣床加工各种异形或凹槽等，如齿轮的齿面、零件的键槽等。

　　（5）磨工工艺：主要应用于使用磨床对零件表面的精加工。

　　4. **焊接工艺**　利用高温和焊接材料将分离的零件（或材料）融合在一起形成整体的制造方法。主要适用于各种金属框、架等结构的连接，如桥梁、房屋等的钢架，钢板焊接的机械零件，自行车的车架等等。

　　5. **铸造工艺**　将铁或其他金属熔化成液体，浇注入一定的型腔中，以获得一定形状的零件的制造方法。主要适用于制作那些外表形状比较复杂而不太规则的黑色金属和有色金属零件毛坯。有些零件的成品，也可采用精密铸造的方法获得。

　　6. **锻造工艺**　将金属材料加热到一定的温度使其软化，然后通过锤打、锻压改变其形状，使其符合预定要求的制造方法，有自由锻和模锻。主要应用于制作钢制零件毛坯，如轴套、曲轴等。

7. **冲压工艺** 利用冲床结合模具将具有较好延展性的金属冲压成型的制造方法。例如金属盘、碗、门扣、铰链等都是冲压成型的。

8. **热切割工艺** 利用一定的设备将化学能、电能、光能转化为热能产生瞬间高温熔化金属材料的一种切割加工方法。例如,氧割,主要应用于下料;激光加工,主要应用于精细加工。

9. **金属材料热处理工艺** 通过"加热-冷却"多操作程序改变金属材料的金相组织结构,使其物理性能(如硬度、韧性等)得到改变的方法。广泛应用于机械零件、五金工具的处理。

10. **表面涂覆处理工艺** 它有多种。例如,涂喷油漆,广泛应用于木制品、金属制品,起到增强外表美观,防止金属氧化腐蚀等作用;还有涂覆一层金属,如镀铝、镀锌,起到改善外观和防腐作用。

11. **皮革工艺** 包括有原料皮、鞣前准备、鞣制、复鞣与中和、皮革染色与加油、皮革干燥与整理、皮革涂饰、常用皮革的制造技术等。

（肖晓鸿）

思考题

1. 材料分为几类? 材料的性能有哪些?
2. 碳素钢的种类有哪些? 其基本性能如何?
3. 合金钢的种类有哪些? 其基本性能如何?
4. 铝合金的种类有哪些? 其基本性能如何?
5. 铜合金的种类有哪些? 其基本性能如何?
6. 钛合金的种类有哪些? 其基本性能如何?
7. 木材分为哪几大类? 其基本性能如何?
8. 木材的基本特性有哪些? 木材如何保存?
9. 皮和革如何区分?
10. 皮革的鞣制方法有哪些? 其各自鞣制的皮革有什么特点?
11. 生石膏和熟石膏之间有什么区别? 它们之间的化学反应方程式是什么?
12. 影响石膏凝固和干燥的因素有哪些?
13. 简述常用的橡胶种类和基本性能。
14. 简述热固性塑料与热塑性塑料之间的区别。
15. 简述常用的热塑性塑料的性能及用途。
16. 简述低温塑料板材的性能和使用方法。
17. 简述常用织物材料的种类和基本性能。
18. 简述常用黏合剂材料的种类和基本性能。
19. 简述游标卡尺的使用方法。
20. 简述手锯的使用方法。
21. 简述钳台的使用方法及使用。
22. 曲线锯与振动锯使用方法及切割的材料各是什么?
23. 简述假肢与矫形器制作一般要用到的工艺。

上肢假肢

1. 熟悉假肢的历史;了解假肢的分类。
2. 了解手部假肢、腕离断假肢、前臂假肢、肘离断假肢、上臂假肢、肩离断假肢。
3. 掌握不同部位的上肢截肢适合安装何种类型的功能性假肢。
4. 熟悉上肢假肢的基本结构,如手部装置、腕关节、肘关节、肩关节、上肢假肢的接受腔等。
5. 了解上肢假肢的接受腔的取型方法和技巧。
6. 了解上肢假肢悬吊装置和控制系统。
7. 了解上肢假肢的制作方法。

第一节　假肢的概述

一、假肢的历史

假肢(prosthesis):为截肢者或肢体不全者弥补肢体残损和代偿其功能而设计、制造和装配的人工假体。

假肢矫形器业有着悠久的历史,从人类有伤残以来,就一直有人在寻找残肢的替代品和补偿品。英国科学家在一具有 3 000 年历史的古埃及女性木乃伊身上找到一个假脚趾,它是迄今为止所发现的最古老的假肢。这个假脚趾由木头和皮革制成,用皮绳捆在埃及一位贵妇人木乃伊身体的脚上。有人认为它是作为葬礼的一部分,在人死后安上去的,因为这样可以帮助死者的灵魂行走。事实上,它却十分灵活,完全可以帮死者在生前行走,从而克服无大脚趾的缺陷。另外,据埃及古物学家观察,它还有磨损迹象,并且这个假足趾还有连接的关节,就像真的一样(图 4-1-1)。

在此以前,一些科学家认为约公元前 300 年罗马人用青铜打造的一条假腿,即"罗马卡普阿腿"是人类历史上最早的假肢之一,当初,它被保存在伦敦皇家外科学院内,却在第二次世界大战期间毁于德国空军的轰炸。还有公元

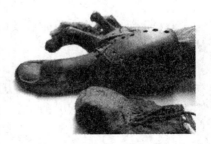

图 4-1-1　最古老的假肢

200多年前,古罗马将军的手断了,他让锻工做了一个铁手,手指每个关节还能活动,这只假手还完好地保留在德国的博物馆里。

公元前300年,古希腊一名医生就想出并制作了矫治足内、外翻的支具。但是,一直到中世纪,在假肢的医学研究方面并没有什么进展。到了15世纪,随着锻造业的问世,开始出现用在假肢上的金属支条。1502年,德国一名叫果茨(Götz)骑士的手断了,他让锻工做了一个铁手,手指关节能活动,臂肩也是铁的(图4-1-2)。还有一个因战伤致残的公爵也在作坊里做了件锻打的假腿。以后慢慢地出现了制作假肢的行业。1656年,在柏林成立了世界上第一个假肢行会。在当时以手工业为主的行业中,假肢手工业占有相当重要的地位。

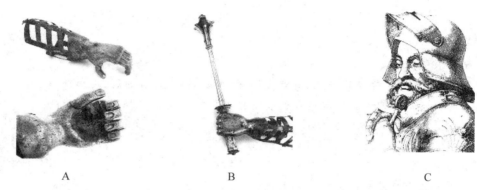

图4-1-2　一只1502年的德国人假手

A. 古老的假手;B. 假手还可以拿起兵器;C. 假手的主人——果茨

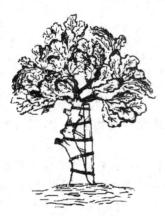

图4-1-3　假肢与矫形器技术的标志

1742年,法国医生Andry设计出假肢与矫形器技术的符号,即一棵弯曲的树用棍子支撑着,这说明假肢与矫形器的概念已经形成,从此此图案成为假肢与矫形器技术的标志(图4-1-3)。

德国有一个名叫约翰·海涅的人,第一个提出如果没有腿应该设法用假腿走路的主张。海涅于1801~1824年建立了一个假肢小作坊,他与有名的医生协作,制造出带铰链关节的假肢。在海涅去世后的1838年,一个名叫黑辛的人诞生。他开设了一个小医院,主要从事脊椎侧弯矫形器的制作和产品装配。在历史上,海涅和黑辛对假肢业的贡献最大,被奉为假肢与矫形器技术的"奠基人"。现代社会对假肢与矫形器技术作出贡献的人被授予最高奖赏的奖章(分金质、银质、铜质三级),就带有他们两人的头像。

1. 15世纪以前　当时假肢由制造铠甲的武器制造者制作,所以这些假肢材料都是由铁制成的。

2. 15~17世纪　开始用木制假腿接受腔,膝关节用金属,完成了一次大飞跃。

3. 第一次世界大战后　德国战伤者中约有6.9万人为截肢者,这些人的社会复归问题刺激了德国假肢装配业的发展。

4. 第二次世界大战后　美国、苏联、日本的假肢业得到了很大的发展,采用合金、塑料等新型材料成功研制了各式现代假腿。

5. 20世纪60年代　以德国OTTO-BOCK为代表,推出具有革命性的组件式下肢假肢。

6. 70年代　工业发达国家都相继推出了各自的组件式假肢,把电子、气压、液压等技术引入假肢领域。

7. 80年代　假肢的钛合金化、碳纤维化和计算机智能化。

8. 90年代　假肢技术更加完善,各种产品更加丰富。

9. 21世纪后　假肢技术的发展更迅速。接受腔与残肢界面产品的研究和开发,使残肢使用更舒适、对假肢的控制更好、残肢的受力分布更均匀以及下肢假肢的计算机智能化控制更精密、更科学合理、更趋于人性化等。

二、假肢的分类

(一)按结构分类

1. **壳式假肢**　亦称外骨骼假肢(exoskeletal prosthesis),它是用外壳来承重和传导力量,外壳的形状是根据人体的形状制作的,使用的材料一般为木材、铝合金、塑料板材或合成树脂等。传统假肢一般采用的是壳式假肢结构,但现代假肢有时也采用壳式假肢结构(图4-1-4)。

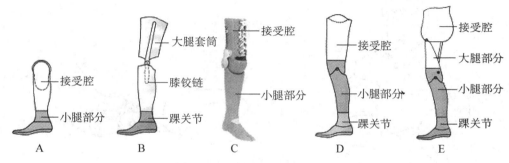

图 4-1-4　各种壳式下肢假肢

A. 壳式小腿假肢;B. 壳式带膝铰链的小腿假肢;C. 壳式膝离断假肢;D. 壳式大腿假肢;E. 壳式髋离断假肢

2. **骨骼式假肢**　亦称内骨骼假肢(endoskeletal prosthesis),它里面是由连接管、连接件、关节等作为假肢的中心轴来承重和传导力量,外面是由装饰性的泡沫而组成,这种结构与人体的骨骼结构类似,因此称为骨骼式假肢。骨骼式假肢可以容易实现组件式、系列化、批量化的生产与加工,也便于组装与维修,是现代假肢的主流结构(图4-1-5)。其主要优缺点如下。

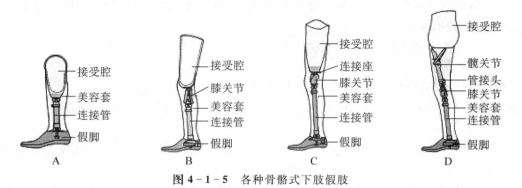

图 4-1-5　各种骨骼式下肢假肢

A. 骨骼式小腿假肢;B. 骨骼式膝离断假肢;C. 骨骼式大腿假肢;D. 骨骼式髋离断假肢

（1）骨骼式假肢的优点：①可任意选择符合患者要求的各种假肢零部件，从而达到最佳的使用效果；②可以在假肢安装好之后，或根据患者的实际情况进行对线与调整；③可以实现假肢的标准化与批量化；④可以大大延长假肢的使用寿命，便于维修与制作；⑤可以使假肢更加人性化、科学化。

（2）骨骼式假肢的缺点：①零部件价格偏高，容易造成以次充好；②外面的装饰性泡沫容易破损。

3. 植入式骨整合假肢　这种假肢是假肢装配技术的"革命"。它彻底解决了通过接受腔和软组织传递力，生物力学不合理的弊端，而且假肢的装配可在截肢手术的同时进行。骨植入式假肢由以下两个主要部分组成。

（1）中间植入体：由生物相容材料制成，是经皮植入残肢骨腔内的部分，与残肢骨实现骨性结合，其伸出端由生物活性材料做经皮密封。

（2）与中间植入体的伸出端相连接的、特殊设计的外部假肢：上肢骨植入假肢具有肌电控制和触滑觉的功能，假手可以主动旋腕；下肢具有过载保护和对线装置。以植入式骨整合前臂假肢为例，见图 4-1-6。

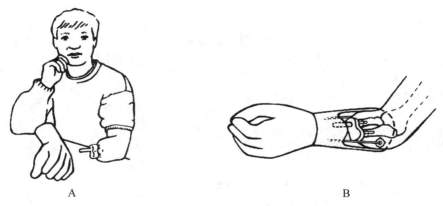

A   B

图 4-1-6　植入式骨整合前臂假肢

A. 植入式骨整合前臂假肢；B. 植入式骨整合前臂假肢的结构

（二）按功能分类

1. **上肢假肢**

（1）装饰性上肢假肢：以恢复肢体外观为主、恢复肢体机能为辅的轻量化、手感好的假肢。如假手指、假手掌等。

（2）工具性上肢假肢：指安装劳动作业用的手指头装置。以结实、耐用为主，外观为辅，如万能工具手等。

（3）功能性上肢假肢：既具有良好的代替功能又具有良好的外在装饰性。包括：①自身力源上肢假肢，如索控手；②体外力源上肢假肢，如电动假手、气动假手、肌电假手等。

2. **下肢假肢**

（1）装饰性下肢假肢：如为足趾截肢患者制作假足趾，尽管它是属于装饰性下肢假肢，但还是有一定的功能。

（2）临时假肢：指术后早期安装的下肢假肢，它是用临时接受腔和其他基本假肢部件组装的简易式假肢。临时假肢主要用于截肢术后早期安装,其接受腔是临时的,而假肢零部件还可以作为后来的正式假肢的零部件使用。一般用于残肢功能训练、促使残肢尽早定型或检查假肢的对线情况及功能。在残肢逐步达到定型的过程中,有时需更换一个或一个以上的接受腔(图4-1-7)。

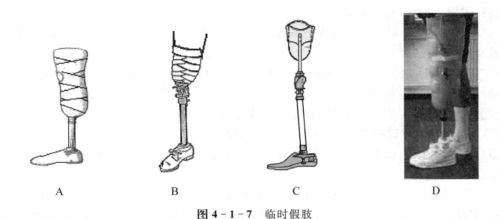

图4-1-7 临时假肢

A.术后即装临时小腿假肢;B.术后即装临时大腿假肢;C.组件式临时大腿假肢;D.充气式临时假肢

1)术后即装临时假肢:截肢者在截肢手术结束后马上安装的假肢即为术后即装临时假肢。术后即装临时假肢一般是在硬石膏绷带下面直接安装假肢零部件,它使患者从截肢后的第一天起就可以行动。它不仅可以加快残肢伤口的愈合,促进残肢的定型,而且可以减少残肢的肿胀,减轻残肢痛和幻肢痛,减少患者因长期卧床而产生的并发症,同时还可以减轻患者的心理障碍,提高患者康复的自信心,加快患者康复出院的进程。但是,由于其要求手术医生、护士、假肢师、康复治疗师等康复工作人员在手术前制订完整详尽的手术,以及假肢安装、康复护理、康复训练等康复计划,并要求技术熟练的专业技术人员随时在场,因此,其装配受到了一定的制约。

2)充气式临时假肢:它是由一个固定的框架和一个可以充气的袋子组成,下面连接假肢零部件,将充气袋子套住残肢,放在框架内,然后开始充气,这样残肢就可以固定在这个临时假肢上。一般充气式临时假肢是在截肢24小时后开始使用。

3)组件式临时假肢:它一般由塑料板材或树脂做成的接受腔与假肢零部件组装而成,塑料板材可以是低温塑料板材,也可以是高温塑料板材。其装配一般是在截肢14天后,即患者的残肢伤口拆线后进行。

(3)正式假肢:指为长期正常使用而制作的定型假肢,也称为永久性假肢。安装永久性假肢的条件是经过包括安装临时假肢在内的各种截肢术后处理,残肢已基本定型后安装的假肢。一般截肢患者的残肢要在3个月以后才基本定型,因此,这时需要制作一个能够主要从事日常生活、工作和其他需要的正式假肢。这种假肢安装完毕后一般不再需要过多的修改和调整。除材料选用、制作工艺、接受腔适合以及对线调整均需达到一定要求外,还具有较好的外观。

(4)特殊用途下肢假肢:用于特殊目的的下肢假肢,如运动假肢、沐浴假肢、游泳假肢、滑雪假肢、登山假肢等。

(三)按截肢部位分类

1. 上肢假肢 上肢包括手和臂,在日常生活和劳动中担负着极其重要的功能,任何部位的上肢截肢都会给患者带来生活、工作困难及学生的精神负担。因此,上肢截肢者迫切需要有良好的假肢来代偿失去的功能。一个好的上肢假肢应该达到功能好、外形逼真、操纵随意、轻便、耐用、可以自行穿脱的基本要求。

(1)肩离断假肢:包括 3 个方面的截肢:①肩胛带截肢;②肩关节离断;③上臂截肢,上臂极短残肢,残肢长度小于 30%。

(2)上臂假肢:上臂截肢,上臂中、短残肢,残肢长度为 30%～90%。

(3)肘离断假肢:包括 3 个方面的截肢:①上臂截肢:上臂极长残肢,残肢长度大于 90%;②肘关节离断;③前臂截肢:前臂极短残肢,残肢长度小于 35%。

(4)前臂假肢:前臂截肢,前臂中、短残肢,残肢长度为 35%～80%。

(5)腕离断假肢:包括两个方面的截肢:①前臂截肢:前臂极长残肢,残肢长度大于 80%;②腕关节离断。

(6)手部假肢:包括两个方面的截肢:①假手指:手指截肢;②假手掌:掌骨截肢。

2. 下肢假肢 从骨盆以下趾关节以上的任何部位截肢所装配的假肢,都称为下肢假肢。下肢的主要功能是站立、步行、跑、跳。目前大多数下肢假肢还仅能弥补下肢缺陷,完成支持和行走。下肢假肢的基本结构是由假足、关节、接受腔和悬吊装置等组成。

(1)髋离断假肢:包括 3 个方面的截肢:①半骨盆截肢;②髋关节离断;③大腿截肢:大腿极短残肢,残肢长度小于 30%。

(2)大腿假肢:大腿截肢,大腿中、短残肢,残肢长度为 30%～85%。

(3)膝离断假肢:包括 3 个方面的截肢:①大腿截肢:大腿极长残肢,残肢长度大于 85%;②膝关节离断;③小腿截肢:小腿极短残肢,残肢长度小于 30%。

(4)小腿假肢:小腿截肢,小腿中、短残肢,残肢长度为 30%～80%。

(5)赛姆(Syme)假肢:包括 4 个方面的截肢(图 4-1-8):①Syme 截肢;②Pirogoff 截肢;③踝关节离断;④小腿截肢:小腿极长残肢,残肢长度大于 80%。

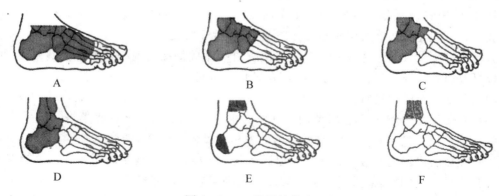

图 4-1-8 足部的截肢

A. Sharp 截肢;B. Lisfranc 关节离断;C. Boyd 截肢;D. Chopart 关节离断;E. Pirogoff 截肢;F. Syme 截肢

(6)足部假肢:包括两个方面的假肢:①假半脚:Lisfranc 关节离断、Chopart 关节离断等;②假足趾:足趾的截肢。

（四）按材料分类

1. **按接受腔材料分类**　理想的接受腔材料应该是：比重小、坚固耐用、容易加工成型、不易变形、散热好、透气性好、对皮肤没有刺激性、物美价廉，但目前还没有这样十全十美的材料可供选择，我们只能根据具体情况有所取舍。按接受腔材料进行假肢分类如下。

（1）合成树脂假肢：指其接受腔材料一般采用的是丙烯酸树脂、不饱和聚酯树脂等。合成树脂接受腔一般采用抽真空成型制作工艺，其特点为：能够制作出符合人体生物力学的全接触式接受腔，其接受腔经久耐用、不易变形、支撑效果好，但透气性较差，制作工艺较复杂，加工制作有一定的毒性，需要有一定的劳动保护。它可以采用玻璃纤维、碳纤维作为增强材料。

（2）塑料板材假肢：指利用聚乙烯（PE）和聚丙烯（PP）塑料板材，采用抽真空成型制作工艺制作的接受腔假肢。其特点是：比重小，强度好、易加工成型，易保养维修，加工制作对人体没有危害，对皮肤没有刺激。但在抽真空成型时易出现板材回弹情况，对模型的干燥程度要求较高，因此，可能出现接受腔与原模型之间有所偏差，它还存在散热和透气性较差，易老化、变质等问题。

（3）皮假肢：指接受腔采用皮革制作而成。其特点是：弹性好、柔软舒服、保暖透气。但其加工制作难以保证其精度，易吸汗变形，防水性差、易腐蚀发霉、重量较重、支撑性较差、制作成本较高等。

（4）木假肢：指接受腔采用木材制作而成。其特点是：对皮肤没有刺激、皮肤感觉良好、透气性好、吸汗性能好、重量较轻、易于雕刻等优点，但防水防潮性差、怕虫蛀等缺点。

（5）铝假肢：指接受腔采用铝合金制作而成。其特点是：加工制作工艺简单、重量轻。但透气性差、强度差、易变形等。

2. **按假肢主要零部件材料分类**

（1）合金钢假肢：指假肢主要零部件采用合金钢材料制作而成。如大腿假肢的连接管、膝关节、连接盘为合金钢时，此大腿假肢称作合金钢大腿假肢。

（2）不锈钢假肢：指假肢主要零部件采用不锈钢材料制作而成。如小腿假肢的组件采用不锈钢材料时，此小腿假肢称作不锈钢小腿假肢。

（3）钛合金假肢：指假肢主要零部件采用钛合金材料制作而成。如膝离断假肢的组件采用钛合金材料时，此膝离断假肢称作钛合金膝离断假肢。

（4）塑料假肢：指假肢主要零部件采用塑料材料制作而成。如大腿假肢的连接件、膝关节为塑料时，此大腿假肢称作塑料大腿假肢。

（五）按假肢制作技术水平分类

1. **传统假肢**　指采用一般金属材料（钢/铝合金）、木材、皮革等传统材料与技术制作的各种假肢，其接受腔多为开放式，假肢较笨重，但比较经久耐用，价格也较便宜。

2. **现代假肢**　指采用现代材料，如塑料、合成树脂、碳纤维、硅橡胶等制作的各种假肢接受腔，其接受腔一般具有密封、全面接触、全面承重、功能好、外观漂亮、重量轻等特点，但其价格较昂贵。

（六）按价格档次分类

1. **低档假肢**　价格最便宜，多采用传统零部件及皮、木、铝制接受腔。一些为贫困地区设计的普及型假肢也属低档假肢,目前大多数低收入的阶层仍选用。

2. **中档假肢** 价格居中,一般为采用我国自行研制或仿制的零部件和原材料制作的骨骼或假肢。接受腔装配对线技术均采用现代假肢装配工艺,适合荣誉军人、工伤和中等收入的患者。如电动手、国产零件骨骼式假肢。

3. **高档假肢** 价格最高,适合高收入的患者。其主要部件大多采用新型材料,如钛合金、碳纤维复合材料等制作,强度高,重量轻;结构上采用肌电、气压、液压等较复杂的控制装置,更加符合人体生物力学的要求,代偿功能好。

第二节 上 肢 假 肢

一、上肢假肢的概述

(一)上肢假肢的定义

上肢假肢(upper limb proshtesis):指整体或部分替代人体上肢功能的人工假体。上肢包括手和臂,是生活和劳动中的重要器官。任何部位的丧失都会给病人造成生活、工作困难和精神负担,特别是双侧上肢都丧失,困难更为严重,迫切要求有好的假肢代偿失去的功能。但是,由于人类手是万物之灵,其动作灵巧,感觉敏锐,功能复杂,致使任何精巧、灵活的机械结构也不能与正常人手相比。在上肢假肢发展过程中,人们始终致力于设计功能完善、运动仿生、控制仿生和动作可靠的假肢。但是,由于人手有 20 多个自由度,其运动形式比下肢复杂得多,而且受到体积的限制,因此仿生上肢假肢的设计要比下肢困难得多,目前只能做到局部仿生,即外观、局部自由度和控制仿生。总之,上肢假肢功能目前还比较简单,其功能还不能满足上肢截肢患者的需求,但患者佩戴上肢假肢后,经过一定的康复训练和适应,还是能够满足患者的一些日常生活和职业劳动等方面的需要。

(二)上肢假肢的基本要求

1. **功能好** 人类的手是万物之灵,其动作灵巧,因此第一要求是功能好,能够满足上肢截肢患者的最基本的需求。

2. **外观逼真** 手号称是女人的第二张脸,脸对女人而言有时比其生命还要重要,因此截肢患者对假手的第二需要是外观逼真,最好是能够达到以假乱真的效果。

3. **操纵灵活** 要求假手能够开闭手随意、灵活,功能活动范围大。

4. **其他要求** 轻便、实用、耐用、可以自我穿脱等。

(三)上肢假肢的分类

1. **按截肢部位分类** 手部假肢(假手指和假手掌)、腕离断假肢、前臂假肢、肘离断假肢、上臂假肢、肩离断假肢。

2. **按使用目的和功能分类**

(1)装饰性上肢假肢:又称美容手,是指为弥补上肢外观缺陷设计制作的,只起到装饰和平衡身体作用。多用于手部截肢、肘关节以上的高位截肢以及某些难以安装功能手的患者。装饰性上肢假肢多用皮革、橡皮或塑料制成,其结构简单、重量轻、各指间关节可以被动屈伸。装饰手套通常采用聚氯乙烯(PVC)乳液树脂,以搪塑方法制成。其外形、肤色、指纹都近似于健手。近年来为了克服聚氯乙烯乳液树脂手套不耐污染、易老化变质等缺点,已制造出硅橡胶装饰手套,其外观、耐污染性能都胜过前者,但价格较贵(图4-2-1)。

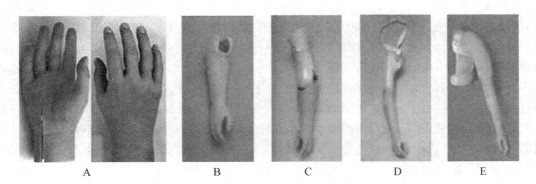

图4-2-1 各种装饰性上肢假肢

A.假手掌;B.前臂假肢;C.肘离断假肢;D.上臂假肢;E.肩离断假肢

(2)工具性上肢假肢:又称工具手或劳动手,是指为了从事专业性劳动或日常生活而设计制作的。由残肢接受腔、悬吊装置、工具连接器和专用工具构成,没有手外形,但由于功能好,结构简单、坚固实用,患者可以根据需要换用各种专用工具。此外,钩状手结构简单,动作灵巧,比较实用。钩状手可以被看做是一种"万能"工具手。由于钩状手利用自身动力或外部动力操纵手的张开及闭合,因此也可以被看成是一种具有特殊手部的功能手(图4-2-2)。

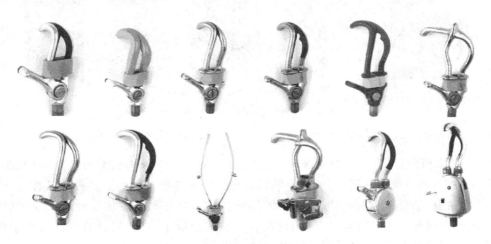

图4-2-2 各种形式的钩状手

(3)功能性上肢假肢:又称功能手,是指一方面有手的外表,另一方面又有手的一些基本功能的上肢假肢。按其动力来源又可分为索控式上肢假肢、电动/气动上肢假肢、肌电上肢假肢,它们分别简称为索控手(机械手)、电动/气动手和肌电手。其功能主要分为随意开手和随意闭手两类,目前国内多用随意开手式的上肢假肢。

1)索控式上肢假肢:利用自身力源操纵的功能性上肢假肢,又简称为机械手。它作为普通的常用上肢假肢,是为满足患者从事日常生活和轻劳动的基本需要而设计的,具有手的外形,并能完成抓取、握取、勾取等基本动作。其特点是截肢者可以利用自身的力量操纵控制,去完成各种特定的动作,其核心部件为"牵引钢索",通过肩背带带动牵引索来控制手指的开闭及肘关节的屈伸。上臂功能手装有屈肘辅助装置,能对肘关节的屈伸及锁定功能加以控制,该装置中有一弹簧缓冲系统,对由重力产生的作用在手臂上的杠杆起平衡抵消作用,假手的外面一般还配有硅胶手皮,使其亦具有更加逼真的外观。机械手大体可分为随意张开式和随意闭合式两类。随意张开式的假手,常态时处于拇指、示指、中指合的功能位,取物时通过拉动牵引索开手,依靠弹簧的扭力闭手。这类假手结构简单,持物省力;缺点是患者不能随意控制握力的大小。随意闭合式的假手,常态时处于开手位,取物时握力可由患者自行控制;但其结构比较复杂,因此比较少见。目前国内生产的机械手皆为随意张开式的,但有带自锁装置和不带锁装置两种。其中,带自锁装置的持物较为可靠,而不带自锁装置的又具有制作简易、成本低廉的优点。从结构上看,又分为壳式和骨骼式两种类型。索控式上肢假肢适用于腕关节离断、前臂截肢、肘关节离断及上臂截肢的患者,经过一定的使用训练,可以辅助患者完成提物、握取、持匙进食、持笔写字以及扶把骑车等简单的日常生活动作(图4 - 2 - 3)。

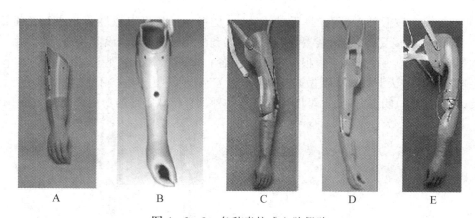

图 4 - 2 - 3 各种索控式上肢假肢

A. 腕离断假肢;B. 前臂假肢;C. 肘离断假肢;D. 上臂假肢;E. 肩离断假肢

2) 电动上肢假肢:电动上肢假肢以高效能可重复充电的镍镉电池为电源,以微型直流电机为驱动力,通过机械减速,驱动假手的张开、闭合,属体外动力假肢。根据其控制方法的不同,可分两类:①开关控制电动上肢假肢:用身体关节微小动作按压微动开关或牵引拉线开关控制假手的开合。其电路简单,但仍需自身关节的微小动作,只是省力。可用于前臂、上臂或双上臂截肢者,可单独使用,也可与索控假肢或肌电假手混合使用。②肌电控制上肢假肢:简称肌电手,它是一种用残肢肌肉收缩产生的肌电信号,由皮肤电极引出,经生物电放大器放大后控制微型直流电机运转,驱动假手的开合。主要适用于前臂或上臂截肢,残肢肌肉收缩时可引出满意的肌电信号者使用。

肌电手的工作原理是:患者残肢肌肉收缩时,会发生复杂的生化反应,在皮肤表面产生可被测取的微小电位差,这种肌电电位差信号传递到微感器,经电极中的放大器进行放大,成为控制信号,输入微电脑,再由微电脑发出活动指令,通过微型马达等驱动系统带动义肢指骨关节张合。装配电子手的关键在于从残肢皮肤表面,找出前臂截肢者在收缩伸肌和屈肌及上臂截肢者在收缩肱二头肌和肱三头肌时,产生最强肌电电压信号的两个点,并测出这两点上的电压值,然后合理地调节电极放大器的信号放大倍数,同时根据患者的残肢情况通过肌电训练仪训练残肢按活动意图有规律的收缩,从而以残肢肌肉的不同运动形式有效地控制和操纵假肢指骨关节的张合,并以动态调节器自动调节假手握力的大小及开闭的速度。由于肌电手具有极高的灵敏性,所以经过训练后能够使患者控制自如,辅助好手做一只手没办法完成的事情,如洗脸、拧干毛巾、穿脱衣服、写字、系鞋带、拿汤匙喝汤等。

肌电手的优点是控制开手、闭手的随意性好,没有索控假手所需的复杂肩带,不妨碍上肢运动;但有假肢重量大、故障率高和价格高等缺点。现在,有了许多关于带比例控制或手指感觉反馈系统的前臂肌电手以及可以屈指、屈拇、旋腕、屈肘等多自由度肌电假手,我们把它称为智能上肢假肢(图4-2-4)。

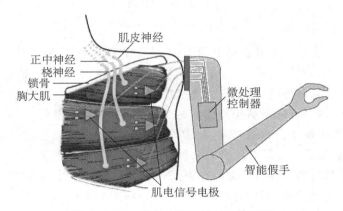

图4-2-4 智能上肢假肢的工作原理

3)气动上肢假肢:简称气动手,它是以压缩气体为动力的外部动力手。具有代表性的是德国海得堡气动手。它是将压缩成液态的二氧化碳气装在便于携带的钢瓶内,通过管道与手部机构连接。截肢者用关节运动控制微动的气体阀门,推动假手的动作。这种手比电动手结构简单、性能可靠,比较容易做到多关节、多自由度运动,对双上肢截肢病人具有实用价值。缺点是动作中有放气响声,补充气源较麻烦。

3. 按性能、结构特点和动力分类 上肢假肢按性能、结构特点和动力可以分为被动型上肢假肢和主动型上肢假肢(图4-2-5)。

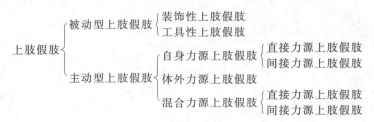

图4-2-5 上肢假肢按性能、结构特点和动力的分类

(1)被动型上肢假肢:指假肢的关节,如手部装置和腕,肘关节只能被动地运动,而不能由患者自身或体外力源控制。被动型上肢假肢又可分为装饰性上肢假肢和工具型上肢假肢两类。装饰性上肢假肢又称装饰手或美容手(图 4-2-6);工具型上肢假肢又称工具手或劳动手。

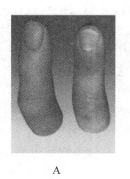 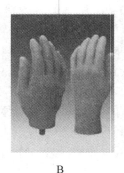 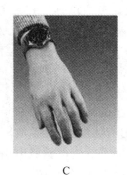

A   B   C

图 4-2-6　美容手

A. 假手指;B. 假手掌;C. 假手

工具手一般可分为被动型和主动型两类:①被动型工具手:指假手更换工具需要健手的帮助来完成。这类工具手不需要牵引装置,结构简单、价格低廉,一般适合于从事特定的专业性工作的单侧上肢截肢患者,有一定的使用范围(图 4-2-7)。②主动型工具手:又称钩状手或万能工具手,是具有两指结构的钩状手,属于自身力源上肢假肢,其控制原理与索控手相似,靠牵引索控控制手指钩的开闭,与索控手不同的是没有人手的外形,而是可动的钩状,其动作分为随意拉开式和随意闭合式两种。该假手的特点是具有较好的取物功能,体现在实际干活的功能结构简单、耐用,价格也不贵。钩状手根据其尺寸、指钩形状、材料等可以分为许多种类。欧美等发达国家对钩状手的开发和利用都十分重视,这与这些国家重视职业就业能力的全面康复的理念有关,为了做好我国上肢截肢患者的康复工作,我们应该大力发展和推广钩状手的开发和应用(图 4-2-8)。

(2) 主动型上肢假肢:指假肢的关节能够主动运动,又可分为自身力源上肢假肢、体外力源上肢假肢和混合力源上肢假肢。

1) 自身力源上肢假肢:指由截肢者本身提供操纵控制假肢所需的活动的上肢假肢。目前国内外生产的假肢中,大部分是自身力源假肢。索控式上肢假肢是一种典型的自身力源假肢(图 4-2-9)。

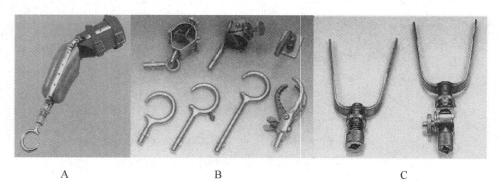

A   B   C

图 4-2-7　被动型工具手

A. 被动工具手;B. 各种工具;C. 快换接头

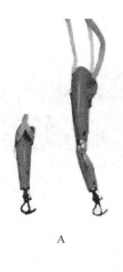

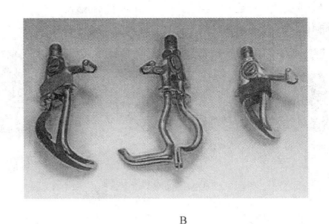

图4-2-8　主动型工具手

A.钩状手;B.各种钩状假手

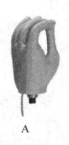
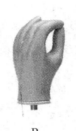
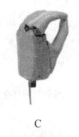
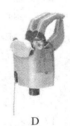

A　　　　　　　B　　　　　　　C　　　　　　　D

图4-2-9　索控假手

2) 体外力源上肢假肢:又称为外部动力上肢假肢,采用电动、气动、肌电等体外动力驱动的上肢假肢。上肢假肢中,体外力源假肢开发应用较早、种类较多,它是为了克服机械假手用牵引索操纵的不便,解决某些截肢者安装索控式假肢的困难而发展起来的。体外力源上肢假肢作为人体仿生学的应用,越来越引起生物物理、精密机械、自动控制等方面工程技术人员的关注,已有许多重大成果问世,主要有电动手、肌电手和气动手等(图4-2-10)。

3) 混合力源上肢假肢:又称为混合型电动手,是指同时采用自身力源和体外力源控制的上肢假肢,主要适用于肘关节离断以上平面的上肢截肢患者,假手由肌电控制,肘关节用背带控制,依靠体内外力源共同发挥作用。混合型上肢假肢适用于上臂截肢、肘关节离断及其他上肢高位截肢者,利用肌电信号控制假手的开闭,利用肩背带拉动牵引索控制肘关节的屈伸。这种假肢的特点是:假手的开闭能像肌电手一样自如;肘关节采用牵引索控制大大节省了电能,也增加了肘关

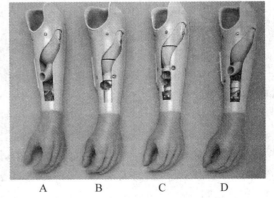

图4-2-10　各种形式的前臂肌电手

A.被动腕旋转肌电手;B.主动腕旋转肌电手;
C.电动控制手旋转肌电手;D.肌电控制手旋转肌电手

113

节的机械强度;与完全由肌电信号控制的假肢相比,减少了一对控制肘关节的电极,更便于操纵;简化了机构,降低了成本(图4-2-11)。

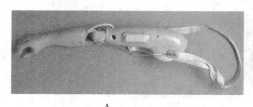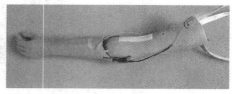

A   B

图4-2-11　混合力源上肢假肢

A. 混合力源的上臂假肢;B.混合力源的肘离断假肢

二、手部假肢

(一)假手指

这要依据截除手指的情况来决定。我们知道人手的70%运动功能是由拇指与示指、中指共同完成,因此缺了小指和环指(常戴指环的)后一般只影响某些抓握动作,对全手功能的影响不太大。截肢后要极力保住或通过拇、示、中指的活动锻炼恢复功能,后装配装饰性假手指(图4-2-12)。

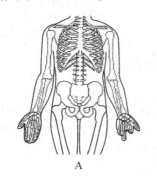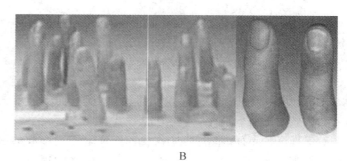

A   B

图4-2-12　假手指

A. 手指截肢;B. 各种假手指

(1)若失去拇指或4个手指,应装配四指对掌物或拇指对掌物,辅助恢复对掌取物功能,也可装配带有一些对掌功能的装饰性假手指。

(2)若缺掉的是示指、中指,应先锻炼拇指与环指、小指相对夹取物体的功能,后装配装饰性假手指。

(3)若拇、示、中指前一节或二节手指被截,应训练使用残手,促进尽早恢复感觉功能和运动功能。由于此类残肢感觉多能恢复正常,戴用假手指后反而会妨碍使用,因此建议不必勉强安装。一个或数个手指不同部位的缺损,因装配空间所限,多只能装配用橡胶皮革或塑料制成的装饰假手指,没有功能,有的患者还会因戴假手指后失去残手感觉,妨碍功能。不过,拇指或四指截指后使用假手指或特制的拇指对掌物对恢复拇指对掌功能较好。

(二)假手掌

假手掌是一种特殊的功能手,适用于第一腕掌关节离断合并经掌骨远侧截肢,腕关节屈伸功能良好的病人。这种假肢的手部由多轴连杆系统构成,依靠病人的伸腕、屈腕运动为动力来完成开手、闭手动作。亦可安装掌部截肢钩状假手,控制方法同腕关节离断假手,功能好、外观差(图4-2-13)。

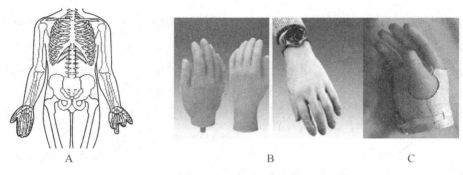

图4-2-13 假手掌

A. 手掌截肢;B.假手掌;C.皮手套

三、腕离断假肢

适用于腕关节离断及残肢长度保留了前臂80%以上(通常距尺骨茎突5 cm以内)的截肢者。腕关节离断后,残肢保留了前臂的旋前旋后动作,其范围可以达到前、后旋各90°。由于残肢长,不能安装屈腕机构。这种假肢可安装索控式机械手、肌电手、电动手或美容手(图4-2-14)。

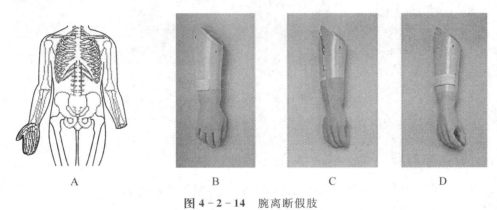

图4-2-14 腕离断假肢

A. 腕关节离断;B.美容手;C.机械手;D.肌电手

四、前臂假肢

前臂假肢是指用于前臂截肢的假肢。适用范围为:前臂残肢长度为全长35%～80%(通常为肘下8～18 cm)的前臂截肢者。这是一种装配数量最多、代偿功能较好的上肢假肢。根据患者残肢条件及经济条件可以装配索控式机械手、肌电手或开关控制的电动手。当然,根据患者的实际需要,前臂截肢者也可安装工具手或装饰手。

(一)前臂机械假肢

即索控式前臂假肢,它是由机械假手、腕关节机构,接受腔及固定牵引装置构成。这是一种沿用至今的普通上肢假肢，开手的牵引装置通常采用"8"字形牵引带拉动牵引索，腕关节机构可以被动屈伸和旋转。现代装配技术使其接受腔的制作得到很大改进，由过去皮革或塑料制的插入式接受腔，利用肘铰链和上臂环带进行悬吊，改为合成树脂抽真空成形制作的全接触接受腔，采用明斯特式接受腔口型，利用肱骨髁和尺骨鹰嘴悬吊。从而，使接受腔与残肢适配合理，减去了肘铰链和上臂环带，避免了对上臂的束缚，配戴使用变得轻便。

（二）前臂电动假肢

前臂电动假肢是一种利用蓄电池和微型电机驱动的假肢。不仅操纵省力，而且由于去掉了机械牵引装置，开手动作不受体位的影响，使其操纵的灵活性和应用范围远胜过机械手。如果是采用肌电信号控制的肌电手，假手的运动直接接受大脑指挥，更是具有直感性强、控制灵活的优点。前臂残肢截肢时，前臂的旋转活动、肘关节的屈伸活动和力量都能基本保留。残肢越长，杠杆功能越大，旋转功能保留越多；如保留了残肢足够肌肉，这样就有残肢良好的肌电信号，对于装配肌电手是非常有益的。因此，前臂肌电手是目前代偿功能最好的上肢假肢（图 4-2-15）。

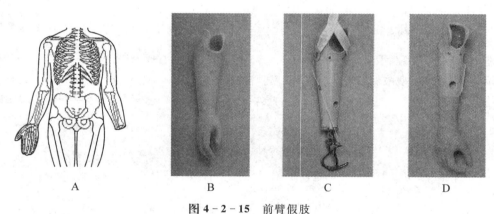

A   B   C   D

图 4-2-15　前臂假肢

A. 前臂截肢；B. 美容手；C. 工具手；D. 肌电手

五、肘离断假肢

适用于肘关节离断或上臂残肢长度在 90% 以上（通常为距肱骨外上髁 5 cm 以内）和前臂残肢长度小于前臂 35% 截肢患者。

这种假肢的手部、腕关节部分与前臂假肢相同，前臂筒多用塑料制成，上臂接受腔用皮革或塑料制成，与普通上臂假肢的接受腔相比有其特殊性，即前方开口或开窗，以便于膨大的肘离断残肢球根部的穿脱。由于肘关节离断后没有安装假肢肘关节的位置，通常采用侧面带锁的肘关节铰链，被动屈肘后，可使肘关节在几种屈肘位固定；松锁时可利用牵引索主动松锁，或利用肘关节铰链的特性，进行被动地过屈位松锁。

肘关节离断的患者，可安装索控式肘离断假肢或混合式肘离断假肢。索控式肘离断假肢又分为一根牵引索控制和双重牵引索控制两种。一根牵引索控制即只利用牵引索控制手的开闭，肘关节的屈伸是被动式的；双重控制即一根牵引索控制手的开闭，另一根牵引索控制肘关节的开锁。混合型肘离断假肢是假手的开闭采用肌电控制，肘关节的松锁采用牵引索控制。

腕离断假肢的最大优点是,完整的上臂保证了足够的杠杆力,可利用上臂屈曲的惯性力来带动前臂的屈曲,再利用肘铰链锁定在一定的位置,操纵比较省力;另一个优点是,肘关节离断后,残肢末端肱骨髁形成的膨大的球根部足以稳固地悬吊假肢,所以现代肘离断假肢,采用合成树脂抽真空成形制作的全接触接受腔,不必另加上臂束紧带进行固定,穿戴更为舒适。但是,目前不论哪种肘离断假肢,其肘关节所采用的带锁肘关节铰链只可以主动开锁,而不能主动屈肘,这是肘离断假肢的一大缺点(图4-2-16)。

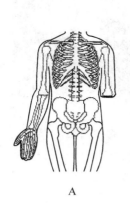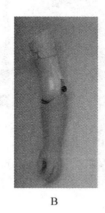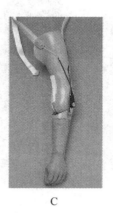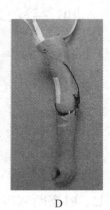

A   B   C   D

图4-2-16 肘离断假肢

A. 肘关节离断;B. 美容手;C. 机械手;D. 混合手

六、上臂假肢

适用于上臂截肢,上臂残肢长度保留30%～90%(通常为肩峰下9～24 cm)的截肢者。其中,上臂残肢长度为肩峰下9～16 cm者,需安装上臂短残肢假肢。上臂截肢后,由于失去了肘关节,上肢的功能丧失严重;装配的上臂假肢,虽具有能动的肘关节,但要能准确地实现肘的屈伸与假手的开闭相配合,不仅其控制系统比较复杂,实际操作也有一定难度。因此,上臂假肢的代偿功能远不及前臂假肢,而且其操作训练更为重要。

上臂截肢者可以安装索控式上臂假肢、肌电控制或开关控制电动手、混合型上臂假肢,当然也可以安装装饰性上臂假肢。装饰性上臂假肢特别适合只注重轻便、美观而放弃穿戴功能性假肢的患者。现代上臂假肢的接受腔采用合成树脂抽真空成形制作的全接触式接受腔,上臂短残肢假肢的接受腔,更需采用由全接触的内接受腔和外臂筒构成的双重结构接受腔,以保证假肢稳定的悬吊,更准确地控制假手。

索控式上臂假肢的手部、腕关节与前臂假肢相同,前臂筒多用塑料制成,增设了带锁的屈肘机构——机械肘关节,患者能够主动屈肘。其牵引装置比较复杂,一般为三重牵引索控制,即开手、屈肘、锁肘通过肩部的不同运动,分别用3根牵引索控制。

肌电控制上臂假肢有二自由度和三自由度之分,装配的前提条件是必须有不同的肌电信号用于控制手部装置和肘关节的活动。二自由度为手的开闭、肘的屈伸主动控制,三自由度为手的开闭、腕的屈伸(或旋转)、肘的屈伸主动控制。由于自由度越多,越难利用明显不同的肌电信号进行控制,越容易出现误动作,所以多数患者是安装二自由度的肌电假肢。混合式上臂假肢是将肌电控制手部动作与索控肘部动作相结合的假肢。由于屈肘时需要很大的杠杆力,若采用电动屈肘将消耗较大的电能,而利用肩背带拉动牵引索控制屈肘则可明显地延长电池的使用寿命(图 4-2-17)。

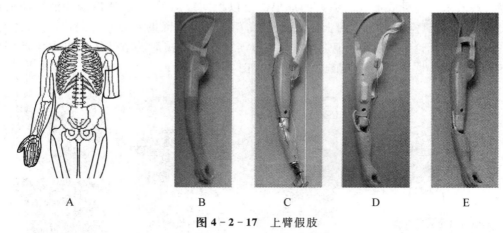

图 4-2-17　上臂假肢

A. 上臂截肢;B.美容手;C.工具手;D.混合手;E.机械手

七、肩离断假肢

适用于肩关节离断、肩胛带截肢(肩胛骨和锁骨截肢)及上臂高位截肢、残肢长度小于30％(通常为肩峰下 8 cm 以内)的截肢患者。由于患者的整个上肢功能丧失,难以利用肩部的运动来拉动牵引索控制工具手,故通常装配混合手、装饰手和机械手(图 4-2-18)。

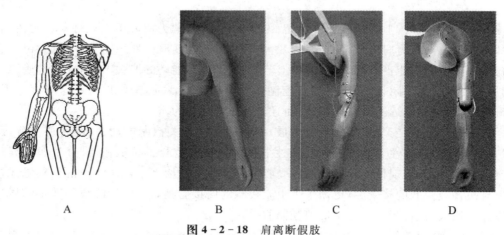

图 4-2-18　肩离断假肢

A. 肩关节离断、肩胛带截肢;B.美容手;C.机械手;D.混合手

第三节　上肢假肢的基本结构

上肢假肢尽管其功能和外形有较大的区别,但都是由手部装置、关节(腕、肘、肩)铰链、

连接件、接受腔、固定牵引装置和操作系统组成。

一、手部装置

手部装置是代偿手部外观和功能的假肢部件,种类较多。

（一）装饰性上肢假肢的手部装置

主要是替代失去手部外形的手部装置,给患者一些心理上的安慰。适用于部分手截肢假肢和装饰性假肢,它的特制内手套与残肢相连接,并通过美容手套定位于前臂上。这种形成手外形的内手套由泡沫材料模塑成型(图4-3-1)。主要类型如下。

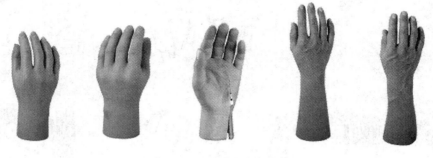

图4-3-1　各种美容手套

1. 内手套　形成美容手套的支架手指用钢丝固定,作为保护层,可以预成型并通过留在泡沫塑料中的内螺栓与前臂连接。内手套分为男式、女式和儿童式等不同型号。

2. 美容手套　美容手套用PVC或硅橡胶制作,其外形、色泽和表面结构都近似于正常人手。

（二）被动型手部装置

适用于各个截肢部位的装饰性假肢,由机械手架、内手套和美容手组成。

1. 机械手架　由拇指、示指和中指3个手指构成,手可被动张开,能抓物,其弹簧张力使它能闭合,内装双头螺栓,使其与前臂连接。

2. 内手套　带有第四指和第五指的内手套套在机械手套外,既形成手的外形,又构成美容手套的支架。

3. 美容手套　与前述美容手套相同。

（三）索控式假肢的手部装置

与索控式上肢假肢相配的假手有不同的结构,如常闭式假手和常开式假手。其手指动作可以分为以下4种形式。

1. 拇指动作型　指拉动钢丝绳使拇指张开,用内装的弹簧装置使拇指关闭(图4-3-2A)。

2. 示指、中指两指(或拇指以外其余四指)动作型　指通过拉伸钢丝可以使示指和拇指张开。随意拉闭式的假手还可以锁定拿着物品的手指。拇指开合角度可以分为两级调整。这样的假手有赛拉(Sierra)手和密勒柯(Miracle)手等(图4-3-2B、C)。

3. 拇指、示指、中指三指动作型　指通过拉伸钢丝可以使示指、中指和拇指同时动作。这样的索控手的种类最多，有豪斯莫（Hosmer）手、奥托博克（Otto Bock）手等，它们用金属制作成拇指、示指和中指的骨架，在金属骨架的外面套上内手套，然后再套上装饰手套（图4-3-2D、E）。

4. 小拇指以外的四指动作型　指通过拉伸钢丝可以使除小拇指以外的其余四指同时动作。其代表产品为贝克（Becker）手，手掌用木材制作，手指用弹簧制作（图4-3-2F）。

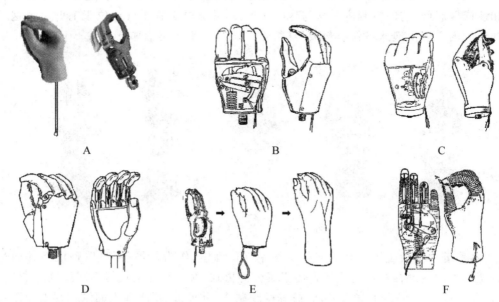

图4-3-2　各种形式的索控假手

A. 拇指动作型手（外观和内部结构）；B. 赛拉（Sierra）手；C. 密勒柯（Miracle）手；
D. 豪斯莫（Hosmer）手；E. 奥托博克（Otto Bock）手；F. 贝克（Becker）手

（四）工具性假肢的手部装置

工具型假肢的手部装置种类繁多，通过一个连接件与工具型上肢假肢灵活、方便、快速地连接。主要类型如下。

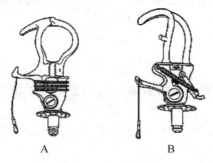

图4-3-3　钩状手

A. 标准钩状手；B. 万能工具手（钩状工具手）

1. 标准钩状手　钩状手也称万能工具手（图4-3-3）。

（1）标准钩状手有一个活动手指和一个固定手指，它们的顶端与开手平面倾斜成45°，通过底轴相连。

（2）这种钩状手依靠控制索牵拉而主动张开，通过可调式弹簧张力而闭合。

（3）钩状手通过带插头盘或不带插头盘的双头螺栓将钩状手与假肢的前臂连接。

2. 其他工具手　如各种形式的钩和环、夹子和钳子等（图4-3-4）。

3. 工具性假肢接受腔　带有通用性的工具连接座或者快换套（图4-3-5）。

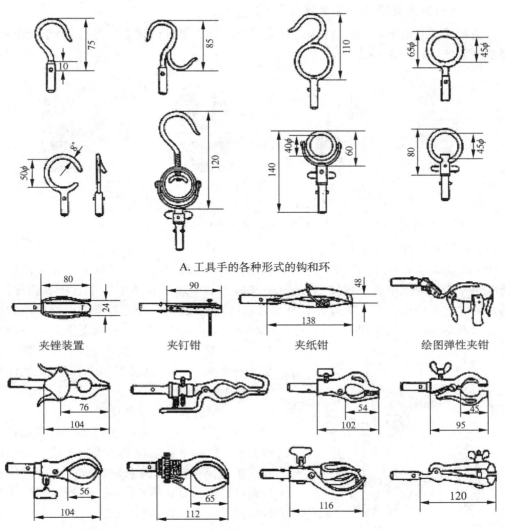

A. 工具手的各种形式的钩和环

夹锉装置　　　夹钉钳　　　夹纸钳　　　绘图弹性夹钳

B. 工具手的各种形式的夹子和钳子

图 4 - 3 - 4　工具手的各种形式的钩和环、夹子和钳子

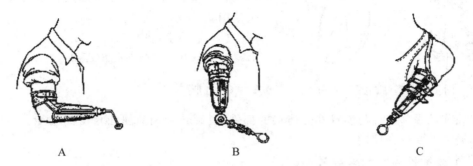

A　　　　　　　B　　　　　　　C

图 4 - 3 - 5　被动工具手与传统式带钢条的皮制接受腔

A. 前臂工具手;B. 上臂带两个关节工具手;C. 上臂带一个关节工具手

（五）体外力源假肢的手部装置

分为电动手或电动夹，通过特殊的腕关节与前臂实现机械和电气连接，用于肌电假肢。主要类型如下（图4-3-6）。

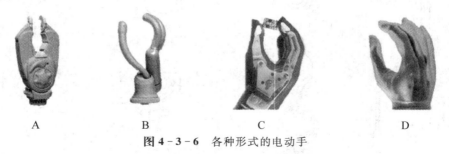

图4-3-6　各种形式的电动手

A. 电动夹；B. 儿童肌电假手；C. 肌电假手；D. 有感觉功能的肌电假手

（1）积层成型盘式电动手。

（2）快换式电动手：适用于除了腕离断以外的所有长度的残肢。这种电动手的机械手架有3个手指（拇指、中指、示指），它装有带减速器的电动机和继电机用以操纵抓握动作。它与前臂之间借助快换接头和腕关节而达到机械和电气连接，无需控制索。这种结构装置不仅可以调整手的旋前及旋后位置，而且假手与电动夹可互换。这种电动手有不同的大小和不同的控制系统。装有第四指及第五指的内手套套在机械手架上，其美容手套在外形、色泽和表面纹理上都模拟了正常人手。

（3）积层成型盘式电动夹。

（4）快换式电动夹：适用于除了腕离断以外的所有长度的残肢。这种电动夹与上述电动夹的区别在于：它与前臂之间是借助腕机械装置连接而达到机械性无导线的连接，在这种情况下，由快换接头提供链接。这种结构装置使其不仅可以调节旋前及旋后位置，而且电动夹与电动手可以互换。这种电动夹有不同的型号和不同的控制系统（数字、抓力、双通道控制器）供使用。也有节能型可供使用。

（5）电动手指假手。

（6）肌电手的组件（图4-3-7）。

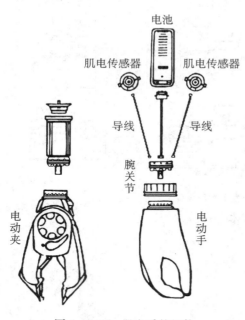

图4-3-7　肌电手的组件

二、腕关节

腕关节是手部部件与前臂部分连接的部件，有旋转和调节屈曲角度的功能。截肢患者可以根据其需要选择使用。

（一）装饰性假肢的腕关节

装饰性假肢的腕关节种类比较多，主要类型有：①带螺栓的连接器；②带内螺栓的连接器；③屈曲连接器；④滚花旋盘；⑤木制腕接头。

（二）索控式假肢的腕关节

索控式假肢的腕关节也有各种类型,带双头螺栓的各种固定可将假手与不同的腕关节相连,而腕关节又与前臂筒或接受腔相连。主要类型如下。

1. **摩擦式腕关节** 指通过旋紧手部装置螺栓,利用其产生的摩擦力防止手部装置旋转的腕关节。其类型有面摩擦和轴摩擦式两种。

（1）面摩擦式腕关节:通过螺栓压缩橡胶垫片,控制手部装置的旋转,使其能够在任意位置进行作业的腕关节(图4-3-8A)。

（2）轴摩擦式腕关节:采用尼龙、塑料等制作旋入手部装置的轴套,利用其摩擦力控制手部装置旋转的腕关节(图4-3-8B)。

2. **快换式腕关节** 这是采用弹簧卡槽机构,可以迅速更换手部装置的腕关节(图4-3-8C)。

3. **屈腕式腕关节** 这是在与手部装置结合的部位上采用手动方式屈曲,并可以加以锁定的腕关节(图4-3-8D)。

4. **万向腕关节** 这是在与手部装置结合的部位上采用球面结构,可以将手部装置在半

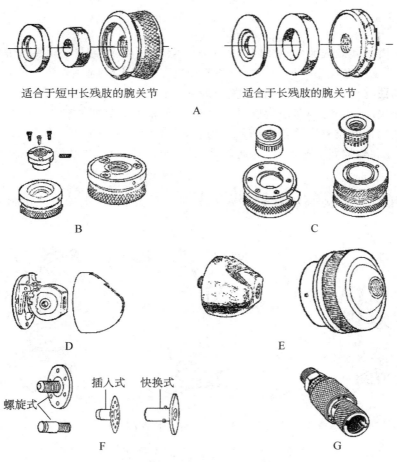

图 4-3-8 各种形式的腕关节

A. 面摩擦式腕关节;B. 轴摩擦式腕关节;C. 快换式腕关节;D. 屈腕式腕关节;
E. 万向腕关节;F. 手部连接装置;G. 工具手的快换插座

球面的任意位置上固定的腕关节(图4-3-8E)。

5. **手部连接装置** 这是指使腕关节与手部装置相连的腕关节部件。其结构形式有3种(图4-3-8F、G):①螺旋式;②插入式;③快换式。

（三）体外力源假肢的腕关节

带连接器和同轴插座的腕关节将快换式电动手或电动夹与前笔筒连接起来,这种结构允许被动调节到所需的旋前、旋后位置,手部装置可以随时互换。适用于中等长度前臂残肢的旋腕装置将具有主动旋前及旋后功能的残肢的旋转运动机械性地传递到电动手或电动夹上。

电动旋腕装置借助电机使电动手或电动夹做旋前和旋后运动,有两种不同的部件可控制电动旋腕装置。旋腕控制装置可用于残肢的旋转运动,电动旋腕装置适用于除了前臂残肢外的所有长度的残肢。电动旋腕装置通过一个电机使电动手旋前及旋后。电动旋腕装置被装入前臂筒中,它与手部装置快换接头之间建立起机械性与电性连接。装置的功能活动受旋转控制装置或四通道控制系统操纵。

三、肘关节

对于除上臂长残肢或肘关节离断以外的肘上截肢患者,肘关节结构是重要的部件;前臂截肢过短,假肢则需要使用一种特殊的肘关节铰链。正常人的肘关节是一种复合关节,肘关节主要完成屈曲与伸展动作,同时在肘关节屈曲时前臂的旋转也起很大作用。因此在设计上肢假肢的肘关节结构时因考虑代偿屈曲功能,既使前臂筒做屈曲动作,同时又能以最小的力使肘部在任何伸臂位置上固定。到目前为止,所设计的肘关节以代偿肘部的伸屈功能为主,用于装饰性和索控式上肢假肢中,通常采用肩带来控制肘关节结构。

（一）组件式肘关节

主要类型有(图4-3-9):①索控(单轴)组件式肘关节;②电动组件式肘关节;③肌电组件式肘关节。

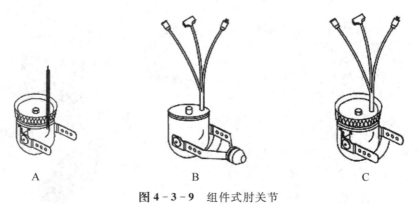

A   B   C

图4-3-9 组件式肘关节

A. 索控式肘关节;B. 电动肘关节;C. 肌电肘关节

（二）柔式肘关节

这种肘关节主要用于前臂假肢,是连接前臂接受腔和上臂围帮的肘关节,有硬性和软性两种类型(图4-3-10A)。

1. **硬性柔式肘关节** 将钢索装在弹簧制的钢索保护套中使用的柔式肘关节。

2. **软性柔式肘关节** 用不易伸长的布条等做衬底的皮革带或尼龙带连接的柔式肘关节。

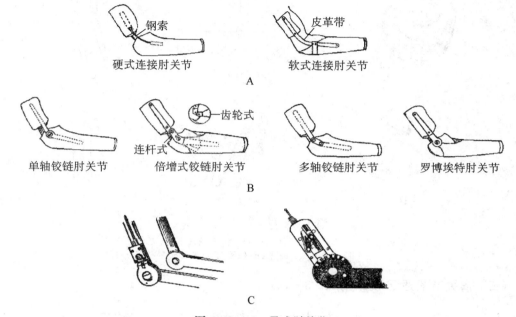

图 4 - 3 - 10 柔式肘关节

A. 柔式肘关节;B. 铰链式肘关节;C. 索控单轴肘关节

（三）铰链式肘关节（图 4 - 3 - 10B）

1. **摆动式肘关节** 用于前臂假肢,分为单轴、多轴、倍动 3 种形式。

(1) 单轴铰链式肘关节:将两根支条用单轴连接,安装在接受腔两侧的肘关节。

(2) 多轴铰链式肘关节:将双轴式的支条铰链肘关节,特点是容易屈曲,多用于工具型的前臂假肢。

(3) 倍增铰链式肘关节:用于肘关节活动范围狭小,不能实现足够屈曲动作的前臂短残肢的一种支条式肘关节。有齿轮式、连杆式和罗博埃特式。

2. **索控单轴铰链肘关节** 用于制作上臂长残肢和肘关节离断的上臂假肢。其结构是在单轴铰链肘关节的基础上增加了索控组件式肘关节的机能(图 4 - 3 - 10C)。

四、肩关节

上肢假肢的肩关节用于肩关节离断假肢和上肢带摘除假肢连接肘关节与肩部接受腔,主要代偿肩部的屈曲、外展功能。

（一）装饰性假肢的肩关节

主要类型有普通肩关节、万向肩关节和外展肩关节。

（二）索控型假肢的肩关节

上述装饰性假肢的肩关节也可用于索控型假肢中,此外还用于上肢带摘除患者。主要类型有隔板式肩关节和万向球式肩关节(图 4 - 3 - 11)。

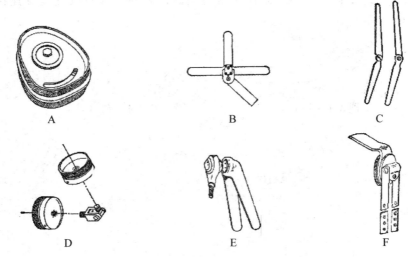

图 4 - 3 - 11　各种肩关节

A. 隔板式肩关节;B. 外展、屈曲肩关节;C. 外展肩关节;D. 万向肩关节;
E.万向球式肩关节;F. 外展、屈曲肩关节

(三)肩关节的适配形式(图 4 - 3 - 12)

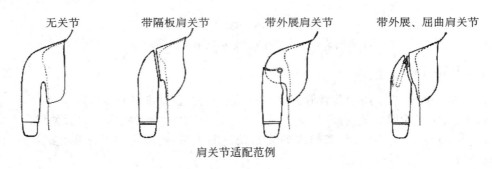

肩关节适配范例

图 4 - 3 - 12　肩关节假肢的适配

五、上肢假肢的接受腔

(一)上肢假肢接受腔的概述

接受腔(socket)是指假肢上用于容纳残肢与假肢间的作用力、连接残肢与假肢的腔体部件。假肢的质量很大程度上取决于因人而异的接受腔。

上肢假肢接受腔就是指臂筒中包容残肢的部分,它是人体上肢残肢部分与假肢连接的界面部件,是人-机系统的接口,对悬吊和支配假肢有重要作用。上肢假肢接受腔对假肢的适用性能有关键性的影响。上肢接受腔基本要求如下:①接受腔必须与残肢很好地服帖,穿戴时无压迫疼痛和不舒服等;②能有效地传递身体及残肢的运动到假肢;③接受腔要尽可能地不妨碍残肢关节的运动;④在假肢允许负荷的范围内,具有良好的支撑性,即有良好的抗弯、抗旋、抗扭等性能,以防止残肢在接受腔内转动、屈曲、活塞运动等要求。

（二）接受腔的材料和常用术语

1. 接受腔的材料　作为接受腔或臂筒材料要求质轻而且刚柔适度,对人体无毒害和便于加工制作。常用制作上肢接受腔的材料有皮革、塑料、高分子材料和复合材料,其中丙烯酸合成软树脂接受腔是现代假肢重要标志性材料之一,近几年来碳纤复合材料使接受腔向轻型化发展。此外,聚丙烯板材也用于制作接受腔(表4-3-1)。

表4-3-1　上肢接受腔材料

上肢接受腔材料		特　点	
		优　点	缺　点
低压聚乙烯(PE)		密度较小、强度好、耐腐蚀、易热塑成形、易修理、可以回收再利用、成本低	散热和透气性较差、易老化变质
聚丙烯(PP)		无毒、无味,密度小,强度、刚度、硬度耐热性均优于低压聚乙烯	低温时变脆、不耐磨、易老化
皮革		弹性好、柔软服帖、保暖透气性好、适合于软组织少、瘢痕较多的截肢患者	成形性差、易吸汗变形、较重、不易清洁、支承性差、制作成本较高
增强赛璐珞		密度小、成形性好、易修理、坚固耐用、有一定的弹性	易燃、遇热易变形(37°以上)、制作工艺复杂、成本较高、制作中产生对人体有害气体
合成树脂	聚丙烯酸树脂	可以制作符合运动生理解剖的全接触式接受腔,此接受腔耐用、不易变形、支承性好	不易散热、透气性差、增强材料玻璃纤维粉尘危害大,需劳动保护
	不饱和树脂		易挥发、不易保管
	环氧树脂		制作过程中有毒、缺乏弹性、不易维修

2. 接受腔软衬套　用泡沫塑料、皮革、硅橡胶等制作的接受腔内衬套,放于残肢与接受腔之间,用于分散作用于残肢上的力量,穿着起来更舒适。

3. 检验接受腔　国外在制作接受腔时,还要检验接受腔,为检验假肢接受腔的适配情况,在假肢制作阶段采用透明的热塑料板材制作接受腔,以保证装配质量。

4. 全接触式接受腔与插入式接受腔　制作假肢接受腔要充分考虑残肢的条件,特别注意残肢的活动自由度和肌肉状况、骨凸和敏感的瘢痕、皮肤缺陷以及神经瘤的情况。

（1）全接触式接受腔:根据解剖学和生物力学设计的,使残肢表面整体与接受腔内壁表面紧密接触配合。从结构上看,有吸着式和非吸着式之分。

（2）插入式接受腔:因为在残肢与接受腔内壁面有适当间隙,所以这是一种利用残肢袜套来调整适配程度的接受腔。

5. 吸着式接受腔和开口式接受腔

（1）吸着式接受腔:通过接受腔内壁表面对残肢软组织加以适当压迫,并将接受腔完全封闭以阻断外界空气进入,是接受腔于残肢之间产生吸附作用而自身具备悬吊性。这种接受腔不需要上部皮围和支条式铰链,不仅重量轻,而且外观好,同时促进了残肢血液循环。

（2）开口式接受腔:接受腔的底部是开口的,用于传统的假肢上,如铝制接受腔、皮革接受腔,现在仍受到一些截肢患者的欢迎。

6. **临时接受腔**　用石膏绷带或热塑板材等材料制作的用于临时假肢的接受腔。

7. **上肢假肢接受腔的形式**　见图4-3-13。

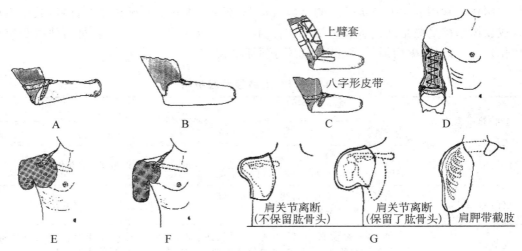

图4-3-13　上肢假肢接受腔形式

A. 腕离断假肢接受腔（远端、内侧开口式）；B. 前臂假肢接受腔（Münster式-髁上悬吊）；C. 前臂假肢接受腔；D. 肘离断假肢接受腔（传统皮制接受腔）；E. 上臂假肢接受腔（短残肢）；F. 上臂假肢接受腔（中长残肢）；G. 肩离断假肢接受腔

六、上肢假肢悬吊装置和控制系统

（一）上肢假肢悬吊装置的定义

上肢假肢悬吊装置亦称固定装置，固定牵引带分背带悬吊带等各种带状装置。控制系统主要指在自身力源假肢中，利用控制索系统或者在体外力源假肢中利用残肢机电信号、微动开关或声音控制上肢假肢动作的系统。

在索控式假肢中很难将悬吊装置和控制系统分开，例如背带（harness）就是用于悬吊上肢假肢穿戴于肩部、胸廓等处并将上肢区域及躯干的动作转换为绳索牵引力以控制假手动作的专用带状装置。从上述定义可以看出，背带既起到悬吊固定假肢的作用，又有牵引的功能。

（二）上肢假肢的悬吊与固定

作为上肢假肢组成部分的背带及控制索系统是将假肢与截肢者的身体相连接，并操纵假手及关节运动的结构，其功能有4个方面：①悬吊假肢；②操纵假手装置的开合；③肘关节的屈曲；④肘关节的锁定。

上肢假肢在截肢者穿戴时要受到假肢自重和提携物品所产生的向下拉力，必须通过必要的接受腔结构或附加的固定装置来实现假肢的悬吊。同时，还必须克服假肢即接受腔与残肢之间的相对旋转与侧向运动，使截肢者能够利用残肢良好地操纵假肢的各个动作。概括而言，上肢假肢的悬吊固定方法可以通过以下两方面的机制来实现。

1. **悬吊带系统**　悬吊带系统包括背带、肩背带、上臂背带、围箍、围挡等皮革带，这是传统上肢假肢的悬吊固定方法。迄今仍在相当一部分上肢假肢中应用，只是材料、结构和形式都在不断改进。

2. 悬吊方式　利用残端的解剖结构即接受腔对肘关节、肩关节、肩胛带的包容实现悬吊固定,具体形式可参考上肢接受腔部分。

（三）控制索系统

控制索系统是指在索控式上肢假肢中,连接于上肢假肢背带与肘关节或手部装置之间,能有效地传递上肢区域或躯干动作的绳索系统整体。控制索功能执行情况取决于肩胛带的活动度、残肢的条件以及肌力的状况,接受腔要依靠背带悬吊于肩胛带上。可分为以下4个系统。

1. 单式控制索系统　用一根绳索进行单一控制的系统。其代表性的系统是索控式前臂假肢的手部装置操纵系统。前臂假肢的牵引带没有弹性,通过控制索控制手部装置的开闭。

2. 复式控制索系统　用一根绳索起到两个控制功能效果的控制系统。一般用在索控式肩部假肢和索控式上臂假肢上,用来操纵肘关节的屈曲和手部装置的开闭。

3. 三重控制索系统　采用三组单式控制上肢假肢的系统。例如,直接式肩离断假肢通过肩胛带的运动带动背带来控制,分别控制手部装置、屈肘和锁肘。

4. 钢丝套索　即鲍登(Boden)索,是控制式假肢中用于传递动作的部件,由易弯曲的钢丝缆索和包覆在外部的金属软套管构成。类似于自行车线闸的带弹簧套管的钢管丝套,其特点是牵引力的传递效率高。对背带的基本要求如下:①能将假肢可靠悬吊固定在残肢上;②截肢者配戴后舒适,无压痛或不适;③操作方便,力求减少操作使用时对衣袖的磨损;④为操纵假肢提供力源。

（四）背带的选择与操作

背带的选择与操作要因人而异,除了能充分发挥残肢的残存功能外,还应综合考虑截肢者的既往习惯、性别、职业差异。同一种假肢,往往有不同形式的背带,单一化会给部分患者造成操纵假肢的困难,因此,必须根据各个截肢者的不同情况,如肌力、操纵能力、耐受性来修改设计方案,直至截肢者能满意地操纵假肢(图4-3-14)。

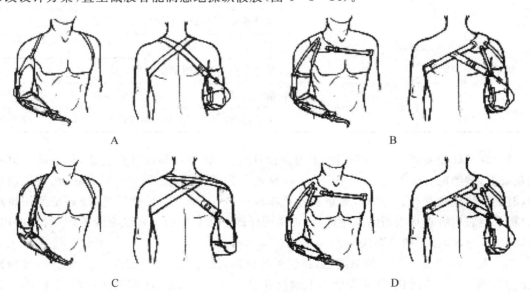

A　　　　　　　　　　　　　　　　B

C　　　　　　　　　　　　　　　　D

图4-3-14　常见上肢假肢背带的设计
A. 前臂假肢"8"字形背带与控制索;B. 前臂假肢胸廓背带与控制索;
C. 上臂假肢"8"字形背带与控制索;D. 上臂假肢胸廓背带与控制索

第四节　上肢假肢的制作

一、测量尺寸假肢病历卡的填写

观察截肢患者的残肢情况,根据截肢部位、关节活动度(ROM)、徒手肌力检查(MMT)等,选择适合于患者日常生活(ADL)及职业的上肢假肢类型。

测量尺寸包括画出残肢与健肢的轮廓图、残肢尺寸的测量、健侧尺寸的测量以及肩背带的长度测量等。

（一）前臂假肢的测量(表4-4-1)

表 4 - 4 - 1　前臂假肢的测量部位

部　位		测 量 部 位
残肢	围长	残肢末端上 40 mm 处的围长
		残肢中段围长
		肘关节下 20 mm 处围长
		肘关节下 50 mm 处围长
		肘关节上第二道围长
		肘关节上第三道围长
	长度	残肢长度:肱骨内上髁下缘至残肢末端
健肢	围长	尺骨茎突上 25 mm 处围长
		尺骨茎突上第二道围长
		尺骨茎突上第三道围长
	长度	前臂长:肱骨内上髁下缘至尺骨茎突下缘
		手长:尺骨茎突下缘至中指末端

1. 画残肢轮廓图　将一张图纸平铺在设计台上,让患者靠设计台坐正,把残肢和健肢放在纸上,健侧肘关节伸直,掌心向下,手指自然分开,指端间距为 10～15 mm,残肢肌肉放松,肘关节与健肢侧对齐,然后,测量者一手按住健肢,一手拿着绘画铅笔(最好是专用轮廓笔)靠紧健肢边缘垂直纸面画其轮廓线,再用同样的方法分别画出残肢在旋前位(肘窝向内)与旋后位(肘窝向上)的轮廓线。

2. 围长的测量　画出轮廓图后,在肘关节间隙(肱骨内上髁下缘)处标上记号,再由残肢向上量取 4～6 道围长,并在轮廓图上对尺寸的位置作出标记,注明所测量的尺寸,测量时注意皮尺不要过紧或过松,一般是先略紧,然后放松皮尺,直到皮肤的皱褶消失时为准。各道尺寸之间的间距可视患者的残肢情况而定,一般为 2～3 mm,残肢肘部的宽度,具体尺寸可以不测量,只是画出其轮廓图供参考,以便在臂筒选型和安装肘关节铰链时避免摩擦肱骨内外上髁。

　　制作明斯特接受腔时,应画出残肢肘关节屈曲90°位的轮廓图,并在该屈曲位测量残肢各道的围长。第一道围长在距残肢末端25 mm处,最后一道在屈肘横纹线处,中间间隔可以取50 mm,一般在中间位置再量一道就可以了,但要再沿肘的对角线测量其围长,最后将围长尺寸记入尺寸表或轮廓图。

　　3. 残肢与健肢长度测量　其测量方法有两种:一是用皮尺直接测量,另一种是通过残肢与健肢的轮廓图量取尺寸。

　　4. 肩背带的长度测量　前臂假肢一般采用"8"字形肩背带,其长度测量方法如下:自残肢侧锁骨下起,经背后斜跨过脊柱至健侧腋下,然后围绕健侧腋窝一周,再从背后斜跨过脊柱(此时皮尺交叉于 T3/T4 椎体间)至残肢侧肩胛骨下缘止(图4-4-1)。

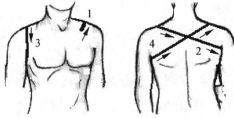

图4-4-1　"8"字形肩背带长度的测量
（1→4 为测量顺序）

　　(二)上臂假肢尺寸测量(表4-4-2)

表4-4-2　上臂假肢测量部位

部　位		测　量　部　位
残肢	围长	残肢上 20～40 mm 处的围长
		残肢中段围长
		腋窝下 25 mm 处围长
	长度	残肢内侧长度:腋下至残肢末端
		残肢外侧长度:肩峰至残肢末端
健肢	围长	尺骨茎突上 25 mm 处围长
		肘关节下第二道围长
		肘关节下第三道围长
		肘关节下 30 mm 处围长
		肘关节上 30 mm 处围长
	长度	健肢内侧长度:腋下至中指末端
		健肢外侧长度:肩峰至中指末端
		健肢前臂长度:肱骨内上髁下缘至尺骨茎突下缘
		健肢手长:尺骨茎突下缘中指末端

　　1. 画轮廓图　画残肢与健肢的轮廓图,方法同前臂假肢。

　　2. 围长的测量　测量所需部位的围长,并填写在轮廓图或尺寸表上。对于残肢的尺寸间距可以取 3～4 cm,健侧的尺寸间距可以取 5～8 cm。

3. 残肢与健肢长度测量　让患者站立,两肩自然放松、保持水平,残肢与健肢自然下垂,然后测量各个部位的尺寸,并将尺寸填写轮廓图或尺寸表上。尺寸的准确程度取决于测量者的经验和技巧。一般做法:用铅笔挑着皮尺置于腋下,铅笔既不可离开腋窝,也不可用力上抬,这样就把测量起点稳定在腋下,然后把皮尺轻轻拉到测量终点。

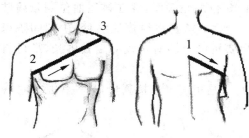

图 4－4－2　胸围带长度测量
(1→3 为测量顺序)

4. 胸围带的长度测量　上臂假肢的固定牵引装置主要是肩锁带和胸围带,胸围带的长度因人而异,其测量方法如下:从背后 T3/T4 椎体间起,通过健肢侧腋下缠绕到前胸,至残肢侧锁骨中点止。(图 4－4－2)

(三)双侧截肢患者的测量

1. 残肢的测量　包括画轮廓图、测量残肢围长与长度,方法同上述前臂假肢测量。

2. 原健肢长度的确定

(1)前臂长度(肱骨内上髁下缘至尺骨茎突下缘)≈脚长。

(2)手长(尺骨茎突下缘至中指末端)≈膝关节间隙至地面的高度-脚长。

(3)上臂长度(肩峰至肱骨外上髁)≈身高×0.19。

(4)前臂长度(肱骨内上髁下缘至中指末端)≈身高×0.21。

3. 肩背带的长度测量

(1)"X"形肩背带的测量:这种肩背带由两条等长的带子交叉构成,适用于双前臂截肢的患者。其测量方法如下:从左(右)侧锁骨下面起,缠绕经过肩,再斜跨过背后的 T3/T4 胸椎间至右(左)侧肩胛骨的下缘止,为一条带子的长度(图 4－4－3)。

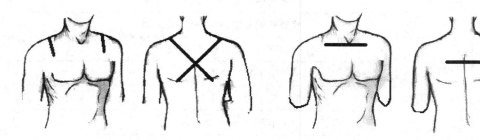

图 4－4－3　"X"形肩背带长度测量　　　　图 4－4－4　肩锁带长度测量

(2)双上臂肩锁带的测量:双上臂截肢患者较少,对于这种情况一般是安装一只美容手、一只机械手。但是,无论何种双上臂假肢都必须佩戴肩锁带,而肩锁带又是依靠前胸带和后背带进行固定的。前胸带长度的测量方法是:自左侧锁骨中心起至右侧锁骨中心止;后背带的测量方法是:自左侧肩胛骨中心起至右侧肩胛骨中心止。其他双臂截肢的肩背带,如一侧前臂截肢、一侧上臂截肢,可以参考上述的测量方法,因人而异地交叉使用(图 4－4－4)。

【注意事项】　上述测量工作完成后,为了确保准确无误,在患者未离开之前,测量者应该对所测量的结果与尺寸表或轮廓图进行一番核对,发现问题或错误及时修改。校对的内容有:①需要测量的部位有无遗漏;②前臂在伸直位与屈曲位,轮廓图(尺寸表)上的长度尺寸是否相等。如果轮廓图画得较好和准确,这两个图形反映出的长度应相等;③测量围长时,各道尺寸之间的间距是否适当等。最后将测量的尺寸填写在病历卡中(表4-4-3)。

表4-4-3　上肢假肢病历卡

一、残肢情况

姓名:＿＿＿＿　　性别:男、女　　　测量时间:＿＿＿＿

年龄:＿＿＿＿　　职业:＿＿＿＿　　测量者:＿＿＿＿

截肢日期:＿＿＿　年　月　日

截肢原因:＿＿＿＿＿＿＿＿＿＿＿＿＿＿＿＿＿＿＿＿＿＿＿＿＿＿＿＿＿＿＿＿＿＿＿

截肢部位:＿＿＿＿＿＿＿＿＿　上肢假肢类型:＿＿＿＿＿＿＿＿＿＿＿＿＿

残肢情况:＿＿＿＿＿＿＿＿＿＿＿＿＿＿＿＿＿＿＿＿＿＿＿＿＿＿＿＿＿＿＿＿＿＿＿

A. 表面脱皮　B. 变色　C. 瘢痕　D. 愈合性瘢痕　E. 水肿　F. 肿胀　G. 压痛　H. 有脓包

I. 组织松弛　J. 痛点　K. 骨刺　L. 其他

皮下组织:＿＿＿厚＿＿＿中＿＿＿薄＿＿＿

关节情况:

(1) 肩关节:＿＿＿＿＿＿＿＿＿＿＿＿＿＿＿＿＿＿＿＿＿＿＿＿＿＿＿＿＿＿＿＿＿＿

(2) 肘关节:＿＿＿＿＿＿＿＿＿＿＿＿＿＿＿＿＿＿＿＿＿＿＿＿＿＿＿＿＿＿＿＿＿＿

二、测量尺寸

二、取残肢石膏阴型

取石膏阴型的主要步骤如图4-4-5。

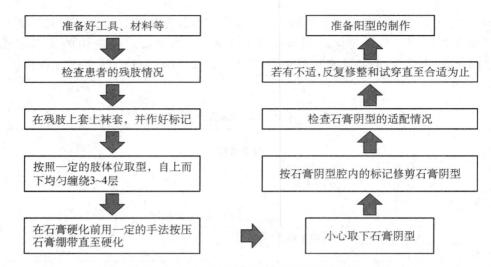

图 4 - 4 - 5 取残肢石膏阴型的主要步骤

表 4 - 4 - 4 上肢残肢取型范围

上肢假肢的名称		残肢取型范围	残肢取型角度
手部假肢	假手指	残肢末端——前臂 20%	放正、放平
	假手掌	残肢末端——前臂 30%	掌骨与前臂平行
腕离断假肢		残肢末端——肘关节	屈肘 30°左右
前臂假肢	长残肢	残肢末端——肘关节	屈肘 90°
	中残肢	残肢末端——上臂 20%	屈肘 60°
	德国明斯特(Münster)式前臂假肢(短残肢)	残肢末端——上臂 30%	屈肘 90°
	美国西北大学(North-western)式前臂假肢	残肢末端——上臂 20%	屈肘 45°
肘离断假肢		残肢——腋窝和肩峰	自然下垂
上臂假肢		残肢——腋窝和肩峰	残肢略屈曲
肩离断假肢		残肢——腋窝、锁骨、肩胛骨	端坐、两肩平

(一)前臂截肢接受腔取型方法

1. 长残肢取型方法 这种情况下,残肢尚保留旋前、旋后的功能,所以制作的接受腔应能传递这一保留的技能。当残肢存有桡骨和尺骨的茎突时,为了使残肢容易放入,需要在接受腔上开出窗口,因此要进行带有窗口的阴模取型。通常,窗口开在接受腔的背面。

(1) 将袜套在水中浸湿后拧干,再套在残肢上(图 4 - 4 - 6A)。

(2) 屈肘 90°使拇指向上,即残端的桡骨和尺骨上下并列与地面垂直。

(3) 在袜套上画出窗口的轮廓(图 4 - 4 - 6A)。这时窗口的大小要保证茎突的进出方便。

用约 10 cm 宽的石膏绷带缠绕残肢,仔细包好肱骨上髁部。在窗口的轮廓处要将绷带折叠返回去缠绕。为了很好地传递旋前、旋后动作,在残端部必须将桡骨和尺骨缠紧(图 4 - 4 - 6B),为此:①若桡骨和尺骨间没有残存的软组织时,用拇指与示指夹住桡、尺骨间部的组织,使其截面成为茧形或螺丝刀头那样扁平的形状(图 4 - 4 - 6C);②当桡骨与尺骨间残存的软组织较多时,用双手的拇指和示指挤压,使其截面成菱形(图 4 - 4 - 6D)。

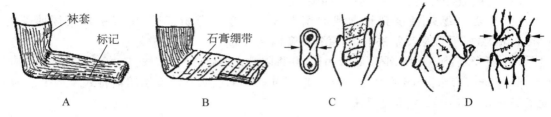

图 4 - 4 - 6 长残肢的取型手法示意图

A. 开口式接受腔标记线;B. 缠绕石膏绷带;C. 挤压桡、尺骨间部;D. 挤压成菱形的手法

2. **中残肢取型方法** 当残肢失去了旋前、旋后的运动功能(前臂 55％～80％ 截肢)时,采用单轴式肘铰链,可使残肢有效地进行肘的屈伸。取型方法按照长残肢的取型方法进行。

(1) 取型时,肘关节屈曲 60°,前臂保持内外旋中间位置,残肢保持拇指向上的肢体位,用石膏绷带进行取型。

(2) 将湿的袜套紧套在残肢上。

(3) 用 10 cm × 500 cm 规格的石膏绷带(最好是弹性石膏绷带)进行缠绕,注意一定要将肱骨上髁和尺骨鹰嘴包住(图 4 - 4 - 7)。

3. **短残肢的取型方法** 即德国明斯特(Münster)式接受腔取型方法(图 4 - 4 - 8)。

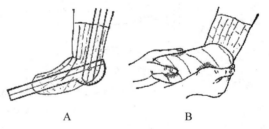

图 4 - 4 - 7 中残肢取型手法示意图

A. 肘关节屈曲 60°;B. 中残肢取型手法

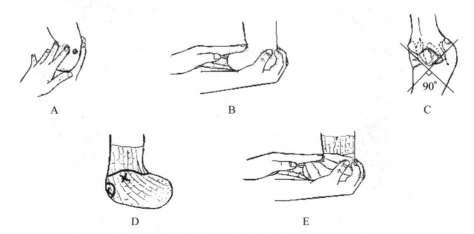

图 4 - 4 - 8 短残肢的取型手法(明斯特式接受腔取型手法)示意图

A. 第 2、3 指掌侧的压迫手法;B. 第 2、3 指掌侧和背侧的压迫手法;
C. 肘关节屈曲 90°的形状和背侧的压迫手法;D. 标记和轮廓线;E. 尺骨鹰嘴及掌侧部的压迫手法

（1）明确取型手法：取型前，将示指和中指伸展，夹住患者的肱二头肌肌腱。保持这一手法，让患者屈肘90°，此时尺骨背面呈楔形，用另一只手的拇指和小指的指腹按楔形形状构成槽形。小指和拇指与在内外髁位置的肱骨后面的其他三指相对。这样，就可以做出尺骨鹰嘴的凸形和肱二头肌的槽形。

（2）将残肢袜套套在残肢上，残肢屈曲90°，在尺骨鹰嘴、内外髁及压痛点作出标记。

（3）在残肢袜套上画出接受腔的轮廓线。

（4）将石膏绷带缠绕到轮廓线的稍上方。缠好石膏绷带后，用双手按德国明斯特（Münster）式接受腔取型手法取型，直到石膏固化。

（5）石膏绷带固化后，取下石膏阴模，并将阴模大致修剪成型。

4. North - western 式取型方法　　1971年美国西北大学改良了明斯特式取型手法，开发了 North - western 式取型手法。

（1）测量尺寸：与其他接受腔的测量尺寸的方法一样，主要测量以下尺寸（图4-4-9）：①尺骨鹰嘴至残肢末端的距离（图4-4-9A）；②肱骨内外上髁的内外（M-L）径尺寸（图4-4-9B）。

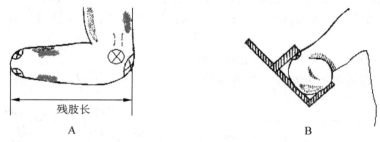

残肢长

A　　　　　　　　　　　　　　　B

图4-4-9　North - western 式主要测量尺寸

A. 残肢长及标记；B. 内外（M-L）径

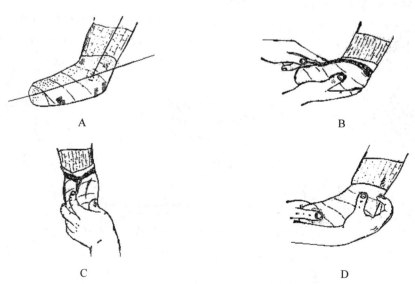

A　　　　　　　　　　　　　　　B

C　　　　　　　　　　　　　　　D

图4-4-10　美国西北大学式取型方法示意图

A. North - western 式取型肢体位；B. North - western 式取型手法（侧位）；
C. North - western 式取型手法（正位）；D. North - western 式取型手法

(2)取型方法(图4-4-10):①将残肢套套在残肢上,在肱骨内外上髁、尺骨鹰嘴、骨突部分、压痛点上做标记;②在肘关节屈曲45°的状态下缠绕石膏绷带;③在石膏未固化之前,用手或绳子做出肱骨内外上髁和尺骨鹰嘴的形状;④充分压出桡骨、尺骨的形状,直至石膏绷带硬化;⑤待石膏绷带硬化后,从残肢上取下来。

5. 极短残肢取型方法　在残肢过短的情况下,为适应残肢的可动域、长度而使用倍增式肘关节铰链时,利用残肢的屈伸运动来控制肘关节铰链的固定和摆动动作。对于短残肢,当其可动域很小时也采用这种方法。在此,就使用倍增式铰链的情况加以说明。接受腔要包住肘头、内外侧上髁,做得深一些。否则当屈肘时肘头和内侧上髁常会碰到接受腔壁,而引起疼痛。

(1)为了保护肘头及内侧上髁,取厚2 mm的毡垫(东京材料)。切成适当的大小,贴在肘头和内侧上髁的隆起部位。

(2)将袜套套在残肢上。

(3)包扎弹性石膏绷带。

(4)患者为右侧截肢时,取型者用左手的拇指和示指分别按压出外侧及内侧上髁附近的形状,用右手的拇指与示指尖握住肱二头肌两侧轻轻按压(图4-4-11A)。

(5)或者如图4-4-11B图所示,用右手的拇指使其尺骨面服帖成型,同时用示指与中指轻轻按压肱二头肌肌腱的两侧。左手抵住残肢上臂的背部,使残肢保持稳定。将阴模从残肢上取下来。

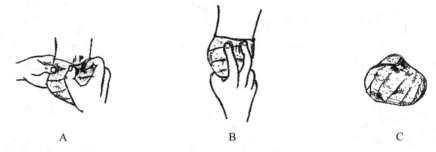

图4-4-11　极短残肢取型方法示意图

A. 双侧拇指、示指挤压成型手法;B. 单侧拇指、示指、中指挤压成型手法;C. 极短残肢的石膏阴型

(二)上臂接受腔取型方法(图4-4-12)

(1)残肢放松,套上袜套并用弹力带从对侧腋窝穿过后用夹子夹住。

(2)在肩峰、骨突部位、压痛点和瘢痕等处做标记。

(3)从残肢的中央部开始缠绕石膏绷带,充分包住肩峰,然后将残肢整体缠好。

(4)在石膏未硬化前(如图4-4-12B、C所示),做出腋窝部及肩部的形状,此时,用手掌轻轻推压残肢,以防残肢外展(也可以在残肢腋窝处夹一块厚约为10 mm的板子)。

(三)肩离断假肢接受腔取型方法

(1)让患者穿上护套,在残肢的骨突部位及压痛点做标记,同时画出接受腔的设计图(图4-4-13A)。

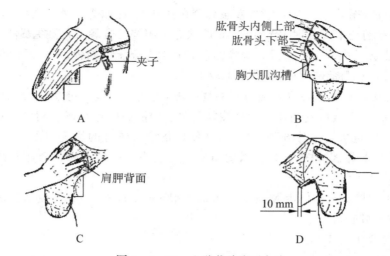

图 4 - 4 - 12　上臂截肢取型方法

A. 套袜套；B. 取型手法（前面）；C. 取型手法（背面）；D. 腋窝夹板的使用方法

（2）按上述画出的接受腔设计图线缠绕石膏绷带（图 4 - 4 - 13B）。

（3）在石膏硬化前，将骨突部分的形状做好（图 4 - 4 - 13C）。

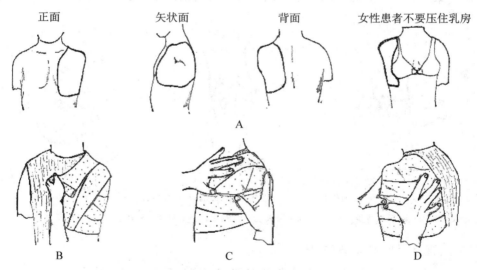

图 4 - 4 - 13　肩离断假肢接受腔取型方法

A. 接受腔的设计；B. 石膏绷带的缠绕；C. 取型手法（前侧面）；D. 取型手法（后侧面）

三、接受腔的适配

第一步：为了检查残肢末端的位置及通过袜套牵引石膏接受腔穿戴在残肢上，要在石膏接受腔的末端开孔。

第二步：在残肢表面涂抹一些滑石粉，用袜套一头套在残肢上，另一头从接受腔的末端孔中拉出。

第三步：检查残肢佩戴接受腔后情况，如屈曲、伸展、旋转和悬吊等问题。

第四步:检查残肢在接受腔内有无压痛、松动以及石膏阳型修整、制作及高度等问题。

（一）前臂假肢接受腔的适配

1. 长残肢接受腔的适配检查（图 4-4-14）

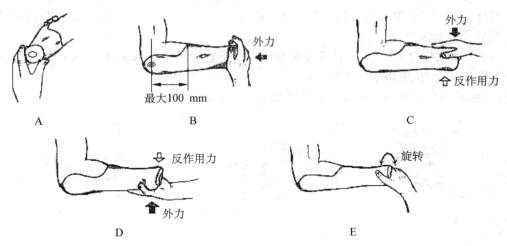

图 4-4-14 长残肢接受腔的适配检查

A. 残肢末端的检查；B. 残肢远端压痛检查；C. 桡侧压痛检查；D. 尺侧压痛检查；E. 旋转时检查

（1）接受腔服帖检查:从接受腔底部的孔处,检查接受腔和残肢的服帖情况。接受腔开口处的修剪线最大不能超过距肱骨外上髁 100 mm。

（2）残肢末端检查:用手握住接受腔的顶端向肘的方向压,在患者用残肢末端顶住这一压力时,检查残肢末端有无疼痛。

（3）残肢桡侧末端压痛检查:用手掌向下按压接受腔的桡侧末端,在患者屈肘抵抗按压力时,检查残肢桡侧末端有无疼痛,同时检查前臂的屈曲角度。

（4）残肢尺侧末端压痛检查:与上述方向相反,检查残肢尺侧末端。

（5）旋前、旋后动作的检查:用手指轻轻捏住接受腔的末端,使残肢进行旋前、旋后。当前端与桡骨、尺骨很好地适合时,其旋前、旋后动作便会不受损失地传递;如果有间隙或接受腔的口型不适当,就会影响其旋前、旋后运动,因此要进行必要的修正,以消除这种状态。

由于制成的树脂接受腔的内型与残肢间容易产生一些滑动,所以在检查接受腔适配时,要尽可能地做到使之适配。

2. 中残肢接受腔的适配检查（图 4-4-15）

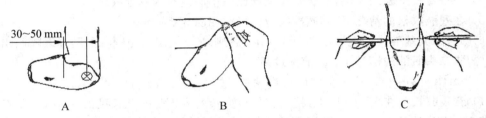

图 4-4-15 中残肢接受腔的适配检查

A. 修剪线标准；B. 尺骨鹰嘴处检查；C. 肘关节位置确定

（1）接受腔服帖检查：从接受腔底部的孔处，检查接受腔和残肢的服帖情况；由于残肢长度不同，接受腔开口处的修剪线的位置也不同，一般距肱骨外上髁的距离为 30～50 mm。

（2）残肢压痛与旋前、旋后检查：与长残肢(2)～(5)的检查内容和项目相同。

（3）尺骨鹰嘴处检查：对于中残肢，要使接受腔包住尺骨鹰嘴和肱骨外上髁，以提高接受腔的稳定性，为此，要让患者肘关节屈曲，按住接受腔的内外侧和后部，检查接受腔尺骨鹰嘴处的形状。

（4）关节轴位置的检查：在接受腔内外侧开一个直径约为 3 mm 的孔，通过孔检查肱骨内外上髁的位置，从而确定肘关节铰链的轴心位置。

3. 明斯特(Münster)式接受腔的适配检查(图 4-4-16)

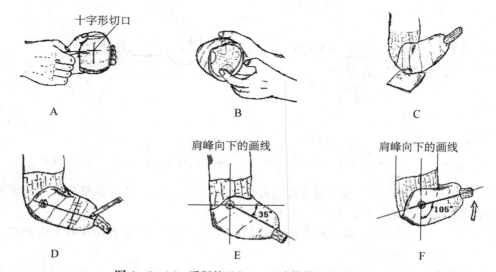

图 4-4-16　明斯特(Münster)式接受腔的适配检查

A.尺骨鹰嘴处切口；B.修整石膏阴型；C.尺骨鹰嘴凸形处用石膏固定；
D.接受腔外侧基准线；E.修型标记；F.最大屈曲位检查

（1）在接受腔的底部开出便于拉袜套的孔，在尺骨鹰嘴处切开一个十字形的切口。

（2）除尺骨鹰嘴和肱骨内外上髁外，将接受腔内部用石膏浆修整圆滑，并把接受腔的口腔做成喇叭边。

（3）残肢套上袜套，将袜套从接受腔的底部孔内拉出来，让残肢做屈曲、伸展、内外旋动作，检查接受腔的适配情况；当肘关节处于最大屈曲位时，肘部十字形切口处凸出，保持这种状态并用石膏固定。

（4）在石膏接受腔的外侧，从肱骨外上髁画一中心线作为基准线。

（5）在残肢放松的情况下，其基准线应以形成屈曲 35°为标准。

（6）此外，其基准线还能够以屈曲至 105°，否则，应考虑以下因素：①尺骨鹰嘴凸出不够充分；②肱二头肌的沟槽过小；③前壁过高。

4. North-western 式接受腔的适配检查(图 4-4-17)

（1）若残肢长度在 12 cm 以上，接受腔的口型长度应该是残肢长度的 45%，这是在肘关节屈曲时，残肢的软组织从这里被挤出，前臂得到最适宜的伸展位置。如果残肢长度在 12 cm 以下，要尽量减小这一开口的长度，使肘关节伸展时既不会脱出接受腔，又要包住尺

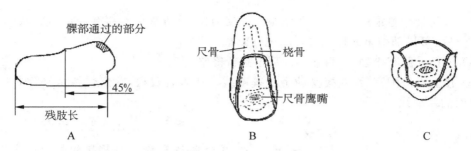

图 4 - 4 - 17　美国西北大学式接受腔的适配检查

A. 开口部的长度；B. 肘屈曲 90°（掌侧）；C. 肘屈曲位（背侧）

骨鹰嘴和股骨内外上髁。

（2）石膏接受腔的修整：增强接受腔口型部分的强度，并做出喇叭边。

（3）接受腔的检查：①残肢末端的检查；②残肢屈曲、伸展检查及悬吊情况检查；③残肢有无压痛及松动检查。

（二）上臂假肢接受腔的适配（图 4 - 4 - 18）

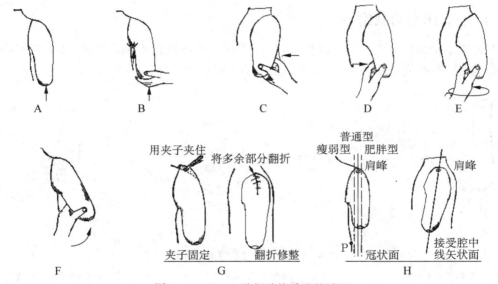

图 4 - 4 - 18　上臂假肢接受腔的适配

A. 残肢末端检查；B. 残肢末端及腋窝部检查；C. 屈曲时检查；D. 伸展时检查；
E. 旋转时检查；F. 外展时检查；G. 接受腔上缘的修整；H. 基准线确定

在接受腔内壁涂撒一层滑石粉，插入残肢进行检查。

（1）检查残肢在接受腔中的位置：从接受腔末端的小孔处，检查残肢在接受腔中的位置。残肢未完全纳入接受腔的原因有以下几点：①接受腔腋窝部过高；②胸大肌沟槽过深；③残肢软组织未完全纳入接受腔。

（2）检查残肢末端部及腋窝部有无压痛：①用手将接受腔向肩峰方向用力托起，让患者残肢向下用力压，检查此时残肢末端部及腋窝部有无压痛；②检查残肢与接受腔之间有无间隙，让残肢屈曲、伸展，检查残肢与接受腔之间有无间隙松动和残肢有无压痛；③让残肢外展，检查残肢与接受腔间有无间隙松动，残肢有无压痛。

（3）按住接受腔顶端,让患者残肢做内外旋动作,检查残肢在接受腔内适配状况。若有松动或过紧,可局部推出或推入接受腔进行调整。

（4）若接受腔有松动,可将松动的部位翻折修整。

（5）接受腔适配完后,在接受腔上画基准线。让患者放松,双肩保持水平,画出冠状面和矢状面的基准线。

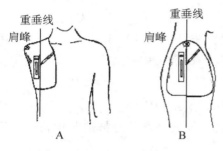

重垂线
肩峰

重垂线
肩峰

A   B

图 4 - 4 - 19 基准线的设定

A. 冠状面;B. 矢状面

（三）肩离断假肢接受腔适配检查

1. 接受腔适配检查　将接受腔穿在残肢上,检查修剪线及各部位适配情况。特别注意肩峰、锁骨、肩胛骨等骨突部位的检查。

2. 基准线的设定　检查完后,在接受腔上画出基准线(图 4 - 4 - 19)。

【注意】　让患者双肩保持水平,在冠状面、矢状面上分别画出基准线。对于肩胛带截肢要认真检查接受腔的适配情况。

四、石膏阳型的制作

石膏阳型是制作接受腔真正的模型,其制作加工务必精益求精。当然,如果阴型(石膏接受腔)修整完善、完全适合的话,石膏阳型的加工就简单了(图 4 - 4 - 20)。

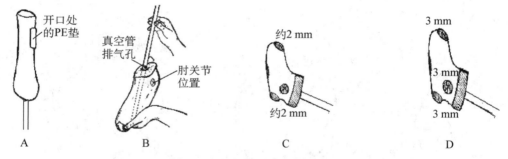

开口处
的PE垫

真空管
排气孔

肘关节
位置

约2 mm

约2 mm

3 mm

3 mm

3 mm

A   B   C   D

图 4 - 4 - 20 各种前臂石膏阳型

A. 长残肢石膏阳型;B. 中残肢石膏阳型;C. 明斯特(Münster)式石膏阳型;D. North - western 式石膏阳型

（1）先用浸湿的石膏绷带条密封阴型底端的导向孔,再用浸湿的石膏绷带条密封在阴型的口型做一个延长的裙边,使阴型向上延长一小段。

（2）待延长的裙边硬化后,在阴型内壁涂抹一层凡士林(或喷洒一层滑石粉),然后,将适量的石膏和水混合调制成奶酪状的石膏浆,将石膏浆倒入接受腔内,并安放好真空管。

（3）待石膏固化后,取下石膏绷带,在事先做好标记的地方进行适当的修补。对于开口式接受腔,要在开口处加一块约 2 mm 厚的 PE 垫。

（4）对照残肢的测量尺寸,按接受腔的适合要求检查、修整石膏阳型,最后用水砂纸将石膏阳型表面打磨光滑。

（5）将修整好的石膏阳型放在通风干燥处进行自然干燥或放在恒温为 70～80°的烘箱内干燥。

五、假肢接受腔制作

上肢假肢接受腔的制作有两种方法：传统接受腔制作方法是采用皮革的增强赛璐珞制作接受腔；现代接受腔制作方法是采用真空成形合成树脂技术制作接受腔。在此，我们主要介绍真空成形合成树脂制作接受腔的技术。

（一）真空成形合成树脂制作接受腔的主要步骤

（1）将干燥好的石膏阳型的凹陷处钻通气孔，以保证该处充分服贴。

（2）套上聚乙烯醇（PVA）薄膜套，此时打开第一个排气管，在吸附状态下检查 PVA 薄膜套是否漏气，并使 PVA 薄膜套均匀紧密地服帖在石膏阳型上。

（3）套上至少 6 层左右的增强材料的纤维袜套，并根据需要安装连接座及关节铰链等。

1）前臂假肢铰链式肘关节的设定（图 4 - 4 - 21）。

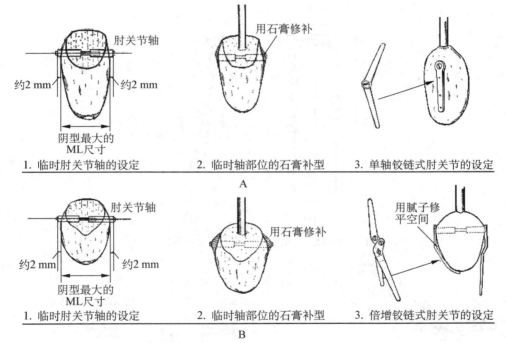

图 4 - 4 - 21　前臂假肢铰链式肘关节的设定

A. 单轴铰链式肘关节的设定；B. 倍增铰链式肘关节的设定

2）前臂假肢腕部金属件的设定（图 4 - 4 - 22）。

3）倍增式肘关节腕部金属件的设定（图 4 - 4 - 23）。

4）上臂假肢金属连接件的设定（图 4 - 4 - 24）。

（4）再套上留有浇注口的 PVA 薄膜套，先在阳型的上端用活套绳扎紧，打开第二个排气管，检查薄膜是否漏气。

（5）从 PVA 薄膜上端浇注已经配方好的树脂，扎紧树脂上部的薄膜套。

（6）将阳型倒置斜夹（斜向下约 25°）在钳台上，以便排出混入树脂中的空气。待树脂微热时，松开原先扎紧的绳子，使树脂流下，还可以用绳子（胶管）撸树脂到需要树脂较多的地方。

（7）当树脂浸透到预定位置后，将阳型底部扎紧，使树脂不再向上流动。

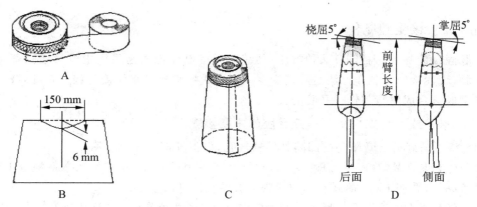

图 4 - 4 - 22 前臂假肢腕部金属件的设定

A. 用胶带缠好腕部金属部件的网纹；B. 前臂部纸样；C. 前臂部；D. 前臂部和腕关节的对线（左侧截肢）

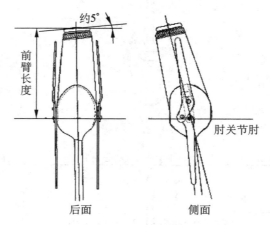

图 4 - 4 - 23 倍增式肘关节腕部金属件的设定

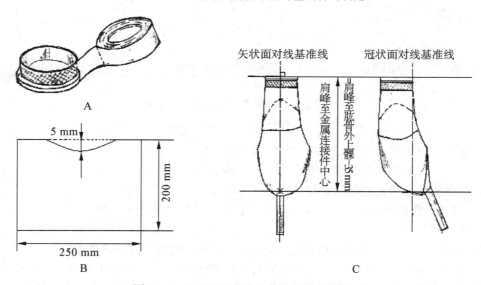

图 4 - 4 - 24 上臂假肢金属连接件的设定

A. 金属连接件网纹部的保护；B. 上臂部的纸样；C. 上臂假肢接受腔与金属连接件的对线

(8) 待树脂固化后,进行脱模、修整等。

(二) 注意事项

(1) 自套上第一层 PVA 薄膜后,就一直启动真空泵,直到树脂凝固为止,中途不可停机。

(2) 抽真空过程中,要随时注意 PVA 薄膜套有无漏气现象,若有漏气,应及时用透明胶带贴补好。

(3) 树脂浸透到预定位置后,要及时扎紧余料,以防止树脂过多而进入真空泵的抽气管造成堵塞。

(4) 树脂凝固后,先打开三通阀门排气,再停机,严禁先停机,后放气。

(5) 树脂接受腔在室温条件下硬化后,应再放入恒温为 50° 烘箱内加热,使树脂的分子完全交联,以免树脂不完全交联而又与人体接触会刺激皮肤引起皮炎。

(6) 将接受腔的口型与所开窗口的边缘修剪好,再用细砂纸打磨后,再涂上空气硬化性树脂(或机油),使切口边缘光滑,防止接受腔的毛边刺激皮肤。

(7) 石膏阳型还未充分干燥的情况下,可以在阳型表面涂上一层隔离剂,从而形成隔离膜再套上 PVA 薄膜,隔离剂可以采用快干的赛璐珞丙酮溶液。

(三) 合成树脂的配方

(1) 丙烯酸树脂的配方见表 4 - 4 - 5。

表 4 - 4 - 5 丙烯酸树脂的配方

原 料	作 用	百分比(%)
甲基丙烯酸树脂	基本原料	100
过氧化苯甲酰	引发剂	2.5
邻苯二甲酸二环乙酯	增塑剂	2.5
N,N-二甲基苯胺	促进剂	0.85
颜色糊	调色	2.0
反应时间	如在室温 26～28℃ 条件下,一般为 30～35 分钟	

(2) OTTO BOCK 丙烯酸树脂的配方见表 4 - 4 - 6。

表 4 - 4 - 6 OTTO BOCK 丙烯酸树脂的配方

原 料	百分比(%)
甲基丙烯酸树脂	100
固化剂	2.5～3.0
颜色糊	2.0
反应时间	如在室温 26～28℃ 条件下,一般为 30 分钟左右

六、假肢组装

(一) 上肢假肢的基本结构

1. 组件式美容手 有壳式和骨骼式两种类型(图 4 - 4 - 25)。

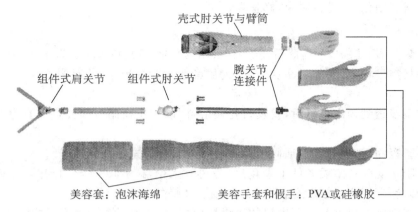

图 4 - 4 - 25　组件式美容手

2. 组件式机械手　见图 4 - 4 - 26。

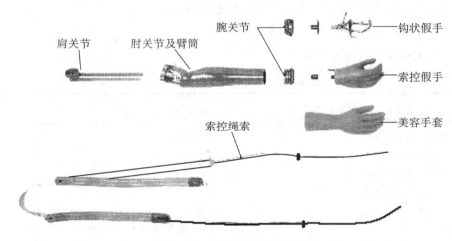

图 4 - 4 - 26　组件式机械手

3. 组件式混合手　见图 4 - 4 - 27。

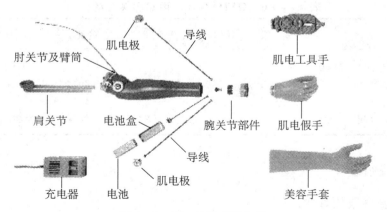

图 4 - 4 - 27　组件式混合手

4. 组件式肌电手　见图 4 - 4 - 28。

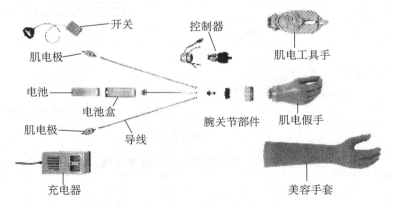

图 **4 - 4 - 28**　组件式肌电手

（二）上肢假肢的组装（图 4 - 4 - 29）

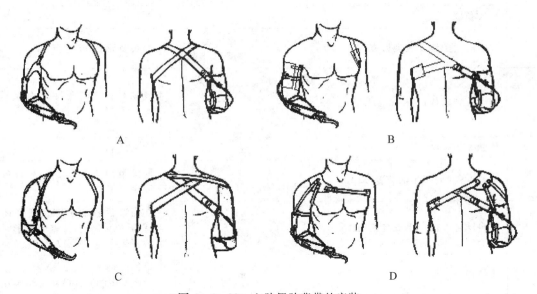

图 **4 - 4 - 29**　上肢假肢背带的安装

A. 前臂假肢"8"字形背带；B."9"字形背带；C.上臂假肢 8 字形背带；D.胸廓带式背带

七、上肢假肢的试样调整和适配检查

（一）上肢假肢检查时所需的工具

上肢假肢检查时所需常用的工具有弹簧秤、分度尺、直尺、小木块、卷尺、弹性环带等
（图 4 - 4 - 30）。

（二）上肢假肢的检查项目

1. 前臂假肢检查

（1）前臂假肢检查项目见表 4 - 4 - 7。

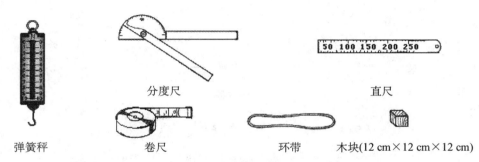

图 4-4-30 上肢假肢检查时所需的工具

表 4-4-7 前臂假肢的检查项目

姓名：_____ 性别：男、女 职业：_____
截肢部位：_____ 手部部件：_____
检查日期：____年____月____日 检查者：_____

序号	检 查 项 目	结　　果	标　　准
1	假肢长度		
2	接受腔适配活动区域检查	佩戴时_____度 取下时_____度	肘关节屈曲90°进行
3	前臂旋转动作检查	佩戴时：内旋_____度； 　　　　外旋_____度 取下时：内旋_____度； 　　　　外旋_____度	佩戴时总旋转角度应为取下时的50%
4	控制系统效率	_____%	70%以上
5	前臂90°屈曲位手部装置动作	_____cm	肘关节屈曲90°,手部装置可完全开闭
6	在身体各部位的手部装置动作	_____cm _____cm	在嘴边位置的手部装置开闭率为70%以上,检查穿裤子时的开闭率为70%以上
7	抗拉伸力的稳定性	_____cm	沿轴向加20 kg的牵引力,接受腔不得脱开残肢超过20 mm
8	假肢重量	_____kg	

（2）前臂假肢的检查方法、标准和易出现的问题见表4-4-8和图4-4-31。

表 4-4-8 前臂假肢的检查方法

序号	检 查 方 法	标　准	易出现的问题	示 意 图
1	残肢长度与健肢长度检查：屈肘关节90°	① 单侧截肢：残肢长度＝肱骨外上髁至残肢末端 ② 双侧截肢：原健肢长度＝身高×0.21		图4-4-31A

序号	检 查 方 法	标 准	易出现的问题	示 意 图
2	肘关节屈曲90°,从前方和上方手部装置上加力	① 加力后,患者没有疼痛感 ② 取下前臂假肢后,残肢皮肤不变色	① 接受腔适配不良、接受腔内部、修剪线、铆接等粗糙 ② 上臂围箍悬吊不良	图4-4-31B
3	① 取下假肢,前臂做最大屈曲,测量以肘为中心,从肩峰画下的垂线与残肢长轴之间的夹角 ② 佩戴假肢,进行同样的测量	佩戴和取下假肢时,此角度应不变	① 接受腔适配、修剪线不良 ② 肘关节轴与人体生理轴不一致	图4-4-31C
4	① 取下假肢,前臂屈曲90°,让患者做最大限度的内外旋,测量其角度 ② 佩戴假肢,进行同样的测量	佩戴上假肢的角度应为取下时角度的50%	① 接受腔适配不良 ② 接受腔修剪不良	图4-4-31D
5	① 前臂屈曲90°,手部装置拇指向上,在拇指上装上弹簧秤,手部装置另一边夹12 mm立方体木块 ② 将弹簧秤向控制索的方向拉伸,读出木块从假手上掉下来的值(1) ③ 接下来,与前面一样,前臂屈曲90°,将弹簧秤安装在手钩上,另一边夹住立方体木块 ④ 将弹簧秤向背带方向拉伸,同样读出木块从假手掉下来时的值(2) ⑤ 上述①②试验反复3次,计算其效率: 传递效率(%)=(1)/(2)×100	传递效率应在70%以上	① 定位器位置不良 ② 控制索系统定位不良或控制索断开	图4-4-31E
6	前臂屈曲90°,使手部装置做最大的开闭动作	肘关节90°屈曲时,手部能完成全部的开闭	① 控制索走向不良 ② 导索过长 ③ 背带调整不好	图4-4-31F
7	① 前臂最大屈曲,在嘴边做手部的最大开闭动作 ② 前臂伸展,在裤子拉链处做手部的最大开闭动作	在嘴边和拉链处手部的最大开闭量应为手部的最大开闭量的70%	① 控制索走向不良 ② 导索过长 ③ 背带调整不好	图4-4-31G
8	① 前臂伸展,在手部装置上安弹簧秤 ② 沿假肢的长轴方向加20 kg的力,测量接受腔脱开的距离	在20 kg的重力下,接受腔移动距离在20 mm以下	① 接受腔适配不良 ② 背带适配、调整不良	图4-4-31H

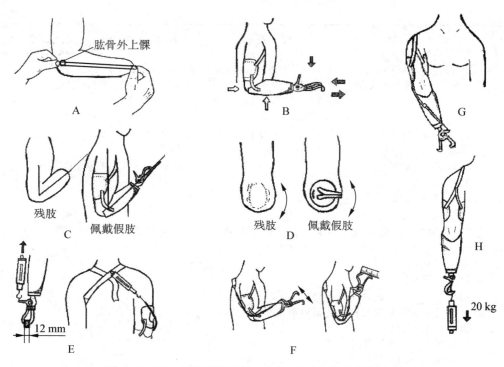

图 4 - 4 - 31 前臂假肢的检查方法、标准和易出现的问题

2. 上臂、肩离断假肢的检查

(1) 上臂、肩离断假肢的检查项目见表 4 - 4 - 9。

表 4 - 4 - 9 上臂、肩离断假肢的检查项目

姓名：＿＿＿＿＿＿＿　　　性别：男、女　　　职业：＿＿＿＿＿＿＿

截肢部位：＿＿＿＿＿＿＿　　　　　　　　　　手部部件：＿＿＿＿＿＿＿

检查日期：　年　月　日　　　　　　　　　　检查者：＿＿＿＿＿＿＿

序号	检查项目	结　　果		标　　准
		上臂假肢	肩离断假肢	
1	假肢长度			
2	接受腔适配检查			肘关节屈曲 90°位
3	前臂屈曲活动区域			前臂屈曲 135°
4	佩戴假肢时假肢的活动区域			外旋 90° 内旋 45° 屈曲 90° 伸展 35°
5	肘关节完全屈曲所需肩关节屈曲角度			肩关节屈曲 45°以下
6	肘关节屈曲所需的力量	kg	kg	4.5 kg 以内(手钩固定)
7	控制系统的效率	%	%	50%以上

序号	检查项目	结　果		标　准
		上臂假肢	肩离断假肢	
8	肘关节屈曲 90°手部动作	cm	cm	肘屈曲 90°,手部可完全张合
9	手部在身体各部位的动作	cm	cm	在嘴边位置的手部装置开闭率为 50%以上,在裤子拉链处的开闭率为 50%以上
		cm	cm	
10	肘关节组件的不随意动作			步行时及外展 60°位时,肘关节不得锁定
11	对旋转力的稳定性			肘屈曲 90°时,可以抵抗在距肘轴 20 cm以上距离处内外侧 1 kg 的牵引力
12	对拉伸力的稳定性	cm	cm	沿轴向加 20 kg 的牵引力,接受腔脱离残肢距离不得大于 25 cm
13	假肢的重量	kg	kg	

（2）上臂假肢的检查方法、标准和易出现的问题（表 4-4-10 和图 4-4-32）。

表 4-4-10　上臂假肢的检查方法、标准和易出现的问题

序号	检查方法	标准	易出现的问题	示意图
1		①单侧截肢:健侧肩峰至拇指末端的长度;②双侧截肢:上臂长度＝ 0.19×身长;前臂长度＝0.21×身长;③索控假肢长度一般比上述尺寸短 1～2 cm		图 4-4-32A
2	①肘关节屈曲 90°固定好后放在工作台上,残肢向上用力;②肘关节屈曲 90°,肘关节从工作台上抬起,手部向下用力	①用力压后,残肢不感觉疼痛;②取下假肢时,残肢皮肤不变色	①接受腔适配不良,接受腔内面、修剪线、铆接不精细;②上臂围箍、背带、控制系统等悬吊不良	图 4-4-32B
3	患者尽可能屈曲肘关节,用分度尺测量伸展位至屈曲位的角度	前臂总屈曲角度为 135°	①前臂修剪线不好;②肘关节组件调整不良;③背带调整不良	图 4-4-32C
4	肘关节组件固定在伸展位,测量各个运动范围	最小限度值外展 90°,伸展 35°,屈曲 90°,旋转 45°,由于残肢长度不一,有时可能比较勉强	①接受腔的适配、修剪线不良;②肩关节发生弯缩,肌力下降;③残肢太短	图 4-4-32D
5	患者做最大屈曲时,用分度尺测量上臂部移动角度	肩关节屈曲角度应在 45°以下	①背带调整不良;②控制系统、肘关节不良;③残肢有障碍	图 4-4-32E

序号	检查方法	标准	易出现的问题	示意图
6	①肘关节不固定，弹簧秤安装在索环处；②前臂部保持 90°屈曲位，拉伸弹簧秤，测量前臂开始屈曲时的值	使前臂部屈曲的力应在 4.5 kg 以下	①提升杆的长度、安装位置不良；②控制索的走向不良	图 4-4-32F
7	①肘关节固定 90°屈曲位，松开手部牵引索，手部夹一个 12 mm 立方块，并安装好弹簧秤；②将弹簧秤向控制索方向拉伸，读出方块掉下来时的值（1）；③同样，肘屈曲 90°固定好，在索环处安装好弹簧秤；④拉伸弹簧秤，读出方块掉下来时的值（2）；⑤将②和④反复 3 次，计算效率：传送效率（%）＝(1)/(2)×100	传送效率在 50% 以上	①提升杆调整不良；②背带调整不良；③控制索走向不良；④索套太长	图 4-4-32G
8	将肘关节屈曲 90°固定，患者做最大限度的开闭动作	肘关节屈曲 90°时，手部必须能够完全打开	①索套太长；②背带调整不良；③肩胛处有障碍	图 4-4-32H
9	①前臂做最大屈曲，在嘴边做手部最大开闭动作；②伸展肘关节，在裤子拉链处做手部最大开闭动作	①手部在嘴边或裤子拉链处能够做最大开闭动作；②闭手的最小限度必须在 50% 以上	①索套太长；②背带调整不良；③肩胛处有障碍	图 4-4-32I
10	①肘关节不固定，让患者正常行走；②侧方上举 60°	步行时或侧方上举 60°时，肘关节不得锁住	肘控制索走向不良	图 4-4-32J
11	①将肘关节在 90°屈曲位固定，将弹簧秤安装在距肘关节 30 cm 处；②将弹簧秤向与前臂轴成直角方向的内外侧加 1 kg 的拉伸力	加 1 kg 力后，金属连接件无松动	①接受腔适配不良；②肘关节旋转部固定不良	图 4-4-32K
12	①将肘关节伸展，把弹簧秤安装在手部；②沿健肢纵轴方向加 20 kg 的力，测量接受腔的位移尺寸	对 20 kg 的力，接受腔位移应在 25 mm 以内	①接受腔适配不良；②背带调整不良	图 4-4-32L

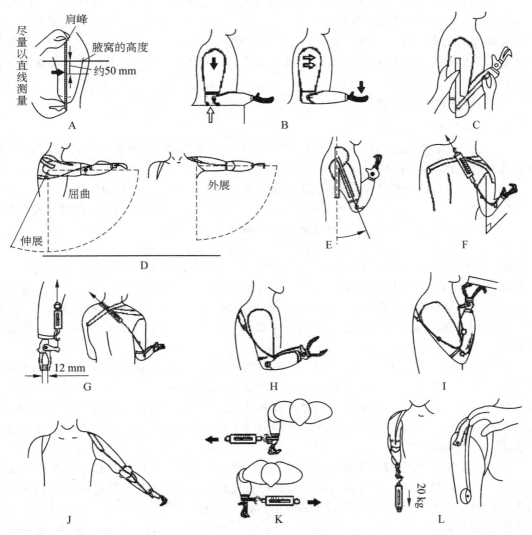

图 4-4-32 上臂假肢的检查方法、标准和易出现的问题

八、交付使用及功能训练

假肢功能的好坏,其结构固然重要,但更重要的还是截肢患者本人如何操纵、使用假肢,特别是上肢假肢,如果截肢患者不进行系统的残肢训练、假肢的操纵和使用训练,即使假肢设计得再灵巧,也不可能发挥其代偿功能。

假肢装配后的功能训练,上肢假肢经过试样、适配、检验、修改、加工为成品后,即可开始对截肢患者进行功能训练。必须对患者进行使用上肢假肢的训练,以便患者掌握正确的穿戴方法,有效地发挥假肢的功能。由于上肢假肢在承重方法、控制方法等各方面和健肢有很大的不同,如果不进行正确的、系统的使用训练,会形成不良姿势,一旦形成,纠正起来将十分困难。包括教会穿脱上肢假肢和根据不同截肢平面、不同上肢假肢品种进行必要的功能训练。

上肢假肢的训练人员,除指导患者训练工作外,还应该做好患者的心理康复工作,充分调动患者的积极因素,提高患者使用上肢假肢的信心。在开始进行训练之前,必须有目的告诉上肢假肢的功能是什么? 能够做些什么? 不能做什么? 训练中必须因人而异制订康复训练计划,先易后难,注意培养患者坚持训练的毅力,发挥患者的特长,使患者牢固地掌握操纵、使用上肢假肢的方法。

（一）假肢装配前训练

1. 假肢装配前训练的目的

（1）使残肢肌肉发达,增加肌力,以获得足够的力量来操纵、控制假肢。肌肉发达后,还可增加残肢在接受腔内的压力,增加假肢的稳定。

（2）扩大上肢关节的活动范围,以取得操纵索控式假肢所需要的牵引位移。

（3）防止和矫正截肢后肢体不平衡和肌力分布不均所引起的不良姿态,如脊柱侧弯等。

（4）增大肌电信号源强度,促进截肢患者的残肢肌电传送。

2. 上肢截肢手术后的功能训练

（1）手部截肢:手指功能精细、灵巧而复杂,是人区别于其他动物的主要特征之一。一旦手部截肢(尤其是拇指),应尽可能进行再植术。但断指或截指再植固定后,常致手内肌肉萎缩、挛缩,关节僵硬,严重影响功能。针对性的肌肉力量锻炼包括主动和抗阻力对指、对掌、抓握和手指分合;活动范围练习在肌肉力量练习之后进行,包括被动活动、关节功能牵引等。

（2）前臂截肢:常有肩、肘关节挛缩和肩、臂肌肉萎缩,应注意相应的肌肉力量和活动范围练习。前臂旋转功能损害不宜用假肢弥补,可通过锻炼使旋转范围尽量扩大。在肩部、上臂训练的基础上增加肘关节屈伸和前臂的旋前、旋后动作上述动作,在残肢条件许可时,可自行练习;如果残肢条件不许可,应同体疗师协助进行被动训练(主动与被动相结合),直至患者能进行主动训练为止。

（3）上臂截肢:可造成肩带肌萎缩,肩关节活动范围受限,小儿可引起姿势改变及发育不对称。应强调肩关节的活动范围练习和肌肉力量练习,尤其是肩关节前屈后伸和耸肩等动作。拟用肌电手的患者,应根据假肢设计,在装假肢前先训练个别肌肉。假肢操纵和穿戴假肢的类别有关,如在使用肘上二维控制系统的假肢时,肩关节前屈的这个动作,在肘关节锁住时起屈肘的作用,在肘关节未锁住时则起操纵假手的作用。而使用肘上三维控制系统时,用肩关节前屈起屈肘作用,肩关节后伸则启闭肘锁,用耸肩来操纵假手。除练习肩部运动外,还需要增加上臂的前屈、后伸;内旋、外旋和外展、内收。

（4）肩关节离断:主要是肩部活动范围的练习和肩部肌肉力量的练习。有脊柱侧弯倾向者应早期做矫正体操及姿势训练。如练习肩部的上提、下沉和前屈后伸。两侧肩部都需要进行,这是因为安装肩关节离断假肢后,其力源不仅来自残侧肩,更主要的是来自健侧肩。

此外,所有的上肢截肢都需要进行专业治疗。包括训练健侧以代偿截肢侧,以及戴假肢的日常生活活动训练、家务活动训练、就业前技能训练和园艺、文娱活动等。训练动作由简单到复杂,如练习盥洗、进餐、穿脱衣服,练习持大小不同的物体,练习画图、刺绣、编织、缝纫及使用刀、剪、刨、钳等工具。

（二）上肢假肢的功能训练

1. 装饰性上肢假肢的训练　使用装饰性上肢假肢,一般只要残肢接受腔合适,悬吊装置没问题,不需要训练,但对首次安装者应学会穿戴方法,被动旋腕、被动改变手指位置的方法。对上臂截肢者应学会使用被动控制的肘关节锁。

2. 索控式上肢假肢的训练

(1) 穿脱假肢训练:穿时先穿残肢入接受腔,再将健肢穿入肩带,脱时顺序反之。

(2) 假肢操纵训练:①开闭手训练:索控假肢开手是依靠双肩用力前屈,不用力时假手靠弹力闭合。上臂索控假手必须锁住肘关节才能开手;②屈肘、锁肘、开肘锁的训练:索控上臂假肢,索控肘离断假肢使用都需这项训练。一般是利用双肩用力前屈使肘关节屈肘,当屈到一定程度需要锁住肘,可以使残侧肩部下沉而锁住肘关节,当残侧肩再次下沉时肘锁又会打开,允许肘部被动地自由屈伸。有的索控手上附带有摩擦旋腕、插销屈腕机构,可以调整至所需位置。

(3) 肌电假手训练:残肢状况的好坏对于肌电假手等体外力源假肢的影响更是直接,除需进行上述的普通上肢假肢的训练外,还要增加信号源的训练。据统计,有 $60\% \sim 70\%$ 的前臂截肢者在装配使用肌电假手时,其肌电信号源强度不够,不能启动。①自我意识训练:闭目进行自我训练,模拟开手或闭手时幻肢的动作,进行桡侧腕长伸肌或尺侧腕屈肌的收缩运动,反复进行,直到感觉疲劳为止;②将肌电极与指示灯相连,利用灯泡的亮灭来定性地鉴定肌电是否引出;③将电极度与肌电测试仪相连,可以定量地测定肌电发放水平;④利用电极直接驱动假手手头,能提高患者训练的兴趣。

(三) 上肢假肢的使用训练

人手的功能是个复杂的感觉反馈、肌肉协调运动过程。如果真的要求假手功能有实用价值,则必须进行认真的使用训练。

1. 主手的选择　正常人的双手,使用上有主次之分,多数人以右手为主(亦称为右利手)。上肢截肢后,如果是单侧,则截肢后的主手只能是健手,假手只能做辅助手。假肢使用训练内容应以训练双手配合动作为主。如果是双臂截肢则应选择残肢条件较好,假肢功能较好的一侧为主手。

2. 基本功能训练　应从桌上拿、放容易拿放的物体开始,逐渐增大和减小物体,逐渐改变形状(圆球、圆柱、方形等)。熟练后可训练取物、移动、定位放物。再进一步训练假手在不同水平高度、不同位置上、在不同的屈肘状况下取物或放物,然后可训练用假手抛掷物体。

3. 实际使用训练　首先是日常生活训练,包括穿脱衣服、个人卫生(洗漱、解大小便、洗澡)、饮食、开关门、开关电器、炊事、拿笔写字、打电话等,然后过渡到学习、工作性训练。上肢假肢使用训练对单侧截肢者不是太困难,对双臂截肢者是较困难的。由于目前上肢假肢功能还较简单,截肢者必须刻苦训练,才能适应需要。这里不能一一列举各种动作的训练方法,仅介绍一些完成动作的要领。

(1) 在装配假手的同时要选用合适的自助具:如双上臂截肢者常用的生活套袖,可以套在残肢上,再卡上勺子或笔,可以进食或写字;用假手吃饭不能用筷子,只能用弯成合适角度的勺子或叉子;梳头时应用粗手把的梳子等。

(2) 注意双手配合:如用一手压牙膏,另一手拨转牙膏盖,打开牙膏;用假手从衣服兜里取东西可先用一手抠起兜底,另一只手去取,最好是用左手取右侧兜的东西,用右手取左侧兜的东西。

（3）适当地改变所用物品：如所用物品的拉链上加个大的拉圈,用假手可以拉开;在衣服上缝上尼龙搭扣免去系扣子的麻烦;使用松紧口的鞋可以不用系鞋带等。

（4）注意调整假手被动可调的关节位置：如写字时假手腕关节应适当地被动旋前;用假手穿袜子或擦大便时应将腕关节调到屈腕位。

（四）上肢假肢使用训练的期限

一般而言,截肢后首次安装上肢假肢的单侧前臂截肢患者需要 50～60 小时的训练时间,单侧上臂截肢患者需要 70～80 小时,双侧前臂截肢患者需要 70～80 小时,双侧上臂截肢患者需要 100～120 小时。训练应分阶段进行,每天训练 2 次,每次 2 小时,中间休息 10～15 分钟,以免造成过度疲劳。在操纵上已养成不正确习惯的截肢患者,花费的时间更长。

（五）上肢假肢的保养与维护

上肢假肢没有自身修复功能,应在发生故障之前进行必要的保养与维护。

1. 接受腔的保养与维护　接受腔是直接与皮肤接触的重要部分。在穿用上假肢时,接受腔内壁会被汗和污物弄脏,残肢在高温、潮湿的环境中,会产生湿疹、溃疡。在接受腔内的皮肤,由于压迫、摩擦、温度变化,产生皮肤色素沉着、磨破、感染、小水泡、滑囊、过敏性皮炎等,要增强皮肤的抵抗力,预防皮肤疾病,每日就寝前用肥皂水洗残肢,保持残肢的清洁和干燥。另外,很多截肢者由于接受腔弄脏而不再穿用假肢。为了避免此种情况,每天可用布蘸上中性洗涤剂或水擦拭接受腔内部,使之干燥。使用接受腔内衬套时,应尽量使其保持干燥,也可用中性洗涤剂擦拭衬套,注意不要用力过度使衬套变形。

2. 连接件的保养与维护　壳式上假肢的日常维护只需擦拭表面,避免弄脏衣服。如果出现裂缝,应找专业人员解决。

3. 装饰性手部装置的保养与维护　装饰性手套一般采用聚氯乙烯,在使用中易出现变脏、变色、变质等问题。

（1）手套污染后不易清洗,切忌与墨水、油性彩笔、油垢油漆等接触。附着脏物后立即清洗,可用肥皂和洗衣粉洗涤,禁止用汽油清洗。

（2）不要用脏手或染色布触摸假手部件。

（3）使用假手时谨防锐器划破手套,钩取不得超过 5 kg,握取不得超过 1 kg。

（4）不使用假肢时,注意放在清洁、通气的地方保管,不要放在日光直射、高(低)温、湿度高的场所。

（5）装饰手套内的钢丝折断或蕊部填充材料露出时,应尽早找专业人员解决。

4. 电动上肢假肢的保养与维护

（1）接受腔的维护：日常维护方法与一般上肢假肢接受腔相同,但应特别注意电极度和线以及对旋转机构及微型开关部位的维护。注意避免水、潮湿的空气进入,保持干燥,防止电线断线。电极度与皮肤接触面容易粘上污物和生锈,特别应注意保持电极表面的清洁,电极周围容易积存脏物,这也是容易造成事故及短路的原因。

（2）电动上肢假肢的保养与维护

1）假肢和机构部件的保养和维护：①假肢在使用中不能起负荷工作,否则会损坏机件;②不能让不懂操作的人乱动;③不要随便拆卸机件;④发现机械部分有杂音或不正常的响声应仔细检查,发现问题,送专业人员拆卸修理;⑤使用一年后,在传动部分和转动轴处加润滑油。

　　2）假肢的电器元件的保养与维护：①电池电压不应低于额定电压，如发现假肢动作变慢或启动不了，应充电后使用；②防止电器连接线交叉、扭结、绝缘损坏等造成短路；③防止超负荷运转。

　　（3）肌电上肢假肢的保养与维护：肌电上肢假肢装配、取下和使用都较方便。由于它内部由精密的电子元件和机械组成，因而要正确使用和保养，主要注意以下几点：①要避免碰撞、跌落、挤压、高温、潮湿及与酸碱物质接触；②假肢不能过载、屈举持重以不超过 1 kg 为度；③在做动作时，不能以外力强制阻止运动；④每晚给专用电池充电，不用假肢时应关闭电源；⑤假肢外部连接线如有脱落，可按原位焊接，但切勿擅自拆修。

（肖晓鸿）

思 考 题

1. 简述假肢的历史。
2. 简述假肢的分类。
3. 简述何谓临时假肢和正式假肢。
4. 简述上肢假肢和下肢假肢如何按截肢部位进行分类的。
5. 何谓传统假肢和现代假肢？
6. 上肢假肢的基本要求有哪些？
7. 简述上肢假肢按使用目的和功能如何分类。
8. 肌电手工作原理是什么？
9. 简述上肢假肢如何按性能、结构特点和动力分类。
10. 简述手部假肢、腕离断假肢、前臂假肢、肘离断假肢、上臂假肢、肩离断假肢分别适合安装什么形式的功能性假肢。
11. 上肢假肢的基本结构有哪些？
12. 上肢接受腔基本要求有哪些？
13. 简述不同材料的上肢接受腔的特点。
14. 简述上肢假肢的制作过程和方法。

第五章

下 肢 假 肢

 学习目标

1. 了解下肢假肢的分类及基本要求。

2. 了解足部假肢、赛姆假肢、小腿假肢、膝离断假肢、大腿假肢、髋离断假肢各自适应证及种类。

3. 了解下肢假肢的基本结构形式和特点,如假脚种类和特点、膝关节的种类和特点以及接受腔的形式和特点等。

4. 了解下肢假肢的处方,如选用假肢的原则、影响假肢处方的主要因素等。

5. 了解下肢假肢的制作步骤和方法。

6. 了解下肢假肢的检验方法。

7. 了解下肢假肢的使用与训练方法以及维护与保养方法。

第一节　下肢假肢的概述

一、下肢假肢的概述

(一)下肢假肢的定义

下肢假肢(lower limb prosthesis):指为了弥补截肢患者下肢的缺损、代偿其失去的下肢部分功能而设计制作和装配的人体假体。

人体下肢主要功能是站立、行走、奔腾、跳跃。安装下肢假肢的目的在于使截肢患者尽可能地恢复失去的正常外形,重建已失去的站立与行走等功能。下肢假肢能代偿人体下肢的主要功能,特别是小腿假肢,经过一定的康复训练,可达到以假乱真的效果,通常可以与常人步态基本无异。因此,对于下肢截肢患者来而言,装配下肢假肢是必不可少的。下肢假肢的基本结构是由假脚、人工关节、接受腔和固定、悬吊装置等构成。

(二)下肢假肢的基本要求

对下肢假肢的基本要求是安全、稳定、省力、步行节律正常,达到在穿戴假肢行走时,支撑阶段稳定,摆动阶段自然。

1. **较好的功能**　能支撑人体部稳、步行、坐、转身、上下楼梯等。

2. **舒适方便**　有良好的承担体重的功能,戴时不应产生不适感,残肢应无压痛,穿脱假肢方便、卫生,易于清洗。

3. **仿真的人工关节**　有类似正常关节功能的人工关节及正确的假肢承重力线,以保证截肢患者步行时稳定,步态近于正常。

4. **合适的长度**　一般以与健肢等长为原则。若假脚踝关节无主动背屈动作,提腿时足尖易碰地,故大腿假肢可比健侧短 1 cm 左右。

5. **经久耐用**　假肢零部件的工作寿命长,减少材料和工艺造成的早期失效和偶然失效,安全系数大。

6. **重量适中**　小腿假肢重量小于 2.5 kg,大腿假肢重量小于 3.5 kg,但同时要避免假肢过轻产生的飘浮感。

下肢截肢前人体正常的承重部位为跖骨头和跟骨。截肢后,人体的重量必须由其他部位来代替。残肢的承重一般有两种方式:一种是由残肢末端承重,适用于残端的骨末端较宽,又有结实的皮肤和软组织覆盖的残端,如膝关节离断后的残肢;另一种是利用残肢近侧可以承重的骨面,附近肌肉,韧带承重。需要指出,任何方式都要避免压力集中,以免引起疼痛。长期使用承重部位不合理的假肢会引起残肢皮肤擦伤、溃疡、滑囊炎、胼底等残肢并发症。

二、下肢假肢的分类

（一）按截肢平面分类

1. **足部假肢**　包括假半脚、假足趾。

（1）假足趾:适合于足趾截肢。

（2）假半脚:适合于 Chopart 关节离断和 Lisfranc 关节离断等。

2. **赛姆（Syme）假肢**　适合于踝关节离断、赛姆截肢、Pirogoff 截肢、小腿长残肢的截肢,其残肢长度大于 80% 的截肢,即踝关节上 50 mm 以内的截肢。

3. **小腿假肢**　适合于小腿中残肢,其残肢长度为 30%～80% 的截肢,即膝间隙下 80 mm 至内踝上 50 mm 之间的截肢。

4. **膝离断假肢**　适合于膝关节离断;大腿长残肢,其残肢长度大于 80% 和小腿短残肢,其残肢长度小于 30%,即膝间隙上 80 mm 以内和膝间隙下 50 mm 以内的截肢。

5. **大腿假肢**　适合于大腿中残肢,其残肢长度为 30%～80% 的截肢,即坐骨结节下 100 mm 至膝间隙上 50 mm 之间的截肢。

6. **髋离断假肢**　适合于大腿短残肢,其残肢长度小于 30%,即坐骨结节下 50 mm 以内的截肢、髋关节离断、半骨盆截肢。

（二）按接受腔的材料分类

1. **木制下肢假肢**　其接受腔采用木材制作而成。

2. **皮制下肢假肢**　其接受腔采用皮革制作而成。

3. **塑料下肢假肢**　其接受腔采用热塑性塑料如聚丙烯（PP）制作而成。

4. **树脂下肢假肢**　其接受腔采用热固性塑料如聚丙烯酸酯（PMMA）或不饱和性树脂制作而成。

5. 硅胶下肢假肢　其接受腔主要采用硅胶制作而成。

6. 碳纤维下肢假肢　其接受腔主要采用碳纤维材料制作而成。

（三）按装配假肢的时间分类

1. 术后即装下肢假肢　指在截肢手术完成之后,马上安装的下肢假肢。

2. 临时下肢假肢　即截肢术后的早期假肢,一般是在截肢患者术后的 2～4 周、伤口愈合后为其安装的临时性的下肢假肢,其主要目的是为了减轻残肢水肿、减少术后的并发症和促使残肢早日定型和康复(图 5-1-1)。

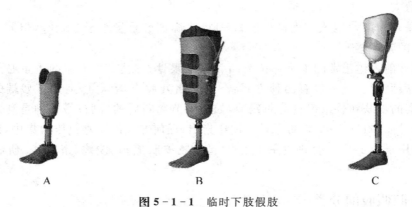

图 5-1-1　临时下肢假肢

A. 临时小腿假肢;B. 充气式临时假肢;C. 组件式临时大腿假肢

3. 正式下肢假肢　是指在患者截肢 3 个月后,其残肢基本定型的情况下为其安装的用于日常生活、工作和社会活动的下肢假肢。这种假肢安装完毕后一般不再需要过多的修改和调整。除材料选用、制作工艺、接受腔适合以及对线调整均需达到一定要求外,还具有较好的外观(图 5-1-2)。

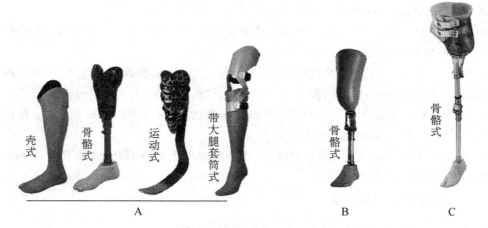

图 5-1-2　正式下肢假肢

A. 小腿假肢;B. 膝离断假肢;C. 髋离断假肢

（四）按假肢结构分类

1. 壳式下肢假肢　壳式下肢假肢又称为外骨骼式下肢假肢,它是由壳体承担假肢的外力,且壳体外形制成人体下肢形状的假肢。传统下肢假肢都是壳式假肢,但现代下肢假肢有时也采用壳式下肢假肢。这种假肢的接受腔与筒壁一体化,既起到承重作用,又具有造型功能(图5-1-3)。

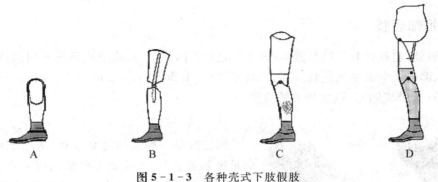

图5-1-3 各种壳式下肢假肢

A.壳式小腿假肢;B.带大腿套筒的小腿假肢;
C.壳式大腿假肢;D.壳式髋离断假肢

2. 骨骼式下肢假肢 骨骼式下肢假肢又称为内骨骼式下肢假肢,其结构与人体肢体相似,由位于假肢内部的连接管或支条等承担外力,外部包裹用泡沫塑料等软材料制成的整形装饰套。这种假肢适于制作组件式假肢,它由各种标准化、系列化的假脚、关节及连接件组合而成,外装柔软有弹性的泡沫外套,使颜色近似健肢,外观较为逼真、易于装配、便于对线调整和维修。其缺点是目前使用的泡沫塑料装饰外套容易断裂,并且怕见水。现代下肢假肢一般采用骨骼式结构(图5-1-4)。

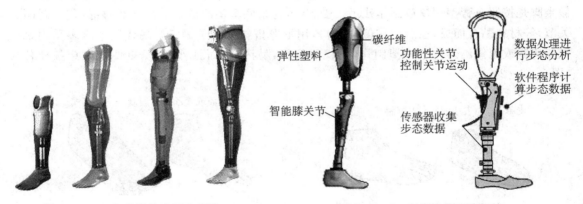

图5-1-4 各种骨骼式下肢假肢　　　图5-1-5 现代智能下肢假肢

（五）按假肢的制造技术水平分类

1. 传统下肢假肢 指按照传统工艺生产和制作的下肢假肢,其主要材料多采用皮革、木材、铝等传统材料,其假肢接受腔一般为开放式接受腔,关节为铰链结构。

2. 现代下肢假肢 指按照现代工艺生产和制作的下肢假肢,其材料以高分子材料,如塑料、橡胶、纤维为代表,其假肢接受腔一般多为封闭式接受腔,关节为机械、气动、液压和智能关节结构(图5-1-5)。

第二节 下肢假肢

一、足部假肢

足部假肢：它包括假足趾与假半脚，主要是用于因创伤、疾病造成足部不同部位截肢，包括大踇趾、部分或全部足趾截肢，跖部截肢、跖跗关节离断（Lisfranc 关节离断）、中跗关节离断（Chopart 关节离断）等截肢患者的假肢。

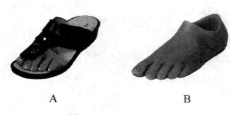

图 5-2-1 假足趾

A. 拖鞋式假足趾；B. 足套式假足趾

（一）假足趾

假足趾是一种装饰性足趾套，适用于部分或全部足趾截肢患者，尤其是大踇趾截肢患者。假足趾一般可以采用硅橡胶或聚氯乙烯树脂模塑成型，还可以用皮革缝制而成制作的假足趾套，套在残足上进行装饰性补缺。失去足趾的截肢患者，如果足底不疼痛，一般戴上假足趾都能穿用普通鞋步行（图 5-2-1）。

（二）假半脚

假半脚是指用于跖部截肢、跖跗关节离断、中跗关节离断等截肢患者的假肢。其形式多种多样，一般有以下 4 种形式。

1. **足套式假半脚**　适用于跖部截肢或跗跖关节离断的患者，其作用主要是补缺。传统假半脚是按照石膏型用皮革制作残足接受腔，再与带底革垫的橡胶足端部和海绵（代偿跗跖关节）等材料黏合而成，在后面或侧面开口，用尼龙搭扣或带子固定。现代假半脚多采用聚氨酯树脂或聚氯乙烯树脂模塑制作，不仅重量轻，易清洁，而且外形好，更便于配穿各种鞋（图 5-2-2）。

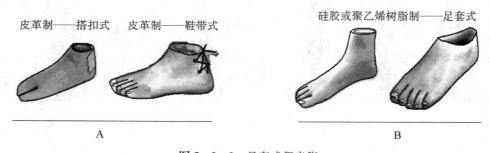

皮革制——搭扣式　　皮革制——鞋带式　　　　硅胶或聚乙烯树脂制——足套式

图 5-2-2 足套式假半脚

A. 传统足套式假半脚；B. 现代足套式假半脚

2. **拖鞋式假半脚**　适用于跖部截肢、跗跖关节离断，外形似拖鞋，踝关节动作自由，穿戴方便，但强度不够，只适合较小范围的行走（图 5-2-3）。

3. **靴形假半脚**　又称鞋式假半脚，是与矫形鞋配合使用的部分足假肢。多用于跖部截肢、跗跖关节离断，伴有足底疼痛或足部畸形的患者，也可根据患者（特别是穿惯皮靴的患

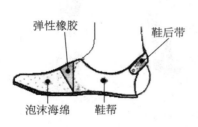

图 5 - 2 - 3　拖鞋式假半脚

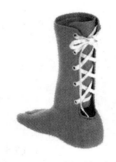

图 5 - 2 - 4　靴形假半脚

者)的要求专门定做。它与普通补缺矫形鞋的不同之处在于,这种鞋要有跖趾关节的代偿功能;而且当穿用这种鞋步行中难于后蹬时,可在鞋底加装船型底(摇掌)或跖骨条(图 5 - 2 - 4)。

4. **小腿式假半脚**　与小腿矫形器或小腿假肢结合起来的产品,多用于足部截肢后残肢末端承重功能差和伴有足部畸形的截肢患者,如跖跗关节离断、中跗关节离断的截肢。这种截肢易产生马蹄内翻足畸形,残肢的承重功能不好(残肢踩地痛、皮肤易破)。这种情况应选用小腿矫形器式或小腿假肢式的假半脚。小腿矫形器式以前多采用支架式,是采用皮革制作接受腔,与橡胶制的前足部黏接为一体,再用金属支条增强,用束紧带固定在小腿部。它存在着重量重、易使小腿肌肉萎缩的缺点。现多采用热塑板材制作,如鞋拔式。当残肢不能承重时,则需像制作小腿假肢那样,利用髌韧带承重,接受腔按照赛姆假肢的做法开有窗口,前足部采用聚氨酯或橡胶制的假半脚。这种假半脚实际上可看作是一种特殊的小腿假肢(图 5 - 2 - 5)。

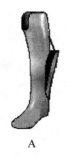
A

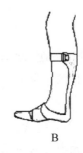
B

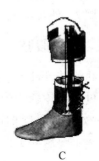
C

图 5 - 2 - 5　各种小腿式假半脚

A. 小腿假肢式假半脚;B. 鞋拔式假半脚;C. 小腿矫形器式假半脚

二、赛姆(Syme)假肢

Syme 截肢、Pirogoff 截肢和踝关节离断后的残肢末端一般有良好的承重功能,锤状残肢有利于假肢的悬吊。它是膝关节以下的假肢,其外观和功能都比小腿式假半脚好。其主要形式见图 5 - 2 - 6。

1. **长筒靴式的赛姆假肢**　接受腔采用皮革、塑料或金属板制成,并连接橡胶足,外壳用皮革装饰,用鞋带固定,它属于传统的赛姆假肢(图 5 - 2 - 6A)。

2. **内侧开窗式赛姆假肢**　也称为美国式的赛姆假肢,内侧开窗,接受腔分为内外两层,内层一般是 PE 泡沫板材制作的内衬套,外层为树脂真空成型的硬接受腔(图 5 - 2 - 6B)。

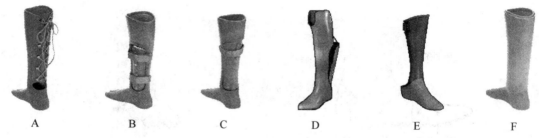

图 5 - 2 - 6 各种形式的赛姆假肢

A. 长筒靴式；B. 内侧开窗式；C. 后侧开窗式；D. 小腿假肢式；E. 后开口式；F. 插入式

3. **后侧开窗式赛姆假肢** 也称为加拿大式的赛姆假肢，后侧开窗，接受腔分为内外两层，内层一般是 PE 泡沫板材制作的内衬套，外层为树脂真空成型的硬接受腔（图 5 - 2 - 6C）。

4. **小腿假肢式赛姆假肢** 其外形和小腿假肢类似，但没有要求像小腿假肢一样需要股骨内外髁悬吊，在踝关节上面后侧的接受腔壁用软树脂成型，带有弹性，使假肢的外形有所改观，保持接受腔为整体；并且为了便于穿戴，在后侧开口，并用弹簧或弹性带固定（图 5 - 2 - 6D）。

5. **后开口式赛姆假肢** 用树脂真空成型的接受腔与假脚相连而成，其后侧开口，后侧上端用尼龙搭扣固定（图 5 - 2 - 6E）。

6. **插入式赛姆假肢** 接受腔分为内外两层，内层一般是 PE 泡沫板材制作的内衬套，外层为树脂真空成型的硬接受腔。为了便于穿戴，在制作内衬套时，在残肢细小的部位用泡沫板材加厚，将内衬套打磨制成圆锥状，然后再进行硬接受腔的制作，并在制作完成的内衬套加厚的前后左右部分划开四道口子。这样便于穿戴，且其接受腔强度较高，但踝足上部显得过于肥大，外观不美（图 5 - 2 - 6F）。

三、小腿假肢

小腿假肢（below knee prosthesis）通常由假脚、踝关节、小腿部分、接受腔及悬吊装置组成。它可以分传统小腿假肢和现代小腿假肢两大类型。

（一）传统小腿假肢

传统小腿假肢采用插入式接受腔，假肢为外壳式结构，带有金属膝关节铰链和皮革制作的大腿皮上靿。胫骨髁周围和大腿皮上靿是其主要承重部位，两侧的金属铰链膝关节及支条增强了患者膝关节侧向稳定性。根据接受腔材料不同，传统小腿假肢可分为铝小腿假肢、皮小腿假肢、木小腿假肢等（图 5 - 2 - 7）。

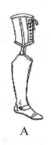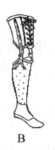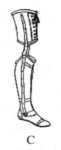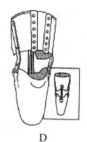

A   B   C   D

图 5 - 2 - 7 传统小腿假肢

A. 木制传统小腿假肢；B. 铝制传统小腿假肢；C. 皮革制传统小腿假肢；D. 传统小腿假肢的接受腔

1. 优点　①大腿皮上鞘悬吊与负重,对残肢的要求不高,假肢的适用范围较广,如残肢瘢痕多、软组织过分萎缩、残端粗大等患者都适宜;②接受腔采用皮革和木材,保温性较好,适宜气温较寒冷的地区的患者使用;木小腿假肢透气性好,不易变形,便于清洗;③金属膝关节铰链和大腿上鞘具有悬吊假肢、稳定关节、承担部分体重的作用;④经久耐用,易于维修,价格便宜。

2. 缺点　①笨重,穿戴不方便;②用皮革制作的接受腔,易变形,不易清洁,不易让残肢均匀承重;③大腿皮上鞘影响残肢的血液循环使大腿肌肉萎缩。

（二）现代小腿假肢

1. PTB(patellar tendon bearing)小腿假肢　即髌韧带承重式小腿假肢,也称为髌上环带式小腿假肢。其接受腔是封闭式的,悬吊装置为髌上环带,残肢承重主要依靠髌韧带、胫骨嵴两侧、腘窝和小腿后方的软组织。PTB假肢接受腔有两层:外层是用热固性树脂与增强纤维织套,通过石膏阳型真空成型而成;内层由聚乙烯泡沫板材制作而成内衬套,与残肢形状十分吻合。由于接触面积大,改善了承重功能,增加了病人支配假肢的能力和稳定性。这种假肢的出现和发展是近代假肢制作的重要成就,是现代小腿假肢的启蒙,它与传统小腿假肢的区别是取消了膝关节铰链和大腿皮上鞘,完全由残肢自身承重,靠髌上环带悬吊。比较适用于小腿中残肢的患者(图5-2-8)。

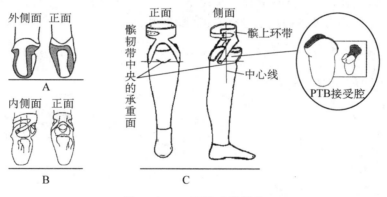

图 5-2-8　PTB 小腿假肢

A.PTB 接受腔承重面;B.PTB 接受腔及髌上环带;C.PTB 小腿假肢

（1）其优点为:①PTB 小腿假肢相对传统小腿假肢而言,重量减轻、穿戴方便;②减轻了大腿血液循环障碍而造成大腿肌肉萎缩。

（2）其缺点为:①髌上环带加重了膝过伸,不适用于膝关节过伸的患者;②髌上环带对膝关节的稳定性差,不适用于膝关节有异常活动的患者。

2. PTES(prosthese tibiale emboitage supracondylie)小腿假肢　也称为包膝式小腿假肢或PTS 小腿假肢。其接受腔是封闭式的,前壁延伸到髌骨上缘,包裹住髌骨,接受腔两侧亦延伸到股骨内外髁上缘,包容了髌骨和股骨内外髁,于膝关节屈曲位穿假肢,主要依靠髌骨上缘悬吊假肢,因此,它是完全的自身悬吊,残肢的承重和 PTB 小腿假肢一样(图5-2-9)。

（1）其优点为:①悬吊性能好,不仅适合于中残肢患者,而且还可用于小腿残肢过短的患者;②包膝式结构有利于保护膝关节,加强膝关节的稳定性和可防止膝过伸;③穿戴较

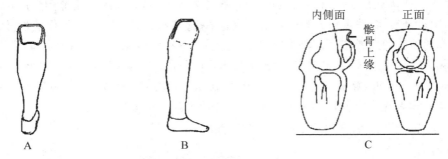

图 5 - 2 - 9   PTES 小腿假肢

A. PTES 小腿假肢（后面）；B. PTES 小腿假肢（侧面）；C. PTES 小腿假肢接受腔

PTB 小腿假肢方便。

（2）其缺点为：①屈膝 90°时，接受腔前缘支起裤子，影响外观；②从屈膝到伸膝或从坐到站立，易夹裤子，引起尴尬。

3. KBM（Kondylen bettung munster）小腿假肢   也称为插楔式小腿假肢，首先应用于德国明斯特矫外科医院。其特点是接受腔内、外侧缘高至股骨内，外髁上方，内上壁有一可拆卸的楔形块，扣住内髁，悬吊假肢。这种小腿假肢只是采用了与 PTES 不同的悬吊方式，它主要依赖于股骨内外髁的楔子进行悬吊（图 5 - 2 - 10）。

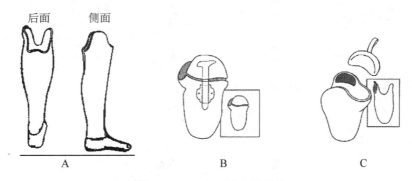

图 5 - 2 - 10   KBM 小腿假肢

A. KBM 小腿假肢；B. KBM 小腿假肢接受腔；C. KBM 小腿假肢的楔子位置

（1）其优点为：穿着外观好于 PTES 小腿假肢。

（2）其缺点为：①由于 KBM 小腿假肢的包容面较 PTES 小腿假肢少，只适用于小腿中残肢或残肢长于膝关节间隙下 11 cm 的截肢患者；②楔子携带和保管不方便，易遗失。

4. TSB（total surface bearing）小腿假肢   也称为全面承重式小腿假肢。TSB 全接触式小腿假肢的主要特点是在专门的承重取型架上残肢承重状态下取型，封闭式残肢接受腔与残肢全面接触、全面承重。另外，全面承重型小腿假肢还采用硅橡胶作为内衬套，增加了内外接受腔之间附着力，从而悬吊效果更好。这样，不但扩大了承重面积而且可以预防由于残肢末端不接触、不承重、负压而造成的残肢末端的红肿及炎症。另外，全面承重型小腿假肢也增加了悬吊假肢的力量。TSB 全接触式小腿假肢接受腔的两侧面适当向上延伸，依靠股骨内外髁进行悬吊，能适用于各部位小腿截肢的患者（图 5 - 2 - 11）。

（1）其优点为：①由于残肢的承重面积增大,压强减小,因此穿着舒适;②残肢有触地的感觉,消除了残肢末端由于负压而造成的红肿与炎症。

（2）其缺点为：要求高,即对残肢、对制作工、对制作水平、对材料性能要求都高。

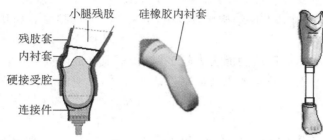

图 5-2-11　TSB 小腿假肢

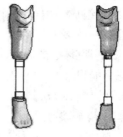

图 5-2-12　PTK 小腿假肢

5. PTK(prosthese fibiale kegel)小腿假肢　PTK 小腿假肢又称为内外髁悬吊式小腿假肢,它是在 TSB 小腿假肢的基础上发展起来的,它综合了 PTES 小腿假肢和 KBM 小腿假肢的特点并进行改良而成,并在接受腔取石膏模型时,要用专门的压块紧紧地压住股骨内髁。PTK 外接受腔的形式类似于 KBM 小腿假肢,前壁向上延伸到髌骨上缘,但在髌骨处开槽;两侧壁向上延伸到股骨内髁且具有一定弹性,在股骨内上髁上缘有一向内凸起楔状突起,起悬吊作用;接受腔的内衬套似 PTES 小腿假肢,做成整体包膝式(图 5-2-12)。

（1）其优点为：这种小腿肢承重合理,悬吊力强,活塞作用小,穿脱方便,能适用于各部位小腿截肢(包括残肢过短)的患者。

（2）其缺点为：要求较高,即对残肢、对制作工、对制作水平、对材料性能的要求都较高。

四、膝离断假肢

膝离断假肢(knee prosthesis)用于膝关节离断的假肢,也适用于大腿残肢过长(距膝间隙 8 cm 以内)和小腿残肢过短(距膝间隙 5 cm 以内)的截肢患者。该假肢是由假脚、踝关节、小腿部分、膝铰链或膝关节、接受腔组成。传统膝离断假肢接受腔由皮革制作,前面开口系带子,膝关节为侧方膝关节铰链,该假肢悬吊性能良好,但外观不美,笨重。现代膝离断假肢按结构分为壳式和骨骼式膝离断假肢两种:壳式的一般采用木材制作接受腔,膝关节采用带横轴式膝关节铰链;骨骼式的一般采用两层接受腔、全接触式结构,膝关节采用四连杆机构,并具有自身悬吊功能。现代膝离断假肢的主要特点有(图 5-2-13):①肢末端承重,与大腿假肢相比,残肢末端承重比坐骨结节承重更符合人体的生理特点;②髋部肌肉较完整,有较长的杠杆臂,残肢支配假肢的作用好;③残肢长,装配一般假肢膝关节比较困难,需采用多连杆(如四连杆)机构的膝关节。

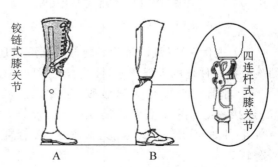

图 5-2-13　膝离断假肢

A. 传统膝离断假肢;B. 现代膝离断假肢

五、大腿假肢

大腿假肢(above knee prosthesis)用于大腿截肢的假肢,它适用于从坐骨结节下10 cm 至膝关节间隙上8 cm范围内的截肢患者。大腿假肢由假脚、踝关节、小腿、膝关节、接受腔、悬吊装置等几部分组成。由于大腿假肢的结构比较复杂,可采用不同的接受腔和膝、踝等关节件,故假肢的品种较多。

由于丧失了正常膝关节,大腿截肢后功能丧失较多,但装配上合适的假肢后,经过系统的使用训练,完全能以较好的步态步行。如果装配高性能的假肢,不但能骑自行车,而且能跑步和参加适当的体育运动。

1. 按整体结构的类型分类

(1) 传统大腿假肢:采用外壳式结构,接受腔为开放性插入式,需用肩吊带和腰带悬吊。根据接受腔用材,传统式大腿假肢主要有铝大腿假肢、皮大腿假肢和木大腿假肢。目前国内多用铝大腿假肢。铝大腿假肢的残肢内接受腔用皮革制作,接受腔底是开放的,假肢的大腿部分、小腿部分都是用薄铝板制成;膝、踝关节为单轴关节,膝关节分带锁、不带锁两种;假脚多用橡胶制成,依靠腰吊带、肩吊带或髋部金属铰链腰带悬吊假肢。这种假肢适用于各种残肢长度的大腿截肢患者使用,价格便宜。缺点是重量较重,难以做到良好的坐骨结节承重,而且易造成腹股沟、会阴处的磨损(图5-2-14)。

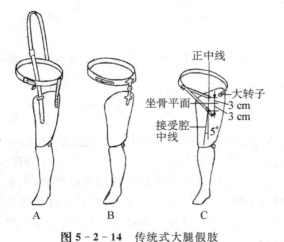

图5-2-14 传统式大腿假肢

A.肩吊带式;B.腰带铰链式;C.亚麻皮带式

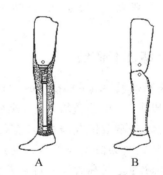

图5-2-15 现代大腿假肢

A.骨骼式大腿假肢;B.壳式大腿假肢

(2) 现代大腿假肢:现代大腿假肢既可以是壳式大腿假肢也可以是骨骼式大腿假肢,它们一般是组件化的大腿假肢,接受腔为封闭全接触式结构(图5-2-15)。

1) 骨骼式组件化大腿假肢:组件式假肢普遍采用骨骼式结构,即标准组件化的关节、连接件、支撑件呈内骨骼状,外加装饰软泡和针织袜套,外形更加逼真。随着膝关节等组件的不断向多功能、高强度和轻量化的改进,假肢的性能也大有提高(图5-2-15A)。

2) 壳式组件化大腿假肢:组件化大腿假肢是在20世纪80年代以后发展起来的,初期多为壳式大腿假肢,膝关节采用块状结构。这种假肢采用树脂复合材料抽真空成形接受腔,全面接触,重点部位承重;膝、踝、足及其连接件采用标准件,便于组装、调整和维修。接受腔的口型按生理解剖要求制作,承重合理;接受腔下端装有排气阀,利用接受腔与残肢间的负压悬吊假肢(又称为吸着式大腿假肢),不用腰带等悬吊装置,穿脱方便。对于残肢状况太差或患者穿不惯吸着式接受腔的情况,也可做成不完全接触(尤其是残肢末端)的接受腔,再加以肩吊带和腰带进行悬吊(图5-2-15B)。

2. 按接受腔的形式分类

(1) 插入式接受腔大腿假肢:其接受腔是开放插入式的,并配有肩吊带和腰带通过髋铰链进行假肢悬吊。传统大腿假肢一般都是这种结构,它悬吊性能好,对残肢要求不高,并且适合于残肢过短、软组织过少、不能使用全接触吸附式的大腿假肢的患者,但它往往不能保证坐骨承重,常用加橡胶圈的方法减轻耻骨联合部位的压迫,但仍然常引起该处皮肤损伤。

(2) 四边形全接触式接受腔(total contact quadrilateral socket)大腿假肢:由于它的接受腔内外(ML)径大,前后径(AP)小(即ML径大于AP径),所以又称为横向椭圆形接受腔大腿假肢。它是一种早期较为常规的吸附全接触式大腿假肢,采用全面接触的四边形接受腔,坐骨结节承重,坐骨承重点在接受腔后上缘坐骨平台处。一般在接受腔的内外下侧装有排气孔和气阀,利用接受腔与残肢间的负压悬吊假肢。由于前后径小,在其前壁相当于股三角部位适当压力可以保证坐骨结节落在后壁上缘的坐骨平台上。由于接受腔有4个凹陷而不会引起内收长肌、股直肌、臀大肌、腘绳肌过分压迫和限制肌肉的收缩。由于这种大腿假肢采用了封闭和全面与残肢接触的接受腔技术,一方面可以保证坐骨承重,另一方面又可起到良好的悬吊作用,因此,应用较为广泛(图5-2-16A)。

(3) ISNY(icelandic swedish-New York socket)接受腔大腿假肢:ISNY接受腔又称框架式软接受腔,形状上采用四边形全接触接受腔技术,只是接受腔结构分内、外两层。内接受腔为透明柔软聚乙烯(PE)制成,外层接受腔为碳纤维复合材料制成的承重框架。这种大腿假肢由于内接受腔柔软、富有弹性,同时不妨碍某些肌肉运动,也符合支撑体重传递力的要求,患者穿着较舒适、轻便(图5-2-16B)。

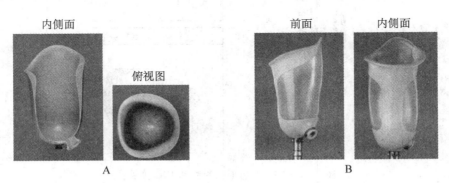

内侧面　　　　俯视图　　　　前面　　内侧面

A　　　　　　　　　　　　B

图5-2-16　四边形全接触式接受腔和ISNY接受腔

A. 四边形全接触式接受腔;B. ISNY接受腔

(4) CAT/CAM(contoured adducted trochanter-controlled alignment method)接受腔大腿假肢:其接受腔称为坐骨包容式接受腔,由于它的接受腔内外(ML)径小,前后径(AP)大(即ML径小于AP径),所以又称为纵向椭圆形接受腔。20世纪70年代已发现四边形接受腔的缺点,如当承重时由于残肢外展的力量使坐骨承重点位置外移;当屈髋位,足跟着地时坐骨又不能坐在坐骨平台承重。为此,美国 J. Sabolich 提出 ML 径小而 AP 径大,坐骨内侧面与大粗隆下部同时承重的接受腔,并命名为 CAT/CAM 接受腔。CAT/CAM 接受腔与常规的四边形大腿接受腔,即横向扁方形接受腔在形状和取型方法上都有很大区别。它是通过股骨内收和适当压迫残肢软组织并将其包容在接受腔内,增加了软组织(臀肌)和股骨的承重分量(图 5-2-17)。

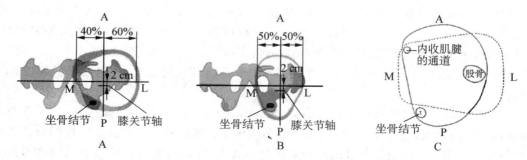

图 5-2-17 四边形接受腔和 CAT/CAM 接受腔

A. 四边形接受腔;B. CAT/CAM 接受腔;C. 四边形接受腔与 CAT/CAM 接受腔对比图

(5) IRC(ischial ram containment socket)接受腔大腿假肢:又称坐骨支包容式接受腔大腿假肢,它是采用 CAT/CAM 口型与 ISNY 框架结构结合起来的接受腔的大腿假肢。其制作工艺要求较高(图 5-2-18)。

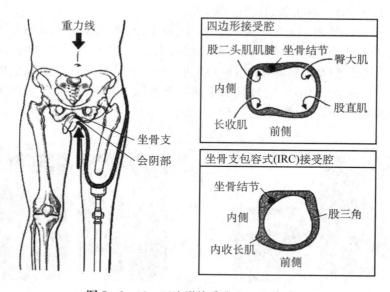

图 5-2-18 四边形接受腔和 IRC 接受腔

IRC 接受腔大腿假肢的特点:①没有明显的坐骨平台,接受腔从内侧和后侧包容和支撑坐骨;②接受腔的内外径相当窄,而前后径相当宽,成纵向椭圆形,股三角处的血管、神经避免了受压;③接受腔外侧缘高过大转子,使股骨保持内收位,增加了接受腔的横向稳定性;④接受腔除利用坐骨包容和外侧大转子下部支撑外,还主要利用软组织和股骨承重,使力分布于整个残肢表面;⑤接受腔受到合力的作用点趋近于髋关节中心,使之更接近于自然生理状态。所以,这种接受腔穿戴更为舒适,比较容易控制假肢,尤其适合老年及有循环障碍的截肢患者使用。

六、髋离断假肢

髋离断假肢适用于半骨盆截肢、髋关节离断和大腿残肢过短的截肢患者(坐骨结节下5 cm以内)。世界各地当前使用的髋离断假肢基本上属于同一类型,即加拿大髋离断假肢,按结构不同分类,髋离断假肢主要有壳式和骨骼式两种。其主要由骨盆接受腔、髋关节、膝关节、踝和假脚构成。接受腔用皮革或增强塑料制成,包容着全部截肢端。半骨盆切除者的接受腔上缘向上延至胸廓之下部,辅助承重。髋关节有带锁、不带锁之分。前一种多用于年老体弱者,支撑稳定而步态较差(图5-2-19)。

1. **壳式髋离断假肢** 一种典型的外壳结构髋部假肢,采用合成树脂抽真空工艺制作接受腔,接受腔的前下方装有髋关节铰链;在接受腔底部装有髋伸展辅助弹性带,一直延伸到膝部,并有限制屈髋的作用;膝关节采用壳式结构组合件(图5-2-19A)。

2. **骨骼式髋离断假肢** 假肢整体为内骨骼式结构,接受腔采用硬、软树脂复合材料制作;髋关节采用带伸展辅助装置的组件式髋关节,膝关节也为高稳定性的组件式膝关节(图5-2-19B)。其特点为:①接受腔的形式为加拿大式,但改用硬、软两种树脂复合材料制作(承重部分由硬树脂制作,腰带部分由软树脂制作),既承重作用好,又容易穿脱;②髋关节、膝关节采用标准组件式结构,便于对线调整,且具有良好的稳定性;③髋关节固定在接受腔的前面,当病人坐位时可达最大的屈曲状态,且能避免骨盆的倾斜;④髋关节带有伸展辅助装置,并可对髋关节的运动范围加以限制;⑤外面包覆柔软的装饰套,外形美观。

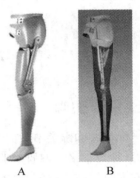

图5-2-19 髋离断假肢
A. 壳式髋离断假肢;
B. 骨骼式髋离断假肢

七、特殊下肢假肢

1. **小腿旋转成形术假肢** 主要是指专门小腿旋转成形术所制作的特殊假肢。由于该手术将小腿部分代替大腿部分,踝关节代替膝关节,因此,尽管是大腿截肢或髋关节离断,但它的残肢结构非常特殊:第一,看似是膝关节离断,但它有自身的关节,只不过这种关节不是膝关节,而是旋转了180°的踝关节;第二,说它小腿假肢,但它又不是小腿假肢的制作与取型方法(图5-2-20)。

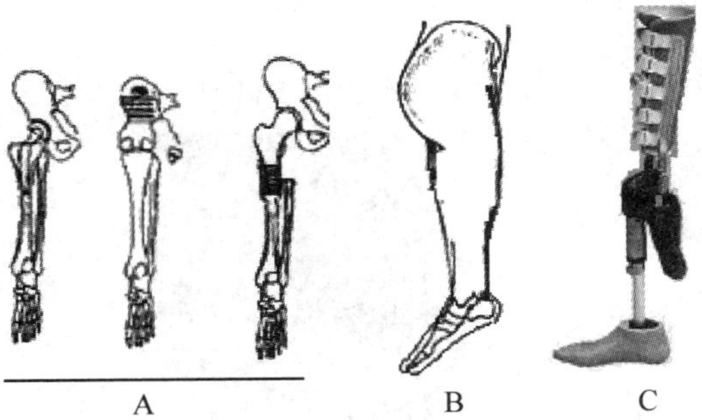

2. **双大腿截肢短假肢** 指专门为双大

图5-2-20 小腿旋转成形术假肢

A. 小腿旋转成形术;B. 小腿旋转成形术后的残肢;
C. 小腿旋转成形术的假肢

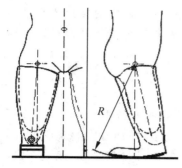

图 5 - 2 - 21 双大腿截肢的短假肢

腿截肢患者设计和制作的特殊假肢。由于双大腿截肢对患者而言,制作普通的假肢早期很难进行行走与康复训练,为了使此类患者尽早行走,并进行康复训练,必须降低身体的重心,增加患者站立与行走的稳定性,并使患者平稳、安全和自由行走,为此,需制作一种特殊的下肢假肢。这种双下肢以髋关节为圆心,以到地面的距离为半径制作一个类似反向摇掌底的靴形接受腔。此种假肢结构简单,但非常实用。此类假肢可以作为家用假肢与早期训练用假肢(图 5 - 2 - 21)。

第三节　下肢假肢的基本结构

一、假脚

假脚和踝关节,亦称下肢假肢的踝足机构,是各种小腿假肢、大腿假肢所共有的基本部件,种类很多。假脚对假肢的装配至关重要。不合适的假脚将危及或降低所有的舒适特性和安全标准。按假脚的踝关节轴的不同,一般将假脚分为三大类,即:单轴脚、多轴脚、静踝脚。

1. 单轴脚(single foot)　单轴脚是一种动踝脚,其主要机械部件是一根垂直于矢状面的旋转轴。假肢的小腿部分和脚之间可以围绕这根旋转轴做相对转动,从而实现假脚的跖屈和背屈。在旋转轴的前后各有一块用硬橡胶制作的前后缓冲块,以适应假脚踝关节所受的跖屈力和背屈力(图 5 - 3 - 1)。单轴脚按主要制作材料不同分为木制单轴脚和橡胶单轴脚;按轴的形式不同分为组合式单轴脚和铰链式单轴脚(图 5 - 3 - 2);按孔的不同分为单孔单轴脚和双孔单轴脚(图 5 - 3 - 3)。

(1) 单轴脚的主要优点:可以做较大的跖屈和背屈运动。其动踝后方的跖屈缓冲块刚度较低,使得脚跟落地时的冲击力大部分被吸收,因此有助于提高膝关节的稳定性。通过调节前后缓冲块的弹性,可以使假脚适应不同截肢患者的需要。脚趾部分的橡胶在受力时弯曲变形,使得行走较为自然、舒适。

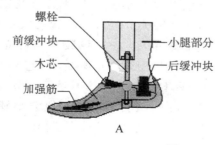

螺栓
前缓冲块
木芯
加强筋
小腿部分
后缓冲块

A

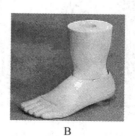

B

图 5 - 3 - 1 单轴脚

A. 单轴脚的剖面图;B. 单轴脚

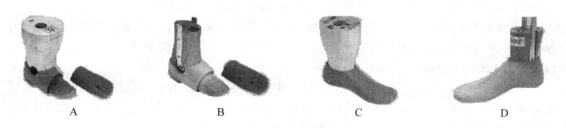

图 5 - 3 - 2　各种形式的单轴脚

A. 组合式木制单轴脚；B. 铰链式木制单轴脚；C. 组合式橡胶单轴脚；D. 铰链式橡胶单轴脚

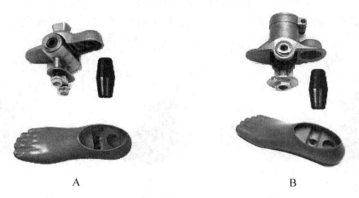

图 5 - 3 - 3　单轴脚的踝足结构

A. 双孔单轴脚；B. 单孔单轴脚

（2）单轴脚的主要缺点：各部分的橡胶件很容易损坏或磨损，这样就会影响截肢患者的步态，因此需要较多调整和维修。另外，单轴脚只能有跖屈、背屈运动，很难实现内外翻及水平转动，所以在不平路面行走时不能补偿其他方向的受力。与静踝脚相比，单轴脚较重，其外观也不如静踝脚。

2. **多轴脚**（multi - axis foot）　也称为万向脚，通常是用一块可以允许任何方向运动的弹性块作为假肢小腿部分和脚之间的连接件，最早的多轴脚是德国的 Greissinger 脚（图 5 - 3 - 4）。

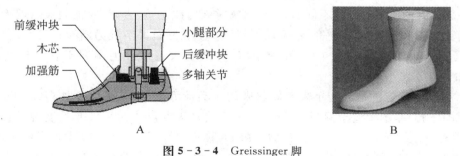

前缓冲块　木芯　加强筋　小腿部分　后缓冲块　多轴关节

图 5 - 3 - 4　Greissinger 脚

A. Greissinger 脚剖面图；B. Greissinger 脚

（1）多轴脚的主要优点：能够减少假肢其他部件在侧向和水平面上的受力，实现假脚的内外翻、跖曲背伸和水平转动，适合于截肢患者在不平路面上的行走。

(2) 多轴脚的主要缺点:结构复杂、重量大、维修率高、价格较贵。

3. **静踝脚**　没有踝关节,假肢的小腿部分和假脚直接相连,但假脚的脚掌和后跟是用弹性的橡胶制作的,这与单轴脚的前后缓冲块的作用相同。由于假脚整体有一定的弹性,可以做轻微的跖屈背伸和内外翻。

(1) 静踝脚的特点:①主要优点:结构简单,基本上不需要维修;重量轻,降低了运动时的能量消耗;②主要缺点:不可以调节和维修,假脚的橡胶一旦老化,其功能就基本丧失;不适合不平的路面行走,只适合于较为平坦的路面。

(2) 静踝脚的种类:木质静踝脚、SACH 脚、储能脚等。

1) 木质静踝脚:主要用木头制作,在前脚和后跟装有弹性橡胶,有时它还没有脚的形状,只是高跷的形式,这种假脚简单实用,适合于农村和捕鱼区的截肢患者和作为游泳专用假肢的假脚(图 5 - 3 - 5)。

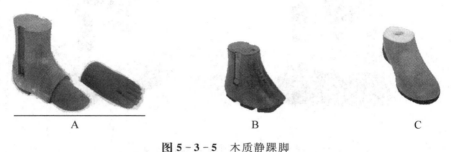

图 5 - 3 - 5　木质静踝脚

A. 木制静踝脚;B. 高跷脚;C. 木制装饰脚

2) SACH(solid ankle cushion heel)脚:SACH 脚的全称为静踝软后跟脚。它最早出现于 20 世纪 50 年代中期,很快就为广大截肢患者所接受。SACH 脚没有活动的踝关节,假肢的小腿部分和脚是用螺栓固定在一起的。假脚内有一块木头芯,外体用聚氨酯(PU)橡胶制成,后跟有一个楔形的、弹性极好的软垫。在行走时,这一软垫起到跖屈和背伸的作用,而且,由于假脚的整体都具有一定的弹性,SACH 脚也能做轻微的内翻、外翻和水平转动。SACH 脚由于结构简单,基本上不需要维修、重量轻、能耗少、外观美,它甚至可以做得像真实的脚一样,在脚和小腿之间没有动踝脚那样的缝隙。由于采用了工业化的大批量生产降低了成本,SACH 脚的价格也很便宜。SACH 脚的缺点是:不能像单轴脚一样调整跖屈和背屈,如果截肢患者换一双跟高不同的鞋,假肢需重新对线调整,否则,穿上假肢后就无法正常行走;聚氨酯(PU)橡胶尽管耐磨、耐腐蚀,但易老化,在跖趾关节处易断裂;不适合在不平路面上的行走;SACH 脚装在小腿假肢上很好,但装在大腿假肢上不利于膝关节的稳定性(图 5 - 3 - 6)。

3) 储能脚:储能脚是近些年来发展起来的一类新型假脚,其样式多种多样。最早的储能脚(Seattle 脚)基本上属于静踝类的假脚,大多数人认为它是 SACH 脚的变种。其主要特征是脚内有一个用高弹性的尼龙材料做的脚芯,称为"龙骨","龙骨"的外面用聚氨酯(PU)橡胶铸成形。储能脚最初的设计是为了适应截肢患者运动需要而发展起来的。使用弹性"龙骨"是为了让假脚具有良好的弹性或储能性,它就像一个弹簧一样,在跟着地时储存能量,在趾离地时释放能量,这样就能在运动时对人有一个助力的作用,部分地代偿截肢患者所失去的腿部肌肉的功能。当然,新型的储能脚的"龙骨"由弹性更好、强度更大的碳纤维材料所代替,其形式也各种各样,尤其能满足爱好运动的截肢患者的需要,其中最具有代表性的运动储能脚就是 Flex Foot,俗称飞毛腿假脚(图 5-3-7)。

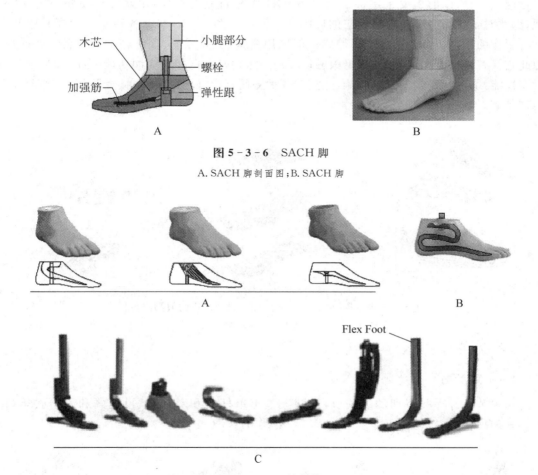

图 5-3-6　SACH 脚

A. SACH 脚剖面图;B. SACH 脚

图 5-3-7　储能脚

A. Seattle 系列储能脚;B. 典型储能脚;C. 其他各种形式的运动储能脚

随着社会的进步、科技的发展,各种各样高性能的储能脚不断涌现,它们既有储能脚的弹特性,又有万向脚的特性,即万向储能脚(图 5-3-8)。

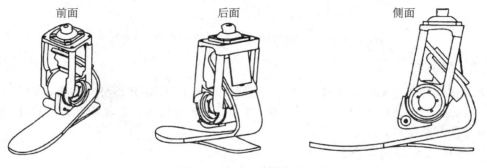

图 5-3-8　万向储能脚

4) Syme 假肢的专用假脚:Syme 假肢适合于 Syme 截肢和 Pirogoff 截肢以及小腿残肢过长的截肢,如果采用一般的假脚是很难保证残肢和健肢等长,一般的假脚有 7 cm 高,还不包括连接部分,以前主要采用加工后是 SACH 脚和自制的假脚,很难保证质量、性能和外观,因此对于赛姆假肢必须有相应的假脚与之匹配。图 5-3-9 示各种专门为赛姆假肢设计与制作的假脚。高性能的赛姆假脚一般采用高弹性、高强度、重量轻碳纤维板制作而成,因此它具有高储能和运动功能,足跟触地和跖屈运动时有良好的缓冲功能,足趾和足跟具有动态性能,踝部有一定的万向功能,适宜在各种路面行走,假脚直接与接受腔相连,外面套有装饰足套。

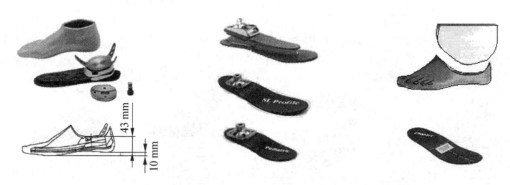

图 5-3-9 各种专门为 Syme 假肢设计制作的假脚与足板

二、关节

(一)踝关节

踝关节有静踝关节和动踝关节,动踝关节有单杆式和双杆式、可调式和固定式等(图 5-3-10)。

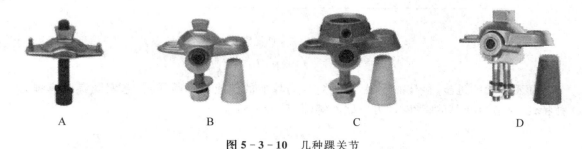

A   B   C   D

图 5-3-10 几种踝关节

A.静踝关节;B.单轴踝关节;C.单轴可调式踝关节;D.双杆动踝关节

(二)膝关节

下肢假肢膝关节机构是到目前为止人们研究最多的,也是其品种类型最多的假肢关节机构。这是因为人在行走中及其他活动中,对膝关节运动性能的要求是多方面的,比对脚的性能要求要复杂得多。

1. 对膝关节的基本要求

(1)稳定性要求:即膝关节在受力条件下要稳定,不能打弯造成截肢患者跌倒。

（2）助伸要求：在摆动时要能代偿股四头肌的功能带动小腿向前摆动，不能使小腿落后于大腿。

（3）摆动要求：在摆动结束时能使小腿减速，不能让腿伸直时有过大的冲击。

（4）其他要求：另外还有坐、立时位置的要求、强度要求、寿命要求等。

2. 膝关节的种类　为了满足上述种种要求，人们设计出了各式各样的膝关节结构。按膝关节结构类型分为单轴、四轴、七轴膝关节；按膝关节的控制方式分为带锁、机械式摩擦控制、气压控制、液压控制和计算机芯片控制膝关节；按关节的主要材料不同分为木制、塑料、铝合金、不锈钢、钛合金和碳纤维膝关节等。

（1）机械膝关节：有自由摆动的单轴和可调式摩擦摆动控制膝关节。这种关节结构和功能较为简单，一般适合于对假肢功能要求较低、活动量较少或由于受经济承受能力受限制的截肢患者。

（2）瞬时转动轴心变化的多连杆机构膝关节，有四连杆、五连杆和七连杆膝关节。这种膝关节与单轴膝关节相比，可以确保假肢的支撑期稳定性，可达到理想的摆动期控制功能，膝关节一般最大可屈曲角度约为 110°。一般适用于体重在 100 kg 以下、对功能性要求中等的佩戴大腿假肢和髋离断假肢的患者。

（3）带锁的膝关节：有手动锁和承重自锁膝关节。

1）手动锁膝关节：步行中锁住，直腿走，坐下时需打开，适合年老、体弱、残肢短者使用。

2）承重自锁膝关节：步行中每一步假肢承重时假肢膝关节自动锁住，保证膝关节不会突然弯曲（俗称打软腿），迈步时会自动打开锁，可以屈膝，这样走的样子比较自然。

（4）功能性膝关节：液压和气动控制的膝关节。

1）液压膝关节：这种关节采用了液压装置，这种装置多采用在液压缸壁上开许多小孔，当活塞移动后，回流油路逐渐减少，从而使阻力增加。另外，当活塞压下后，在液压缸底部的螺旋弹簧受到压缩，这样可以得到相应的伸展压力。

2）气压膝关节：这种关节采用了气压装置，气压装置与液压装置相同，采用活塞将气缸分为上下两腔，气缸内的空气通过一侧通道向另一腔流动。在侧通道上设置的调节阀可以改变屈伸阻力。由于空气压缩后起到弹簧的作用，所以当活塞快速上下运动时，反作用力也会加大。这样，除了能够获得与步行速度相应的阻力外，还具有比液压装置结构更加简单而且重量轻的优点。

安装气压膝关节和液压膝关节的假肢能消除机械膝关节在行走过程中产生的撞击而造成的不舒服感及假肢步行速度跟不上健肢的缺点；这种膝关节每走一步不但能保证假肢承重时不打软腿，而且这种膝关节可以调整假肢的步行速度，可以做到想慢走就可以慢走，想快走就可快走，这种性能叫"步频的跟随性"，是气压膝关节、液压膝关节的特点。缺点是这类膝关节比较重，价格很贵（图 5-3-11）。

（5）智能膝关节：微机控制的膝关节机构等。智能膝关节内装有计算机处理器，它能够精确检测健肢的步速和步态，依据来自患侧脚部和膝部传感器的反馈信息，控制膝关节的运动形式，使假肢接近人体的自然状态，患者可以随心所欲地像正常人那样行走、站立、坐下，并且能够有效地减少体力消耗，从而使患者真正体会到高科技使假肢更精密、更科学、更舒适和更人性化（图 5-3-12）。

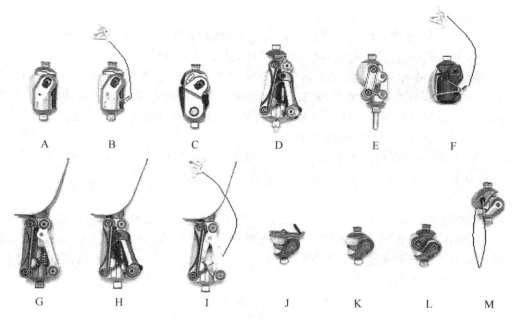

图 5-3-11　各种常见的膝关节

A.带有内伸装置的单轴膝关节；B.带有内伸装置的手动锁单轴膝关节；C.单轴液压膝关节；D.四连杆液压膝关节；E.四连杆机械膝关节；F.带有内伸装置的手动锁单轴膝关节；G.膝离断四连杆膝关节；H.膝离断四连杆液压膝关节；I.膝离断手动锁四连杆膝关节；J.单轴机械关节；K.单轴可调式机械关节；L.单轴可调式摩擦膝关节；M.单轴承重自锁膝关节

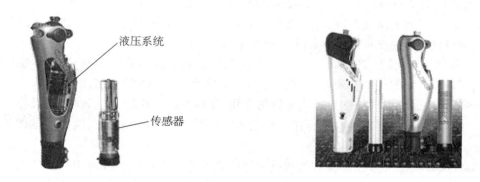

图 5-3-12　智能膝关节

（三）髋关节

1. 对髋关节的要求

（1）具有对线调整机构：可以调整髋关节内收、外展和内旋、外旋的角度，此外还能够调整大腿连接部分在矢状面的倾斜度。

（2）能够平稳坐下：如果髋关节在接受腔下部凸出过高，当坐在椅子上时，假肢一侧就会被垫高，上身肢体就会倾斜。

（3）具有稳定步幅限制机构：髋关节还应该具有相当于大腿后侧肌群的橡胶圈和弹簧装置。最好具有调节步幅的装置。

2.髋关节种类

（1）摆动式和手动固定式：①在步行中可以自由屈伸的自由摆动式髋关节；②在坐下时才解除固定的手动固定式髋关节。

（2）木制壳式和骨骼组件式髋关节

1）木制壳式髋关节：它可以借用传统大腿假肢的单轴膝关节，也可以使用可对线调整的髋关节（图5-3-13）。

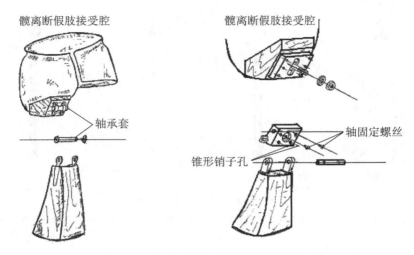

图5-3-13　木制壳式髋关节铰链的形式

2）骨骼组件式髋关节：它使用的都是专用的髋关节，这种髋关节结构基本上属于同一类型，即加拿大式髋关节。这种髋关节轴位于正常髋关节的前下方，这一位置保证了髋关节站立时的稳定性，因此它不需要以往的假肢髋关节所要求的手动锁定装置。关节为一根横贯大腿髋的长轴，比起过去的短轴有较高的承载能力，同时也提高了侧向的稳定性。轴的下方有一个缓冲块，限制关节的过伸，减少伸直时的冲击。一根弹性拉带一头固定于髋关节后方；另一头固定于膝关节前下方，其作用是辅助伸髋、伸膝。髋离断假肢对膝关节的稳定有较高的要求，因此在假肢对线时应使膝关节轴线距重力线有较大的偏移量，同时应选用后跟较低的假脚（图5-3-14）。

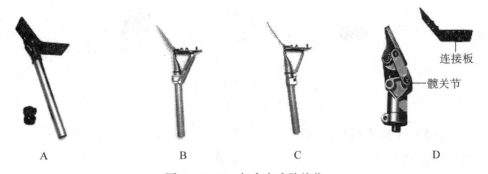

图5-3-14　加拿大式髋关节

A.自由摆动式髋关节；B.带步幅控制的髋关节；C.带锁的髋关节；D.髋关节的组成

三、其他部件

(一)连接管和管接头

连接管是将假肢的零部件相连接的管状物,相当于人体的骨骼部分;其上下有接头,称之为管接头。一般它们的直径为 30 mm,根据其制作材料的不同,可以把它分为:不锈钢、铝合金、钛合金、碳纤维连接管和管接头(图 5 - 3 - 15)。

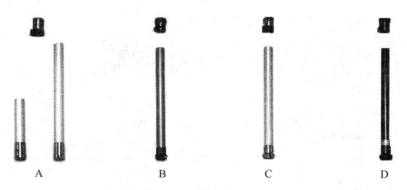

A   B   C   D

图 5 - 3 - 15　连接管和管接头

A. 不锈钢连接管和管接头;B. 铝合金连接管和管接头;C. 钛合金连接管和管接头;D. 碳纤维连接管和管接头

(二)旋转器和扭转器

1. **旋 转 器**　一般安装在大腿假肢接受腔与关节之间,可以完成坐位下的盘腿动作(图 5 - 3 - 16A)。

2. **扭 转 器**　一般安装在小腿假肢的接受腔与连接管之间,可以抵消在行走过程中的残肢与接受腔之间的扭转,从而使步态更加自然流畅(图 5 - 3 - 16B、C)。

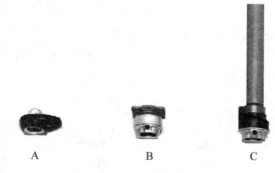

A   B   C

图 5 - 3 - 16　旋转器和扭转器

A. 旋转器;B. 扭转器;C. 扭转器

(三)连接座、连接头和管接头(图 5 - 3 - 17)

1. **连接座**　将假肢接受腔、零部件等相连的底座。

2. **连接头**　将假肢接受腔、零部件等相连的接头。

3. **管接头**　将假肢接受腔、零部件等相连的管状接头。

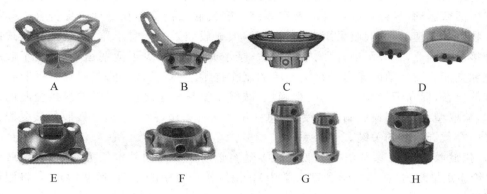

图 5 - 3 - 17 连接座、连接头和管接头

A.四爪小腿接受腔连接头;B.三爪接受腔连接座;C.真空成型接受腔连接座;
D.木制/塑料接受腔连接座;E.连接头;F.连接座;G.双向管接头;H.单向管接头

（四）其他

1. 装饰套 用于假肢的外形装饰,主要采用泡沫海绵,外套袜套,用以充当人体的软组织或肌肉(图 5 - 3 - 18A)。

2. 排气装置 有排气管和排气阀,由于现代大腿假肢一般都采用全接触式的接受腔结构和真空负压悬吊装置,因此接受腔里面的空气只允许排出,不允许进入。所以,现代大腿假肢都安装有排气装置。排气管的安装一般在接受腔的外侧下方与接受腔的中线呈 45°斜向上钻孔,并且尽可能使它的开口在接受腔的正下方(图 5 - 3 - 18B、C)。

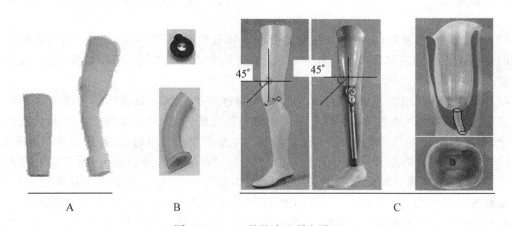

图 5 - 3 - 18 装饰套和排气装置

A.小/大腿假肢装饰套;B.排气装置;C.大腿假肢排气装置的安装

四、接受腔

（一）接受腔的概述

接受腔是残肢和假肢之间的纽带,主要起支撑体重、悬吊假肢并控制假肢运动的作用,对于假肢的舒适性、安全性及使用效果具有直接影响,因此假肢接受腔是假肢中最重要的一

部分。传统假肢的接受腔是插入式和开放式的,其残肢与接受腔的接触面和承重面都很小,并易产生活塞运动,导致残肢容易磨破和萎缩。现代假肢接受腔在设计上更符合人体解剖学和生物力学原理:小腿假肢采用髌韧带承重,大腿假肢采用坐骨承重,残肢与封闭式的接受腔全接触。因此,残肢承重合理、穿戴舒适、悬吊能力强,减少了活塞运动,提高了假肢的稳定性和支配假肢运动的能力。在接受腔的制作技术上,新型材料的应用和接受腔技术的不断推陈出新,提高了接受腔制作的精确性,减轻了重量。总之,一定要重视接受腔的制作与技术,从取型、修型到最后制成接受腔,每一步都认真去做,做一个适合残肢的接受腔是提高接受腔穿戴舒适性的关键。

1. **假肢接受腔的基本任务**　假肢的接受腔必须完成 4 项基本任务:①包容残肢的体积;②传递重量和力(在静力学和动力学中);③传递步行中的运动(运动学);④将假肢悬吊在残肢上。

2. **悬吊装置**　接受腔和残肢间的悬吊有以下几种类型。

(1)通过软组织压缩和体积压挤进行悬吊:残肢是由许多生理学细胞组成的,因此人体的软组织是个流体,它们不像可压缩弹簧,而是像那种装满液体的软壁小泡,正如物理学中所说的,液体不是可压缩的,小腿假肢的接受腔在承重区压缩,在免荷区放开,压缩量和放开量相等;大腿假肢接受腔在坐骨圈部分压缩,在残肢部分放松,围长缩小的接受腔,其远端要放长一点,以使挤出的体积包在接受腔里。

(2)通过纵向的弹性张力进行悬吊:骨骼肌可以积极地收缩,并且可以被动伸张。在纵向,肌肉的形状可看成是一弹性的牵拉弹簧,肌肉整个地拉入假肢接受腔的方法使肌群弹性地沿纵向(向远端)牵拉,与其本身的复位力方向相反。在所述的条件下,通过皮肤与接受腔壁之间的附着摩擦,形成一种弹性的"固定",这种固定和重力互相作用,将残肢固定在接受腔里。

(3)通过附加摩擦进行悬吊:在接受腔壁和人体皮肤之间产生附着摩擦系数,这取决于皮肤的温度。干燥的皮肤摩擦系数较高,湿润的皮肤摩擦系数较小,出汗过多,会使残肢与接受腔产生活塞移动。

(4)通过被动地组织伸张进行悬吊:膝离断假肢接受腔和小腿假肢接受腔可通过残肢髁上包容来进行机械"悬吊"或"扣住";对大腿假肢接受腔而言,将接受腔壁的形状做出隆起的槽子,包住被挤出的软组织形成所谓的"悬吊",在肌肉主动收缩时,这种悬吊作用更明显。

(5)通过肌肉收缩进行悬吊:如上所述,将接受腔壁的形状做出肌肉槽,它将有目的地纳入一定的肌群,肌肉运动收缩和围长加大时,肌肉缩短(两者在接受腔内受到限制)加强了在接受腔壁上的压力,并且通过辐射状的伸张,加强了上述的残肢在接受腔内的悬吊。

(6)通过负压进行悬吊:形状上,残肢在接受腔内的运动就像汽缸里的活塞一样。如用一活塞或阀门堵住,接受腔与残肢之间的空间越小,负压越大,残肢远端在接受腔内就越紧。负压可将残肢稳定在接受腔内,有利于悬吊,但也会导致残肢远端水肿的形成,负压的作用因而受到限制。

(7)通过辅助装置进行悬吊:传统小腿假肢采用大腿皮上靿进行悬吊,PTB 小腿假肢采用髌上环带进行悬吊;传统大腿假肢采用腰带或肩吊带进行悬吊等。

(二)下肢假肢接受腔的分类

1. **按接受腔的制作材料分类**　见表 5 - 3 - 1。

表 5-3-1 下肢假肢接受腔按制作材料分类

序号	接受腔类型	适用范围
1	木制接受腔	① 标准装配 ② 儿童装配 ③ 体质、皮肤过敏患者
2	树脂接受腔	① 标准装配 ② 防水、防潮装配 ③ 出汗较多的患者
3	保温接受腔	① 血液循环较差和怕冷的患者 ② 老年病患者
4	透明接受腔	① 标准装配 ② 较难达到准确适配的患者
5	框架接受腔	① 接受化疗的肿瘤患者 ② 肥胖患者 ③ 临时假肢装配

2. **按下肢假肢的类型分类** 足部假肢接受腔、赛姆假肢接受腔、小腿假肢接受腔、膝离断假肢接受腔、大腿假肢接受腔、髋离断假肢接受腔。

3. **按下肢假肢的工艺水平分类** 传统假肢接受腔、现代假肢接受腔。

（三）下肢接受腔

1. **足部假肢接受腔**（图 5-3-19）

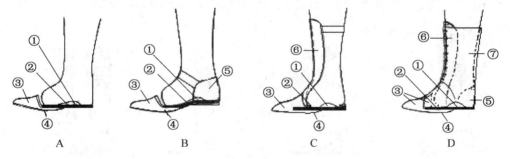

图 5-3-19 部分假半脚接受腔的设计
A. 鞋垫式假半脚；B. 拖鞋式假半脚；C. 护板式假半脚；D. 鞋套式假半脚
①残肢垫；②足底板；③假半脚部分；④滚动边；⑤护跟；⑥小腿鞋舌板；⑦足护套

（1）足部假肢接受腔的类型：鞋垫式、拖鞋式、护板式、鞋套式等。

（2）足部假肢接受腔的结构及功能：①残肢垫：根据残肢的长度设法保证钩状足样式（假半脚一般为垂足畸形），材料可以是软木、胶合板、抗压性能好的泡沫塑料；②足底板：用于足底的加固，材料可以是铝合金、玻璃纤维增强材料、碳纤维材料、丙烯酸树脂等；③假半脚部分：直接和足底板相连，材料可以是弹性很高的橡胶、泡沫海绵、泡沫橡胶，并制作成可以穿入鞋内的脚的外形；④滚动边：滚动边的最高点必须紧靠残肢后，如果假半脚部分与滚动边连在一起，其连接处应该连接好，否则易在此处断裂；⑤护跟：如果患者穿的是软面鞋

（便鞋、拖鞋等），有必要安上一个皮革或塑料的护跟，为了固定脚，可以制作成靴式的，在靴后面系鞋带，这样可以不要护跟；⑥小腿鞋舌板：取小腿前侧的准确形状，可以加衬垫，为了避免产生压力点，边缘可以用软皮镶边，鞋舌板只覆盖小腿前面的 1/3 面积；⑦足护套：从小腿后面包住脚的后跟，这样可以稳定踝关节，以便患者可以穿便鞋和拖鞋等。

2. **赛姆假肢接受腔** 赛姆假肢接受腔的类型有夹板式、后开窗式、侧开窗式、插入式、长筒靴式等（图 5-3-20）。

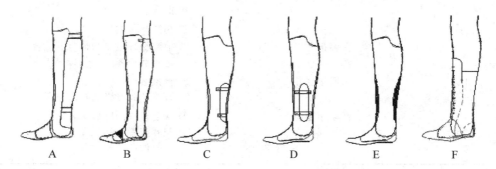

图 5-3-20 几种常见的赛姆假肢接受腔形式

A. 前护板式；B. 夹板式；C. 加拿大式（后开窗）；D. 美国式（侧开窗）；E. 插入式；F. 长筒靴式

3. **小腿假肢接受腔**

（1）小腿假肢接受腔的分类

1）按制作工艺分类：传统小腿假肢接受腔和现代小腿假肢接受腔。

2）按接受腔的结构分类：开放式传统小腿接受腔、PTB 小腿假肢接受腔、PTES 小腿假肢接受腔、KBM 小腿假肢接受腔、TSB 小腿假肢接受腔、PTK 小腿假肢接受腔（图 5-3-21）。

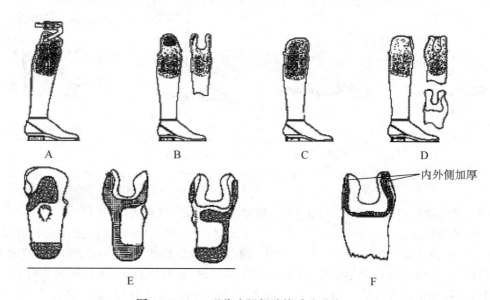

内外侧加厚

图 5-3-21 现代小腿假肢接受腔形式

A. PTB 小腿假肢；B. KBM 小腿假肢；C. PTES 小腿假肢；D. PTK 小腿假肢；
E. 框架式 TSB 小腿接受腔；F. 接受腔内衬套的结构

3）按制作材料分类：传统材料（木制、皮制、铝制），塑料板材，树脂，框架，硅胶小腿假肢接受腔。

表 5 - 3 - 2　小腿假肢接受腔按制作材料分类

接 受 腔	材 　 料	特 　 点	适 用 范 围
塑料板材接受腔	聚丙烯（PP）塑料制成	制作简单、价格便宜、易于清洁	适合于临时小腿假肢或对树脂接受腔过敏的截肢患者
树脂接受腔	聚丙烯酸树脂在真空条件下成型	接受腔形状能准确，可以达到最大限度的适配，它强度高、重量轻、寿命长、穿戴时不受气候环境影响	适合于制作正式小腿假肢
硅胶接受腔	硅胶作内衬套	最大限度提高假肢穿戴的舒适性、安全性、增加悬吊	适用于残肢瘢痕较多的截肢患者
框架接受腔	采用框架结构，柔性内接受腔	行走时与残肢肌力张弛相吻合，提高穿戴舒适性	适用于爱好运动的中青年人的截肢患者

4. 小腿假肢接受腔的设计　见图 5 - 3 - 22～26。传统小腿假肢接受腔取型一般采用画轮廓图的方式，现代小腿假肢接受腔采用的取型方式有：石膏模型取型（手法取型）、取型架取型、计算机取型等方式。取型时要求膝关节要求有一定的屈曲角度，残肢越短，其屈曲角度越大。其目的是为了保证接受腔有一定的空间留给膝关节后面内侧的半腱肌、半膜肌和外侧的肱二头肌肌腱的收缩空间，同时还可以增加接受腔的包容面积。不同的接受腔、不同的残肢长度，其膝关节的屈曲角度要求也不一样，一般要求：①PTB 接受腔：取型时要求膝关节屈曲 10°～15°；②KBM 接受腔：取型时要求膝关节屈曲 10°～20°；③PTES 接受腔：取型时要求膝关节屈曲 15°～25°。

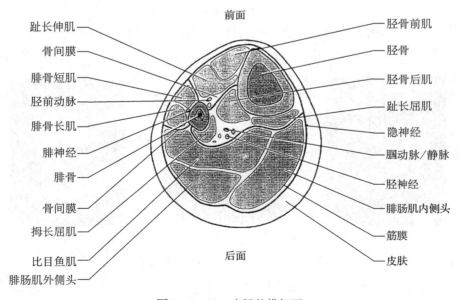

图 5 - 3 - 22　小腿的横切面

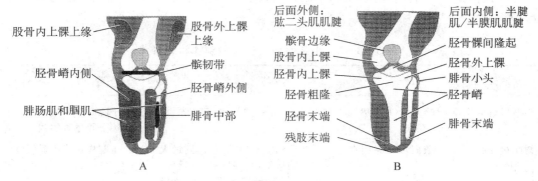

股骨内上髁上缘

股骨外上髁上缘

胫骨嵴内侧

髌韧带

胫骨嵴外侧

腓肠肌和腘肌

腓骨中部

后面外侧：肱二头肌肌腱

后面内侧：半腱肌/半膜肌肌腱

髌骨边缘

胫骨髁间隆起

股骨内上髁

胫骨外上髁

胫骨内上髁

腓骨小头

胫骨粗隆

胫骨嵴

胫骨末端

腓骨末端

残肢末端

A

B

图 5-3-23　小腿残肢的承重区与免荷区

A. 小腿残肢的承重区；B. 小腿残肢的免荷区

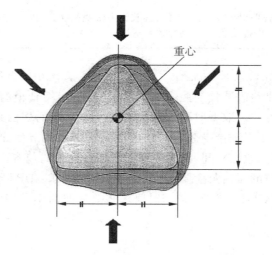

重心

图 5-3-24　小腿假肢接受腔的受力情况及三角形结构图

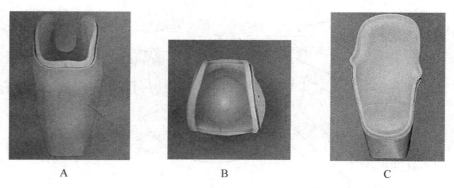

A

B

C

图 5-3-25　小腿假肢接受腔的三维图

A. 冠状面（后面）；B. 俯视图；C. 矢状面（剖面图）

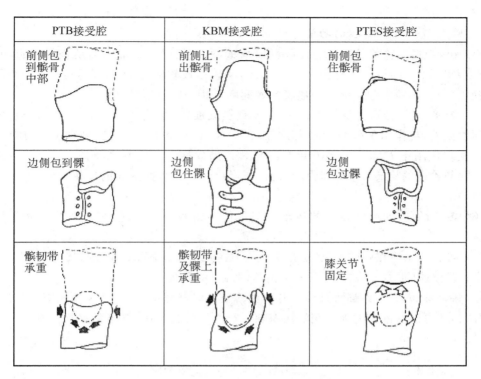

图 5 - 3 - 26　几种小腿假肢接受腔的区别

（四）膝离断假肢接受腔

1. 膝离断假肢接受腔的分类

（1）按制作工艺分类：传统膝离断假肢接受腔和现代膝离断假肢接受腔（图 5 - 3 - 27）。

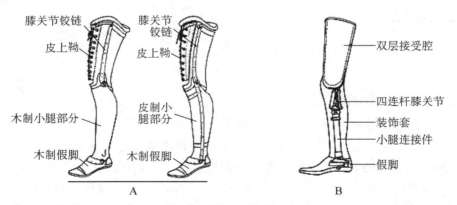

图 5 - 3 - 27　传统膝离断假肢接受腔和现代膝离断假肢接受腔

A. 传统膝离断假肢；B. 现代膝离断假肢

（2）按接受腔的结构分类：传统式、开口式和封闭插入式。

（3）按制作材料分类：传统材料（皮制、木制）、塑料板材、树脂、碳纤维等膝离断假肢接受腔。

2. 膝离断假肢接受腔的功能

(1) 包容残肢:膝关节离断的残肢可以承重,所以接受腔一般不需要坐骨承重,其上缘位置在会阴下 2～4 cm,接受腔的上 1/4～1/3 可以制成软性接受腔,以适应行走与坐下时的肌肉变化形状,避免引起压痛点。股骨的髁间窝形状一定要精确。

(2) 传递力量:传递力量的接触面,一是残肢表面,二是接受腔内壁。为了传递力量,肌群必须要压缩,且作用于肌群上的内力(肌群的收缩力)和外力(接受腔的压力)应该相等。假肢接受腔作用于人体的主要力量有:①压力:站立期;②拉力:摆动期;③扭力:站立中期——腿与骨盆的旋转;④剪切力和弯力:在冠状面和矢状面地面的反作用力,如为了稳定膝关节等。

(3) 传递运动:如果将残肢的运动无损地传递给假肢,那么假肢与残肢之间应该非常服帖。

(4) 将假肢悬吊在残肢上:其悬吊方式有:①软组织压缩;②残肢与接受腔之间的附着摩擦力;③被动(肌力或机械)悬吊;④主动(肌肉)的舒张。

3. 膝离断假肢接受腔的设计 膝离断残肢可以全面承重,但其末端较膨大,可以在末端上开窗,还可以在细小的部位用泡沫海绵进行修补成圆锥状,将接受腔制作成插入式的接受腔(图 5 - 3 - 28)。

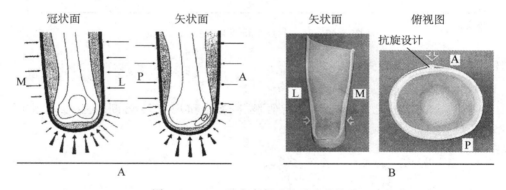

图 5 - 3 - 28　膝离断假肢接受腔的设计

A.插入式接受腔受力图;B.插入式接受腔

(五) 大腿假肢接受腔

1. 大腿假肢接受腔的分类

(1) 按制作工艺分类:传统大腿假肢接受腔和现代大腿假肢接受腔。

(2) 按接受腔的结构分类:插入式大腿假肢接受腔、四边形全接触大腿假肢接受腔、ISNY 大腿假肢接受腔、CAT/CAM 大腿假肢接受腔、IRC 大腿假肢接受腔等。

(3) 按制作材料分类:传统材料(皮制、木制)、塑料板材、树脂、柔性等大腿假肢接受腔(图 5 - 3 - 29)。

(4) 按承重和悬吊方式分类:开放式接受腔、吸附式接受腔、吸附接触式接受腔、吸附全接触式接受腔、弹性全接触式接受腔等(图 5 - 3 - 30)。

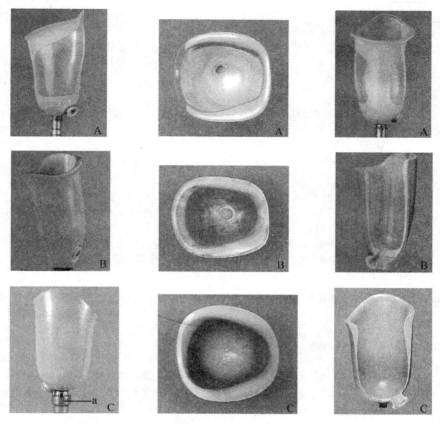

图 5 - 3 - 29　不同材料的大腿假肢接受腔

A. ISNY 大腿假肢接受腔；B. 木制大腿假肢接受腔；C. 树脂大腿假肢接受腔

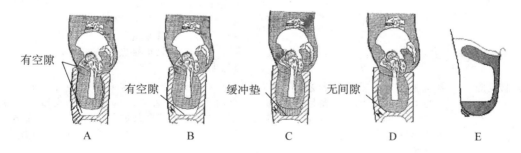

图 5 - 3 - 30　大腿假肢按承重和悬吊方式分类

A. 开放式（有空隙）；B. 吸附式；C. 吸附接触式；D. 吸附全接触式；E. 弹性全接触式

　　2. 大腿假肢接受腔的设计　　主要是口型圈、悬吊装置和外侧装置的设计（表 5 - 3 - 3）。

表 5 - 3 - 3　大腿假肢接受腔

大腿假肢接受腔	接受腔形式	悬吊装置	特　　点	适　应　证
传统的插入式接受腔	开放式接受腔，采用木材、皮革、铝等制作	腰吊带或肩吊带悬吊	价格便宜。缺点是重量较重，难以做到良好的坐骨结节承重	适用于各种残肢长度和残肢状况不好的截肢患者
四边形全接触式接受腔	封闭式接受腔，ML 径大于 AP 径，主要采用塑料、树脂真空成型	自身悬吊：主要是真空负压吸附	使用方便，但当残肢周长减小时会引起假肢脱落	适合于中长残肢和残肢状况较好的中等体型的截肢患者
ISNY 接受腔	四边形接受腔，内层采用 PE 塑料，外层采用增强材料真空成型并制作成框架结构	自身悬吊：主要是真空负压吸附	内接受腔柔软，而穿着舒适，不妨碍某些肌肉运动。这种接受腔富有弹性，同时也符合支撑体重传递力的要求，患者穿着较舒适、轻便	适合于爱好运动和活动量大的截肢患者
CAT/CAM 接受腔	纵向椭圆形接受腔，即 AP 径大于 ML 径，采用塑料、树脂真空成型	自身悬吊：主要是真空负压吸附	①没有明显的坐骨支撑平面，接受腔从内侧和后侧包容和支撑坐骨；②接受腔的内外径相当窄，而前后径相当宽，成纵向椭圆形，股三角处的血管、神经避免了受压；③接受腔外侧缘高过大转子，使股骨保持内收位，增加了接受腔的横向稳定性；④接受腔除利用坐骨包容处和外侧大转子下部支撑外，还主要利用软组织和股骨承重，使力分布于整个残肢表面；⑤接受腔受到合力的作用点趋近于髋关节中心，使之更接近于自然生理状态	这种接受腔穿戴更为舒适，比较容易控制假肢，尤其适合体型瘦弱和软组织较多或较少的截肢患者以及老年和有循环障碍的截肢患者
IRC 接受腔	横向椭圆形接受腔，ML 径大于 AP 径，主要采用塑料、树脂真空成型	自身悬吊：主要是真空负压吸附	CAT/CAM 接受腔目前普遍采用 ISNY 框架结构，即制成 IRC 接受腔，其制作工艺要求较高	适合于中长残肢及残肢状况较好的各种体型的截肢患者

　　（1）大腿假肢接受腔口型圈的类型：不同的取型方法将得到不同形式的接受腔口型圈，一般有四边形和三角形接受腔口型圈，其中三角形接受腔口型圈中，分别有横向椭圆形、心形和会阴形 3 种。四边形口型圈应用最广（图 5 - 3 - 31、32）。①四边形接受腔口型圈：直角形，适合于中等体型的患者；②横向椭圆形接受腔口型圈：三角尖指向适合于软组织和肌肉丰满的患者；③心形接受腔口型圈：三角尖指向背侧，适合于肌肉部

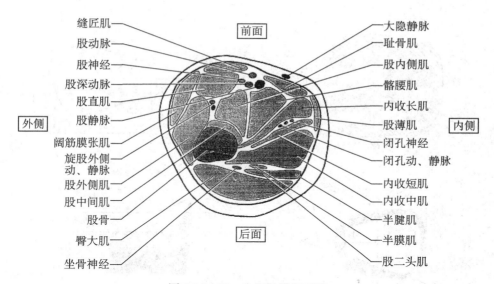

图 5-3-31　大腿的横切面图

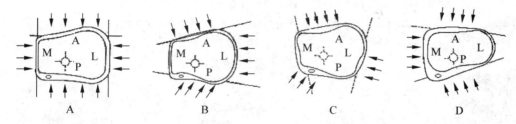

图 5-3-32　不同形式的大腿假肢接受腔口型圈

A.四边形接受腔(直角形);B.三角形接受腔(横向椭圆形);
C.三角形接受腔(心形);D.三角形接受腔(会阴形)

分萎缩的患者;④会阴形接受腔口型圈:三角尖指向外侧,适合于瘦弱和老年患者。

(2)接受腔口型圈的设计:现代大腿假肢的接受腔口型圈主要有两种形式,分别是以四边形接受腔为代表的横向椭圆形(ML 径大于 AP 径)和以 CAT/CAM(AP 径大于 ML 径)接受腔为代表的纵向椭圆形。

四边形接受腔的设计(图 5-3-33、34)ISNY 接受腔也属于四边形接受腔,只不过它采用了框架结构而已,其接受腔的设计如图 5-3-35。

(3)外侧装置的设计:主要是防止股骨外展而设计的装置,它包括股骨中端的防止外展的外侧装置和股骨夹结构。

四边形接受腔虽然是应用最为广泛的接受腔,但它仍有一些不足:①坐骨承重时,残肢的外展力量使坐骨平台的位置外移;②屈髋位、跟着地时,坐骨不能承重;③对于软组织丰满患者,如体型肥胖者,接受腔不能很好地包容软组织,坐骨往往被挤出坐骨平台,不能很好的承重;④对于软组织松弛的患者,如老年患者,接受腔又不能很好的悬吊,而且由于没有很好的软组织包容,时间久了,坐骨结节就很痛。

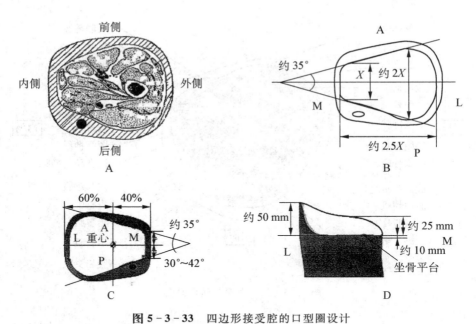

图 5 - 3 - 33　四边形接受腔的口型圈设计

A. 四边形接受腔控制的肌群横切面；B. 四边形接受腔的口型圈设计；
C. 四边形接受腔的俯视图；D. 四边形接受腔的 AP 图

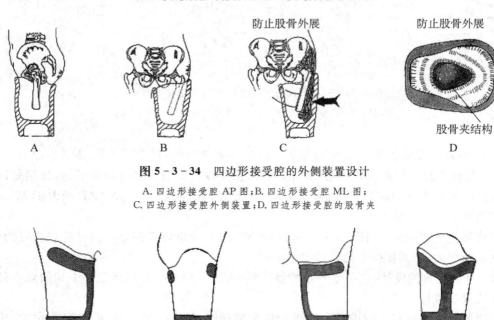

图 5 - 3 - 34　四边形接受腔的外侧装置设计

A. 四边形接受腔 AP 图；B. 四边形接受腔 ML 图；
C. 四边形接受腔外侧装置；D. 四边形接受腔的股骨夹

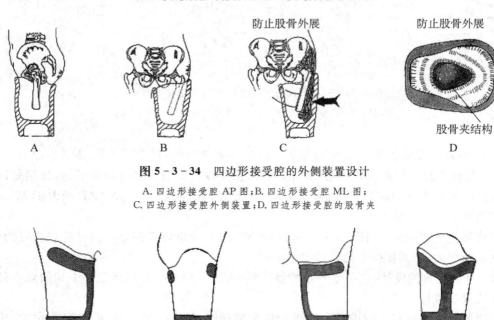

图 5 - 3 - 35　ISNY 接受腔的设计

A. ML 侧（前面）；B. AP 侧（外面）；C. ML 侧（后面）；D. AP 侧（里面）

　　为此，人们设计出了 ML 径小于 AP 径，坐骨和大转子包容，并同时承重接受腔，即

CAT/CAM 接受腔(图 5-3-36、37)。

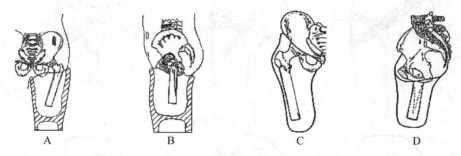

图 5-3-36 四边形接受腔与 CAT/CAM 接受腔

A. 四边形接受腔 ML 图;B. 四边形接受腔 AP 图;C. CAT/CAM 接受腔 ML 图;D. CAT/CAM 接受腔 AP 图

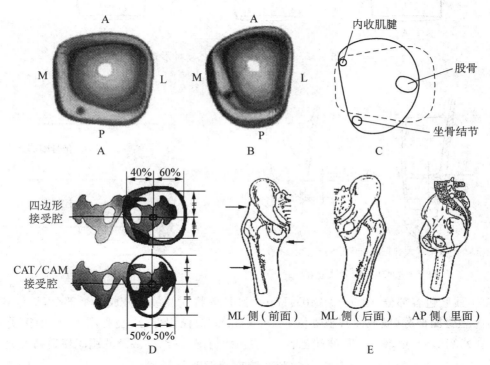

图 5-3-37 四边形接受腔与 CAT/CAM 接受腔的对比

A. 四边形接受腔口型圈;B. CAT/CAM 接受腔口型圈;C. 四边形与 CAT/CAM 接受腔口型圈对比图;
D. 四边形与 CAT/CAM 接受腔对线对比;E. CAT/CAM 接受腔

　　(4)悬吊装置:①腰带、裆带、大头带的悬吊:是传统假肢悬吊方法。②希莱森腰带(Silesian belt):是用布或皮革制成,可与吸着式悬吊合用。这种腰带简便,使用舒适,有一定的控制假肢旋转的功能,缺点是毕竟不如吸着式悬吊省事,妨碍活动(图 5-3-38)。③吸着式悬吊:接受腔底部安装气体阀门,当接受腔承重时残肢向下挤压,排出底部空气。当提起假肢时底部出现负压,使假肢吸着在残肢上。这种假肢不需另外悬吊装置,使用方便,但当残肢围长减小时会引起假肢脱落(图 5-3-39)。④髋关节金属铰链悬吊:适用于残肢过短、肌肉麻痹或肌力弱的老年使用。

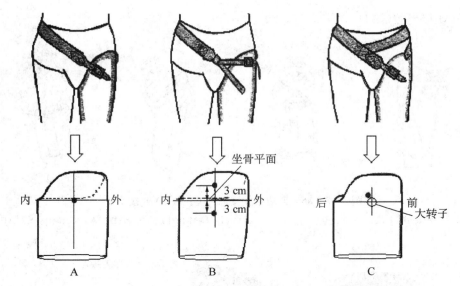

图 5-3-38　希莱森腰带的 3 种形式

A. 单带式；B. Y 形带式；C. 腰带式

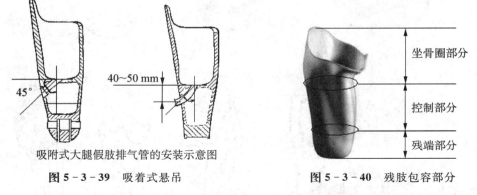

吸附式大腿假肢排气管的安装示意图

图 5-3-39　吸着式悬吊　　　　　　**图 5-3-40　残肢包容部分**

(5) 残肢包容部分(图 5-3-40)：Hepp 和 Elle 将残肢包容分成几个部分，沿垂直方向区分：①坐骨圈部分(横截面到坐骨位下 5~6 cm)；②控制部分(坐骨圈下，约到接受腔2/3处)；③残端部分(远端 1/3 且残端包容，只要伤疤情况、神经终端及软组织覆盖情况允许)。

(六) 髋离断假肢接受腔

髋离断假肢的接受腔形状特别要考虑接受腔内的 4 个受力点或力量传递面：①坐骨部分：采用坐骨承重取型(图 5-3-41)；②患侧的髂嵴：悬吊假肢，接受腔的上缘高出髂嵴 3 cm，圆滑向外凸出，不接触下侧的肋骨，这样有益于身体的外侧运动，不会引起边缘的压力；③耻骨面：在摆动期(屈髋)，通过骨盆屈曲，借助耻骨，将力量传递到假肢上；④健侧的髂嵴：与患侧的髂嵴一样，起悬吊假肢的功能；⑤髋离断假肢接受腔(图5-3-42)。

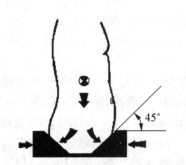

**图 5-3-41　加拿大式髋离断假肢
接受腔取型方法**

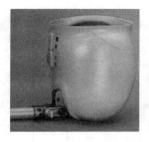
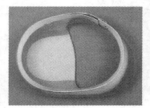
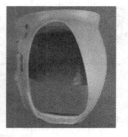

图 5 - 3 - 42　髋离断假肢接受腔

五、部分常见下肢假肢的基本构造

（一）小腿假肢的构造

1. 小腿假肢的基本构造　由假脚、踝关节、小腿部分、接受腔和悬吊装置组成（图 5 - 3 - 43、44）。

2. 小腿假肢各部分的作用

（1）假脚：假脚不仅满足美观要求，而且要满足行走功能的要求，它可分为静踝脚、单轴脚、多轴脚等。

（2）接受腔：残肢和假肢之间的纽带，它通过包容残肢的体积，来实现力和运动的传递。

（3）悬吊部分：使假肢悬吊在残肢上。

（4）小腿部分：把接受腔和假肢连接起来，它具有以下功能：①正确连接假脚和接受腔；②将病人体重从接受腔传递到假脚上；③使腿美观。

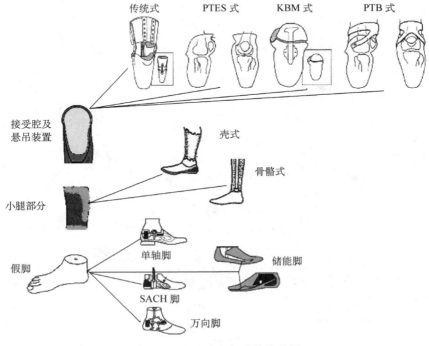

图 5 - 3 - 43　小腿假肢结构简图

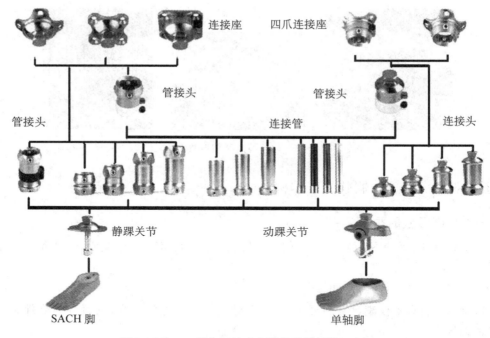

图 5 - 3 - 44　部分组件式小腿假肢零部件组合图

（二）大腿假肢的构造

大腿假肢的基本构造是由假脚、踝关节、小腿部分、膝关节、大腿部分、接受腔和悬吊装置组成（图 5 - 3 - 45、46）。

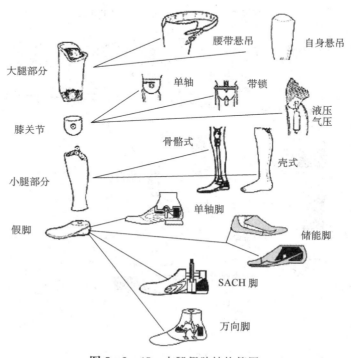

图 5 - 3 - 45　大腿假肢结构简图

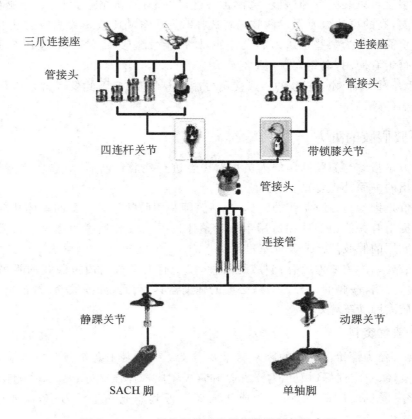

图 5 - 3 - 46 部分组件式大腿假肢零部件组合图

第四节 下肢假肢的处方

一、选用假肢的原则

1. 检查为先的原则 假肢的种类和型号等都很多,因此,首先检查患者的残肢条件,如残长、关节活动幅度、残肢的肌力、软组织的多少及瘢痕的位置等,来初步选择假肢的种类和型号等。

2. 具体问题具体分析的原则 要考虑患者的身体情况、年龄、生活环境(城市或农村、山区等)工作要求、心理期望值、经济承受能力或者责任方的上述能力等,来选择假肢的种类、档次和型号。

3. 以功能为主的原则 每个截肢患者所面临的最大挑战就是独立生活、学习和工作,这都要求恢复截去肢体的基本功能。根据截肢患者多数情况的需要,应该装配假肢,但有些情况如部分手截肢装配了装饰性假手反而失去残手感觉,妨碍残手残余功能的发挥,则不一定要勉强装配。

4. 注重性价比的原则 即注重实效和价格效益比,不盲目追求高价格。我国当前假肢装配机构多已可以装配各种假肢,包括各种进口的假肢,价格差距很大,小腿假肢价格低的数百元一支,高的可达数万元。截肢患者选择时要了解和比较相关假肢的性能、特点和价格。有的高价假肢是为某些特殊人群设计的,如智能大腿假肢,价格高达十几万元,适合经常需要快速行走者使用,老年人就不适合选用。

5. 便于维修的原则 假肢的一般使用寿命在 5 年左右,因此要考虑是否便于维修、便于更换易换部件等。

二、下肢假肢的处方

假肢处方是指参与假肢制作的人员在对患者进行残肢诊断后,对患者所需假肢的品种及结构等作出的书面处理意见。

假肢评价是指参与假肢制作的人员,包括医师和假肢师等对患者的整体状况进行检查,并由假肢师提出有关使用部件和适用于患者整体情况的安装程序的建议。在我国,这项工作一般在假肢厂的假肢门诊或设计室进行。

下肢假肢处方的主要内容有:假肢的品种;接受腔的形式、材料;假肢的悬吊装置;关节的种类、型号、规格;假脚的型号、规格;必要的辅助器具、用品(如残肢套、易拉宝、拐杖、助行器、轮椅、残肢人助动车等)。

(一)一般性资料

1. 年龄 作为评价活动量的因素有重要意义。一般对于老年截肢患者应着重考虑穿脱方便。重量轻、稳定性好;相反,对于儿童和青少年应选择强度好、经久耐用性的结构和材料,因为小孩有爱玩爱闹的特点;对于成年人应考虑其职业和生活习惯,以假肢的功能为中心。

2. 性别 女性患者比较注重假肢的外观,男性患者较注重假肢的功能。

3. 身高、体重 体重越重,接受腔承重越困难;身高越高,假肢的稳定性能就越差。

4. 职业 职业对下肢假肢而言虽没有上肢假肢那么重要,但职业对下肢假肢有一定的要求,如从事体力劳动的患者对假肢的强度要求较高。

5. 居住环境 生活在平原地区和城市的患者可以选择物美价廉的 SACH 脚,但要经常上下坡或楼梯的患者应选择单轴脚,生活在山区的患者最好选择多轴脚,爱好运动的患者最好选择储能脚。

(二)医学方面的资料

1. 全身状况 要根据患者的全身状况来判断患者是否适合佩戴假肢。如果暂时还不能佩戴假肢可以先用拐杖进行行走训练。

2. 截肢原因 因血液循环障碍而截肢的,不能使残肢的皮肤受到损伤,要注意接受腔的材料和设计。对因肿瘤而截肢的患者,其假肢的制作时间不能太长,可选择调节性能好、重量轻的骨骼式下肢假肢为宜。

3. 局部问题 对于关节挛缩,要考虑能够改善关节挛缩的处方,如小腿截肢造成膝关节屈曲挛缩,可考虑采用 PTB 小腿假肢。残肢的长度对假肢的控制能力有很大的影响,所以要根据残肢的长度选择假肢接受腔的形式、关节和假脚等假肢部件。还有神经瘤、骨刺、瘢痕等,对假肢的穿戴有较大的影响,如果它们影响较大,甚至还需要手术治疗。

4. 装配中特殊的医学要求和注意事项　略。

（三）社会方面的资料

主要是指职业、假肢费用的来源等资料。选择假肢注重实效和价格效益比,而非盲目讲究高价格。假肢师要根据患者实际情况和社会生活的特点选择、提供与其相关假肢。

（四）假肢方面的资料

1. 假肢的名称　按截肢部位来命名。

2. 接受腔的要求　包括接受腔形式:如插入式、全面接触式、全面承重式、密封式、开放式、单层、双层等;材料:如皮革、塑料、铝合金、合成树脂等;悬吊方式:如 PTB、PTES、KBM、PTK、TSB、腰带、肩腰带等。

3. 假肢部件的选择　包括假脚、踝部、连接件、膝关节、髋关节及某些特殊功能的部件。要求用部件厂家的名称、型号描述。

三、影响假肢处方的主要因素

（一）截肢部位

下肢假肢按截肢部位一般分为假足趾、假半脚、赛姆假肢、小腿假肢、膝离断假肢、大腿假肢、髋离断假肢。截肢部位越高,其可能恢复的功能就越差。

（二）残肢长度

残肢长度的表达方式有许多种,有的按实际长度,有的按残肢长度与健肢长度的百分比等把残肢一般分为长残肢、中残肢和短残肢。国际标准化组织(ISO)推荐一种表示残肢长度的方法:按残肢长度与残肢宽度的比把残肢分为长残肢、中残肢和短残肢。残肢长/残肢宽≤1为短残肢,1<残肢长/残肢宽≤2为中残肢,残肢长/残肢宽>2为长残肢。其测量方法如表5-4-1。

表 5-4-1　残肢测量

残　肢	残肢长度测量	残肢宽度测量
小腿残肢	髌韧带中点—小腿残肢末端	髌韧带中点
大腿残肢	会阴部位—大腿残肢末端	会阴部位
上臂残肢	肩峰—上臂残肢末端	肩峰
前臂残肢	肱骨外上髁—前臂残肢末端	肱骨外上髁

一般上肢残肢越长越好,而小腿截肢患者残肢过长会造成残肢血液循环不好,冬天会感觉很冷。

（三）残肢承重能力

残肢良好的承重能力取决于以下几个方面。

1. 残肢外形　呈圆柱状,残肢末端有良好的软组织覆盖。

2. 残肢表面皮肤　没有大的瘢痕、没有粘连、滑囊炎和皮肤病等。

3. 残肢骨端　膨大、平整圆滑、没有骨刺。

4. 残肢各个部位　没有压痛、神经瘤和幻肢痛等。

（四）残肢侧的关节功能

残肢侧的关节功能是否良好,与关节有无畸形、强直、关节挛缩、异常活动、关节运动的肌肉力量、关节活动范围是否正常等有关。截肢一般可能会造成关节挛缩,过分的关节挛缩将严重影响假肢的装配与使用。

（五）年龄

一般年老、体弱、活动量小的截肢患者应选择重量轻、稳定性好、穿戴方便的假肢;年轻、体壮、活动量大的截肢患者应选择坚固耐用、强度大的假肢;爱好运动的有条件的下肢截肢患者可以选择万向储能脚和各种功能性好的膝关节;儿童患者应选择便于更换接受腔和可以调节长度的假肢。

（六）体重和活动水平

截肢患者的体重和活动水平差别很大,为了适应患者的不同体重、不同活动水平的需要,应当了解各种假肢零部件的结构性能,更好地满足患者的需要。

（七）生活的区域和环境

生活在山区的小腿截肢患者应该选择万向脚或单轴脚,大腿截肢患者应该选择稳定性好的膝关节,以防下坡打软腿。生活在城市或平原地区的小腿截肢患者,可以选择物美价廉的 SACH 脚,但大腿截肢患者最好还是选择有动踝脚,以提高稳定性。

（八）职业因素

从事体力劳动的截肢患者应选择有皮带固定的假肢;从事农田或水产业的截肢患者最好选择壳式的、防水性好的假肢。

（九）穿鞋习惯

不同的跟高对下肢假肢对线的影响较大,如果跟高过低会造成假肢过于稳定,有上坡的感觉,反之则容易打软腿;假脚过长也会造成行走吃力,假脚过小不利于稳定。

（十）经济能力和实际情况

假肢是替代人体肢体的实用性很强的产品,其品种和规格多种多样,接受腔技术是它的软件条件,零部件是它的硬件条件,也就是说,再先进的零部件,如果没有良好的接受腔与之适配,还是枉费。所以,假肢的选择应以功能为主,切莫盲目地追求高价格、高档次的假肢,要结合自身的实际情况包括维修条件在内等诸多因素综合考虑,从长计议。

四、处方的内容和顺序

具体内容见表 5－4－2。

表 5-4-2　下肢假肢处方表

姓名：_____　　　性别：男、女　　　出生年月：_____

地址：_____　　电话：_____　　职业：_____　　邮编：_____

截肢原因：_____　　截肢时间：　年　月　日
截肢部位：_____　　残肢长度：_____cm

医学情况：_____（异常、有、无）

假肢处方

髋离断假肢	大腿假肢	膝离断假肢	小腿假肢	赛姆假肢	假半脚	假足趾
① 加拿大式 ② 铰链式 ③ 其他	① 插入式 ② 全接触式 ③ 吸附式 ④ CAT/CAM 式 ⑤ ISNY 式 ⑥ IRC 式 ⑦ 其他	① 插入式 ② 开口式 ③ 全接触式 ④ 其他	① 传统插入式 ② PTB 式 ③ PTES 式 ④ KBM 式 ⑤ TSB 式 ⑥ PTK 式 ⑦ 其他	① 插入式 ② 开口式 ③ 全接触式 ④ 靴式 ⑤ 其他	① 足套式 ② 小腿式 ③ 鞋拔式 ④ 其他	① 拖鞋式 ② 足套式 ③ 其他

内衬套：有/无　　　　材料：皮革、毛毡、橡胶海绵、塑料海绵、硅橡胶、其他

壳式（支撑结构）：皮革与金属条、木材、铝合金、合成树脂、其他
骨骼式：不锈钢、铝合金、钛合金、碳纤维、其他
其他：

髋关节	膝关节	踝关节	假脚
加拿大式铰链式	单轴（铰链、壳式、骨骼式）、多轴、液压控制、气压控制、承重自锁装置、手动锁装置、前锁、后锁、助伸装置（内装、外装）、摩擦阻尼（恒定、可调）、其他	单轴、多轴、静踝、铰链式、骨骼式、单孔、双孔、其他	静踝脚、单轴脚、万向脚、SACH 脚、储能脚、万向储能脚、其他

悬吊装置：肩吊带、髋吊带、腰吊带、骨盆带、腰斜吊带、大腿皮上靿、其他
吊带的材质：布带、皮革、合成纤维带、其他

附件：旋转盘、扭转器

特殊的医学要求和注意事项：

　　　　　　　　　　　　　　　　　　　　　签字　　　　年　月　日

第五节　下肢假肢的制作

　　下肢假肢的制作按接受腔的制作方法不同分为两种制作方法，即塑料板材真空成型和合成树脂真空成型（以小腿假肢和大腿假肢制作为例）。其主要步骤见图 5-5-1~3。

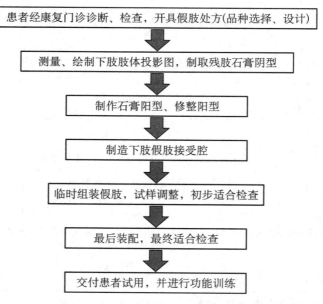

图 5-5-1 下肢假肢制作步骤示意图

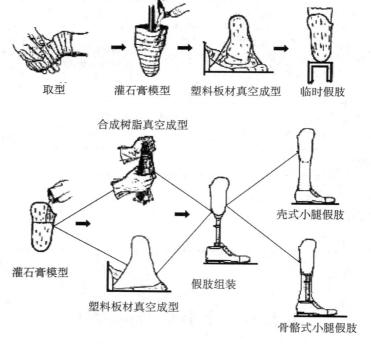

图 5-5-2 小腿假肢制作示意图

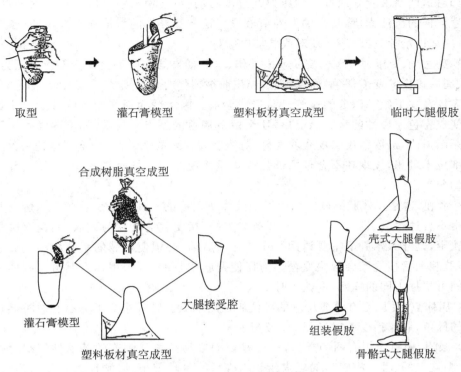

取型　　　灌石膏模型　　　塑料板材真空成型　　　临时大腿假肢

合成树脂真空成型

灌石膏模型

塑料板材真空成型

大腿接受腔

壳式大腿假肢

组装假肢

骨骼式大腿假肢

图 5 - 5 - 3　大腿假肢制作示意图

一、下肢假肢病历卡的填写

为了装配适用的假肢,重要的是首先要了解有关残肢的全部情况。假肢病历卡记录了装配假肢和进行配合时必须知道的病历资料,也是为了保存起来,以便能够在必要时作为参考。

(一)残肢的状况

1. 残肢的状态

(1)擦伤:接受腔与皮肤之间的摩擦,通常容易发生在骨突起的表面。初次装配假肢的病人,不宜作为观察的对象;但因为假肢是病人长期连续穿用的东西,由于摩擦可引起水泡或表皮溃疡,所以必须把所有引起摩擦的原因减少到最小限度。

(2)疖肿及其他感染性皮肤病:疖肿是化脓性的感染性皮肤病,坏死的组织形成浓栓,通常发生在毛根周围。其他毛囊性伤害,如粉刺状的形成物也常在毛根周围看到。在感染部位愈合之前,应终止使用假肢,并积极治疗。

(3)骨刺:这是"鸡距"(鸡后爪)状的骨性形成物,触诊便可发现;但要确诊,必须要有前后、左右的 X 线片。由于 X 线片只能反映出平面(二维)的透析情况,所以必须要从两个方向进行透视照相。小腿截肢时,骨刺一般最容易发生在腓骨的骨端,呈薄楔状,尖朝下地向胫骨骨端延伸。明显的骨刺必须在装配假肢前手术切除。

(4)滑液囊:这是充满黏性液体的囊,散布在皮肤的下面、骨突起的上面;如果没有这些滑液囊,将在该部位产生很大的摩擦现象。自然产生的滑液囊分布在髌骨表面及髌韧带的周围。如对这些滑液囊施加过大的压力或过度活动,将会使滑液囊肿大或一时性肿大。有时会产生异样的滑液囊,称其为偶发性滑液囊。正常和异常的滑液囊都有可能会被细菌感染,这时应加以治疗,同时还必须对假肢加以修整。

（5）变色:承受压力部位的皮肤或因外伤、水肿损害的皮肤都会改变颜色。压力使皮肤变红,数周后该皮肤变成褐色,而且耐磨;当皮肤被损伤时则会变成青、红、绿、褐色。这些颜色表示表皮及皮下组织深处的血管破裂造成淤血。因水肿而损伤的皮肤开始时变红,时间久了就变成青色。慢性的水肿消退后,还会留下褐色的斑点。其后,如不再发生水肿,这些变色将渐渐退浅,最后消失。皮肤的变色,对假肢装配人员来说,是承重部位的一种显示;如果承重部位不理想,发现在不合理的部位因承重而使组织破坏时,必须修正接受腔,重新调整压力的分布。

（6）水肿:这是在残肢的软组织内淤积液体所造成的。残肢术后会产生水肿,假肢接受腔制作得不合适也会引起水肿。由于假肢的欠缺,接受腔的近端与残肢（引起水肿的部位）接触处狭窄,是导致水肿的主要诱因。在装配假肢前,必须使残肢的水肿减小到最小限度;否则,假肢装配后接受腔会很快变松。为促使残肢的收缩,可采用弹力绷带包扎的办法,包扎的时间可根据不同的病例,由数小时到数日。

（7）压痛点:受压后有疼痛反应的部位叫做压痛点。腓骨小头下方有腓总神经通过,对于这样的部位,制作接受腔时必须进行免压处理。

（8）瘢痕:瘢痕组织有两种类型,一种是薄而容易拉离和剥落的萎缩性组织,另一种是较厚的、粘连性的、且伴有疼痛的肥大组织。在后一种情况下,必须注意不使瘢痕部位受到牵拉或摩擦。否则,当受到强力牵拉时会使瘢痕破裂;同时,如果瘢痕与骨膜或肌腱粘连时,由于活动,往往会使其附着的纤维组织松弛。但当（残肢在接受腔内）活塞运动很少时,在大面积的瘢痕组织表面也可承受一定压力。

（9）发痛点:即使非常轻微地触动一下也会感到疼痛的过敏部位,称为发痛点。然而,对间歇性的压力伴有疼痛者,往往能够承受持续性的压力。

2. 残肢的形状　残肢的形状可分为球根型、圆柱形及圆锥形。圆锥形的残肢,几乎很少有萎缩;球根型的残肢萎缩最大,特别是末端萎缩最为严重。

3. 残肢末端的耐压性　包裹骨端的组织,从其厚度来看,从只是一层薄皮肤的包裹到有相当多的软组织包覆,有多种情况。残端的包裹越薄,越要注意接受腔的适合,特别是骨端突出时,必须格外注意。通常,多余的软组织不会带来不舒适感,可以将其容纳于接受腔的底端。由于该软组织容易发生水肿,因此将它妥善地容纳于接受腔内,对于改善循环也是重要的。取型时应将残肢多余的软组织向上推移,以便在包扎石膏绷带时不使残肢变长。不然的话,做出来的接受腔将难于使残肢装入。

4. 皮下组织的状况　作为与皮下组织状况有关的问题,是残肢的萎缩变化。可用拇指和示指轻轻地捏起组织来探明皮下组织的状态,看出其薄厚。一般认为皮下组织越厚,其萎缩变化将越大。

5. 皮肤的类型　为了便于装配假肢,对皮肤常用"厚"或"薄"的方法来记述。对一般人来说,肘、膝等承受压力部位的皮肤较坚固,而前臂和上臂的掌侧面、腘窝、腹股沟等处的皮肤较薄。皮肤特别娇嫩的截肢患者,要适应接受腔的压力,需经较长时间的锻炼。

6. 大腿部肌肉组织的状况　大腿部的肌肉组织一般用是否丰满、萎缩或薄弱等记述。

较细的大腿容易装配膝部环带,而对于膝附近肌肉组织较丰满的截肢患者,将会给安装环节带来较多的困难。

7. 膝关节的状况　对膝关节的状况,用其稳定性、可动范围、髌骨状况及挛缩情况来描述。

(1)稳定性:有的膝关节容易脱臼或左右摇摆,这常见于外伤或先天性的异常疾患所致。这种情况下,除了加高接受腔的上缘之外,还可采用环带悬吊的 PTB 小腿假肢。

(2)可动范围:膝关节的可动范围如有限制时,可以利用这一点将接受腔的上缘加高。反之,如果医学上允许,可本着增加可动范围的目的进行适合与对线,以期改善膝关节的可动范围。

(3)髌骨:偶尔也会遇到髌骨缺欠或破裂的截肢患者,这种情况下,决定髌韧带承重的位置或利用髌韧带承重就成了问题,因此,必须精心地选择其他的承重面。

(4)挛缩:挛缩只要不太严重,问题不大。装配假肢的目的也包括对生理功能的改善,而随着挛缩的减轻,时常需要对适合与对线加以调整。

8. 被截断的长骨状况　当腓骨被切除,残部仍然成圆锥状的情况下,腓骨头与胫骨连接的部位往往对压力很敏感,而且股二头肌的位置也要发生改变。在腓骨残留的情况下,一般比胫骨截得短。随着膝的屈伸,腓骨末端有移动,或由于骨端没有进行圆滑处理而呈尖锐状态,往往出现问题。如果接受腔的适合很好,腓骨将有助于使残肢稳定在接受腔内。由于使用假肢,腓骨末端最后将变成圆形。在骨端尖锐的情况下制作接受腔时,需要对骨端进行适当的保护处理。

9. 疼痛　患者出现疼痛时要记述其部位、程度和什么样的痛。由于疼痛是由截肢患者作出的反应,所以会有各种各样的用语。如“隐隐作痛”、“中等程度痛”或“强烈痛”、“持续痛”、“间歇痛”等说法;而且对疼痛的感觉,时常有“压迫痛”、“针刺痛”、“痉挛痛”、“一跳一跳的痛”或“火烧似的痛”等表达用语。对于假肢制造者来说,主要是弄清引起疼痛的假肢方面的原因或残肢内在的原因。

10. 理想的假肢类型　所谓理想残肢是指截肢后所留残肢条件较好,装配假肢后比较容易得到较好的功能。一般理想残肢应有以下条件:①残肢长度适当(指残留的骨长度):残肢过短难以控制假肢,残肢过长则缺乏装配假肢机构的空间。大腿截肢、小腿截肢残肢的长度都是以中 1/3 部位截肢所留长度为理想长度。上肢截肢原则上应尽量留长些,利于发挥残肢作用,利于控制假肢。②皮肤无皱褶、耐压、耐磨,感觉正常,切口瘢痕呈线状,与骨骼无粘连。③皮下组织适当,残肢呈圆柱状,下肢残肢末端有良好的承重能力。④局部无压痛。⑤截肢侧关节活动范围正常,活动有力。⑥残肢已基本定型。

由于截肢手术都是不得已而做的手术,特别是急诊截肢,有时条件不允许做出理想残肢,只能脱离生命危险后,再行截肢或残肢修整,创造较理想的残肢。

假肢制作者需分析上述的各种因素,根据截肢患者的具体情况来确定假肢的类型,填入病历卡。

二、尺寸测量与记录

(一)小腿假肢尺寸测量

(1)让病人端正地坐下,使残肢大腿部的长轴与坐椅前缘大致成直角。

（2）残肢的髌骨面向正前方，由髌韧带中央向下每间隔 30 mm 测量小腿的围长，测量时，注意皮尺与残肢的长轴方向成直角。

（3）用卡尺测量并记录股骨髁上缘的宽度（图 5-5-4A）。

（4）用卡尺测量并记录髌韧带中央位置的前后径（图 5-5-4B）。

（5）用残肢长度卡尺测量并记录残肢末端至髌韧带中点（middle patella tendon，MPT）的长度（图 5-5-4C）。

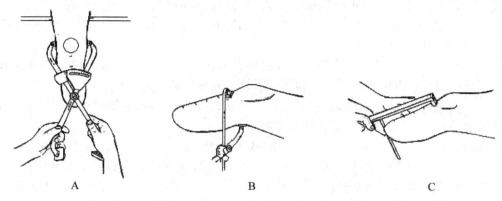

图 5-5-4　小腿假肢尺寸的测量

A.股骨内外上髁上缘内外径（ML）尺寸的测量；B.髌韧带前后径（AP）尺寸的测量；
C.残肢长度（髌韧带至残肢末端）的测量

（二）大腿假肢尺寸测量

1. 基准线　在测量前，在残肢的前面、后面和侧面画出各自的基准线。

（1）前面：骨盆保持水平，残肢轻微内收，在前面，在会阴部高度处残肢的 ML 的中点，画出与正中线平行的直线（图 5-5-5A）。

（2）后面：与（1）相同的姿势，从后面臀肌皱褶的下方 ML 的中点画出与正中线平行的直线（图 5-5-5B）。

（3）侧面：在残肢外侧画出大转子到残肢中央的连线（图 5-5-5C）。

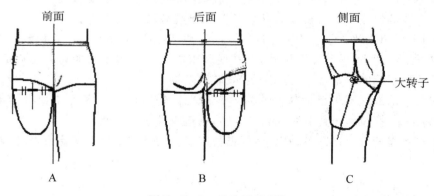

图 5-5-5　基准线的确定

2. 初始屈曲角的测定　大腿假肢会造成一定的髋关节屈曲挛缩，在医学上的屈曲挛缩测定是以骨骼为基准的，但在假肢接受腔中，因骨骼的形状在接受腔内难以分辨，因此以残肢的轮廓为基准。接受腔初始屈曲角应适合患者的不同屈曲角度。测量在骨盆不旋转的情况下的残肢的最大伸展角度,然后在最大伸展角度上加上 5°后画直线(图 5-5-6、表 5-5-1)。

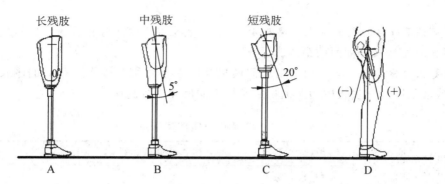

图 5-5-6　大腿假肢初始屈曲角度的设定

A.最大的伸展角为-5°;B.最大的伸展角为 0°;C.最大的伸展角为 15°;D.初始屈曲角的基准

表 5-5-1　初始屈曲角的范例

示意图	最大伸展角度	增加的屈曲角度	接受腔的初始屈曲角度
图 5-5-6A	-5°	5°	0°
图 5-5-6B	0°	5°	5°
图 5-5-6C	15°	5°	20°

3. 残肢围长的测量　在坐骨结节下方臀肌皱褶位置,用皮尺与残肢前后面画出的基准线垂直绕残肢一圈,拉紧皮尺使软组织出现皱褶,然后慢慢放松皮尺,直到软组织皱褶消失,读出此时的测量值。再沿皮尺上缘在残肢的前、后及外侧基准线上作出标记,在这一标记的下方每间隔 5 cm 作出标记,并测量这些标记位置上的残肢围长(当残肢较短时,可以每间隔 2.5 cm 进行测量)(图 5-5-7A)。

4. 坐骨结节至长收肌的距离(内侧 AP 距离)的测量　让患者坐在硬平台上,残肢先外展再内收。测量从平台至长收肌的距离。此时,施加与髋关节内收相反的力,使长收肌收缩,以便于测量(图 5-5-7B)。

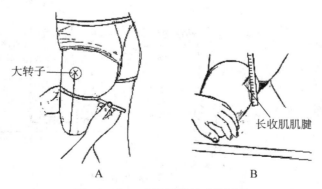

图 5-5-7　大腿假肢尺寸的测量

A.残肢围长的测量;B.内侧前后径(AP)距离的测量(坐骨结节至长收肌的距离)

5. 股直肌相对长收肌突出量的测量　在骨盆保持水平位，残肢髋关节内收，在残肢前方轻轻施加一定的阻力的情况下，使残肢从后伸的情况下再开始屈曲，此时，测量股直肌的突出量。

6. 股直肌至残肢外侧面顶点距离测量　与（5）测量方法相同，在冠状面平行放置一平板，测量股直肌至残肢外侧面的距离。

7. 接受腔的压缩量　全接触式大腿假肢接受腔在坐骨结节以下各截面的围长要按照相应部位残肢的围长减去表中的压缩量后所得出的尺寸进行制作（表5-5-2）。

表5-5-2　接受腔的压缩量（mm）

坐骨结节下的距离	残肢软组织		
	软	中等	硬
0	22.5	20	15
5	15	15	10
10	12.5	10	10
15	10	7.5	5
20	7.5	5	2.5
25	5	2.5	2.5
30	2.5	2.5	2.5

（三）赛姆假肢尺寸测量

（1）在残肢的下方垫上厚度适当的木板或软木板，使两腿平均支撑体重站立时骨盆处于水平状态（图5-5-8A）。

（2）从地面测量垫板的高度，记入病历卡。

（3）让截肢患者坐下，自残肢末端向上按25 mm的间隔画出5道水平标记线，从第5道标记线向上直到MPT（髌韧带中央），在隔50 mm画出标记线（图5-5-8B）。

（4）在各标记的位置测量残肢的围长，记入病历卡的"不承重时"一栏。

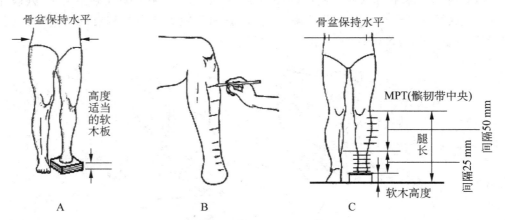

图5-5-8　赛姆假肢尺寸测量

A. 测量尺寸的体位；B. 画尺寸标记；C. 尺寸测量卡

（5）在残肢的下方垫上补高木块，使两腿平均支撑体重，在骨盆保持水平状态下站立，测量各标记位置的围长，记入病历卡（图5-5-8C）。

（四）膝离断假肢尺寸测量

1. **测量体位**　在高度可调的台座上，垫上厚30 mm的海绵橡胶板，将残肢支撑在上面，使骨盆保持水平，在两腿均衡承重的姿势下进行测量。

2. **残肢围长的测量**　自残肢末端到股骨髁的最大围长处，每隔25 mm测量其围长；自股骨髁的最大围长处到坐骨结节之间，按50 mm的间隔测量。其他尺寸的测量按大腿假肢的标准进行（图5-5-9）。

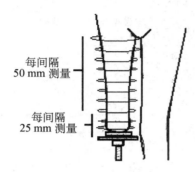

图5-5-9　膝离断假肢尺寸测量

（五）投影图

为了使假肢的形状更加接近健肢的形状，需要画出健侧肢体的正面图和侧面图。对于所有的假肢来说，假肢病历卡是必不可少的重要资料，但对于髋离断假肢而言，除病历卡以外，下半身的投影图也非常重要和有用（图5-5-10）。

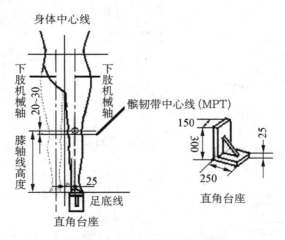

图5-5-10　髋离断假肢投影图

（六）其他资料

如截肢原因、职业、截肢日期、日常生活状况等情况，还需要记录现用假肢的有关情况（表5-5-3～7）。

表 5 - 5 - 3　假肢病历卡——小腿假肢

一、残肢情况

姓名:＿＿＿＿＿　性别:男、女　　测量时间:＿＿＿＿＿

年龄:＿＿＿＿＿　职业:＿＿＿＿　　测量者:＿＿＿＿＿

截肢日期:＿＿＿＿　年　月　日　　测量日期:＿＿＿＿　年　月　日

截肢原因:＿＿＿＿＿＿＿＿＿＿＿＿＿＿＿＿＿＿＿＿＿＿＿＿＿＿＿＿＿＿

截肢部位:＿＿＿＿＿＿＿＿＿＿＿＿＿＿＿　左、右小腿

残肢情况:＿＿＿＿＿＿＿＿＿＿＿＿＿

① 擦伤　② 疖肿　③ 骨刺　④ 滑液囊　⑤ 变色　⑥ 水肿　⑦ 压痛点　⑧ 瘢痕　⑨ 发痛点　⑩ 其他

小腿假肢接受腔类型:PTB/PTES/KBM/TSB/PTK/传统/其他＿＿＿　小腿假肢接受腔

残肢形状:圆柱形＿＿＿＿＿圆锥形＿＿＿＿球根型＿＿＿＿其他＿＿＿＿

残肢末端的耐压性:＿＿＿＿＿＿＿＿＿＿＿＿＿＿＿＿

皮下组织:厚＿＿＿＿　中等＿＿＿＿　薄＿＿＿＿

大腿的肌肉组织:萎缩＿＿＿＿　中等＿＿＿＿　柔软而粗大＿＿＿＿

膝关节的状况:① 稳定度:M－L(左右)方向＿＿＿＿　A－P(前后)方向＿＿＿＿

　　　　　　　② 可动范围＿＿＿＿＿＿＿＿＿＿＿＿＿＿＿＿

　　　　　　　③ 髌骨＿＿＿＿＿＿＿＿＿＿＿＿＿＿＿＿＿＿＿＿

　　　　　　　④ 挛缩＿＿＿＿＿＿＿＿＿＿＿＿＿＿＿＿＿＿＿＿

长骨的截断状况:① 腓骨＿＿＿＿＿＿＿＿＿＿＿＿＿＿＿＿＿＿＿＿

　　　　　　　　② 胫骨＿＿＿＿＿＿＿＿＿＿＿＿＿＿＿＿＿＿＿＿

疼痛＿＿＿＿＿＿＿＿＿＿＿＿＿＿＿＿＿＿＿＿＿＿＿＿＿＿＿＿＿＿＿＿＿

对假肢要求＿＿＿＿＿＿＿＿＿＿＿＿＿＿＿＿＿＿＿＿＿＿＿＿＿＿＿＿＿＿

宽度　长度

高度

围长

跟高

膝 ML 径

膝 AP 径

残肢长和健肢长

每隔 3 cm 测量

残肢的围长与高度

膝间隙的高度与围长

小腿肚的高度与围长

脚长

踝关节的高度与围长

表 5-5-4　假肢病历卡——赛姆假肢

姓名:＿＿＿＿＿　性别:男、女　　　测量时间:＿＿＿＿＿

年龄:＿＿＿＿　职业:＿＿＿＿　　　测量者:＿＿＿＿

截肢日期:＿＿＿　年　月　日　测量日期:＿＿＿　年　月　日

截肢原因:＿＿＿＿＿＿＿＿＿＿＿＿＿＿＿＿＿＿＿＿＿＿＿＿＿＿＿＿

残肢末端承重情况:＿＿＿＿＿＿＿＿＿＿＿＿＿＿＿承重率　　％

截肢类型:Syme 截肢、Pirogoff 截肢、其他＿＿＿＿＿＿＿左、右腿

接受腔形式:开口式(侧向开口式、后方开口式)、插入式、传统式、小腿式、其他

表 5-5-5　假肢病历卡——大腿假肢

姓名:＿＿＿＿＿　性别:男、女　　　测量时间:＿＿＿＿＿

年龄:＿＿＿＿　职业:＿＿＿＿　　　测量者:＿＿＿＿

截肢日期:＿＿＿＿年　月　日　　测量日期:＿＿＿＿年　月　日

截肢原因:＿＿＿＿＿＿＿＿＿＿＿＿＿＿＿＿＿＿＿＿＿＿＿＿＿＿＿＿

截肢部位:＿＿＿＿＿＿＿＿＿＿＿＿＿＿＿＿左、右大腿

残肢情况:＿＿＿＿＿＿＿＿＿＿＿＿＿＿＿＿＿＿＿＿＿＿＿＿＿＿＿＿

① 擦伤　② 疖肿　③ 骨刺　④ 滑液囊　⑤ 变色　⑥ 水肿　⑦ 压痛点　⑧ 瘢痕　⑨ 发痛点　⑩ 其他

跟高

初始屈曲角度

残肢形态：

柔软

坚硬

中等

坐骨结节至地面

膝关节至地面

残肢长度

内收角度

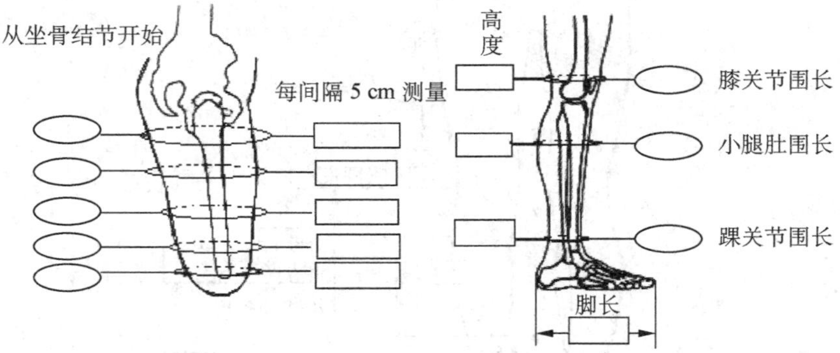

从坐骨结节开始

每间隔 5 cm 测量

高度

膝关节围长

小腿肚围长

踝关节围长

脚长

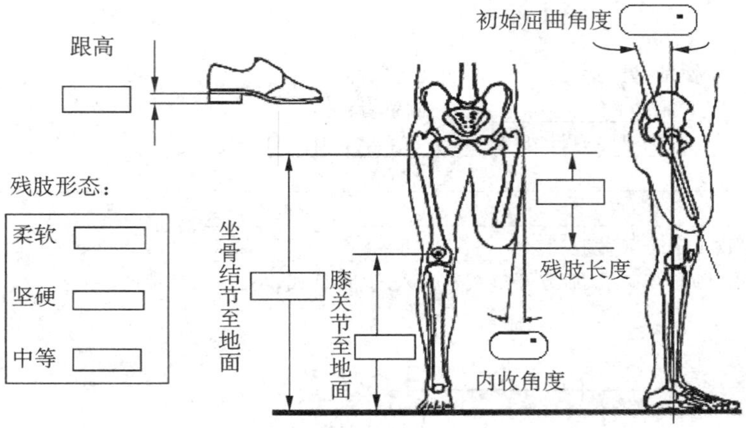

大腿假肢接受腔类型：四边形全接触式/ISNY 式/CAT/CAM 式/IRC 式/传统大腿假肢接受腔/其他（　　　　　）

坐骨状况问题：有/无＿＿＿＿＿＿＿＿＿＿＿＿＿＿＿＿＿＿＿＿＿＿＿＿＿＿

皮肤状况问题：有/无＿＿＿＿＿＿＿＿＿＿＿＿＿＿＿＿＿＿＿＿＿＿＿＿＿＿

皮下组织：厚＿＿＿＿＿　中等＿＿＿＿＿　薄＿＿＿＿＿

残肢外侧形状：向外凸＿＿＿＿＿　平坦＿＿＿＿＿　向内凹＿＿＿＿＿

残肢肌组织状况：

肌　肉	软	中等	硬
股直肌			
臀大肌			
大腿后肌群			
长收肌			

大转子明显：有/无＿＿＿＿＿＿　大转子位置：靠前＿＿＿＿＿＿　中央＿＿＿＿＿＿　靠后＿＿＿＿＿＿

股直肌相对长收肌的高出量：＿＿＿＿mm 髋关节最大伸展角度＿＿＿°髋关节外展挛缩＿＿＿°

表 5-5-6　假肢病历卡——膝离断假肢

姓名：_____　性别：男、女　　　测量时间：_____
年龄：_____　职业：_____　测量者：_____
截肢日期：_____年　月　日　测量日期：_____年　月　日
截肢原因：_____
截肢部位：_____左、右腿
残肢末端承重情况：_____　承重率：_____％
接受腔形状：传统式、开口式、全面承重式、插入式、膝屈曲式、其他

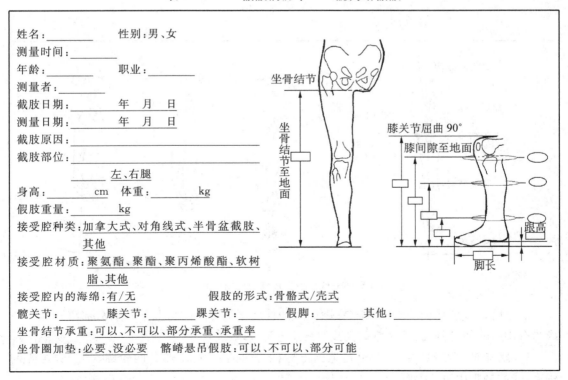

表 5-5-7　假肢病历卡——髋离断假肢

姓名：_____　性别：男、女
测量时间：_____
年龄：_____　职业：_____
测量者：_____
截肢日期：_____年　月　日
测量日期：_____年　月　日
截肢原因：_____
截肢部位：_____
　　　　　_____左、右腿
身高：_____cm　体重：_____kg
假肢重量：_____kg
接受腔种类：加拿大式、对角线式、半骨盆截肢、
　　　　　其他
接受腔材质：聚氨酯、聚酯、聚丙烯酸酯、软树
　　　　　脂、其他
接受腔内的海绵：有/无　　假肢的形式：骨骼式/壳式
髋关节：_____膝关节：_____踝关节：_____假脚：_____其他：_____
坐骨结节承重：可以、不可以、部分承重、承重率
坐骨圈加垫：必要、没必要　髂嵴悬吊假肢：可以、不可以、部分可能

三、取石膏阴型

（一）小腿假肢取型

通常在取型时,膝关节应保持屈曲位,根据残肢的长度和采用的接受腔不同,其取型时的屈曲角度也不相同,这是因为有3个方面的原因:①小腿截肢会造成残肢出现屈曲挛缩畸形,即有一定的初始屈曲角度;一般长残肢初始屈曲角度为5°,中残肢为5°~15°,短残肢为5°~35°(表5-5-8、图5-5-11);②采用一定的屈曲角度取型,可以便于在取型时拇指充分压住髌韧带两侧,也便于突出髌韧带及骨的突出部位和大腿后肌群肌腱部分的形状;③屈曲位可以增加取型时的残肢与接受腔的接触面积。

表5-5-8　小腿假肢初始屈曲角度与取型屈曲角度

接受腔	残　　肢	初始屈曲角度	取型时屈曲角度
PTB	长残肢	5°	10°~20°
	中残肢	5°~15°	20°~25°
	短残肢	5°~35°	25°~35°
PTES	长残肢	5°	5°~10°
	中残肢	5°~15°	10°~20°
	短残肢	5°~35°	20°~30°
KBM	长残肢	5°	5°~10°
	中残肢	5°~15°	10°~20°
	短残肢	5°~35°	20°~30°

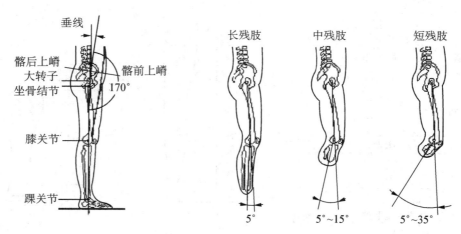

图5-5-11　小腿残肢初始屈曲角度

取型时以残肢屈曲20°为标准(在膝关节的伸展不加限度的情况下),腘窝部离开凳子前缘约有10 cm的间隔(约为手掌的宽度)(图5-5-12)。

1. **做标记**　在残肢上用变色铅笔画出标记。标记如下:①髌骨的轮廓,②胫骨粗隆的轮廓,③髌韧带中央,④腓骨小头的轮廓,⑤胫骨嵴,⑥胫骨内侧缘,⑦胫骨内侧髁前面突起,

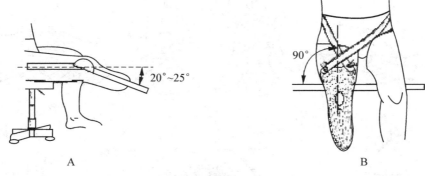

图 5 - 5 - 12　小腿假肢取型时体位

A. 取型时的体位；B. 取型时体位与穿袜套的方法

⑧胫骨内后侧的骨突起，⑨胫骨末端，⑩腓骨末端，⑪腘窝处内外侧肌群(半腱肌、半膜肌、股二头肌)肌腱的通道(图 5 - 5 - 13)。

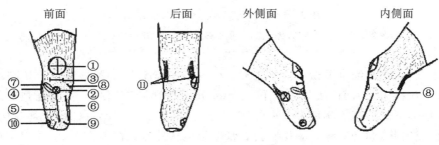

图 5 - 5 - 13　小腿假肢的标记

【注意】　残肢挛缩的老年人需画标记的部位要多。这些标记范围要足够大，但切不可过大。

2. 取型

(1) PTB 接受腔的取型方法：①石膏绷带的缠绕：在残肢的前、后侧，沿着残肢的纵长方向包两层石膏绷带(以防止残端附近的软组织因绷带的挤压而下垂)。从髌骨上缘开始向下卷绕绷带(图 5 - 5 - 14A)。②取型手法：缠好石膏绷带后，立即用手按压(特别是按所作出标记的部位要充分按压)。这时，按照髌韧带的宽度，用拇指将其两侧按出凹陷。在髌韧带中央的部位作上标记(水平线)。该标记线到残肢末端的距离大体按所测量的尺寸长度再加长 3 mm；当使用带游标座的直尺(组合角尺)进行测量时，只要在实际测量后再把游标座向下滑动 3 mm 即可。在按上条画出标记的高度上，用两拇指按住髌韧带的两侧，两拇指分别与残肢长轴构成 45°角。两手第 2～5 指的指尖互相接触对齐，且使示指正好保持在与拇指相同的角度(与残肢中心轴成直角)，用指腹按住残肢的后侧面。使拇指正好与四指相对，用拇指前端指腹用力按压。同时用四指(第 2～5 指)按压后侧的软组织；中指用力大一些，其他指依次减力，小指(第 5 指)与示指(第 2 指)用力较小。这时，取型者要在残肢的正对面进行按压，不然就容易使石膏接受腔的形状改变。保持原来的姿势，等待石膏硬化(图 5 - 5 - 14B-F)。③画基准线：待石膏硬化后，在石膏阴型外画出通过髌韧带中心的基准线(图 5 - 5 - 14G)。④取下阴型：从残肢上小心取下石膏阴型，注意不要使阴型变形。

(2) PTES 接受腔取型方法：①楔形垫制作：在石膏绷带硬化后，为了便于将石膏模型从

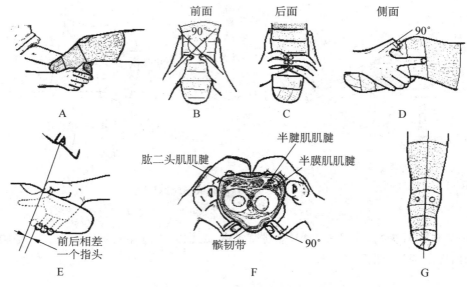

图 5 - 5 - 14　PTB 小腿假肢取型方法

A. 缠绕石膏绷带；B. 拇指的位置；C. 按压腘窝处的手法；D. 内外侧的按压手法；
E. 前后按压部位的高度；F. 在横切面按压的位置；G. 基准线

残肢上取下来，需用海绵事前做一个楔形垫（图 5 - 5 - 15A）。②楔形垫的放置与绷带的缠绕：将楔形垫放在大腿后面，从上缘以下 10 mm 处用石膏绷带缠绕。在缠绕到楔形垫部分时，使楔形垫的下缘稍高于髌韧带中央（MPT）位置（图 5 - 5 - 15B）。③髌上绳状的缠绕：用石膏绷带拧成绳状，缠绕上缘一圈拉紧。石膏绷带绳从外侧肌群前方开始，通过前面绕到内侧肌群的前方，要注意内外侧高度；为了固定石膏绷带绳，将剩余的石膏绷带再从绳上面缠绕好（图 5 - 5 - 15C）。④取下阴型：与 PTB 接受腔取型手法相同进行取型，待石膏硬化后，取下楔形垫，将阴型小心从残肢上取下来。⑤修剪：将石膏阴型的前面、内外侧边缘修剪成

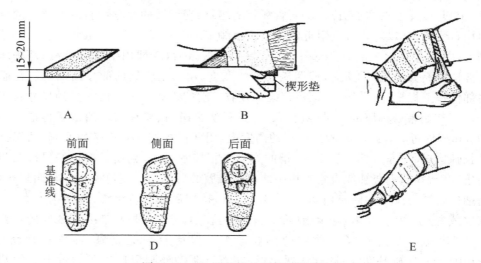

图 5 - 5 - 15　PTES 小腿假肢取型方法

A. PTES 取型用的楔形垫；B. 楔形垫的缠绕方法；
C. PTES 上缘的缠绕方法；D. 阴型的修剪；E. 阴型的检查

喇叭边,后面同 PTB 接受腔(图5-5-15D)。⑥阴型检查:在阴型末端切口,将袜套套在残肢上,让残肢屈曲,将残肢拽进接受腔内,检查接受腔与残肢的适配情况(图5-5-15E)。

(3) KBM 接受腔取型方法:①楔子的制作:事前准备5~6层石膏绷带双折后备用,其尺寸稍大于股骨内侧髁的轮廓;将石膏绷带浸湿,贴在内侧髁上部,充分包裹髁部后,用2~5指的指尖按压髁部上缘,第3~4指之间让开,注意不要压迫大内收肌部位;石膏硬化后,修剪好楔子。

【注意】 上缘不要到指印的喇叭边上端,下缘不要到内侧髁上的顶点,前缘不要到髌骨,后缘不要到大腿后肌群(图5-5-16)。②楔子的适配检查:将修剪好的楔子贴到内侧髁部,检查与髁部的形状的适配情况,并在楔子上涂上如凡士林之类的分离剂。③石膏绷带的缠绕:将楔子放在适当的位置,缠绕石膏绷带,注意不要使楔子错位;石膏绷带向下缠到包住胫骨粗隆和腓骨小头。要在髌韧带左右两侧与腘窝部按压成型后再往下缠绕(图5-5-17A)。④取型手法:用两拇指的指端按压髌韧带的两侧;用两示指的指端在髌骨上部按压股四头肌腱的凹陷部,而内侧要从楔子的上方按压;用两手的中指和第4、5指的指端按压后侧腘窝部,其按压方法与 PTB 取型时的要领相同。最好在对 PTB 取型熟练后再进行这种

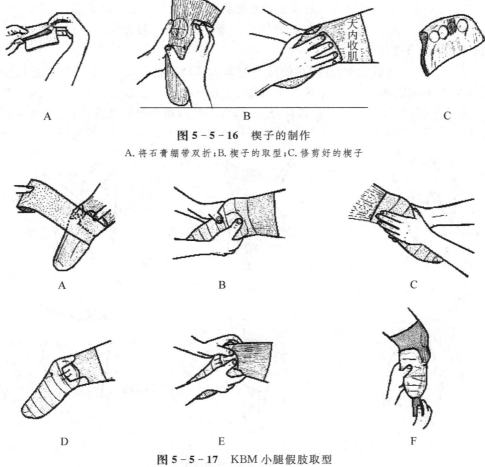

图5-5-16 楔子的制作

A.将石膏绷带双折;B.楔子的取型;C.修剪好的楔子

图5-5-17 KBM 小腿假肢取型

A.楔子的缠绕方法;B.髌韧带中央(MPT)及内侧按压;C.外侧按压手法;
D.切除内侧上缘;E.取下楔子;F.阴型检查

取型(图5-5-17B~C)。⑤取下楔子:为了拔出楔子模型,需要把楔子上端的石膏绷带切开,因此要事先用变色铅笔画出切割线;沿着切割线,用小刀切开石膏绷带。用变色铅笔画出接受腔与楔子的接合符号。按动一下楔子的外露部分,便容易使楔子和接受腔取下来(由于白色凡士林的脱模作用)(图5-5-17D~E)。⑥取下石膏阴型:轻轻地将袜套从石膏接受腔中剥下来。⑦阴型的适配检查:沿着接受腔的轮廓线剪切石膏,作出接受腔上缘的口型。用石膏绷带增补加固接受腔的上缘部分,以防止在临时适合时接受腔的两翼部分变形。用石膏糊涂抹接受腔的内壁,使之平滑,直到使袜套的纹痕消失,但不要弄掉印在接受腔内壁的残肢标记。在石膏接受腔的底部开一个孔,使残肢屈膝90°,一边把袜套的下端从接受腔底部的孔中向外拉,一边将接受腔穿在残肢上,并将把楔子模型插放在指定的位置。检查阴型的适配情况,直到满足要求(图5-5-17F)。

(二)大腿假肢的取型

1.**套袜套和画标记**　给患者穿上取型袜套并用绳子通过肩吊带的形式拉紧袜套。在袜套上作出必要的标记,如大转子、边缘的轮廓线、尺寸标记、股骨的走向、股骨残端等。

2.**缠绕坐骨结节**　从坐骨结节开始缠绕至大转子后,依次逐渐向下缠绕。缠绕石膏绷带时要有一定的拉力较好,但用力过度易产生皱褶,因此要有一定的拉紧度。

3.**缠绕残肢**　由近端至远端层叠缠绕残肢,绷带厚度一般为4~5层。太厚会取型不准,太薄绷带强度不够。

4.**手法定型**　残肢后伸,使拇指的近节与臀大肌隆起的最高位置一致,并用整个手掌面向残肢背面平均施加压力,示指顶住坐骨结节,另一只手拇指按住大转子上部,手掌抵住股直肌,第2~5指尖按压在股三角部位;压在后面手的示指要保持在水平位,压在前面的手指尖必须注意不要压住内收肌,示指尖必须与坐骨结节处于同一高度(图5-5-18)。

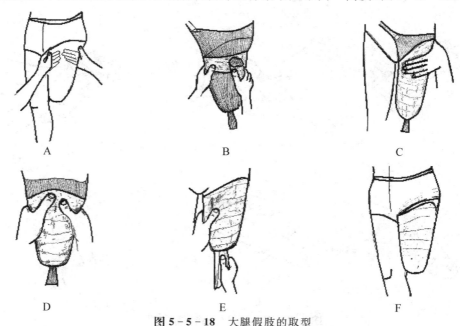

A　　　　　　　　B　　　　　　　　C

D　　　　　　　　E　　　　　　　　F

图5-5-18　大腿假肢的取型
A.取型手法的演练;B.石膏绷带的缠绕;C.正面的取型手法;
D.侧面的取型手法;E.接受腔的检查;F.石膏绷带接受腔的适配

5. **石膏接受腔的制作** 待石膏硬化后,将接受腔从残肢上取下,修整其坐骨圈部分,作出坐骨承重面及内侧上缘,修整坐骨圈的形状,从坐骨平面开始每间隔 5 cm 用铅笔在接受腔内壁水平地画出轮廓线,修整各个截面的形状和围长。

6. **石膏阴型的试样** 待石膏阴型修整好后,用残肢套将接受腔套在残肢上,检查接受腔的适配情况,发现问题及时修改。修整好后,在坐骨结节牢固平稳地坐在坐骨垂直面的状态下,用石膏绷带密封接受腔底端,检查接受腔的适配情况。

(三)赛姆假肢取型

1. **画标记** 将残肢套上一端缝成圆弧形的袜套,在膝盖上部用松紧带固定。用变色铅笔或毛毡笔在袜套上画出标记,各个需标记的部位为:MTP(胫侧膝关节间隙)的高度、胫骨内外髁的骨突起、胫骨粗隆、胫骨嵴、腓骨小头。在残肢末端根部的骨突起处及触压敏感的地方也要做上标记。其他,如有瘢痕、骨刺等发痛处也均须做上标记。

2. **石膏绷带缠绕** 用石膏绷带按前面→内侧→后面→外侧的方向缠绕。对不能承重的残肢,采用 PTB 小腿假肢取型的方法。

3. **残肢承重** 当石膏开始硬化时,让截肢患者在残肢端下垫上补高木块站直,保持水平位,轻轻踏 2~3 次地面。注意不要使残肢旋转。在残端承重的情况下一直等到石膏完全硬化。

4. **画基准线** 在残肢的内侧和外侧面分别画出中心线(下端至球根部最大围长处)(图 5-5-19)。

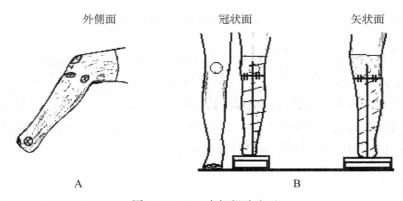

外侧面　　　　　　　冠状面　　　　　　　矢状面

A　　　　　　　　　　　　　　B

图 5-5-19 赛姆假肢取型

A.做标记;B.基准线的设定

(四)膝离断假肢取型

1. **石膏绷带缠绕** 将前端缝合成圆弧形的袜套套在残肢上。将残端至下面的水平线间用石膏绷带包扎,使残端承重,采取两腿站立位。自上边的水平线向上,按照大腿假肢的取型要领打石膏绷带。最后,用纱布绷带将已经打好的石膏绷带缠紧、扎住。

2. **取型手法**

(1)坐骨承重取型:在坐骨承重的情况下,接受腔的取型要领与大腿假肢相同,用手指和手掌将接受腔上部的口型做成四边形。

(2)非坐骨承重取型:不用坐骨承重,只用残端承重的情况下,接受腔后壁的上缘要比坐骨结节低（通常低 12～20 mm）；而靠近上缘的口型，要和坐骨承重的接受腔一样，最好也是四边形。因此即使不用坐骨承重，为了得出接受腔上缘附近的口型，取型时也要采用和坐骨承重式一样的按压方法。

（3）股骨髁部的服帖成型：用双手的拇指按压股骨的前面，向两侧滑动使之服帖；用其余四指的指腹按压背面，得出背面的形状，从而使股骨髁部服帖成型（图 5-5-20）。

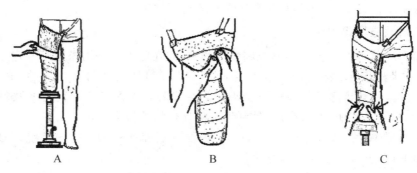

图 5-5-20　膝离断假肢取型

A.残肢末端承重取型；B.接受腔近端的取型手法；C.股骨髁部的取型手法

【注意】　由于坐骨部位的按压与股骨髁部的服帖成型一个人同时进行不了，最好由两个人来进行。

（五）髋离断假肢的取型

1. 缠绕石膏绷带　一方面将石膏绷带从残肢侧斜向健侧用力拉，另一方面进行缠绕。特别是髂嵴的形状要勒出来。

2. 承重取型　为了更好地做出坐骨承重部位的形状，用一个适当高的台子，垫上厚海绵橡胶板（厚度约 30 mm），让缠好石膏绷带的患者坐上去。

3. 取下阴型　待石膏固化后，沿前面的正中线用石膏锯切开取下，将上端进行修剪。

4. 阴型的适配检查　将修剪好的石膏阴型套在患者身上，用胶带固定正中线的开口，检查接受腔的适配情况，并进行修整，直到完全服帖为止（图 5-5-21）。

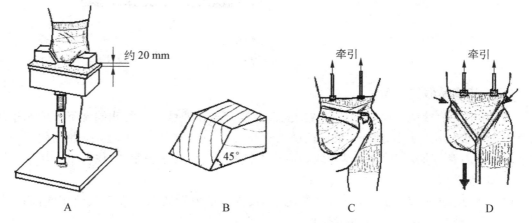

图 5-5-21　髋离断假肢的取型

A.取型架和木块；B.取型木块；C.石膏绷带缠绕；D.髂嵴形状的取型

（六）半骨盆截肢的取型

半骨盆截肢不能采用残肢的坐骨结节支撑体重，只能依靠压迫残肢外侧面的软组织来承重。下面介绍美国西北（North – western）大学的取型方法。

1. **残肢吊带悬吊** 用叠宽 150～200 mm 的宽幅袜套做成吊带，将残肢包裹悬吊起来。在吊带的下方靠近会阴的前面与后面各开一裂口，穿过宽约 25 mm 的带子，缠绕健肢半周将带子扎住，使袜套包住会阴部。

2. **吊带固定** 再用 25 mm 宽的带子自吊带的吊绳绕过腋下，适当地扎紧，使吊绳稳定在健侧的肩上部。

3. **吊带的高度调节** 使吊带承受的体重达到舒适的程度。

4. **取型** 尽可能在吊带承重的情况下缠绕石膏绷带，两侧的髂嵴上部要服帖。为了增加接受腔的稳定性，石膏绷带要缠绕到包住第 10 肋骨的高度（图 5 – 5 – 22）。

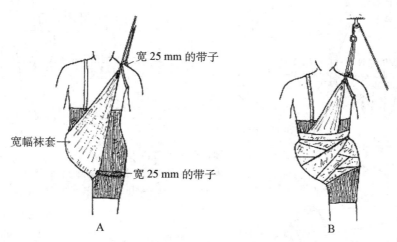

图 5 – 5 – 22　半骨盆截肢的取型

A. 吊带悬吊；B. 残肢在吊带上取型

四、石膏阳型的制作

（一）灌阴型

将取下石膏阴型用变色铅笔将所有的标记重新画一遍。在石膏阴型的内表面涂上凡士林。然后用石膏绷带加高，底端密封，然后注入石膏浆，制作阳模（图 5 – 5 – 23）。

（二）修阳型

靠近残肢表面的组织（骨骼、皮下组织、肌肉、上皮组织、结缔组织等），有的耐压较好，也有不耐压的。对耐压较好的部位，要适当削去一部分石膏，以便这些部位能够充分承受由体重产生的压力。另

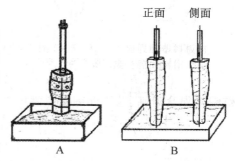

图 5 – 5 – 23　灌阴型

A. 灌小腿假肢的石膏阴型；
B. 灌赛姆假肢的石膏阴型

外,不耐压的部位应避免受压。由于耐压部位的石膏进行了削减,使不耐压部位相对高出来(避开受压),这就使这些部位得到一定的免压。

1. 修小腿假肢的阳型(图 5-5-24、25)

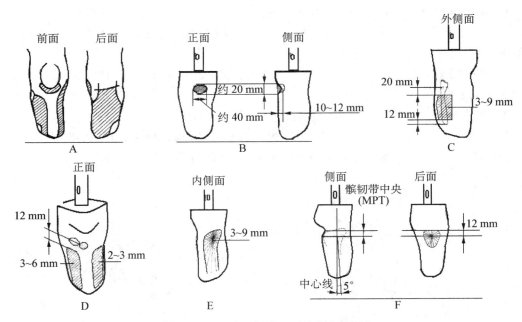

图 5-5-24 小腿假肢阳型需修去的部分

A. 承重区(阴影部分);B. 髌韧带部位的修型;C. 腓骨骨干部位的修型;
D. 胫骨内外侧修型;E. 胫骨内侧髁部位的修型;F. 腘窝部位的修型

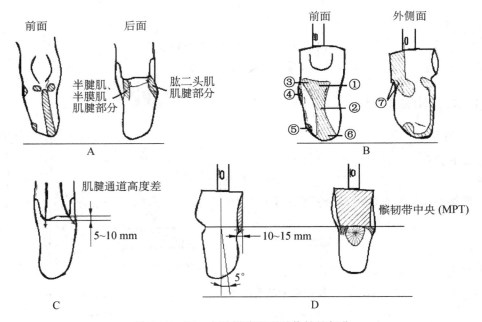

图 5-5-25 小腿假肢阳型需修补的部分

A. 需增补石膏的部位;B. 增补修整部分;C. 大腿后侧肌腱的走向;D. 后面的修型

（1）髌韧带部：将两拇指压痕之间（平均约 40 mm）的石膏削成深 10～12 mm、宽约 25 mm 的凹陷，其大小正好相当于人民币一元硬币竖着埋进一半。

（2）胫骨内髁下缘开始变粗的部位：在如图所示的椭圆形部位，根据皮下组织的厚度削去 2～9 mm。

（3）腓骨外侧面：将腓骨小头中心下方 20 mm 处至腓骨末端上方 12 mm 处之间的石膏，与前后方向平行地沿矢状面削去 3～9 mm（软组织多时多削）。

（4）胫骨外侧部（前方的胫骨肌部）：将胫骨外髁的骨嵴下方 12 mm 处至腓骨末端上方 12 mm 处之间的石膏，根据软组织的厚度削去 3～6 mm。

（5）胫骨内侧面（沿胫骨面）：将胫骨粗隆下端至胫骨末端上方 12 mm 处之间的石膏，沿着胫骨面削去 3 mm。

（6）后侧面：第 2～5 指按压的指痕形成一个宽 40 mm、长 50 mm 左右的三角形凹陷，将这部分的凹凸修平，直到指痕消失。

（7）抛光：将修减的石膏阳型表面用铁纱网打磨修平，直到把袜套的纹痕去掉。

【注意】　石膏削减量的多少，直接影响到接受腔的适合，因此必须针对组织状况进行适当削减。这也反映出对残肢情况进行详细记录的必要性。

2. 修大腿假肢的阳型（图 5－5－26）

（1）灌石膏阴型：用 3 层石膏绷带做裙边，将石膏阴型底端封边，裙边高出接受腔上缘约 30 cm，阴型内涂或刷分离剂。按照基准线将石膏阴型固定放在沙箱中，灌入石膏浆。正确地插好真空管，注意真空管的轴线与阴型接受腔的轴线一致，不要使石膏浆淹没真空管的气孔。

（2）剥石膏模型：待石膏固化后，剥除石膏绷带，剥出石膏阳型。

（3）复查尺寸：并复查石膏阳型的尺寸，将复查的尺寸作为初始石膏阳型尺寸填入修型表格，根据测量尺寸、压缩量，结合阴型的适配检查情况确定最终的尺寸，填入修型表格。

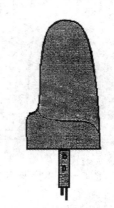

图 5－5－26　大腿假肢的石膏阳型

（4）口型部分修型：将石膏阳型上的口型部分多余的石膏修去，使接受腔能有合适、均匀的边缘宽度及圆滑的翻边。另外使后侧边与内侧边垂直，股三角部位应修去一些石膏。在内收肌肌腱处应补一些石膏，以防在行走中对内收肌肌腱造成压迫。

（5）中间部分修型：在阳型的中间部分修出股骨外侧支撑面形状，按压缩量折算后的最终尺寸进行修型。股骨大转子生理凹陷处可以多修去一些，使接受腔更加服帖。外侧应修成股骨夹的形式，以防止股骨外展。

（6）末端部分修型：阳型末端的末端与残肢末端的形状应该一致。如果需部分免荷，可以在阳型下面进行石膏修补；若部分免荷，则需在残肢末端加上缓冲垫或泡沫海绵；若全接触，则不需要修补。

（7）抛光：将修减的石膏阳型表面用铁纱网打磨修平，最后用砂纸打磨抛光直至表面光洁圆滑。

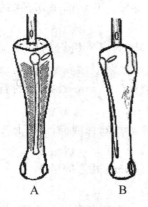

图 5 - 5 - 27 赛姆假肢的
石膏阳型
A. 正面图；B. 侧面图

3. 修赛姆假肢的阳型（图 5 - 5 - 27）

（1）修型：削去胫骨嵴两侧的石膏，作出截面呈楔状的支撑面。这一修型方法与修 PTB 接受腔阳型的方法相同；将残端的膨大部分按照承重时记录的围长尺寸进行修正；将胫骨内踝下缘的石膏削去，作出承重面（与修 PTB 接受腔阳型的方法相同）；参照围长记录，对阳型的背面进行修形，特别是腓肠肌部分，要与前进方向成直角的修去部分石膏；在不要弄掉石膏标记的情况下，将阳型表面修整光滑。

（2）补型：为了使压痛敏感的部位、骨突起处免压，在这些地方必须修补石膏。

4. 修膝离断假肢的阳型（图 5 - 5 - 28）

阳模干燥后，将其表面修整平滑，将股骨内外上髁的骨突起处进行免压处理：修补石膏或贴上皮革。在残肢末端粘上厚 10～15 mm 的海绵橡胶板。

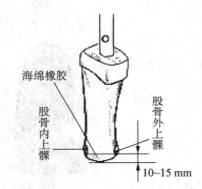

图 5 - 5 - 28 膝离断假肢的石膏阳型

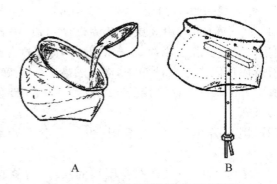

图 5 - 5 - 29 髋离断假肢的石膏阳型
A. 灌石膏阳型；B. 石膏阳型与真空管的放置

5. 修髋离断假肢的阳型（图 5 - 5 - 29）

（1）灌石膏浆：在石膏接受腔的内面涂撒或刷一层脱模剂，注入石膏浆，制作成中空的阳型。石膏的厚度为 25～30 mm 为宜。

（2）钻抽气孔：在真空管的上端钻 2～3 个排气孔。另一方面将原来下端的排气孔用胶带密封；并在凹陷部位用钻头向中空部位打通。

（3）抛光：石膏干燥后，将其表面打磨平整光滑。

五、下肢假肢接受腔的制作

（一）小腿假肢接受腔的制作

1. 内衬套的制作（图 5 - 5 - 30）

（1）测量阳型的尺寸：测量阳型膝周径最大部位、残肢末端周径及残肢长度。

（2）下料：将测量好的周径尺寸加 20 mm 作为封口部分的宽度，残肢长度加 50 mm。用

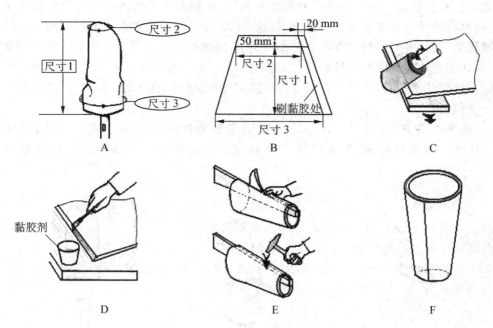

图 5 - 5 - 30　PE套筒的制作

A. 制作内衬套的测量部位；B. PE泡沫板材的下料；C. PE泡沫板材接缝处打磨；
D. PE泡沫板材接缝处涂胶；E. 接缝处加固；F. 内衬套套筒

5 mm 厚的聚乙烯(PE)泡沫板材(或 EVA 泡沫板材)按梯形图作图并剪下。

(3) PE套筒的制作：将封口部分正反面画线，用打磨机打磨成楔形，并涂上黏胶剂，待黏胶剂稍干后，将其黏成筒状，并用橡皮锤(或木槌)捶打接缝处。

(4) 套PE套筒：在 PE 套筒的内面撒上滑石粉，然后放在 100℃的烘箱加热 5~6 分钟，使 PE 套筒变软。把变软的 PE 套筒套在表面涂上滑石粉的阳模上，使接缝位于后侧面，使 PE 套筒没有皱折，紧密地服帖在阳模上(图 5 - 5 - 31A、B)。

(5) 内衬套底端封口：剪去阳型末端多余的 PE 泡沫板材，用打磨机打磨平滑；将小片 PE 泡沫板材加热后，按阳型末端形状粘贴好，并用打磨机打磨光滑。

2. **套第一层聚乙烯醇(PVA)薄膜**

(1) 下料：将模型上下端的最大围长加 10 mm 的接缝宽度再除以 2，分别得到两个宽度的尺寸，并将模型的长度加 200 mm 作为 PVA 膜的长度。将 PVA 薄膜对折，并按尺寸裁剪下料。

(2) 焊接：将电烙铁的温度调节到 120℃左右，用小刷子蘸 PVA 溶液擦涂于 PVA 薄膜的接缝处，然后用电烙铁焊接好。检查 PVA 薄膜无漏气后，按模型末端的形状将 PVA 薄膜套在细小一端焊接封闭。

(3) 套第一层 PVA 薄膜：再将焊接 PVA 薄膜套平铺在一条湿毛巾上，然后将毛巾卷起来。10 分钟后取出 PVA 薄膜套，并向内撒上滑石粉，套在模型上，打开真空泵，使 PVA 薄膜套与模型服帖(图 5 - 5 - 31C)。

3. **套纤维增强材料**　常用的纤维增强材料有涤纶毛毡、贝纶、丙纶、尼龙、玻璃纤维、碳纤维等。材料的层数决定接受腔的厚度与强度,要根据患者的体重和使用假肢的情况而定,同时也与使用的树脂有关。一般要求:最外层纤维袜套正面朝外,如果选择涤纶毛毡,则要按照模型下料,并用缝纫机缝好后套在模型上;玻璃纤维和碳纤维一般放在其他纤维袜套的中间,切不能放在最内层或最外层,以免对人体的皮肤造成伤害;所有的纤维材料要按照受力的方向将纤维拉紧,以利于获得较高的强度与承受较高的载荷。总之,纤维材料一般至少在 6 层以上。

4. 套第二层 PVA 薄膜 将浸透的 PVA 薄膜套在模型上,注意要拉到真空管下部抽气孔的下方,用弹性橡胶带在此处将其扎紧。上方保留一定的长度,以备灌树脂用(图 5 - 5 - 31E)。

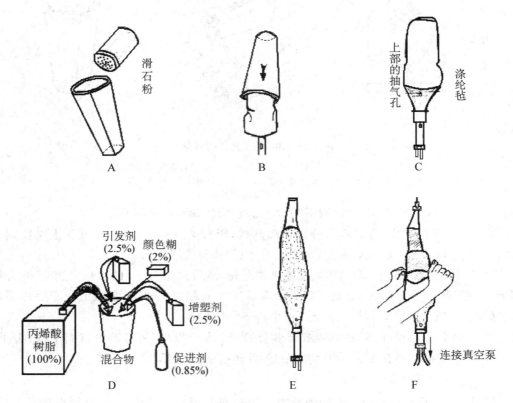

图 5 - 5 - 31 小腿假肢合成树脂接受腔的制作

A. 向 PE 套筒内撒滑石粉;B. 套 PE 套筒在阳型上;C. 套第一层 PVA 薄膜套在阳型上;
D. 合成树脂的配方;E. 套第二层 PVA 薄膜套在模型上;F. 抽真空

5. 抽真空(图 5 - 5 - 31F)

(1) 小腿假肢合成树脂接受腔的制作:

1) 计算树脂的用量:测量模型中间的围长(Z cm)和残肢的长度(H cm),然后根据经验公式计算出树脂的用量(图 5 - 5 - 32):

$$树脂的用量(g) = Z \times H \times 0.1 \times 纤维袜套层数 \times 0.7$$

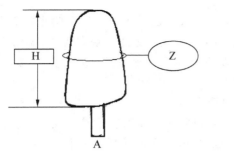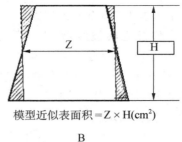

模型近似表面积 = Z × H(cm²)

图 5 - 5 - 32　模型近似表面积

A.尺寸测量;B.模型的近似表面积

2）树脂的配方:不同的树脂材料有不同的配方,在此介绍最常用的配方方法(表 5 - 5 - 9、10)。

表 5 - 5 - 9　树脂配方一

原　料	作　用	百分比(%)
丙烯酸树脂	基本原料	100
过氧化苯甲酰	引发剂	2.5
邻苯二甲酸二环乙酯	增塑剂	2.5
N,N-二甲基苯胺	促进剂	0.85
颜色糊	颜料	2.0～3.0

表 5 - 5 - 10　树脂配方二

原　料	百分比(%)
丙烯酸树脂	100
固化剂	2.5～3.0
颜色糊	2.0～3.0

3）灌树脂:将模型向下倾斜 25°左右,将搅拌均匀的树脂倒入 PVA 薄膜套内,用尼龙绳扎紧,待树脂微微发热后,将树脂挤压进入层积纤维材料,用线绳或软管将树脂擀均匀,防止出现气泡和纤维材料皱褶。待树脂硬化后,等上 1～2 小时再关闭真空泵,以防树脂回弹。

（2）小腿假肢塑料板材接受腔的制作（图5-5-33）

1）放置连接座:将已经制作好内衬套的小腿假肢阳型呈垂直状夹在台钳上。将专用的连接座放在模型底端的内衬套上,用石膏浆或轻腻子将连接座和内衬套之间的空隙补平。注意放置连接座时要考虑

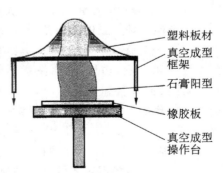

塑料板材
真空成型框架
石膏阳型
橡胶板
真空成型操作台

图 5 - 5 - 33　小腿假肢塑料板材接受腔的制作

假肢的对线。

2）固定石膏模型：将石膏模型固定在专用抽真空橡胶盘上。为了防止抽真空过程中板材在阳型与橡胶板之间被吸破，在阳型与橡胶板之间放置一块与阳型端面相近的厚约30 mm的海绵垫。在内衬套上套一层丝袜以便导气。将真空管与真空泵连接，将压力设置为－80 bar。检查真空泵系统工作是否正常。

3）加热板材：加热 PP 塑料板材时，烘箱温度设置为 215℃，加热 PE 塑料板材时为185℃。将塑料板材固定在专用的夹具上，放在烘箱中的支架上加热。支架的高度应大于模型的长度。为了使板材加热均匀，在加热过程中，可以将板材翻转过来。

4）板材热塑成型：板材加热后会因重力而下坠，当板材中心下坠的高度达到阳型的 2/3 时即可成型。双手戴上手套握住夹有板材的框架，垂直放在阳型上，缓慢向下拉伸，注意板材的中心只好与阳型的中心一致。当板材拉到橡胶板以下时，打开真空泵，控制阀门缓慢抽气。在抽真空过程中要注意板材的吸附情况，如发现皱褶倾向，应马上压平或将其按压牵拉到不需要的部位。最后将真空泵完全打开直至板材完全服帖并冷却。

6. 加工接受腔

（1）去石膏：用水性笔画出接受腔的边缘口型，用振动锯按画线切开接受腔，从石膏模型上取下接受腔。

（2）修整接受腔：将接受腔内衬套翻边打磨，将接受腔边缘打磨光滑圆润，注意内衬套的上缘应该高于接受腔上缘 5 mm 左右。

（二）大腿假肢接受腔的制作

1. 大腿假肢合成树脂接受腔的制作

（1）插入式大腿假肢接受腔的制作：基本与小腿假肢制作方法相同，它也包括内衬套的制作、接受腔的制作等。

（2）全接触式大腿假肢接受腔的制作：它没有内衬套的制作这一过程，它的制作直接从套第一层 PVA 薄膜套开始，其制作方法也基本与小腿假肢接受腔制作方法相同。其制作步骤为（图 5 - 5 - 34）：①阳型的灌注：用 4 层 10 cm 宽的石膏绷带打湿后绕接受腔阴型一圈做成围裙形式，并在接受腔内涂上脱模剂，注入石膏浆，将一个纸杯套在真空管上，将管子立直；②阳型的干燥：将阳型放入 80℃左右温度的烘箱中，进行约 3 天时间的干燥，待阳型彻底干燥后，用细砂纸打磨抛光阳型表面；③钻排气孔：在阳型的坐骨结节、股三角及其他凹陷的部位向纸杯放置的方向钻通排气孔，并用线头将排气孔填平；④在阳型表面涂凡士林：以便将做好的接受腔取下来；⑤套第一层 PVA 薄膜套：将卷在湿毛巾中浸透好的 PVA薄膜套在阳型上，边包边拉，注意不要使薄膜产生皱褶，拉到第一个排气孔下面用橡胶绳扎紧，连接抽气管和真空泵，加上－60～－40 Pa 的负压，使 PVA 薄膜无皱褶地包在阳型表面；⑥套增强材料的袜套：将增强材料的袜套套在阳型上，拉紧后在下面扎牢；⑦灌树脂：在阳型上套上第二层 PVA 薄膜套，在第二个排气孔下面扎牢；注入合成树脂，在－60～－40 Pa 的负压下成型。

【注意】 要根据患者的体重和使用假肢的情况，选择增强材料的种类和层数，一般增强材料的层数在 6 层以上；要在坐骨圈部分放置玻璃纤维或碳纤维增强材料，以提高坐骨圈部分的承重能力。

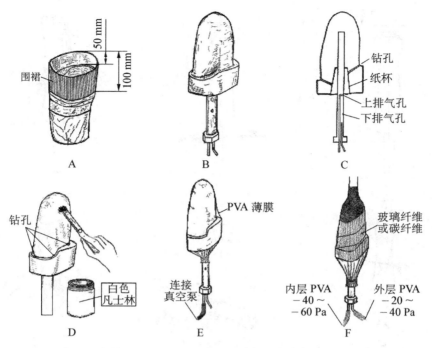

围裙

50 mm
100 mm

A.

B.

钻孔
纸杯

上排气孔
下排气孔

C.

钻孔

白色
凡士林

D.

PVA 薄膜

连接
真空泵

E.

玻璃纤维
或碳纤维

内层 PVA
−40 ～
−60 Pa

外层 PVA
−20 ～
−40 Pa

F.

图 5 - 5 - 34 大腿假肢合成树脂接受腔的制作
A.围裙的制作;B.石膏阳型;C.钻排气孔;D.涂凡士林;E.套第一层 PVA 薄膜套;F.抽树脂

2. 大腿假肢塑料板材接受腔制作

其中制作方法基本与小腿假肢塑料板材接受腔制作方法相同(图 5 - 5 - 35)。

(三)赛姆假肢合成树脂接受腔的制作

1. 开口式赛姆假肢接受腔的制作(图 5 - 5 - 36)

(1)内衬套制作:按照制作小腿假肢内衬套的工艺,测量模型尺寸,制作内衬套。【注意】将中间较细部位成型服帖。

(2)连接螺栓预制垫块的放置:如果需要用螺栓与脚相连,此时应在底部放置螺栓的预制垫块。

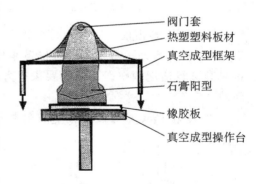

阀门套
热塑塑料板材
真空成型框架

石膏阳型

橡胶板
真空成型操作台

图 5 - 5 - 35 大腿假肢塑料板材
接受腔的制作

(3)合成树脂接受腔成型:按照制作小腿假肢合成树脂接受腔的工艺,制作合成树脂接受腔。【注意】在踝部开口部位用碳素纤维加强。

(4)基准线的复制:将基准线复制到接受腔表面。

(5)修整接受腔:去掉石膏模型,修磨接受腔,取出内衬套,对接受腔进行选择性地开窗口。窗口底端应接近踝部最宽处,上端超过与踝部最大宽度等宽的部位,以保证顺利穿入。

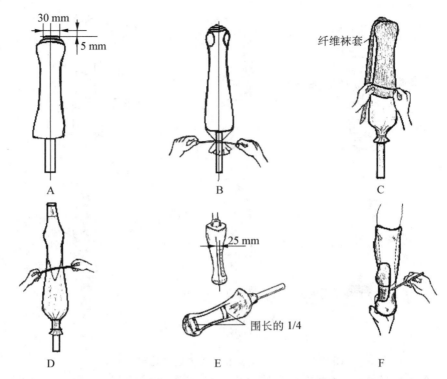

图 5 - 5 - 36　开口式赛姆假肢接受腔的制作

A. 连接螺栓预制垫块的放置；B. 套第一层 PVA 薄膜；C. 套增强材料(纤维袜套)；
D. 合成树脂真空成型；E. 基准线的复制及窗口位置的确定；F. 接受腔的适配

　　【注意】　开窗前一定要设计好窗口的大小；开窗要一步到位，不能损坏接受腔的任何部位，切下的部分还需要作为窗口盖来使用；将窗口及窗口盖边缘打磨光滑，将修整好的接受腔进行适配调整。注意不要去掉太多材料，以保证将窗口盖重新合上时，没有太大的间隙。

　　2. 全接触式赛姆假肢接受腔的制作(图 5 - 5 - 37)

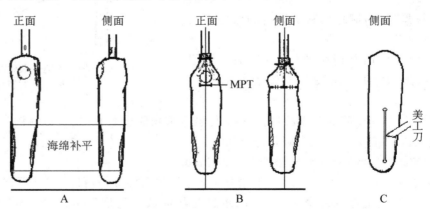

图 5 - 5 - 37　全接触式赛姆假肢接受腔的制作

A. 内衬套中间部分的补平；B. 基准线的复制；C. 内衬套的切割

（1）内衬套的制作：与小腿假肢内衬套的制作相同。

（2）中间凹陷部分补平：将内衬套中间凹陷处用同样的材料补平，使内衬套外表呈上大下小的圆锥形，或圆柱形。

（3）螺栓预制垫块的放置：如果需要用螺栓与脚相连，此时应在底部放置螺栓的预制垫块。

（4）合成树脂接受腔真空成型：制作合成树脂接受腔。踝部可适当用碳素纤维加强。

（5）基准线的复制：将对线基准线复制到接受腔表面。

（6）修整接受腔：去除石膏，修磨接受腔和内衬套边缘；在侧面沿纵向将内衬套切开一条直线，两端钻 3 mm 的小孔，防止切口撕裂。

（四）膝离断假肢树脂接受腔的制作

1. 膝离断假肢硬树脂接受腔的制作　与全接触式赛姆假肢接受腔的制作方法基本相同。

2. 膝离断假肢软树脂接受腔的制作　制作软树脂接受腔通常采用将连接板抽在接受腔内的工艺。须注意的是，残肢末端承重部位及固定连接板部分的树脂是硬性的，而且要有足够的强度。其他部位树脂是软性的。操作时，一定要控制硬树脂的范围。操作要点如下。

（1）内衬套的制作：按上述方法制作好内衬套，底端磨平。

（2）套增强材料：按照合成树脂成型工艺，套好增强材料。将弯制好的与模型服帖的连接板放入其中，局部用 4 层碳素纤维加强。

（3）残肢末端的成型：灌入快干胶，范围控制在残肢末端和连接板周围。注意配方时应考虑适当延长快干胶的固化时间，便于下一步操作。

（4）软树脂成型：在快干胶未固化之前，灌入软树脂，成型整个接受腔。

（5）修整接受腔：树脂固化后，去除石膏，修磨接受腔。

（五）髋离断假肢合成树脂接受腔的制作

1. 准备工作

（1）将模型干燥后，在石膏阳型上钻导气孔，分别通向两侧髂嵴、健侧底端。

（2）根据模型形状，焊制内外 PVA 膜。内膜光滑平整，外膜留出浇料口。

（3）根据模型形状打磨修整髋关节连接板，使之与模型形状吻合。用轻腻子将螺纹孔填平。在两侧的孔内穿入玻璃纤维，以增强成型后同接受腔连接的牢固程度。

（4）根据模型前侧高度准备一块厚约 1 mm、宽约 40 mm 的软塑料片，将边缘修整光滑。该塑料片在树脂成型时，将被放在前方开口处，用来制作一个搭接的开口。

（5）将健侧底端的通气孔用一块纱布盖住，用胶带固定在阳型上。

（6）制作两个细长的灌料带，用于灌软树脂。

2. 放置增强材料

（1）将内层薄膜浸透后套在模型上，开启真空泵，将其平整地吸附在模型上。检查是否漏气，一定要保证密封。

（2）套丙纶纱套和玻璃纤维。

（3）放置连接板。局部用玻璃纤维或碳纤维增强，再整体套上玻璃纤维和丙纶纱套。

(4) 在前侧开口处增强材料的中间放置塑料片。

(5) 在残肢侧前后各放一块金属片,用于以后固定外装饰软套。

(6) 将灌软树脂的灌料带放好。

(7) 套外膜。将灌软树脂的灌料带从外膜浇料口中引出。

(8) 检查外膜是否漏气,并保证其密封性。

3. 灌树脂　残肢的底端、前后楔形面、外侧面等主要承重面以及连接板用硬树脂浇灌。其余部分用软树脂浇灌,注意控制两种树脂的范围(图 5-5-38A~C)。

(1) 将软树脂从灌料带中注入健侧的前后面、髂嵴等部位之后,抽出灌料带。

(2) 从浇料口灌注硬树脂。

(3) 控制树脂的流动范围。保证需要强度的地方灌硬树脂,柔软的地方灌软树脂。

4. 修整接受腔　先将健侧端面和模型端面割开,抽出前侧的塑料片,插入一薄钢片作为防护垫。用锋利刀沿边缘将表层接受腔切割开。然后倾斜着将里层接受腔切割开。取下接受腔,修磨边缘(图 5-5-38D)。

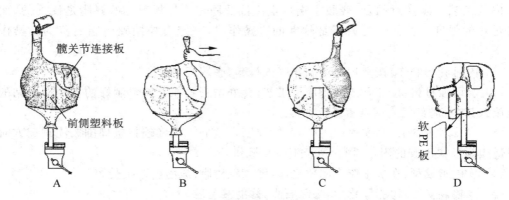

图 5-5-38　髋离断假肢合成树脂接受腔的制作

A. 第一次树脂成型(软树脂);B. 将 PVA 薄膜套开口拉向连接板方向;
C. 第二次树脂成型(硬树脂);D. 修剪接受腔外形

六、下肢假肢的组装

(一) 小腿假肢的组装

1. 画出接受腔对线基准线　其操作步骤如下。

(1) 确定髌韧带高度处内外侧、前后侧的中点,并标明其位置。

(2) 确定接受腔内外侧、前后侧的中点,并标明其位置。

(3) 连接内外侧、前后侧各自的中点,画出接受腔内外侧、前后侧的纵向轴线。

(4) 以实际测量患者残肢内收或外展角度为基准,将接受腔摆放成相应的内收或外展角度。

(5) 在矢状面,将接受腔摆放成一定的屈曲角度:中残肢的接受腔屈曲角度约为 5°;对于短残肢,适当增加屈曲角度;对于长残肢,适当减少屈曲角度;在冠状面,接受腔内收约 5°。

2．画出假脚对线基准线

（1）确定假脚脚宽的中心和后跟的中心，连接两中点形成假脚的中线；将中线内收6°（即假脚外展6°）形成假脚的前进方向线；一般脚的前进方向线与从后跟的中点至大拇趾与第二趾之间的连线一致。

（2）将假脚的长度分为1/3，从后跟的中点起，沿前进方向线确定假脚1/3长度＋（10～15）mm的点，并作前进方向的垂线，此垂线为假脚侧面的基准线。

3．技术要求

（1）前后侧、内外侧的中点标记准确。

（2）内收、外展角度准确。

（3）屈曲角度准确。

4．假肢对线　假肢对线有以下3个步骤和方法。

（1）工作台对线：是在装配仪或装有重垂线的平台上进行。矢状面上的检查以通过接受腔上口前后径的中点垂线为基线。冠状面前面的检查以通过髌韧带中点和后面腘窝的中点的垂线为基准线，并与假脚的前进方向一致，接受腔内收5°；矢状面上以髌韧带中央处侧面中点的垂线为基准线，并和假脚前进方向垂直距离为1/3假脚长加10～15 mm的内外侧线一致，其中中残肢接受腔前倾5°，短残肢适当增加屈曲角度，长残肢适当减少屈曲角度（图5－5－39）。

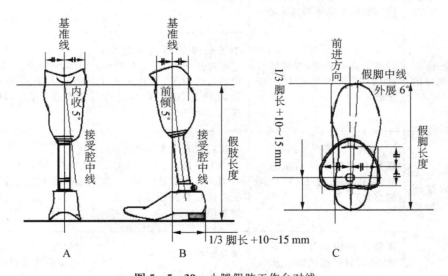

图5－5－39　小腿假肢工作台对线

A.冠状面；B.矢状面；C.水平面

（2）静态对线：患者穿假肢站立位检查，调整各部分的对线关系。其目的是确保患者站立时的稳定性。其步骤是：让患者正确地穿上假肢站立，两脚平均分担体重，两脚跟中心间距约为10 cm，骨盆保持水平。为使骨盆处于对称水平状态需进行高度对线，在例外情况下（如已固定的骨盆脊柱畸形），允许双腿不等长不得超过1 cm。静态对线不良引起的异常见表5－5－11。

表 5 - 5 - 11　小腿假肢静态对线不良引起的异常

小腿假肢静态对线	现　象	产　生　原　因	处　置　办　法
向外侧方向不稳定	现象1:假肢承重时,接受腔外侧上缘产生松弛(间隙),内侧上缘感到压力,而鞋底平坦着地	相对足部而言,接受腔的位置排外	将接受腔向内侧移动
	现象2:接受腔外侧上缘产生松弛(间隙),内侧上缘有压迫感,鞋底内侧缘翘离地面	接受腔内收角度不够	增加接受腔的内收角度
向内侧方向不稳定	现象1:接受腔外侧上缘感到压力,内侧上缘松弛(间隙),鞋底平坦着地	相对足部而言,接受腔的位置排外	将接受腔向外侧移动
	现象2:接受腔外侧上缘感到压力,内侧上缘松弛(间隙),鞋底外侧缘翘离地面	接受腔内收角度过大	减少接受腔的内收角度
膝部缺乏稳定性(有打软腿的感觉)	膝关节向前推出,要屈膝似的(打软腿感觉),有不安全感	①接受腔屈曲角度过大;②相对足部而言,接受腔的位置过于靠前(重心靠前);③假脚的跖趾关节过于偏后	①减少接受腔屈曲角度;②将接受腔向后移动;③更换合适的假脚
膝部向后推压(有膝过伸的感觉)	现象1:两脚平均承重站立时,膝部向后推压(膝过伸的感觉)	①假脚后跟(或后缓冲器)的弹力不够,没有足够的反弹力;②相对足部而言,接受腔的位置过于偏后,造成膝过伸	①检查假脚的后跟(或后缓冲器)的弹性,换成合适的;②向前移动接受腔
	现象2:小腿部几乎成垂直状态,假脚后跟翘离地面	接受腔的屈曲角度不足	增加接受腔的屈曲角度(使接受腔前倾)

（3）动态对线:是在患者使用假肢练习步行习惯以后,在步行中进行步态分析与检查,确定最终对线位置的工作。一般内外侧（冠状面）的对线调整是从前后面观察确定,前后侧（矢状面）的对线调整是从侧面观察确定的（图 5 - 5 - 40）。

对线应注意的事项:①增加或减小接受腔内收角度时,应同时将接受腔位置做内外侧的调整,以便使髌韧带中央垂下的基准线通过跟的中心;②改变接受腔屈曲角度时,应同时将接受腔位置做前后侧的调整。动态对线不良引起的异常见表 5 - 5 - 12。

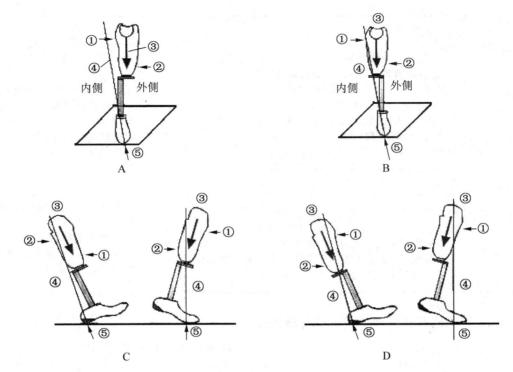

图 5 - 5 - 40　小腿假肢动态对线不良引起的异常

A.接受腔偏外或内收角度不够；B.接受腔偏内或内收角度过大；
C.接受腔靠前或初始屈曲角度过大；D.接受腔靠后或初始角度不足
① 接受腔压力；② 接受腔压力；③ 人体重力；④ 地面反作用力线；⑤ 地面反作用力

表 5 - 5 - 12　小腿假肢动态对线不良引起的异常

小腿假肢动态对线	现　　象	产生原因	处 置 办 法
内外侧的对线	现象 1：鞋底平面着地，接受腔上缘向外侧偏移，残肢内侧近端和外侧远端有压迫感	接受腔相对假脚位置偏向外侧	将接受腔向内侧调整
	现象 2：鞋底平面着地，接受腔上缘向内侧偏移，残肢外侧近端和内侧远端有压迫感	接受腔相对假脚位置偏向内侧	将接受腔向外侧调整
	现象 3：鞋底内侧离地，假肢向外侧倾斜，残肢内侧近端和外侧远端有压迫感很强	接受腔内收角度不够	增大接受腔内收角度，并将接受腔平行向内侧调整
	现象 4：鞋底外侧离地，假肢向内侧倾斜，残肢外侧近端和内侧远端有压迫感很强	接受腔内收角度过大	减小接受腔内收角度，并将接受腔平行向外侧调整

小腿假肢 动态对线	现　象	产生原因	处　置　办　法
前后侧 的对线	现象1：跟着地时,膝部被推向前方,从跟着地到足放平的时间短;在站立后期,身体重心下降,假肢站立期变短,假肢与健侧步频不协调;膝关节不稳定,有打软腿的感觉;有时残肢前方远端和腘窝部有很强的压迫感;跟着地时,假脚趾比健肢侧抬得过高	接受腔初始屈曲角度过大或接受腔相对于假脚位置靠前	重新进行静态对线;若假肢侧足趾抬得过高,是由于接受腔屈曲角度过大,需减小接受腔屈曲角度;若接受腔屈曲角度合适,可将接受腔向后方调整
	现象2：膝部被压向后方,在站立中期有上坡的感觉;身体重心上下移动明显,在摆动期,脚尖擦地面,有假肢过长的感觉,健侧步幅减小;残肢的前方近端和后方远端有很强的压迫感。	接受腔初始屈曲角度不足或接受腔相对于假脚位置靠后	重新进行静态对线;若假肢侧脚尖擦地,是由于接受腔屈曲角度不足,需增大接受腔屈曲角度;若接受腔屈曲角度合适,可将接受腔向前方调整

（二）骨骼式四边形接受腔大腿假肢的组装

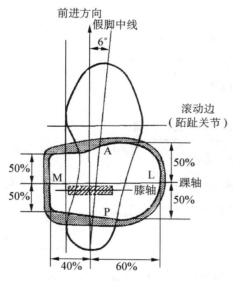

图 5 - 5 - 41　坐骨圈部分与水平面的基准线

1. **画出接受腔对线基准线**(图 5 - 5 - 41)

（1）用游标卡尺在坐骨平台高度处测量接受腔内外侧的中点和接受腔内侧 40% 和外侧 60% 的点。

（2）分别在接受腔的冠状面和矢状面画出接受腔的中线。

（3）将接受腔放置成屈曲内收的角度。内收角度以实际测量患者残肢的最大股骨内收角度为基准,一般约为 5°。接受腔的坐骨平台处于水平状态。屈曲角度一般约为 5°。残肢越短,屈曲角度越大;残肢越长,屈曲角度越小。

（4）分别通过前后、内外的参考点在接受腔前后面、内外面画出大腿接受腔冠状面和矢状面的对线基准线。

2. **画出假脚对线基准线**　假脚的前进方向与假脚的中线方向外旋 6° 一致,与跖趾关节线(滚动边)、膝关节轴线、踝关节轴线、接受腔内外侧中线垂直。

3. **技术要求**

（1）坐骨圈平面的对线基准线位置准确。

（2）屈曲和内收角度适当。

4. **假肢对线**

（1）工作台对线:①冠状面:四边形接受腔大腿假肢是将接受腔内外径分为内侧 40%,

外侧60%，接受腔内收5°画垂线，通过膝关节中心，最后落到与假脚的前进方向线一致（前面落到大踇趾与第二趾中间，后面落到脚后跟的中点），且坐骨平台、膝关节轴、足底要保持水平（图5-5-42）；而CAT/CAM接受腔大腿假肢是将接受腔内外径分二等分，其他对线相同（图5-5-43）；②矢状面：将接受腔前后径分为二等分，接受腔屈曲5°画垂线，通过膝关节轴前5～20 mm，最后落到假脚后1/3脚长加10～15 mm的重心区；③水平面：接受腔的内侧壁应与假脚的前进方向平行，与膝关节轴、踝关节轴、跖趾关节（滚动边）垂直，假脚的前进方向是假脚中心线外展6°的直线，一般是处在大踇趾与第二趾中间。

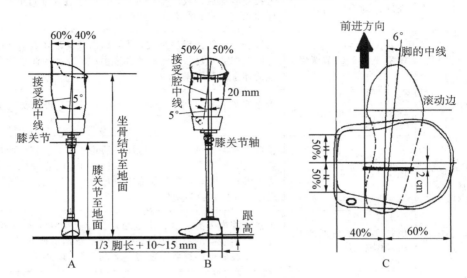

图5-5-42　四边形全接触式接受腔大腿假肢工作台对线
A.冠状面对线；B.矢状面对线；C.水平面对线

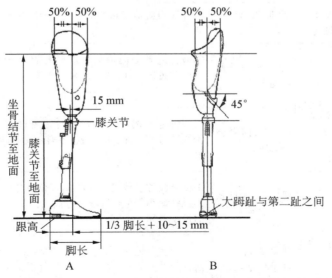

图5-5-43　CAT/CAM接受腔大腿假肢工作台对线
A.矢状面对线；B.冠状面对线

（2）静态对线：患者穿上假肢站立，双脚跟部分开 5～10 cm 的距离，在双脚平均承重状态下进行静态对线调整。主要检查下肢假肢的假脚外展角是否与健侧的外展角相同；假肢的长度是否等长，接受腔是否适配等情况（表 5－5－13）。

表 5－5－13　大腿假肢静态对线的异常情况

异常情况	现　象		原　因
接受腔不良引起的异常	现象 1：耻骨压痛		①接受腔前后径或内外径过大；②前壁过高或过低；③初始屈曲角度不足；④接受腔内收角度不足
	现象 2：坐骨结节压痛		①接受腔内侧前后径过大；②初始内收角度不足；③接受腔外壁支撑力不足；④坐骨平台过小；⑤坐骨的体重负荷与残肢的体重负荷不平衡
	现象 3：坐骨抬起		①接受腔内径太小；②接受腔深度不够；③接受腔前后径过小
	现象 4：长收肌压痛		①接受腔内壁过高；②长收肌的通道不好；③接受腔内侧前壁过高；④接受腔内侧上缘扩展边过小；⑤接受腔内侧壁压力不够；⑥接受腔内侧前后距离过小；⑦接受腔内外径距离过小；⑧接受腔初始内收角度不足
	现象 5：大腿后肌群压痛或疼痛		①接受腔内侧的前后距离过小；②接受腔内外径距离过小；③大腿后肌群的通道不好；④坐骨承重面的圆角半径过小；⑤接受腔后壁的形状不能包容大腿后肌群的肌腹
	现象 6：接受腔端部压迫或疼痛		①接受腔深度不够；②股骨骨端与接受腔端部直接接触；③接受腔底端空间过大产生负压；④排气阀漏气产生负压；⑤接受腔近端过紧
	现象 7：假肢提起时漏气		①排气阀或排气阀周围漏气；②接受腔太大；③接受腔与残肢形状不符
对线不良引起的异常	向侧方摆动	现象 1：向外侧不稳定	①假脚过于偏向内侧；②接受腔过于外展；③假脚外翻；④假肢过短。注：这一现象还伴有内侧近端和外侧远端的压迫感
		现象 2：向健侧不稳定	①假脚过于偏向外侧；②接受腔过于内收；③假脚内翻；④假肢过长。注：这一现象还伴有外侧近端和内侧远端的压迫感
	前后晃动	现象 1：有打软腿的感觉	①接受腔位置偏后；②膝关节位置靠前；③假脚位置偏后；④假脚偏小；⑤假脚鞋跟过高；⑥初始屈曲角度偏小；⑦假脚过于背屈
		现象 2：膝关节过于稳定，有上坡的感觉	①接受腔位置偏前；②膝关节位置过于靠后；③假脚位置偏前；④假脚偏大；⑤假脚鞋跟过低；⑥初始屈曲角度偏大；⑦假脚过于跖屈

异常情况	现 象	原 因
对线不良引起的异常	其他 现象1:假脚脚尖翘起	①假脚后缓冲器过软；②假脚背屈；③假脚位置过于靠前
	其他 现象2:假脚跟部抬起	①初始屈曲角度不足(伴有膝关节屈曲挛缩)；②初始屈曲角度过大(为代偿而使髋关节伸展)；③假脚跖曲

（3）动态对线：让患者穿上假肢，在静态对线调整完成之后，在确保没有安全问题的前提下开始动态对线调整。观察患者的步态，并进行步态分析，前后两个步行周期可以忽略。以下为动态对线中大腿假肢异常步态：根据患者步态行走中的表现对照表所示项目，判断大腿假肢静态对线检查项目以及产生原因，并根据原因作出正确的调整（表5-5-14）。

表5-5-14 大腿假肢异常步态检查表

项 目	示 意 图	步态周期	观察方位	原 因
躯干倾向假肢侧		假肢侧站立期	冠状面:从前面、后面	1. 假肢方面的原因:①接受腔内缘太高,侧倾减少压痛;②接受腔对线成外展姿势;③假肢太短 2. 患者方面的原因:①外展肌弱;②残肢短;③残肢外展;④残肢太敏感或疼痛;⑤平衡不够;⑥步态习惯
提髋		假肢侧摆动期	冠状面:从前面、后面、侧面	1. 假肢方面的原因:①膝关节过于后置(膝关节过于稳定,难于屈曲);②假脚跖趾关节处太靠前;③假肢太长 2. 患者方面的原因:步态习惯
划弧外展步态		假肢侧摆动期	冠状面:从前面、后面	1. 假肢方面的原因:①假肢太长或接受腔太小;②对线时膝过于稳定;③膝关节摩擦装置太强 2. 患者方面的原因:①残肢呈外展挛缩;②患者害怕屈膝或屈膝力量不够(假肢杠杆长);③步态习惯

项　目	示　意　图	步态周期	观察方位	原　　因
手臂摆动不均匀		假肢侧站立期	冠状面或矢状面均可观察	1. 假肢方面的原因：①接受腔适配不好；②残肢不舒服或疼痛；③假肢外侧支撑不够（缺乏外侧装置） 2. 患者方面的原因：①平衡能力差；②有不安全感，害怕
健侧与患侧步宽不一		站立期	冠状面：前面、后面	1. 假肢方面的原因：①接受腔外侧壁的反作用力不够（没有外侧装置）；②接受腔内侧壁太高，患者通过假肢外展避开压痛；③假肢对线呈外展；④假肢太长或接受腔太窄；⑤骨盆带位置错误，将假肢拉成外展 2. 患者方面的原因：①软组织太多；②髋关节外展挛缩；③步态习惯
膝关节有撞击声		假肢侧摆动末期	矢状面：可听到声音	1. 假肢方面的原因：①膝关节摩擦力不足；②膝关节摆动期控制不够；③膝关节助伸装置过强；④膝关节转动中心太靠前；⑤接受腔初始屈曲角度不足；⑥缺少伸膝止动缓冲垫 2. 患者方面的原因：步态习惯：通过小腿加速伸直试图在足跟着地前稳定膝关节
腰椎过度前凸		假肢侧站立中期及后期	矢状面	1. 假肢方面的原因：①接受腔初始屈曲角度不足，接受腔对线呈过伸状；②在站立中期以后髋关节不能伸展，而由骨盆前倾来补偿；③坐骨结节处压力过大 2. 患者方面的原因：①髋关节屈曲挛缩；②肥胖者为保持平衡，腰椎过度前凸；③躯干肌群衰弱或麻痹；④姿势不对

项　目	示　意　图	步态周期	观察方位	原　因
假脚拍地		假肢侧足跟着地到足平放	矢状面:可听到声音	1. 假肢方面的原因:假脚后跟缓冲器太软或有问题 2. 患者方面的原因:跟着地太快,以便稳定伸膝
假肢旋转		假肢侧足跟着地	冠状面:前面、后面	1. 假肢方面的原因:①假脚的后缓冲器太硬,屈膝困难;②假脚对线外旋角度太大;③接受腔与残肢适配不当 2. 患者方面的原因:①跟着地时,残肢过伸,力量太大;②残肢软组织太多,残肢肌力弱
小腿过度屈曲且速度快		假肢侧摆动初期	矢状面	1. 假肢方面的原因:①摆动期控制不够;②助伸装置调得太弱或缺乏;③膝关节转动中心太靠前 2. 患者方面的原因:为了屈膝,患者付出的能量比所需的大
假肢微屈前甩、健侧呈尖脚行走		假肢侧摆动期	矢状面	1. 假肢方面的原因:①假肢太长或接受腔太小;②接受腔悬吊不好(活塞运动);③膝关节后置太多(膝关节太稳定);④膝关节的摩擦锁或助伸装置太强,膝关节过于稳定 2. 患者方面的原因:①习惯于尖足步态;②害怕摔跤;③残肢疼痛

续　表

项　目	示　意　图	步态周期	观察方位	原　因
假肢的活塞运动		假肢侧站立期到摆动期	冠状面或矢状面	1. 假肢方面的原因：接受腔不适配（接受腔太大或太小，软组织包容不好） 2. 患者方面的原因：①患者没有主动收缩肌肉，以防止接受腔滑脱；②残肢萎缩；③残肢软组织过多
步幅不均匀A型		假肢摆动期	假肢步幅小	1. 假肢方面的原因：①膝关节不稳定；②接受腔初始屈曲角度大；③接受腔位置偏后；④膝关节助伸装置弱；⑤适配不当，残肢控制能力不够 2. 患者方面的原因：①残肢肌力不够或残肢短；②身体不平衡；③害怕不安全；④残肢疼痛
步幅不均匀B型		假肢摆动末期	假肢步幅大	1. 假肢方面的原因：①假肢膝关节过于稳定，体重很难从健侧转向假肢侧；②接受腔初始屈曲角度不足；③接受腔位置靠前 2. 患者方面的原因：残肢屈曲挛缩

（三）赛姆假肢的组装

1. 工作台对线　赛姆假肢工作台对线的目的和任务是将接受腔和假脚按照一定的规则安装起来。赛姆假肢一般按照承重取型时所画的基准线进行对线（图5-5-44）。

（1）冠状面对线：接受腔的初始内收角度为5°，在髌韧带中央引出垂线，其前后与假脚的前进方向一致；即前面垂线通过与假脚中线成内收6°的线，后面通过后跟的中心。一般而言，假脚向外侧调整10 mm左右有利于稳定，但影响外观，向内侧调整假脚会使假肢的稳定性减小。

（2）矢状面对线：接受腔的初始屈曲角度为5°，在髌韧带中央引出垂线，垂线落到假脚跖趾关节（滚动边）至后跟的中点。

（3）水平面对线：假脚的前进方向与接受腔的进行方向一致，并与膝关节轴、踝关节轴垂直。

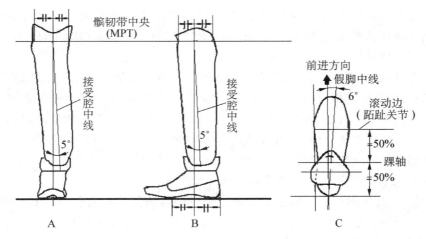

图 5 - 5 - 44　赛姆假肢的工作台对线

A.冠状面；B.矢状面；C.水平面

2. 组装

(1) 画线：根据工作台对线原则，分别在接受腔和假脚上画出对线的基准线。

(2) 计算装配的高度：根据测量的下肢长度和接受腔底部的厚度，计算假脚上需要打磨掉的厚度。

(3) 打磨假脚：将 SACH 假脚的木芯打磨出一个凹槽，使凹槽的形状与接受腔底部的形状基本吻合。

(4) 黏接：用合成树脂或高强度的黏胶将假脚与接受腔按照对线原则黏合在一起。

(四) 膝离断假肢的组装

膝离断假肢有两种形式：一种是残肢末端承重的膝离断假肢；另一种是坐骨承重的膝离断假肢。组装坐骨承重的膝离断假肢其对线和组装参照大腿假肢，下面介绍的是残肢末端承重的膝离断假肢的对线和组装。

1. 工作台对线（图 5 - 5 - 45）

(1) 冠状面对线：接受腔的初始内收角度为 5°，在接受腔中央引出垂线，其前后与假脚的前进方向一致，即前面垂线通过与假脚中线成内收 6°的线，后面通过后跟的中心。

(2) 矢状面对线：接受腔的初始屈曲角度为 5°，在接受腔中央引出垂线，垂线落到假脚跖趾关节（滚动边）至后跟的中点。

(3) 水平面对线：假脚的前进方向与接受腔的进行方向一致，并与膝关节轴、踝关节轴垂直。

2. 组装　组装膝离断假肢的关键在于如何放置、固定膝离断关节的连接板。连接板的放置位置决定了膝关节对线位置以及接受腔的角度。

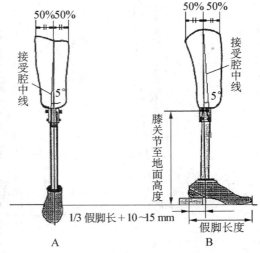

图 5 - 5 - 45　膝离断假肢的工作台对线

A.冠状面；B.矢状面

放置连接板有两种方法：一种是将膝离断关节的连接板事先固定在接受腔内；另一种是在接受腔制作完成后在其底部黏接膝离断关节的连接板。前者操作简单，但是一旦放置位置出现偏差，就很难调节，从而影响对线，甚至完全报废，此外，还容易出现黏接不牢等问题。后者虽然操作复杂，但可以调节对线，黏接强度也可以得以保证。其缺点是增加了膝关节的安装尺寸，膝关节高度降低，加剧了两侧膝关节不等高。如果采用第一种方法放置连接板，接受腔与连接板连在一起成为一个整体，成为假肢的一个组件。组装假肢时，只需简单地将各个组件按照对线要求组装即可，但对线只能在组件结构本身所允许的范围内调整。

下面介绍另一种组装方法的操作过程。其操作步骤如下。

（1）画线：按照对线原则在接受腔表面画出基准线。

（2）打磨底端：树脂接受腔的底端一般不平、厚实，需要打磨修整。打磨修整后的底端要求：平整，以便放置连接板；底端平面与对线基准线垂直，以保证对线；在保证强度的情况下，要尽量多打磨，以减少装配尺寸。

（3）定位：根据对线要求确定连接板位置。

（4）弯连接板：按照接受腔底端的形状弯连接板，使两者形状吻合。

（5）连接：将连接板与接受腔连接起来。用轻腻子将连接板与接受腔粘连，再在接受腔上打孔，用螺丝将两者连接起来。

（6）组装假肢：根据测量的膝关节高度和对线原则，将膝关节和关节连接板组装起来，最后调整试样。

（五）髋离断假肢的组装

1. 工作台对线（图 5-5-46）

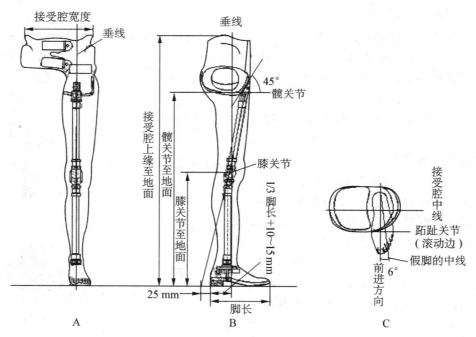

图 5-5-46　髋离断假肢的工作台对线

A. 冠状面；B. 矢状面；C. 水平面

（1）冠状面：基准线（承重线）通过髋关节、膝关节、踝部中心。

（2）矢状面：接受腔承重底面水平，基准线通过接受腔底端承重面中点，位于膝关节前5～20 mm，落到假脚的后 1/3 脚长加 10～15 mm 的点，膝关节越靠后，膝关节越稳定；假脚越靠前，越稳定。下肢假肢安装既要考虑稳定性，又要考虑灵活性，对线时要在两者之间进行协调以求平衡，安装髋离断假肢更是如此。根据经验，安装加拿大式髋离断假肢时，髋关节与膝关节的连线位于假脚跟后方 25 mm 左右较为合适。

（3）水平面：髋关节与膝关节轴线平行，假脚外旋 6°，呈自然的外展角度，接受腔无扭转。

2. 组装　由于组件式髋离断假肢的髋关节连接板通常固定在接受腔内，假肢的组装较为简单，一般先将髋关节通过连接板与接受腔组装起来，再按照对线原则要求将接受腔、髋关节、膝关节和假脚组装起来。然后，根据测量的膝关节的高度和坐骨结节的高度，判断需要缩短的部位（大腿或小腿部分），计算需要缩短的尺寸，从而满足高度要求。最后，再根据上述对线要求对假肢进行对线检查和试样检查。

七、成品的制作

（一）拆卸半成品假肢

首先用记号笔将连接盘与接受腔的前后左右相对应的位置和要拆卸的地方做上标记，用内六角扳手将假肢的接受腔、关节、假脚和连接件等处的螺丝松开，注意只能松开相邻的两颗螺丝，否则会使已经对线好的工作前功尽弃。

（二）假肢半成品的进一步加工

根据试样的结果，对需要调整的部位进行再加工。如在内衬套上粘贴泡沫海绵或局部加热接受腔，从而进行局部的调整与修改。

（三）接受腔的二次树脂成型

将接受腔上面多余的部分打磨掉，用 PE 泡沫板材封闭好连接座的螺丝孔，将接受腔表面打磨粗糙，套上增强纤维材料，其正面朝外；套上 PVA 薄膜，下端连接真空管并扎紧；上端灌树脂，15 分钟左右驱动真空泵，用橡胶管将树脂擀均匀；待树脂硬化后，取下接受腔，并用打磨机将接受腔边缘打磨光滑。

（四）紧固各零部件

按照所做好的记号对好后，将假肢零部件和接受腔连接起来，紧固已经做好记号的相邻的螺钉和螺栓，上防松胶。

（五）加工外装饰套

按照健侧的轮廓图加工外装饰套，直至与健侧的轮廓图尺寸外形基本一致；固定外装饰套，为了维修方便，外装饰套与假肢接受腔之间一般不直接黏接在一起，而是用医用胶带将海绵黏接在胶带上后再套在接受腔表面，或用尼龙搭扣黏接，毛面粘在接受腔上面，齿面粘在海绵上。

（六）套外装饰袜套

用长筒袜均匀地套在外装饰套外面，对于吸附式的大腿假肢而言，要在阀门孔处涂抹少许的快干胶,待快干胶固化后,用剪刀在涂抹快干胶的地方剪一个小圆孔,将阀门的管子穿过此小圆孔(图 5 - 5 - 47)。

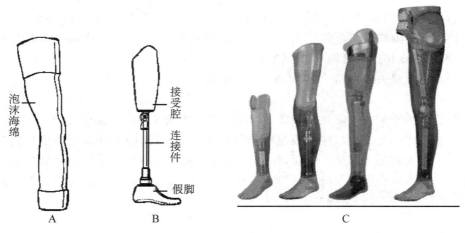

泡沫海绵

接受腔
连接件
假脚

A   B   C

图 5 - 5 - 47 成品下肢假肢
A. 外装饰套;B. 半成品假肢;C. 成品下肢假肢

第六节 下肢假肢的终检

假肢的质量主要包括使用功能、外观和耐用性能,这些都取决于所用材料、部件、质量和装配的适配情况。

我国政府为保证广大残疾人合法权益,由国家技术监督局负责在北京建立了国家假肢质量监督检验中心负责假肢质量检验工作。截肢患者在选择假肢部件时应注意选取已确实通过质检中心正式鉴定的产品。根据国家《消费者权益法》,当截肢患者遇到假肢质量问题时有权向国家有关机构投诉。

假肢使用功能的评价是个较复杂的问题,有时是由于假肢装配质量问题,有时可能与截肢患者本人关节功能、残肢条件、步行习惯有关。当截肢患者装配好假肢后最好是能经过一次截肢患者康复小组(包括医生、假肢师、物理治疗师、作业治疗师等有关康复专业人员)假肢适合性检验。令人遗憾的是目前我国这种康复小组的检验、鉴定尚不普及,因此建议广大的截肢患者及其家属、残疾人工作者多学习些假肢装配适合性检验知识,及时发现问题,改正缺陷,确保假肢质量。以下以小腿假肢和大腿假肢为例,介绍下肢假肢的检验知识。

一、小腿假肢的检验

1. 处方检查   对照假肢处方检查是否达到要求。

2. 站立位检查   两脚分开 5~10 cm,双脚均匀承重,自然站立。

(1)无不适感。

(2)假肢长度正确:两下肢等长时两侧髂前上棘(在腹部的两侧,腰带的下缘骨盆上可摸到的两个骨棘)应处于同一水平。

（3）假肢的前后方向对线正确：截肢患者没有向前、向后倒的感觉，没有膝关节过伸和过屈现象。

（4）左右方向对线正确（假脚能放平，残肢在接受腔内没有被向外推或向内推的感觉）。

（5）假肢抬离地面时残肢和接受腔之间的上下移动不大（不应超过 1 cm）。

（6）带膝铰链的小腿假肢膝铰链轴心应位于膝部的最宽部位，铰链距膝部皮肤有 3～5 mm 间隙。

（7）金属条形状与大腿曲线相符。

（8）大腿皮上勒系好后仍保持有较大的松紧调节余量，能满足支撑体重、悬吊假肢、稳定关节的要求。

3. 坐位检查

（1）膝关节至少可屈曲 90°，膝关节后面的肌腱部位没有疼痛。

（2）两侧膝部高度相等。

4. 步行检查

（1）步行中无不适感。

（2）残肢在接受腔内的活塞运动不明显。

（3）步行中双脚的步宽不超过 10 cm。

（4）假脚的外旋角度与健侧对称。

（5）假脚落地无拍打地面，无脚尖、脚跟内外摆动现象。

（6）能顺利地上、下楼梯和上、下斜坡。

（7）步行中无噪声。

5. 脱去假肢检查残肢

（1）残肢表面皮肤：有无局部明显的皮肤变红、擦伤。

（2）承重部位的分布是否满意：从残肢表面的变红或残肢袜的印纹可以观察承重位置和面积大小是否满意。一般要求残肢承重面积越大、越均匀越好。

（3）其他：残肢末端皮肤没有变红现象，软组织没有变硬现象。

6. 脱下假肢检查假肢

（1）内接受腔（亦称内衬套）上缘应高出外接受腔约 1 cm。

（2）带膝关节铰链的小腿假肢双支条末端的距离，在屈伸铰链时应无明显变化。

二、大腿假肢检验

1. 处方检验　对照原处方检验是否达到要求。

2. 站立位检验　两脚间隔 10～15 cm，双下肢均匀承重。

（1）穿上假肢无不适感。

（2）假肢长度正确（假肢侧允许比健肢侧短约 1 cm）。

（3）坐骨结节恰好坐在接受腔的坐骨平台上。

（4）会阴部位（大腿根的内侧）内收肌腱（大腿根的前内方可摸到）处无疼痛。

（5）吸附式接受腔应取下阀门观察，阀门孔内软组织在假肢承重时应有明显的隆起。当残肢在腔内前后、左右摆动时孔内的软组织隆起应无明显变化。

（6）站立中假脚能放平，患者没有向前、向后、向内、向外倾倒的感觉。

（7）站立中，让患者放松臀部肌肉，膝铰链应处于稳定状态。

（8）提起患侧时假肢应有较好的悬吊能力。

3. 坐位检验

（1）坐位弯腰用手摸鞋时残肢无脱出，无接触不良。

（2）小腿与地面垂直时，脚能放平。

（3）双侧膝部高度相近。

（4）由坐位转为站立时没有难听的排气声。

4. 步行检验

（1）步距均匀，节奏均匀。

（2）假肢站立时膝部稳定，向前迈步当伸直腿时没有异常撞击声。

（3）无异常步态：步行中步宽超过 15 cm；截肢患者上身（即躯干）向假肢侧明显侧倾；假肢向前迈步时有向外划圈动作；步行中假肢的足跟或足尖有内摆动或外摆动；腰部向前过分地突出；假脚掌拍打地面等。

（4）膝关节铰链不夹裤子。

（5）步行中无机械杂声和难听的排气声。

（6）能顺利地上、下坡和上、下楼梯。

5. 脱下假肢检验残肢

（1）残肢骨突起部位没有变色和损伤。

（2）残肢末端没有肿痛和局部皮肤变红，用手摸软组织没有变硬现象。

6. 脱下假肢检查假肢　脱下大腿假肢，检验接受腔内表面是否光滑、平整。

第七节　下肢假肢的使用

在为下肢截肢患者安装假肢并进行适配检查后，还必须进行使用假肢训练，以便使患者掌握正确的穿用方法，更有效地发挥假肢的代偿功能。否则，由于下肢假肢在承重方式、控制方式、各关节的活动范围等方面与健肢有很大不同，如果不经过一段时间的功能训练。一旦养成不良步态，纠正起来将十分困难。

一、小腿假肢的使用与训练

（一）小腿假肢穿戴训练

现以髌韧带承重小腿假肢为例，介绍正确穿戴方法。

1. 穿戴方法及步骤

（1）在残肢上套一层薄的、光滑的尼龙袜套，可以减少对残肢皮肤的摩擦，保护残肢皮肤。

（2）套上 1～2 层的残肢棉线袜套，用来吸汗和调节残肢接受腔内的容量。如长期穿用假肢，残肢形状会有变化。残肢瘦了可增加袜套，残肢肥了可减少袜套。

（3）套上内衬套，再在内衬套的外面套上一层较结实些的尼龙袜套，这层袜套有保护内衬套和便于穿入假肢外接受腔的作用。

(4)将残肢插入假肢的接受腔。如果插入过于困难,可在尼龙袜套外面和接受腔内面涂些滑石粉再插入。若是 PTB 小腿假肢,插入位置合适后再系好髌上环带,然后可将髌上环带以上多余的袜套翻卷过来盖住髌上环带。

2. 检查残肢穿入接受腔的位置是否正确 一般以截肢患者穿假肢站立位,感觉残肢在接受腔内能均匀承重,不感觉疼痛,同时自己感觉假肢长度也合适,则标志穿戴位置合适。如果穿后感觉残肢末端顶着疼痛,则有可能是假肢短了,或残肢插入接受腔过多,需要多穿1～2层残肢袜。如果穿上假肢感觉髌韧带部位(髌骨下一横指宽的区域为髌韧带部位)不能承重,承重多位于其下方骨突起,则有可能残肢没能插到位,可以试着减少一层残肢套,再穿上假肢感觉是否合适。

(二)小腿假肢站立、步行训练

1. 站立平衡训练 开始可以扶着双杠扶手、拐杖,手杖练习正确站立姿势,要求身体站直,两脚间保持10 cm 距离,体重能较均匀地放在假肢和健肢上,双眼向前平视对面的镜子,练习站稳,逐渐练习双手不扶任何物体站立,然后让截肢患者练习在身体前倾、后仰、侧屈、旋转运动中仍能站稳、不会摔倒。

2. 身体重心转移训练 双足位置不变,截肢患者将全身的大部分重量反复地移到假肢上(把骨盆移向假肢侧,不允许把上半身向假肢侧倾斜),同时应保持身体平衡。

3. 单侧肢体站立训练 假肢侧和健肢侧可以交替练习单侧肢体站立、平衡。假肢侧单独站立应能维持3～5秒。开始训练时可以扶双杠或拐,逐渐训练不扶任何物体进行站立训练。

4. 平行杠内(或扶双拐)步行训练 注意双腿的步长要相近,步宽要尽量小些。

5. 平行杠外(或不扶拐)步行训练 如果在室内杠内双手不扶杠已可以走路,则可以进行杠外训练。截肢患者可以面对大镜子,双眼平视沿着地上一条直的标志线训练步行。应注意训练上身没有向假肢侧大的摇摆,双下肢的步长要相近,步宽尽量小,一般不应超过 5 cm,双下肢的支撑时间要相近,双足的外旋角度相近(如果不相近,应请假肢师及时调整)。

6. 上、下楼梯(或室外坡路,不平路面)训练 目的是为了截肢患者能适应各种复杂的步行环境,一般小腿截肢患者是能适应的。有的年轻人穿着小腿假肢还可以跑步、跳远、跳高,与正常人相比没有很大区别。

二、大腿假肢的使用与训练

现以全接触式接受腔大腿为例,介绍正确的穿戴方法。

(一)大腿假肢的穿戴训练

1. 穿戴方法及步骤

(1)截肢患者坐在椅子上(或站着),往残肢上涂些滑石粉或爽身粉(图 5-7-1A)。

(2)用光滑的薄的丝绸将残肢包住或易拉宝(假肢专用袜套)套在残肢上。注意所包的布、袜套要平整,没有皱褶,其上缘应包住大腿根部,其后面应包上坐骨结节(图 5-7-1B)。

(3)拿掉接受腔排气孔上的阀门(图 5-7-1C)。

(4) 将包布或袜套的远端放入接受腔(图5-7-1D)。

(5) 将包布或袜套的远端从阀门孔的孔内穿出(图5-7-1E)。

(6) 将残肢插入接受腔内(图5-7-1F)。

(7) 站起来,将假肢伸直,一手压住假肢以免关节弯曲,另一手往外、往下拉出包布。在往外拉包布时应注意皮肤感觉,要感觉出残肢周围哪一侧的包布拉的不够,可用力多拉出一些。另外,如果在拉包布时,健腿膝关节能做些屈伸,让残肢在接受腔内有上下的活塞运动(即残肢能上下窜动),则更容易将残肢完全拉入接受腔内(图5-7-1G)。

(8) 将包布全部拉出后,可适当调节一下残肢皮肤在接受腔上缘周围的紧张度,然后装上排气孔上的阀门(图5-7-1H)。

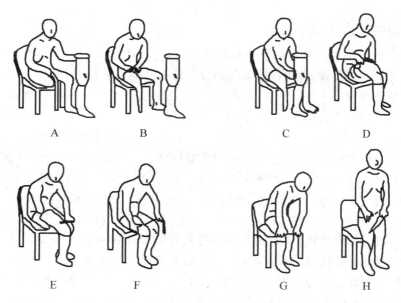

图5-7-1 大腿假肢的穿戴方法

2. 检查残肢穿入接受腔的位置是否正确

(1) 站立位:当身体重量转移到假肢侧时,坐骨结节处能感到有良好的承重;耻骨下、内收肌部位无压痛;残肢的末端皮肤感觉已接触到接受腔的底部但无疼痛;步行中假脚的外旋角度与健足相近。

(2) 坐骨结节位置:如果穿戴后坐骨结节没有承重,残肢末端皮肤也不能接触到接受腔底部;而残肢大腿内侧部位(即接受腔内上缘处)出现大的皮肤褶皱,这些情况的出现可能说明残肢的软组织没有全部被拉进接受腔,没有完全穿进去,需要脱下假肢,再穿。

(3) 残肢内侧部位:如果穿上假肢,站立、步行中发现残肢内侧部位不舒服,步行中假脚尖向外旋或向内旋过大,说明假肢穿戴不正,穿歪了,需脱下重穿。重穿时应注意使接受腔的内壁方向与截肢患者步行方向一致。

(二) 大腿假肢站立、步行训练

大腿假肢由于比小腿假肢多一个膝关节,使训练上比较困难,截肢患者应能对自己提出严格要求和刻苦训练。

1. 站立平衡功能训练　站立平衡功能(就是站稳)是步行的基础。初装假肢的患者一旦穿上假肢就想练走是不对的。应当从培养残肢对假肢的感觉开始,然后经过一步步地训练,才能养成良好的步行习惯,得到好的步行功能。有些截肢患者由于没有重视开始的步行训练,随便走,养成一些不良的步行习惯,改正是相当难的。

(1) 双杠内站立平衡训练开始可手扶双杠(或双拐)练习正确的站立姿势,要求身体站直、双眼平视,双下肢能均匀承重站稳,双脚间宽约 10 cm,练习逐渐减少双手扶杠的力量至不扶杠也能稳定站立。站立中应注意收缩臀部肌肉,后伸髋关节保持假肢膝关节不会突然弯曲。当双手不扶杠能站稳后可练习身体前倾、后仰、侧屈、转身运动中也能保持稳定,身体不倒、膝部不弯。

(2) 身体重心左右移动的平衡训练:双脚可分开 20 cm 站立。双手扶杠,然后向左、右水平移动骨盆,使假肢和健肢侧交替承担体重,注意运动中双眼平视、双肩要平、上身要直。训练中逐渐减少手扶力量,直到不扶(图 5 - 7 - 2)。

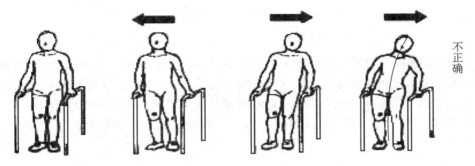

图 5 - 7 - 2　身体重心左右移动的平衡训练

(3) 身体重心前后移动的平衡训练:让假脚位置稍稍后退一些,让人体重心前后移动。运动时腰要挺直,上身保持垂直,体重移向假肢时应注意用力后伸髋关节,防止膝部弯曲(图 5 - 7 - 3)。

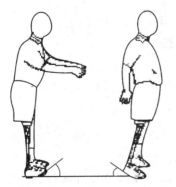

图 5 - 7 - 3　身体重心前后移动平衡训练

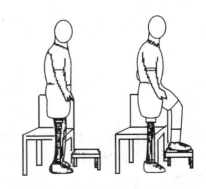

图 5 - 7 - 4　假肢单腿站立平衡训练

(4) 假肢单腿站立的平衡训练:先在健侧放一把椅子,前面放一个小板凳,健侧的手扶住椅子的靠背,健侧的脚慢慢放在前面的小板凳上,重复这个动作直到患者感到舒适为止;然后去掉旁边的椅子,再重复以上动作,并试着尽量用假肢单腿支撑,每次站立维持时间越长越好,最好达到每次能站立 5 秒以上。站立时应注意上身不要向假肢侧有大的倾斜(图 5 - 7 - 4)。

2. 迈步训练

（1）侧向迈步训练：双脚并拢，自然站立，然后将假肢侧的腿慢慢站开，接下来，假肢侧又向健侧并拢，反复进行（图5-7-5）。

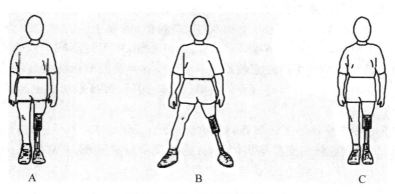

图5-7-5　侧向迈步训练

A. 双脚并拢；B. 假肢侧腿站开；C. 假肢侧向健侧并拢

（2）健肢侧和假肢侧侧向交替迈步训练：①假肢侧侧方迈步训练：双脚并拢，自然站立，将假肢侧的腿慢慢侧放在健肢的侧前方，然后将假肢侧的腿收回原处，反复进行（图5-7-6A）；②健肢侧侧方迈步训练：双脚并拢，自然站立，将健肢侧的腿放在假肢侧腿的侧前方，然后将健肢侧的腿收回原处，反复进行；也可以将①和②两个动作连贯进行训练（图5-7-6B）。

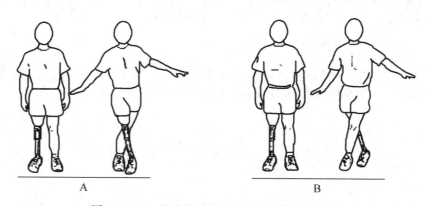

图5-7-6　健肢侧和假肢侧侧向交替迈步训练

A. 假肢侧侧向迈步训练；B. 健肢侧侧向迈步训练

（3）滚球训练：将一个网球放在健肢侧的脚底下，患侧的手扶住旁边的桌子，脚掌平放在球面上，向前、向后、向左、向右推动或转动网球，其目的是健肢侧在滚球活动中，假肢侧控制髋关节是肌肉也在活动，从而起到训练假肢侧在运动过程中髋关节的控制能力。假肢侧的手不扶旁边的桌子，再进行同样的训练（图5-7-7）。

（4）踢腿训练：准备一张桌子、一张坐椅、一个弹性带（或废旧的自行车内胎）；将弹性带一端固定在桌子腿的下端，另一端固定在健侧的踝关节上缘，手扶桌子或坐椅的靠背，进行踢腿训练。其目的是通过健侧的抗阻力的踢腿运动来训练假肢侧在运动中的控制能力（图5-7-8）。

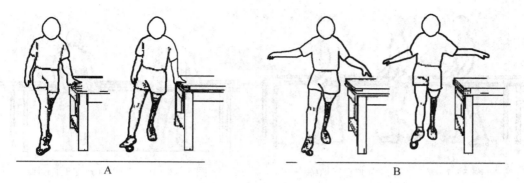

图 5 - 7 - 7   滚球训练

A.手扶桌子;B.手不扶桌子

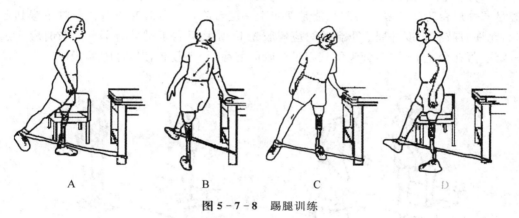

图 5 - 7 - 8   踢腿训练

A.后摆腿;B.侧踢腿;C.侧摆腿;D.前踢腿

3．步行训练

（1）平行杠内的步行训练：双手轻轻扶杠，主要起自行保护作用，面对着镜子，双眼平视，首先是将体重移到假肢上，健肢向前迈出一步，再将体重逐渐移到健肢上，然后屈曲假肢膝关节，上提假肢，使大腿迈向前方，随着假肢小腿摆动膝关节逐渐伸直，当足跟着地时，必须用力后伸髋关节，残肢压向接受腔后壁，以保证膝关节稳定，然后再将体重移到假肢上，再将健肢迈向前方，如此反复。步行中应抬起头，双眼平视对面镜子；转移体重时应当左右移动骨盆，不是左右摆动上身；健肢迈出的步长要尽量接近假肢迈出的步长，不应太小；双足的步宽越小越好，不应大于 10 cm。双下肢迈步速度应相近，不应一快一慢，步行中健足不要一踮、一踮地走（每走一步都高提一次足跟），假腿向前迈步时不应向外画弧圈（图 5 - 7 - 9）。

（2）杠间的侧方步行训练：当患者能熟练地在平行杠内向前行走后，可以练习杠间的侧方行走，可先用假肢承担体重，将健肢向侧方迈出，然后将体重移到健肢侧，再将假肢移近健肢。按同样方法练习向假肢侧移动（图 5 - 7 - 10）。

（3）杠外步行训练：当杠内训练中截肢患者不再出现打软腿（突然膝关节弯曲）时则可以转到杠外，面对镜子，沿着地面的一条直线进行步行训练。对于年老、体弱、残肢短、控制膝关节稳定性能力差的患者，开始杠外训练时，健肢侧的手可轻轻地扶个手杖，防止跌跤。

（4）室外步行训练：在各种不同路面上（马路、土路、碎石路、不平的路）训练。

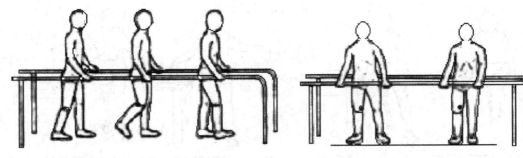

图 5 - 7 - 9　平行杠内的步行训练　　　　图 5 - 7 - 10　杠间的侧方步行训练

4. 日常动作训练

（1）上下台阶、楼梯训练：上台阶时应先迈健肢，再健肢用力伸膝，升高身体，上提假肢到健足同一层台阶。一般的假肢只能是两步上一层台阶。上台阶时为了让假脚不碰到台阶边缘，允许假肢有轻度外展。下台阶时应假肢先下，站稳后再下健肢。下落假肢时应注意假脚一定要落在台阶的后方，脚尖不宜超过台阶的前缘，否则假肢容易打软腿（图 5 - 7 - 11）。

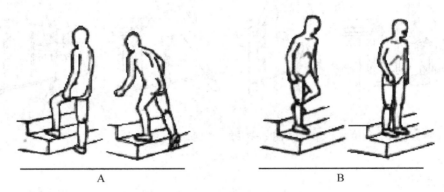

图 5 - 7 - 11　上下台阶、楼梯训练
A.上楼梯（健肢侧先上）；B.下楼梯（假肢侧先下）

（2）上下坡训练：分正面上下坡和侧方上下坡两种训练方法。①正面上下坡训练：上坡时，先迈健肢，要迈步大些，然后再向上迈假肢，假肢迈步要小，足跟落地时要用力后伸残肢，大腿截肢患者穿用假肢上下坡动作防止膝关节打软腿。正面下坡对大腿截肢患者相当难，先迈假肢，假腿迈步要小，残肢要尽量向后压残肢接受腔保证膝部稳定（图 5 - 7 - 12）；②侧向上下坡训练：初学步行截肢患者、年老、体弱、残肢短者正面上下坡容易跌跤，宜采用侧向上下坡。侧向上坡应侧向、向上先迈出健肢，再使假肢向健肢靠近。下坡时应先侧向下移假肢，再下健肢（图 5 - 7 - 13）。

（3）跨越障碍物训练：①横跨训练：健肢靠近障碍物侧立于障碍物旁；假肢侧负重，健肢跨过障碍物；接着，健肢负重，抬高假肢并跨过障碍物；多数患者在假肢向前提起的同时，以健肢为轴旋转跨越障碍物（图 5 - 7 - 14A）；②前跨训练：面对障碍物站立，假肢侧负重，健肢跨越障碍物；接着健肢负重，身体向前弯曲，伸直假肢侧的髋部，然后前伸假肢跨越障碍物（图 5 - 7 - 14B）。

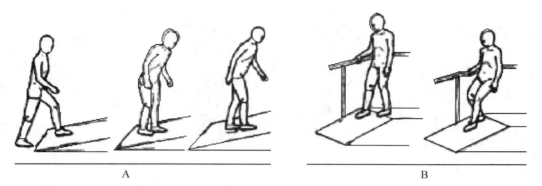

图 5 - 7 - 12　正面上下坡路训练

A.正面上坡(健肢侧先上);B.正面下坡(假肢侧先下)

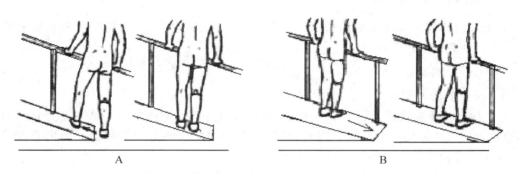

图 5 - 7 - 13　侧面上下斜坡训练

A.侧向上坡(健肢侧先上);B.侧向下坡(假肢侧先下)

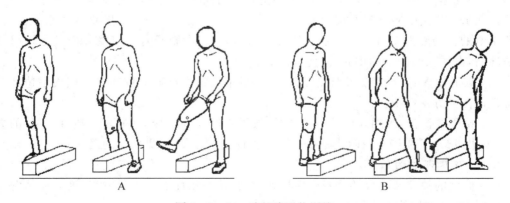

图 5 - 7 - 14　跨越障碍物训练

A.横跨训练;B.前跨训练

　　(4)拾物训练:将一些纸杯倒扣在步行线路的两旁,在步行过程中左右触摸两旁的纸杯,从而训练患者拾物的协调性(图 5 - 7 - 15)。

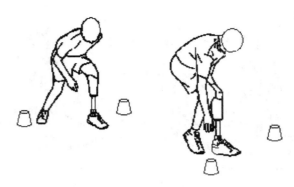

图 5－7－15 拾物训练

三、下肢假肢的维护

下肢截肢患者需要经常穿用假肢,为了保持假肢的正常功能,使用灵便和延长使用寿命,日常应注意以下维护事项。

(一)假肢的维护

1. 接受腔的维护

(1)保持接受腔内面的清洁:吸着式接受腔是直接与皮肤接触的,如果接受腔内面不洁,会增加残肢皮肤感染的危险。因此,截肢患者应在每天晚上睡前将接受腔内面擦拭干净。可用手巾浸淡肥皂水擦拭,然后自然晾干。

(2)保持内衬套和残肢套的清洁:接受腔的内衬套、衬垫等,因常被汗浸湿,附着脏物后会产生臭味,应经常用手巾浸药皂擦洗、晾干。残肢套更应注意经常清洗和更换。

(3)注意接受腔出现的裂纹:在树脂接受腔的内面会产生细小的裂纹,有时会弄伤残肢皮肤。在 ISNY 接受腔出现裂纹后容易裂开。此时,当接受腔内附着脏物或树脂变质,往往会使平滑的接受腔内面出现大小不平的瘢痕,特别是当大腿吸着式接受腔内壁上端出现这种情况后,会弄伤会阴处的皮肤,应尤加注意。

(4)残肢压痛:如果接受腔某处压残肢时,可采用挖空压痛部位的衬垫或用毛毡填起压痛部位周围的办法解决。

(5)接受腔松弛:当感到接受腔松弛时,先采用增加残肢袜套(最多不超过三层)的方法解决;如仍过松,可在接受腔四壁粘贴一层毛毡解决。必要时,更换新的接受腔。

2. 假肢零部件的维护

(1)假肢的关节及结合部分若产生松动,会影响使用性能和出现响声,因此应经常检查膝、踝轴螺丝及皮带的固定螺丝、铆钉,及时紧固。

(2)金属轴不灵活或发生响声时,要及时加注润滑油。受潮后,应及时干燥,并注油防锈。

(3)当出现声响异常,表明假肢部件出现破损,应及时查清原因,进行适当维修,必要时到假肢中心进行修理。特别是使用骨骼式下肢假肢时,更应及时对其关节和连接件进行检修,最好定期(如 3 个月 1 次)到假肢中心进行检修。

3. 装饰外套的维护　骨骼式大腿假肢的泡沫装饰套的膝关节前面部分最易破裂,患者应注意在出现小的破裂时就及时加以粘补维修。可采用在内面粘贴布条的方法增强,以便尽量延长其使用寿命。另外,如果穿用短腰的袜子,小腿部分的袜口处易被橡皮筋勒裂。因此,即使穿戴小腿假肢,最好也穿用长过膝部的袜子。

4. 定期检查、维修　一般每隔半年或一年应到假肢制作机构做一次假肢的全面检查、维修。这对延长假肢使用寿命,减少残肢因长期穿假肢而产生各种残肢疾病是很重要的。

5. 其他　假肢脱下后,要靠墙立放或平放在地面或桌面上,上边不要摆放重物,以防止变形,而影响使用。

（二）残肢的保护

穿着假肢站立、步行,全部体重都落在了残肢上。残肢相当于正常人的足跟,但残肢远不如足跟结实,容易受伤,一旦受伤就不能再穿用假肢。因此每个截肢患者要十分注意做好残肢保护,一旦出现残肢问题应及时治疗。

1. 保持残肢清洁　和清洁接受腔一样,每天晚上要仔细清洁并干燥残肢。同时要仔细检查残肢上有无瘢痕或变色部位。

2. 若残肢有伤　应停止使用下肢假肢。在使用假肢负重时,残肢的伤口是很难愈合的,这会使伤口逐渐加大造成感染,会导致长期不能穿假肢。因此,对小伤也要认真处理,迅速使其治愈。

3. 注意残肢套的材料厚度和设计　残肢套最好用绵制品,化纤的针织品易使皮肤发炎。与残肢接触的残肢套,其针织网眼要细,有一定的光滑度。一般小腿截肢患者以首选吸湿性好的细羊毛制的或棉线织的袜套为宜。紧贴残肢皮肤的第一层袜套可以选用单丝尼龙袜套,这种袜套很薄、很平滑,可以减少皮肤摩擦伤,其外层再套一两层吸湿性好的袜套。一般吸湿性袜套不超过三层,再多则说明接受腔过肥,应当去找假肢师协助解决。应每日换洗残肢袜,换下来的残肢袜应立刻用温水、碱性小的肥皂清洗,不要让汗干在残肢袜上。如果晾干后的残肢袜末端形状不呈半圆、不整齐,出现所谓"狗耳朵",可以放个皮球将袜套末端撑平,否则残肢末端易发生皮肤损伤。

4. 要长期备用弹力绷带　截肢患者体重的增加或因病卧床不能使用假肢,或患了某些使下肢发生水肿的疾病都会造成残肢的肿胀,有时可以严重到假肢穿不进了。这些情况可以考虑在不用假肢时使用弹力绷带、加压包扎残肢。

5. 保持良好的皮肤　有的残肢术后皮肤绷得很紧,有的与骨有粘连,儿童小腿截肢后残肢骨骼生长快,而皮肤生长慢,皮肤越来越绷得紧,甚至有的残肢骨末端从皮肤穿出来。此时截肢患者应注意经常用手做推移皮肤,向远端拉长皮肤,可以减少残肢皮肤损伤。

6. 注意鞋后跟的高度　下肢假肢的对线与截肢患者穿用的鞋后跟高度有直接关系。如果穿上后跟不同的鞋,就会造成对线的混乱,还有可能会造成膝反张,所以要求截肢患者不要经常更换不同跟高的鞋。

（三）佩戴不合适的假肢可能引起的疾病及处理办法

假肢在使用中,当做人体的一个器官,成为整体的一部分。假肢的装配、使用不合适,不但会引起残肢本身的问题,而且有时会引起某些其他部位问题。长期穿用不合适的假肢一般可能引起以下几种疾病。

1. 残肢承重部位皮肤摩擦损伤　多见于残肢的骨突起部位。开始皮肤表面发红,再重可以起水泡,表皮擦伤。长期使用不合适的小腿假肢,在腓骨头部位可引起滑囊(由于长期接受腔壁对骨突起部位皮肤的摩擦,形成一个肿物),当出现红、肿、热、痛时则称滑囊炎。对这类问题应以预防为主,随时注意残肢皮肤损伤情况,及时发现,及时寻找原因,及时解决。这类问题多由于残肢接受腔不合适引起,有时也可能因为穿戴不合适引起,还可能由于残肢肌肉萎缩而骨突起过于明显引发,一般要请假肢技师调整接受腔以求解决。少数截肢患者残肢骨末端生有骨刺亦常引起局部疼痛和皮肤摩擦伤,需要手术切除治疗。

2. 残肢的皮肤病　多由于没有做好残肢和假肢接受腔内清洁卫生工作,由细菌感染引起毛囊炎或各种真菌引起皮癣。对这类问题亦应预防为主,做好残肢、残肢袜、接受腔清洁工作。如发现皮肤病需停用假肢,及时治疗。

3. 残肢肌肉萎缩和血运障碍　残肢的某些肌肉被切断后不再运动,使用假肢又经常受压,因此长期使用假肢后,残肢肌肉会越来越萎缩。肌肉萎缩会引起残肢血液循环变差,残肢凉而容易引起残肢痛、幻肢痛。为防止肌肉萎缩,截肢患者应注意经常做幻肢运动练习。一般截肢患者都保留了幻肢感,幻肢运动练习中,大腿截肢患者可以练习幻想中的持续用力地伸膝、屈膝,每次伸膝或屈膝都要持续用力 10 秒以上;小腿截肢患者可以练习幻想中的用力抬起脚背和用力往下蹬脚的动作。此外,小腿截肢患者应注意尽力将残肢接受腔调整到能全面承重或全面接触。对使用带膝铰链、大腿皮上鞘的小腿假肢者还应注意不要把大腿皮上鞘的中间皮带系得太紧,以免影响残肢的血运。

4. 残肢末端软组织淋巴淤滞性炎症　现代的下肢假肢接受腔多为密闭的,如果残肢与接受腔能全面接触则一般不会出现问题,如果残肢末端与接受腔底有空隙,当提起一次残肢,由于假肢向下移动,接受腔的空隙变大,就出现一次负压,相当于做了一次中医治疗中的拔火罐,时间稍长残肢末端软组织会出现红、肿、压痛,称为淋巴淤滞性炎症。对这类问题也是预防为主,要求所有大腿或小腿假肢密闭式接受腔必须做到与残肢的全面接触。如果不能做到全面接触就不要强求做封闭式接受腔。对已出现淤滞性炎症的患者,建议及时停用假肢,用弹力绷带包扎,必要时可以配合热敷或物理治疗。

5. 脊柱侧弯和腰痛　多为下肢假肢装配的长度不合适。过长或过短都会引起截肢患者站立时骨盆倾斜、腰椎侧弯,时间一长就会引起腰痛,应及早发现、及早请假肢师协助调整。一般要求健肢和假肢等长,大腿假肢可短些,最多不超过 1 cm。

（肖晓鸿）

思 考 题

1. 对下肢假肢的基本要求有哪些?
2. 简述下肢假肢的分类。
3. 简述足部假肢、赛姆假肢、小腿假肢、膝离断假肢、大腿假肢、髋离断假肢各自的形式种类及特点。
4. 简述假脚的种类及各自的特点。
5. 简述膝关节的种类及特点。
6. 简述大腿接受腔的种类及特点。

7. 选用下肢假肢的原则是什么？

8. 影响假肢处方的主要因素有哪些？

9. 简述下肢假肢的处方内容和顺序。

10. 简述下肢假肢的制作过程。

11. 简述小腿假肢的检验要点。

12. 简述大腿假肢的检验要点。

13. 简述小腿假肢的使用与训练方法。

14. 简述大腿假肢的使用与训练方法。

15. 下肢假肢如何进行维护与保养？

第六章

下 肢 矫 形 器

1. 掌握矫形器的分类和矫形器的统一命名;掌握矫形器的基本功能;了解矫形器临床工作程序和康复小组的组成及主要任务。

2. 掌握下肢矫形器的分类;掌握下肢矫形器基本功能;掌握下肢矫形器的主要适应证;掌握下肢矫形器的生物力学原理。

3. 熟悉足的重要性;了解足部常见的问题;了解足部矫形器的种类和适应证。

4. 了解矫形鞋的制作工艺及要求。

5. 了解踝足矫形器的作用原理;掌握踝足矫形器种类及适应证。

6. 了解膝矫形器的种类作用原理及膝矫形器的适应证。

7. 掌握膝踝足矫形器的种类及适应证。

8. 掌握髋膝踝足矫形器的种类和适应证。

9. 掌握髋矫形器的种类及适应证。

10. 掌握股骨头无菌性缺血性坏死治疗用矫形器的种类及适应证。

11. 了解下肢矫形器的制作步骤及工艺。

12. 了解和掌握用低温热塑板材制作下肢矫形器的方法。

13. 了解用高温热塑板材制作下肢矫形器的方法。

14. 了解下肢矫形器的检验要点。

第一节　矫形器的概述

一、矫形器的概述

矫形器(orthosis)是用于改变神经、肌肉和骨骼系统的功能特性或结构的体外装置。有史以来,随着人类社会的文明和进步,对失去的部分进行补充,对弱的部分进行增强,矫形器作为患者的辅助器,是人们一直所苦心钻研的。历史上,矫形器被称为夹板(splint)、支具(brace)等,现在称为矫形器。有关矫形器制造、装配、临床应用的系统知识被称为矫形器学(orthotics)。从事矫形器装配工作的技术人员被称为矫形器师(orthotist)。

在人类文明史中,很早就出现了矫形的概念。矫形器的装配与研究的历史可追溯到古埃及第五代王朝(公元前2750~前2625年),这个结论是根据发掘出最古老的原始支撑器的考古考证得到的。我国古代医学中的正骨学,矫正骨折后的畸形,主要治疗方法是用夹板等体外器械来辅助治疗,这些可以说是矫形器学的萌芽。最早的夹板用于固定、治疗肢体的骨折。公元前期370多年之前,西方医学之父希波克拉底(Hippocrates)就提出了超关节固定骨折的原则。早年用于制造假肢的材料如木材、皮革、金属,也用于制造矫形器,而早期制造夹板和矫形器的人也正是那些木匠、皮匠、铁匠和盔甲工。18世纪以后薄铁制造工艺已经高度发展,欧洲已有大量精巧的夹板、矫形器生产。我国相传在明代已经应用了腰柱(一种木制围腰)。中医骨伤科应用夹板治疗骨折,不但历史久远,而且应用至今并有所发展。

由于近代高分子材料学、生物力学、电子学等高科技的迅速发展,由于临床医学、康复医学发展的需要,矫形器的制造、装配、临床应用技术在国际上有了快速发展。特别是随着康复医学的快速发展,对神经、肌肉和骨骼运动系统疾病的治疗重新认识,人们越来越发现矫形器在肢体残疾人的康复治疗以及回归社会等方面起着必不可少的作用,有时甚至是唯一行之有效的治疗方法。按照传统的概念,矫形器主要是指各种上肢、下肢和躯干的支架、矫形鞋、内脏托带等。但近年来,上述范围已经有所扩大,如各种手杖、拐杖、步行器、各种轮椅、用于改善支持功能的特制坐垫、床垫等均已进入矫形器范畴。除此之外,一些现代科学技术也进入矫形器领域,如电动、气动矫形器、功能性电刺激、生物反馈或机械的体内装置以及环境控制系统等。因此,人们把假肢与矫形器技术(prosthesis & orthosis,PO/OP)、物理治疗(physical therapy,PT)、作业治疗(occupational therapy,OT)和言语治疗(speech therapy,ST)视为现代康复治疗技术的四大技术,其中,假肢与矫形器技术被视为一个国家康复治疗技术水平发展的重要标志,是康复治疗技术的核心之一。

二、矫形器的统一命名

矫形器作为一个专业术语,于1950年在美国开始使用。但不同地区和国家却对矫形器的叫法各不相同,分别有以下的叫法:夹板(splint)、支具(brace)、矫形器械(orthopedic appliance)、矫形装置(orthopedic device)、支撑物(supporter)、辅助器具(aided tool)、矫形支架(orthopedic frame)等。1992年国际标准化组织(International Standard Organization,ISO)根据1972年美国国家科学院假肢与矫形器教育委员会提出的命名方案公布了残疾人辅助器具分类(ISO9999,1992)矫形器统一命名方案,该方案规定以矫形器所包含关节的英文名词第一个字母组成矫形器的名称(表6-1-1)。

表6-1-1 矫形器的统一命名

中文名称		英文名称	英文缩写
上肢矫形器	手矫形器	hand orthosis	HO
	腕矫形器	wrist orthosis	WO
	腕手矫形器	wrist – hand orthosis	WHO
	肘矫形器	elbow orthosis	EO
	肘腕矫形器	elbow – wrist orthosis	EWO

续 表

中 文 名 称		英 文 名 称	英文缩写
上肢矫形器	肩矫形器	shoulder orthosis	SO
	肩肘矫形器	shoulder – elbow orthosis	SEO
	肩肘腕矫形器	shoulder – elbow – wrist orthosis	SEWO
	肩肘腕手矫形器	shoulder – elbow – wrist – hand orthosis	SEWHO
下肢矫形器	足矫形器	foot orthosis	FO
	踝足矫形器	ankle – foot orthosis	AFO
	膝矫形器	knee orthosis	KO
	膝踝足矫形器	knee – ankle – foot orthosis	KAFO
	髋矫形器	hip orthosis	HO
	髋膝踝足矫形器	hip – knee – ankle – foot orthosis	HKAFO
脊柱矫形器	颈矫形器	cervical orthosis	CO
	颈胸矫形器	cervical – thoracic orthosis	CTO
	胸腰骶矫形器	thoracic – lumbar – sacrum orthosis	TLSO
	腰骶矫形器	lumbar – sacrum orthosis	LSO
	骶髂矫形器	sacrum – iliac orthosis	SIO

三、矫形器的分类

（一）按矫形器所包含的部位分类

一般可分为上肢矫形器、下肢矫形器和脊柱矫形器三大类,其中每类又分为若干种。

1. 上肢矫形器　用于整体或部分上肢的矫形器。

2. 下肢矫形器　用于整体或部分下肢的矫形器。下肢矫形器按功能可分为限制性、免荷性和矫正性三类矫形器。

3. 脊柱矫形器　用于整体或部分躯干、头、颈和其间关节的矫形器。按照其功能,脊柱矫形器还可分成固定性脊柱矫形器和矫正性脊柱矫形器两大类。

（二）按矫形器的基本功能分类

1. 医用临时矫形器　用快速成形材料制作的用于医疗的临时性矫形器。

2. 固定性矫形器　也称为静态矫形器或被动性矫形器,是将肢体保持在固定位置上的矫形器,用于固定病变部位,促进消炎和骨折愈合。

3. 矫正性矫形器　用于矫正肢体变形的矫形器,可以矫正畸形或防止畸形的进一步发展。

4. 保护性矫形器　用于保护肢体免受损伤或防止病变的软式矫形器。它可通过对病变肢体的保护来促使病变愈合。多用于治疗肢体骨折或髋关节疾患,如股骨头无菌性坏死等。

5. **功能性矫形器** 具有辅助肢体运动功能的矫形器,可以稳定已松弛的关节,代偿麻痹肌肉的部分功能。

6. **免荷式矫形器** 为减轻下肢承载的负荷而使用的矫形器。常用的免荷式矫形器有髌韧带承重(PTB)矫形器和坐骨承重矫形器。

7. **夜用矫形器** 为矫正或预防肢体变形而在夜间就寝时或休息时使用的矫形器。

8. **牵引式矫形器** 以牵引为目的而使用的矫形器。这种矫形器的治疗效果是通过牵引,缓解神经压迫症状,常用的有颈椎牵引带和腰椎牵引带。

(三)按动力力源分类

1. **体外力源矫形器** 采用电动、气动或液动等外部动力驱动的矫形器。

2. **自身力源矫形器** 人体肌力为动力驱动的矫形器。

(四)按制作矫形器所使用主要材料分类

可分为塑料矫形器、金属矫形器、皮制矫形器、纤维制品矫形器、金属框架式矫形器等。

1. **金属框架式矫形器** 用于躯干的金属框架结构的矫形器,这类矫形器是传统型的。主要品种有固定式胸腰椎矫形器,用铝合金支条制作成框架式矫形器。

2. **塑料矫形器** 使用热塑板材经石膏阳模成形的矫形器。热塑板材轻便、美观、卫生、可塑性好、加工方便,采用真空成形法,可根据修整后的石膏模型准确地快速成形,使制成后的矫形器更加符合生物力学的要求,提高治疗效果。

3. **充气式矫形器** 采用高强度的透明塑料制作而成,套在患肢上,拉上拉链,再将矫形器充气加压,从而对上肢或下肢进行固定和矫正。其方法简单、安全、无副作用,值得我们加以推广和使用(图6-1-1)。

(1)上肢充气式矫形器:上肢充气式矫形器一般分为上臂、前臂和手部充气式矫形器3种形式。使用时患者一般处于卧位或坐位,身体放松。注意气压要适当,一般以不超过患者的舒张压为宜(图6-1-1A)。

(2)下肢充气式矫形器:下肢充气式矫形器又称气袋,通常有大腿、膝关节和踝足3种类型。使用时主要通过气袋对皮肤的按摩、刺激,从而使肌肉放松,达到抑制痉挛、减轻疼痛、活动关节、预防畸形的目的。一般采用站位或卧位使用(图6-1-1B)。

(五)按矫形器材料的弹性分类

一般分为软性矫形器、硬性矫形器。

(六)按矫形器产品的状态分类

一般分为成品矫形器、订配成品矫形器、订制矫形器等。

(七)按组件化情况分类

1. **组件式矫形器** 由矫形器标准化组件组装的矫形器。国际上标准件目前正在向系列化方向发展,装配一具上肢矫形器,可根据患者的病肢尺寸,选购市场销售的专用零配件,经过组装、对线调整就能快速生产出品质优良的矫形器。

2. **非组件式矫形器** 与组件式矫形器相反,是由非标准化组件组装的矫形器。

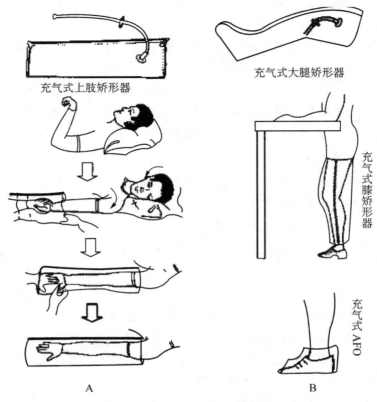

图 6-1-1　充气式矫形器

A.充气式上肢矫形器;B.充气式下肢矫形器

（八）按所治疗的疾病分类

一般分为儿麻矫形器、马蹄内翻足矫形器、脊柱侧弯矫形器、先天性髋关节脱位矫形器、骨折矫形器、股骨头无菌坏死矫形器等。

（九）按医疗目的分类

1. 医疗矫形器　在医学治疗阶段完成之前使用的矫形器,或纯粹作为治疗手段之一所使用的矫形器。

2. 医疗临时矫形器　使用简单的材料在短时间内可以制成的医疗用矫形器。

3. 康复矫形器　医学治疗完成之后,为固定肢体变形以及控制功能障碍的发展,改善日常生活活动能力而使用的矫形器。

四、矫形器的基本功能

（一）稳定和支持的功能

通过限制关节的异常活动或作用,达到稳定关节,以改善或恢复肢体功能。

（二）固定和保护的功能

通过对病变肢体或关节的固定和保护,从而缓解肌肉痉挛、促使炎症消退或骨折愈合的作用。

（三）预防和矫正畸形的功能

通过力的作用矫正肢体畸形或防止畸形的加重。但是,矫形器的矫正畸形功能只适合用于那些对外来的力能产生反应的畸形,也就是矫正性矫形器一般适用于儿童和青少年,如先天性髋关节脱位、先天性的畸形、特发性脊柱侧弯等。对成年人的骨性强直畸形等则是无效的。以下几种情况应注意预防畸形。

1. 肌力不平衡　由于上运动神经元、下运动神经元损伤,疾病或肌肉病变引起的关节周围肌力不平衡。

2. 肌无力　由于上/下运动神经元损伤、疾病或肌肉疾患引起的肌肉无力对抗重力。

3. 瘢痕　各种损伤引起的反应性瘢痕。

4. 炎症　各种关节炎如类风湿关节炎、强直性脊柱炎等。

5. 血液循环障碍　肌肉或肢体供血不足。

6. 疼痛　任何能妨碍肌肉收缩的骨、关节、肌肉疼痛。

上述情况一旦形成畸形则矫正工作较复杂,因此矫形器装配应尽早进行,以预防为主。

（四）免荷的功能

由于应用承重矫形器可减轻肢体或躯干长轴的承重,促使病变愈合,起到治疗和承重作用,还可以通过牵引缓解神经压迫症状。

（五）抑制痉挛的功能

通过控制关节运动,减少肌肉的反射性痉挛,如硬踝足矫形器用于脑瘫,可以防止步行中出现痉挛性的马蹄内翻足,从而改善步态。

（六）促进康复的功能

由于应用矫形器可改进残疾人的步行、饮食及穿衣等各种日常生活、工作的能力,从而帮助功能障碍的患者进行各种康复训练,早日恢复其功能。

有时,在某一矫形器可能具有以上一种或几种基本功能。

五、矫形器临床工作程序

（一）准备和制作

1. 处方前检查　检查的内容包括病人的一般情况、病史、体格检查、关节活动度(ROM)、肌力、目前使用矫形器的情况等。康复治疗小组根据病人各方面的情况拟定康复治疗方案和矫形器处方。

2. 矫形器处方　康复治疗小组的首要任务,康复医师应掌握矫形器的基本知识和各种矫形器的结构原理及其适应证。根据患者的情况开具最合适的矫形器处方。处方要求明确,切实可行,要将目的、要求、品种、材料、固定范围、体位、作用力的分布、使用时间等写明。

3. 矫形器装配前的康复治疗　主要用以增强肌力,改善关节活动范围和协调功能,消除水肿,为使用矫形器创造较好的条件。

4. 矫形器的制作　包括矫形器的设计、测量、绘图、取模、制作、装配等程序。

(二) 矫形器的使用与训练

1. **初检(试穿)** 了解矫形器是否达到处方要求、舒适性及对线是否正确、动力装置是否可靠,必要时进行调整。初检的矫形器是没完成的半成品。这样做修改容易、费用少。初检可以对写出的处方进行及时的修订,还可以按产品作用、设计要求和质量标准进行恰当的生物力学检查,这对保证穿戴训练、交付使用时最大限度地取得满意结果非常重要。只有通过了初检,才能允许交付患者训练、使用。

2. **矫形器使用训练** 包括教会患者穿脱矫形器、穿上矫形器进行一些功能活动,根据不同的品种进行适当的训练,如用屈指矫形器进行抓握各种不同大小和形状的物体练习,熟练掌握外部动力夹板的操纵。

3. **终检** 由康复医师负责,检查矫形器的装配是否符合生物力学原理,是否达到预期的目的和效果,了解病人使用矫形器后的感觉和反应。矫形器合格后方可交付患者使用。终检工作由医生、治疗师、矫形器师等康复专业人员共同协作完成。其主要内容包括:矫形器生物力学性能的复查;矫形器实际使用效果的评价;患者身体、心理康复状况的评定。

(三) 随访

对需长期使用矫形器的患者,应 3 个月或半年随访一次,以了解矫形器使用效果及病情变化,需要时应对矫形器做修改调整。

上述矫形器临床工作程序中的处方、初检、终检是矫形器临床医疗工作中 3 项主要任务。初次装配矫形器者应严格地履行三项程序。当患者以旧换新时,初检与终检可以合二为一;当随访不满意时则应坚持反复检查、修改,直至满意为止(图 6-1-2)。

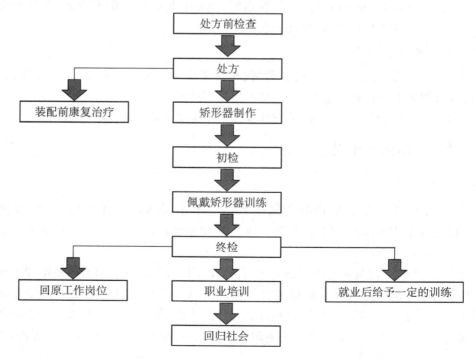

图 6-1-2 矫形器临床工作程序示意图

六、康复小组的组成及主要任务

康复小组是由有关医生、矫形器师、物理治疗师、作业治疗师、护士、心理学工作者、社会工作者等康复专业人员与患者本人共同组成。康复小组应以患者为中心。

（一）康复小组在矫形器装配中的主要任务

（1）根据疾病诊断、残疾状况及有关的其他方面情况制订全面康复计划。根据全面康复计划的需要写出矫形器处方。

（2）做好矫形器装配的初检（试样）和终检工作。

（二）在矫形器装配中医生的责任

（1）通过临床了解和各种检查明确诊断和残疾状况，与康复协作组其他成员密切协作，制订患者的全面康复方案，写出矫形器处方。

（2）让患者知道使用矫形器的目的、必要性、使用方法、作用中的注意事项，以提高患者使用矫形器的积极性和确保正确使用矫形器。

（3）完成必要的矫形器装配前的治疗工作。

（4）负责矫形器装配质量的检查（初检和终检）。

（5）负责患者使用矫形器效果的随访。

（三）矫形器师在矫形器装配中的责任

（1）参加康复协作组的讨论会，针对疾病诊断，残疾状况，康复计划，矫形器装配目的，结合矫形器装配中的材料、部件、工艺条件提出处方意见。

（2）认真了解矫形器处方。

（3）按照处方要求向患者详细说明矫形器的材料、结构、外形、重量、穿用矫形器的作用，舒适耐用情况，使用中可能出现的问题、价格、订制手续，时间。

（4）按照处方要求填写订制单。测量、绘图、取型、修型、制造、装配，完成矫形器全面处理。

（5）及时修改初检（试样）、终检中发现的问题。

（6）矫形器装配通过终检后交付患者使用时应向患者说明使用方法、使用中的注意事项。

（肖晓鸿，杨　梅）

第二节　下肢矫形器的概述

下肢矫形器（lower limb orthoses）是用于整体或部分下肢的矫形器。下肢矫形器是使用最早、最广泛的矫形器。它的基本功能是保护衰弱或疼痛的肌肉骨骼段；固定患有疾病的下肢关节，预防发生畸形，矫治已出现的畸形，代偿麻痹肌肉的功能，部分地改善病人的行走步态；减轻患者肢体承重负荷，促进骨折部位的骨痂形成，加快骨折愈合，手术前后准备治疗以及巩固手术效果，改进并促进功能早期恢复等。

一、下肢矫形器的分类

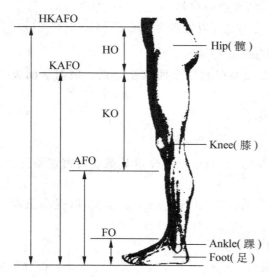

图 6-2-1 下肢矫形器按部位
分类示意图

1. 下肢矫形器按部位分类(图 6-2-1)

(1)足矫形器(FO):用于全部或部分足的矫形器又可分为矫形鞋垫、矫形鞋、足托和矫形靴等。

(2)踝足矫形器(AFO):用于踝关节及全部或部分足的矫形器,固定范围从小腿上部到足底,俗称小腿矫形器。按其结构可分为软式踝足矫形器、支条式踝足矫形器、塑料踝足矫形器和髌韧带承重(PTB)式踝足矫形器等多种类型。

(3)膝矫形器(KO):用于膝关节的矫形器。对于需要限制膝关节运动而不需要限制踝足运动者可使用膝关节矫形器。

(4)膝踝足矫形器(KAFO):用于膝关节、踝关节和足的矫形器,固定范围为自大腿上段到足底,俗称大腿矫形器。按结构分为支条式、坐骨承重式和塑料踝足矫形器。

(5)髋矫形器(HO):用于髋关节的矫形器固定范围包括整个骨盆和大腿部分。适用于髋关节发育不良而引起的髋关节脱位、半脱位和因脑性瘫痪引起内收肌痉挛而出现的髋关节内收。

(6)髋膝踝足矫形器(HKAFO):用于髋关节、膝关节、踝足关节及足的矫形器,俗称髋大腿矫形器。髋大腿矫形器适用于截瘫、偏瘫、脑瘫及下肢肌无力等站立行走及康复训练。

2. 下肢矫形器按功能分类 固定矫形器、矫正矫形器、免荷矫形器、补高矫形器等。

3. 按矫形器的主要材料分类

(1)塑料矫形器:见图 6-2-2。

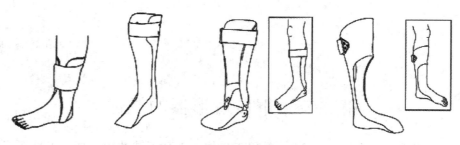

图 6-2-2 各种塑料踝足矫形器

(2)金属矫形器:见图 6-2-3、4。

(3)碳纤矫形器:见图 6-2-5。

(4)软式矫形器:主要采用布(皮革)等制的矫形器(图 6-2-6)。

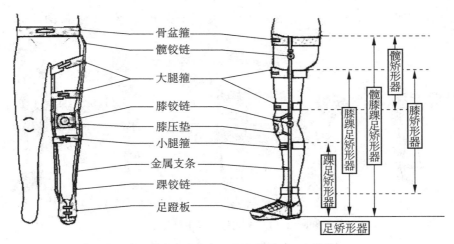

图 6 - 2 - 3　下肢金属矫形器的组成部分

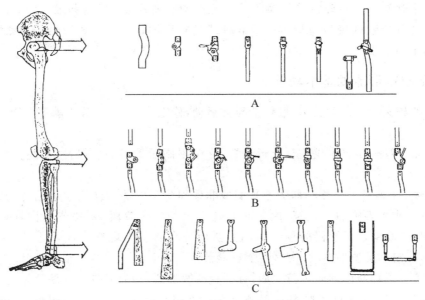

图 6 - 2 - 4　各种形式的金属关节铰链

A. 髋关节铰链；B. 膝关节铰链；C. 足蹬板与踝关节铰链

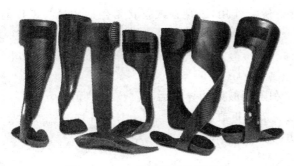

图 6 - 2 - 5　碳纤维踝足矫形器

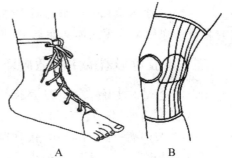

图 6 - 2 - 6　软式下肢矫形器

A. 布制的 AFO；B. 布制的 KO

(5) 金属框架式矫形器:主要采用的材料为金属＋皮革/塑料/布匹等(图6-2-7)。

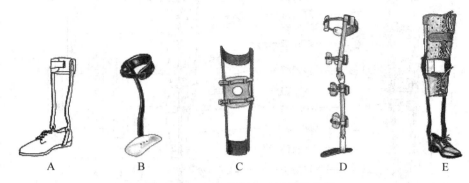

图6-2-7　金属框架式下肢矫形器

A.双支条 AFO;B.单支条 AFO;C.KO;D.单支条 KAFO;E.双支条 KAFO

4. **按矫形器所应用的疾病分类** ①小儿麻痹症矫形器;②骨折矫形器;③马蹄内翻足矫形器;④先天性髋脱位矫形器;⑤偏瘫踝足矫形器;⑥脑瘫矫形器;⑦截瘫矫形器;⑧髋关节免荷矫形器等。

二、下肢矫形器的基本功能

1. **稳定与支持** 限制关节、肢体的异常活动,稳定关节,恢复肢体承重功能。如儿麻矫形器。

2. **固定** 对病变肢体或关节进行静置(完全限制活动),加以保护,促进痊愈。如骨折矫形器。

3. **预防、矫正畸形** 用于肌力不平衡或非生理状态的静力作用引起的骨与关节畸形。矫形器的矫正作用多施加于儿童,因为儿童处于生长发育阶段,骨关节生长具有生物可塑性,矫正能收到效果。矫形器的预防作用主要体现在防止出现畸形或防止畸形严重发展。如先天性马蹄内翻足矫形器、膝内(外)翻矫形器。

4. **免荷** 减轻肢体轴向负荷。如:骨折免荷矫形器,治疗股骨头无菌性坏死的矫形器。

5. **抑制站立、步行中的肌肉反射性痉挛** 通过控制关节的运动,减缓、抑制肌肉的反射性痉挛。如踝足矫形器可以防止脑瘫患儿行走时出现痉挛性马蹄内翻足畸形。

6. **长度补偿** 对双下肢长度不一进行长度补偿,达到双下肢等长,骨盆水平。

7. **改进身体功能** 矫形器对人体功能的综合作用,表现在改善日常生活质量与工作能力,促进心血管系统等人体功能。

三、下肢矫形器的主要适应证

1. **固定式下肢矫形器的适应证** 固定和限制肢体的异常活动。

(1) 关节内外侧不稳定:如软组织损伤、关节骨折或脱位等。

(2) 关节疾病:踝关节疾病、膝关节疾病、髋关节疾病等。

(3) 神经麻痹:上、下运动神经元的麻痹。

(4) 畸形:先天或后天的骨骼畸形等。

2. 矫正式下肢矫形器的适应证 矫正和改进肢体的异常结构。

（1）足部畸形：外翻足和高弓足、尖足和钩状足、内翻足和扁平足等。

（2）膝关节畸形：膝内翻、膝外翻、膝关节屈曲挛缩、膝过伸（膝反屈）。

3. 免荷式下肢矫形器的适应证 使肢体免荷。

（1）关节疾患：关节脱位、坏死、炎症、假关节等。

（2）骨骼疾患：骨折、坏死、炎症等。

4. 补偿式下肢矫形器的适应证 对肢体三维长度及体积缺损部分进行补偿。

（1）长度补偿：下肢不等长的补偿，如增高鞋。

（2）体积补偿：如假臀。

（3）缺损肢体补偿：如补缺鞋。

四、下肢矫形器的生物力学原理

所有的下肢矫形器都需要通过对肢体施加力来产生治疗作用，因此矫形器设计者应了解其在产生动作和发挥适应功能时的作用。

一般采用的方法是根据力的大小、方向和作用三点对力进行描述，所有的动作都是转动、移动或者两者的组合。转动造成角度的变化，移动不改变高度的方向，力牵动关节的有效程度决定着力点（或与转轴间的）以及力的大小。因此，下肢矫形器对肢体施力主要是通过杠杆原理来达到最佳的作用效果。下肢矫形器的功能通过杠杆作用产生的功能有固定与支持、矫正畸形、免荷以及补偿（图6-2-8）。

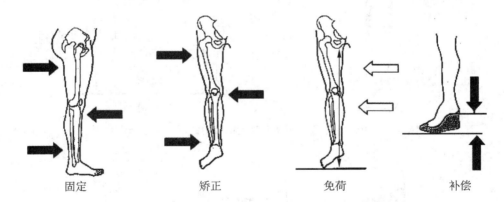

固定　　　　　矫正　　　　　免荷　　　　　补偿

图6-2-8 下肢矫形器的生物力学原理示意图

（一）固定式下肢矫形器的应用原理

（1）治疗股骨颈及股骨近端骨折的矫形器原理：见图6-2-9。

（2）治疗股骨颈及股骨远端骨折的矫形器原理：见图6-2-10。

（3）治疗胫骨近端骨折的矫形器原理：见图6-2-11。

（4）治疗胫骨远端骨折的矫形器原理：见图6-2-12。

（5）治疗腓骨近端骨折的矫形器原理：见图6-2-13。

（6）治疗腓骨远端骨折的矫形器原理：见图6-2-14。

（7）治疗膝关节交叉韧带损伤（抽屉膝）的矫形器原理：见图6-2-15。

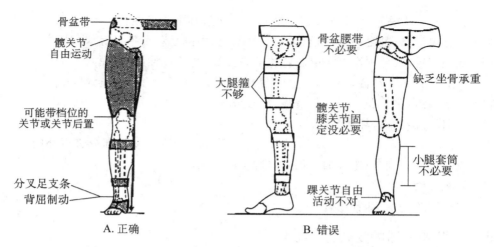

图 6 - 2 - 9 治疗股骨颈及股骨近端骨折的矫形器原理示意图

骨盆带
髋关节
自由运动
可能带档位的
关节或关节后置
分叉足支条
背屈制动
A. 正确

骨盆腰带
不必要
缺乏坐骨承重
大腿箍
不够
髋关节、
膝关节固
定没必要
小腿套筒
不必要
踝关节自由
活动不对
B. 错误

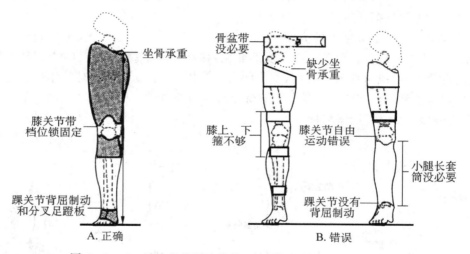

图 6 - 2 - 10 治疗股骨颈及股骨远端骨折的矫形器原理示意图

坐骨承重
膝关节带
档位锁固定
踝关节背屈制动
和分叉足蹬板
A. 正确

骨盆带
没必要
缺少坐
骨承重
膝上、下
箍不够
膝关节自由
运动错误
小腿长套
筒没必要
踝关节没有
背屈制动
B. 错误

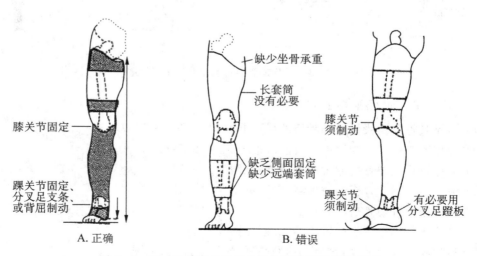

图 6 - 2 - 11 治疗胫骨近端骨折的矫形器原理示意图

膝关节固定
踝关节固定、
分叉足支条、
或背屈制动
A. 正确

缺少坐骨承重
长套筒
没有必要
膝关节
须制动
缺乏侧面固定
缺少远端套筒
踝关节
须制动
有必要用
分叉足蹬板
B. 错误

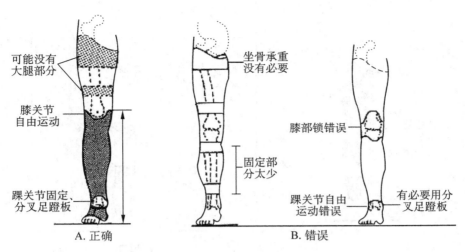

可能没有
大腿部分

膝关节
自由运动

踝关节固定、
分叉足蹬板

A. 正确

坐骨承重
没有必要

固定部
分太少

膝部锁错误

踝关节自由
运动错误

有必要用分
叉足蹬板

B. 错误

图 6－2－12　治疗胫骨远端骨折的矫形器原理示意图

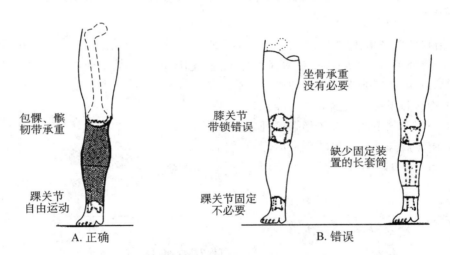

包髁、髌
韧带承重

踝关节
自由运动

A. 正确

坐骨承重
没有必要

膝关节
带锁错误

缺少固定装
置的长套筒

踝关节固定
不必要

B. 错误

图 6－2－13　治疗腓骨近端骨折的矫形器原理示意图

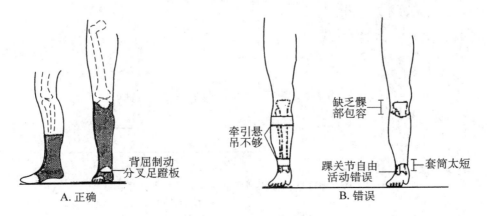

背屈制动
分叉足蹬板

A. 正确

缺乏髁
部包容

牵引悬
吊不够

踝关节自由
活动错误

套筒太短

B. 错误

图 6－2－14　治疗腓骨远端骨折的矫形器原理示意图

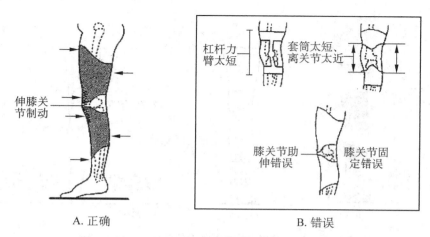

A. 正确　　　　　　　　　　　　　　B. 错误

图 6 - 2 - 15　治疗膝关节交叉韧带损伤(抽屉膝)的矫形器原理示意图

(8) 治疗膝关节侧副韧带损伤的矫形器原理:见图 6 - 2 - 16。

(9) 治疗髋关节炎、Perthes 病等矫形器原理:见图 6 - 2 - 17。

(10) 治疗膝关节炎等矫形器原理:见图 6 - 2 - 18。

(11) 治疗膝下关节疾病等矫形器原理:见图 6 - 2 - 19。

(12) 固定膝关节畸形等矫形器原理:见图 6 - 2 - 20。

(13) 固定髋关节畸形等矫形器原理:见图 6 - 2 - 21。

(14) 固定踝关节畸形等矫形器原理:见图 6 - 2 - 22。

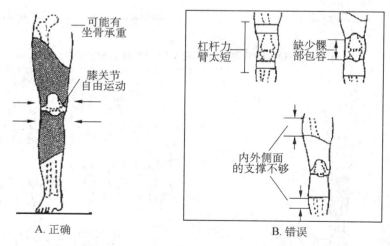

A. 正确　　　　　　　　　　　　　　B. 错误

图 6 - 2 - 16　治疗膝关节侧副韧带损伤的矫形器原理示意图

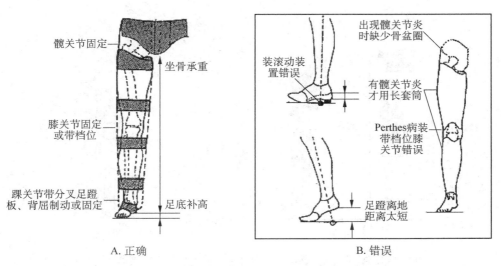

图 6－2－17　治疗髋关节炎、Perthes 病等矫形器原理示意图

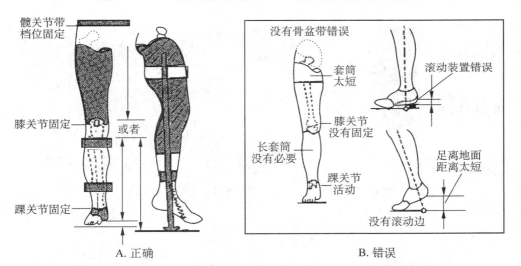

图 6－2－18　治疗膝关节炎等矫形器原理示意图

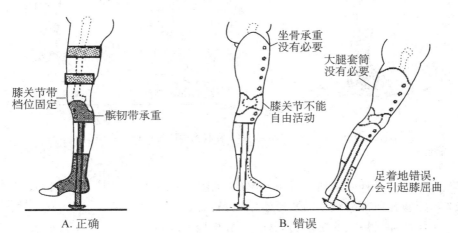

图 6－2－19　治疗膝下关节疾病等矫形器原理示意图

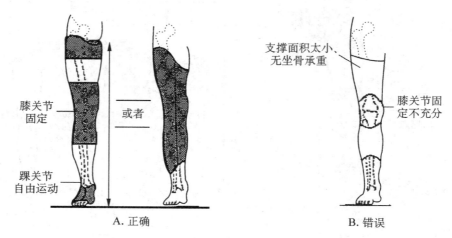

图 6 - 2 - 20　固定膝关节畸形等矫形器原理示意图

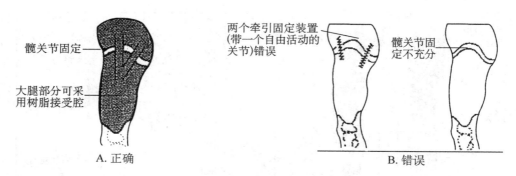

图 6 - 2 - 21　固定髋关节畸形等矫形器原理示意图

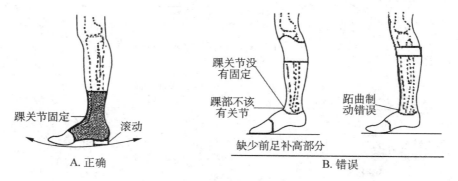

图 6 - 2 - 22　固定踝关节畸形等矫形器原理示意图

（15）治疗足部背伸肌缺损的矫形器原理：见图 6 - 2 - 23。

（16）治疗膝伸肌部分缺损的矫形器原理：见图 6 - 2 - 24。

（17）治疗膝伸肌缺损的矫形器原理：见图 6 - 2 - 25。

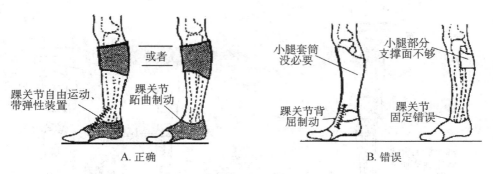

图 6 - 2 - 23 治疗足部背伸肌缺损的矫形器原理示意图

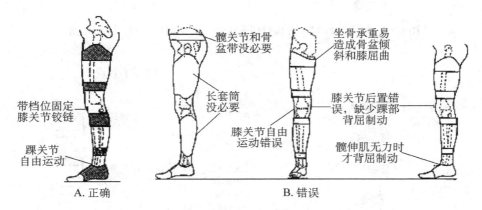

图 6 - 2 - 24 治疗膝伸肌部分缺损的矫形器原理示意图

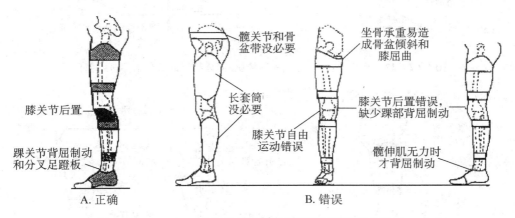

图 6 - 2 - 25 治疗膝伸肌缺损的矫形器原理示意图

（18）治疗骨盆肌肉（臀大肌和股四头肌）部分缺损的矫形器原理：见图 6 - 2 - 26。

（19）治疗骨盆肌肉（尤其髂腰肌）部分缺损的矫形器原理：见图 6 - 2 - 27。

（20）治疗骨盆肌肉（臀大肌、股四头肌和髂腰肌）部分缺损的矫形器原理：见图 6 - 2 - 28。

（21）治疗骨盆肌肉缺损和下肢缩短的矫形器原理：见图 6 - 2 - 29。

（22）治疗骨盆肌肉完全缺损（骨盆倾斜）的矫形器原理：见图 6 - 2 - 30。

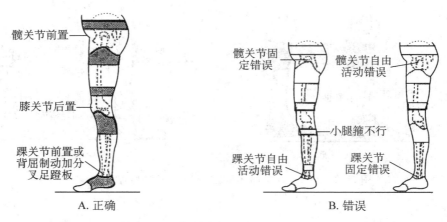

图 6-2-26 治疗臀大肌和股四头肌部分缺损的矫形器原理示意图

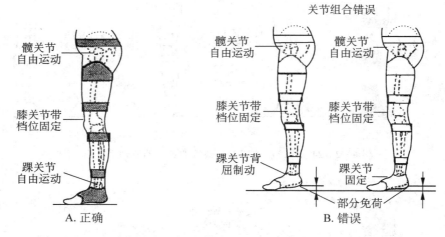

图 6-2-27 治疗骨盆肌肉（尤其髂腰肌）部分缺损的矫形器原理示意图

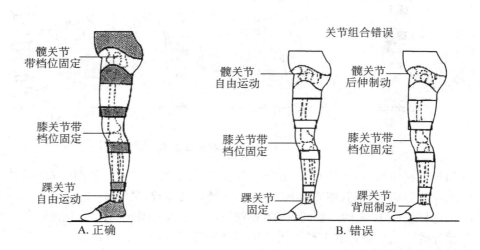

图 6-2-28 治疗骨盆肌肉（臀大肌、股四头肌和髂腰肌）部分缺损的矫形器原理示意图

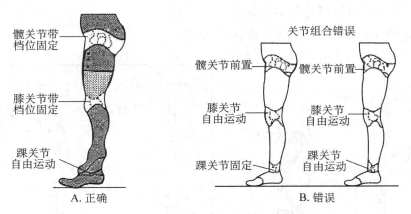

髋关节带档位固定

膝关节带档位固定

踝关节自由运动

A. 正确

关节组合错误

髋关节前置　髋关节前置

膝关节自由运动　膝关节自由运动

踝关节固定　踝关节自由运动

B. 错误

图 6 - 2 - 29　治疗骨盆肌肉缺损和下肢缩短的矫形器原理示意图

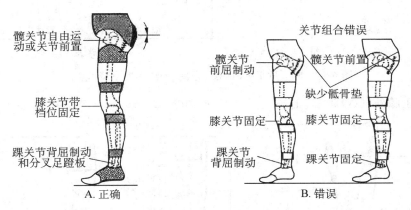

髋关节自由运动或关节前置

膝关节带档位固定

踝关节背屈制动和分叉足蹬板

A. 正确

关节组合错误

髋关节前屈制动　髋关节前置

缺少骶骨垫

膝关节固定　膝关节固定

踝关节背屈制动　踝关节固定

B. 错误

图 6 - 2 - 30　治疗骨盆肌肉完全缺损（骨盆倾斜）的矫形器原理示意图

（23）治疗骨盆肌肉完全缺损（骨盆过度伸展）的矫形器原理：见图 6 - 2 - 31。

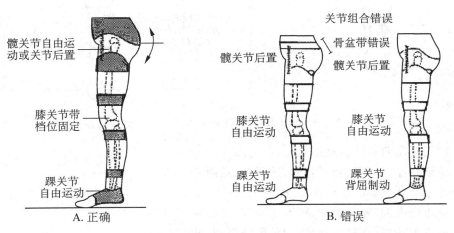

髋关节自由运动或关节后置

膝关节带档位固定

踝关节自由运动

A. 正确

关节组合错误

骨盆带错误

髋关节后置　髋关节后置

膝关节自由运动　膝关节自由运动

踝关节自由运动　踝关节背屈制动

B. 错误

图 6 - 2 - 31　治疗骨盆肌肉完全缺损（骨盆过度伸展）的矫形器原理示意图

（二）矫正式下肢矫形器的应用原理

（1）矫正膝内翻（X 形腿）的矫形器原理：见图 6－2－32。

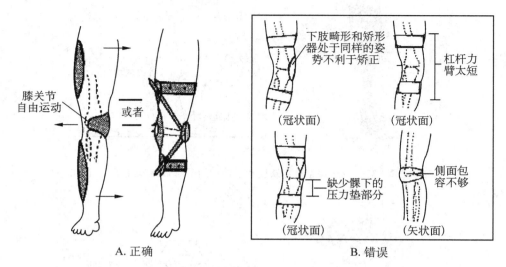

A. 正确　　　　　　　　　　　　　　B. 错误

图 6－2－32　矫正膝内翻（X 形腿）的矫形器原理示意图

（2）矫正膝外翻（O 形腿）的矫形器原理：见图 6－2－33。

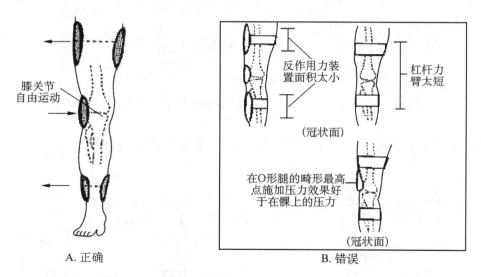

A. 正确　　　　　　　　　　　　　　B. 错误

图 6－2－33　矫正膝外翻（O 形腿）的矫形器原理示意图

（3）矫正膝屈曲挛缩的矫形器原理：见图 6－2－34。

（4）矫正膝反屈（膝过伸）的矫形器原理：见图 6－2－35。

（5）矫正骨盆倾斜的矫形器原理：见图 6－2－36。

（6）矫正踝内翻（外翻足）的矫形器原理：见图 6－2－37。

（7）矫正踝外翻（马蹄内翻足）的矫形器原理：见图 6－2－38。

（8）矫正尖足的矫形器原理：见图 6－2－39。

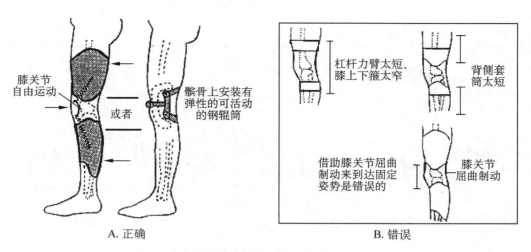

图 6-2-34 矫正膝屈曲挛缩的矫形器原理示意图

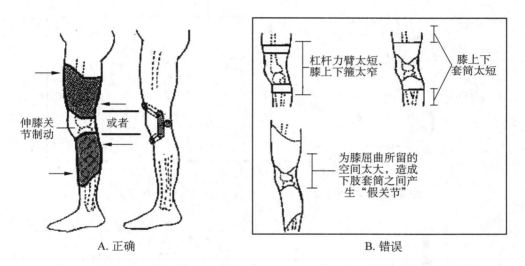

图 6-2-35 矫正膝反屈(膝过伸)的矫形器原理示意图

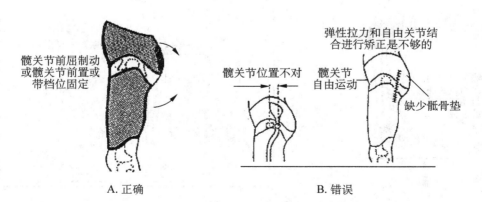

图 6-2-36 矫正骨盆倾斜的矫形器原理示意图

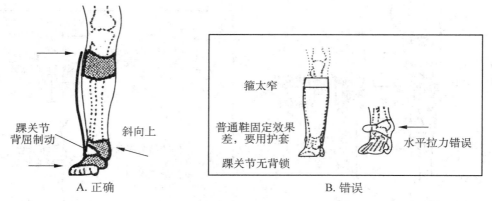

图 6 - 2 - 37   矫正踝内翻(外翻足)的矫形器原理示意图

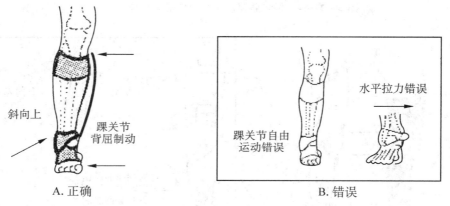

图 6 - 2 - 38   矫正踝外翻(马蹄内翻足)的矫形器原理示意图

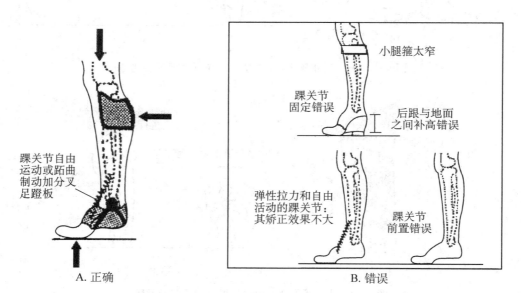

图 6 - 2 - 39   矫正尖足的矫形器原理示意图

（9）矫正钩状足的矫形器原理：见图 6-2-40。

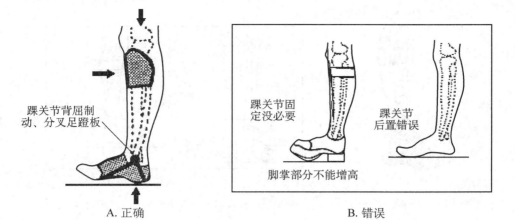

图 6-2-40　矫正钩状足的矫形器原理示意图

（三）补偿式下肢矫形器应用原理

（1）腿长不一（3.5～5 cm），肌力尚可的补偿式下肢矫形器原理：见图 6-2-41。

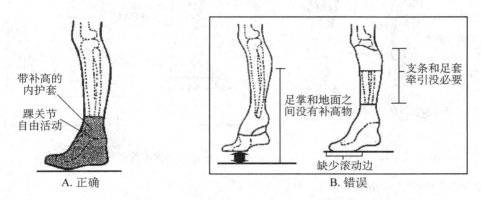

图 6-2-41　腿长不一（3.5～5 cm），肌力尚可的补偿式下肢矫形器原理示意图

（2）腿长不一（5～7 cm），肌力尚可的补偿式下肢矫形器原理：见图 6-2-42。

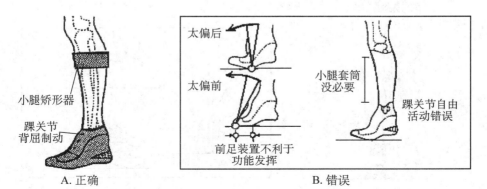

图 6-2-42　腿长不一（5～7 cm），肌力尚可的补偿式下肢矫形器原理示意图

（3）腿长不一（3.5～5 cm），无肌力的补偿式下肢矫形器原理：见图 6 - 2 - 43。

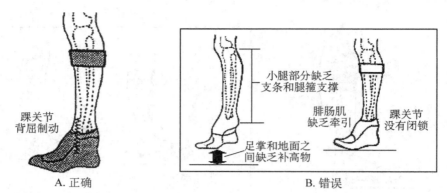

踝关节
背屈制动

A. 正确

小腿部分缺乏
支条和腿箍支撑

腓肠肌
缺乏牵引

踝关节
没有闭锁

足掌和地面之
间缺乏补高物

B. 错误

图 6 - 2 - 43　腿长不一（3.5～5 cm），无肌力的补偿式下肢矫形器原理示意图

（4）腿长不一（5 cm 以上），无肌力的补偿式下肢矫形器原理：见图 6 - 2 - 44。

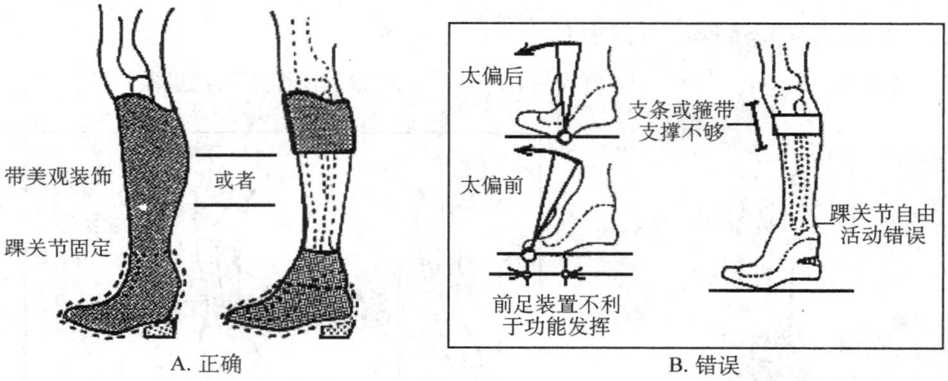

带美观装饰

或者

踝关节固定

A. 正确

太偏后

支条或箍带
支撑不够

太偏前

踝关节自由
活动错误

前足装置不利
于功能发挥

B. 错误

图 6 - 2 - 44　腿长不一（5 cm 以上），无肌力的补偿式下肢矫形器原理示意图

（5）完全免荷式矫形器的补高原理：见图 6 - 2 - 45。

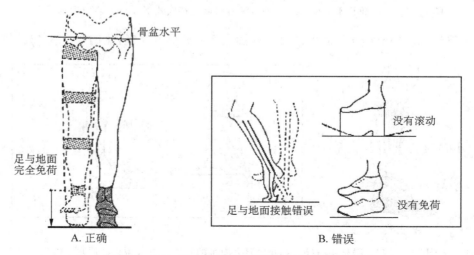

骨盆水平

足与地面
完全免荷

A. 正确

没有滚动

足与地面接触错误

没有免荷

B. 错误

图 6 - 2 - 45　完全免荷式矫形器的补高原理示意图

（四）免荷式下肢矫形器的应用原理

（1）治疗全下肢的关节炎疾病的矫形器原理：见图 6-2-46。

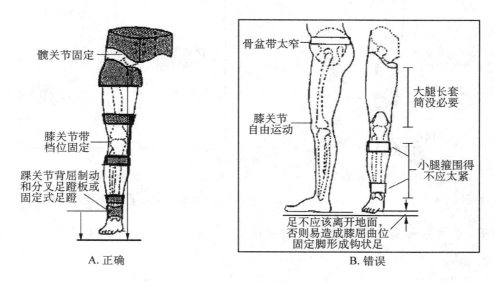

图 6-2-46 治疗全下肢的关节炎疾病的矫形器原理示意图

（2）治疗膝关节病的矫形器原理：见图 6-2-47。

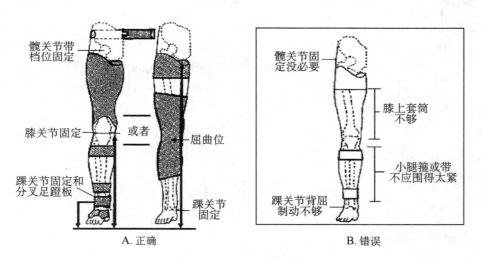

图 6-2-47 治疗膝关节病的矫形器原理示意图

（3）治疗膝下关节病的矫形器原理：见图 6-2-48。

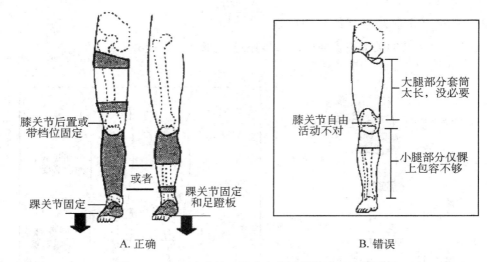

A. 正确　　　　　　　　　　　　　　　　B. 错误

图 6 - 2 - 48　治疗膝下关节病的矫形器原理示意图

（五）夜用矫形器应用原理（图 6 - 2 - 49）

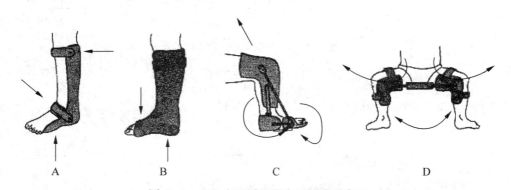

图 6 - 2 - 49　夜用矫形器应用原理示意图

A. 治疗尖足；B. 治疗钩状足；C. 治疗马蹄内翻足；D. 治疗先天性髋关节脱位

（肖晓鸿）

第三节　足 矫 形 器

一、足矫形器的概述

（一）足部的重要性

在所有的动物中，只有人类具有和地面接触的足跟与足弓的构造。足被称为人体的第二心脏，由足弓、骨骼、韧带、肌肉、肌腱构成。足部单侧由 26 块骨组成，双脚就有 52 块骨，约占全身 206 块骨的 1/4，同时含 29 个关节、42 条肌肉及 25 条肌腱，全部体积却占不到全身的 5%，显然脚是人体单位体积内含最多组织的器官之一。足部有 72 个与脏腑器官相对应的反射区(图 6-3-1、2)。

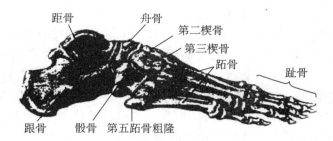

图 6-3-1 足部骨骼结构

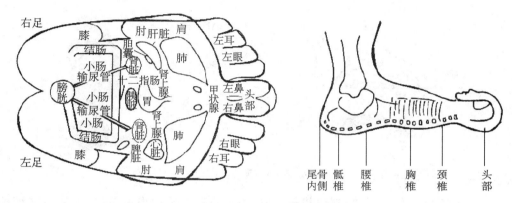

图 6-3-2 足部与人体脏腑器官相对应的反射区

"千里之行,始于足下",人在行走时,足部要承受体重的 4～5 倍重量,而跑跳时的承重更是达到体重的 8～10 倍。人每天约走 18 000 步,一生中双脚走的路,大约等于环绕地球 5 圈。如果双脚有任何的病变,足底承载的重力出现不平均,那全身骨架结构载重扭力改变,就会出现腰酸背痛,严重者产生肌肉神经的慢性症状。人体的许多慢性疼痛多半与足部有关(图 6-3-3)。

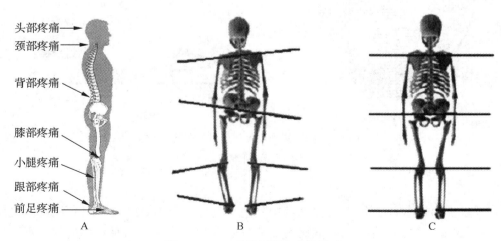

图 6-3-3 足部问题造成的影响

A.足部问题引起的疼痛部位;B.足部问题造成的人体力线改变;C.足部问题解决后的人体力线

人的一只脚共有 3 个足弓。而足弓的形状,主要是由韧带、足底筋膜、肌肉及骨骼结构所维系。它由跟骨、距骨、舟骨、骰骨、第一、二、三楔骨及第一、二、三、四、五跖骨组成。上述诸骨组合成纵弓和横弓。纵弓又分为内侧纵弓和外侧纵弓,横弓即足底前部横行的弓形结构,足的正常功能是由骨及其足弓,以及维持足弓的肌肉、韧带等共同起作用。足弓的功能——能量转换功能;在整双脚板接触地面的步态中,足弓会变得较为扁平及拉扯,在此阶段期间足弓会吸收部分体重及步行时的能量,跟着在后跟离地的步态中此能量会转化为推动身体的能量,令整个足部前倾(就像射箭时拉弓及放弓的情况)。因此,有扁平足的人,足弓缺乏了弹性,在推动身体时肌肉须用额外的能量去推动身体,所以足弓下陷本身是形成肌肉容易疲劳的原因之一(图 6-3-4)。

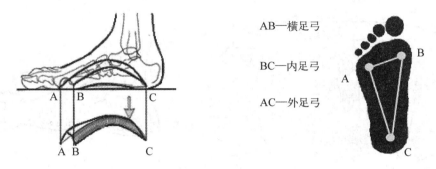

AB—横足弓

BC—内足弓

AC—外足弓

图 6-3-4 足弓的结构

不同人有不同的足部问题,当症状较轻时,矫形器师可根据患者需要,制作不同足矫形器,虽然有的不能起矫正作用,但可缓解各种足部不适、疲倦及疼痛。根据足矫形器的材料、大小、厚度、形状和款式等,可以说是品种繁多、千变万化(图 6-3-5)。

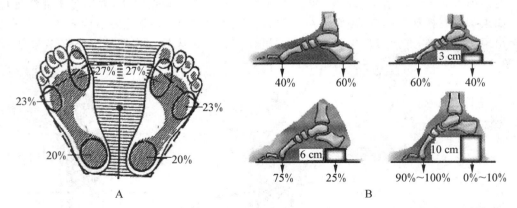

图 6-3-5 跟高与足部受力分布的关系

A. 正常足部受力分布图;B. 不同的跟高对足部受力分布的影响

（二）常见的足部问题

一半以上的人患有足病,常见足部的问题包括足部畸形和足部炎症,如肌腱炎、足底筋膜炎、足后关节炎等。成年人的发病比例更是高达 75%。成年人的足部疾病的起因主要有以下几个因素:5% 是由于过度运动,11% 来自走路不平衡,18% 是因为上了年纪,2% 原因不明,其中约60%以上人群则是因为穿鞋不当。可见大部分足病是由鞋子引起的。但是,在我们当中有60%以上的人群每天穿着不合脚的鞋子到处奔走,其中主要是因为爱靓而穿着高跟鞋的女士们。足部疼痛时,人们不得不改变走路的姿势或步调来减轻疼痛,但也就是因为走路姿势的变形,经常引起背痛、头痛及中腿痉挛等症状(图6-3-5、6)。

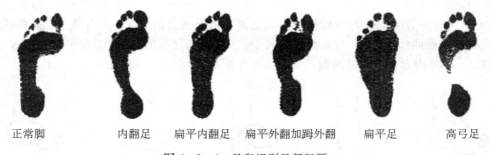

| 正常脚 | 内翻足 | 扁平内翻足 | 扁平外翻加跗外翻 | 扁平足 | 高弓足 |

图6-3-6 足印识别足部问题

运动急于求成、长期穿高跟鞋等一些不良生活方式导致足部疾病以每年20%的速度递增。除了车祸等意外创伤造成的足部外伤外,生活、运动习惯的不恰当也往往造成积累性损伤,最终发展为严重的足部疾病。

全身性疾病也会表现在足部,如由糖尿病并发的糖尿病足,医学上称为"糖尿病足",严重的并发症之一是脚部的坏疽,俗称"烂脚"。就目前来说,在我国9 800万左右的糖尿病患者,每年还以5%的速度递增,其中15%左右的是糖尿病足患者,如果不经过正规治疗,加强足部护理,糖尿病患者往往会面临截肢等严重后果。

1. 成人常见的足部问题 成人足部疼痛的原因很多,最常见有:①足底筋膜炎;②蹬囊肿;③跖骨处痛;④足神经痛;⑤糖尿病足等(图6-3-7)。

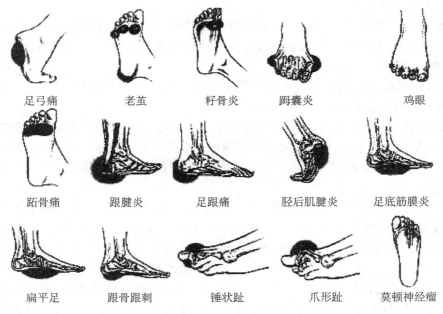

足弓痛	老茧	籽骨炎	蹬囊炎	鸡眼
跖骨痛	跟腱炎	足跟痛	胫后肌腱炎	足底筋膜炎
扁平足	跟骨跟刺	锤状趾	爪形趾	莫顿神经瘤

图6-3-7 成年人常见的足部问题

这些疾病多半都伴随有足部生物力学上的偏差，如果只靠打针、吃药、物理治疗通常只能暂时舒缓症状，较难一次根治，而且痛症会一直复发，最后变成慢性疼痛。比较根本的治疗方法，除了依照医生的治疗处方，再配合足部力学评估分析原则制作合适的足弓垫，改善脚底的压力分配不均现象，才是彻底有效的方法。

2. 儿童和青少年常见的足部问题　儿童之骨骼、肌肉尚处于发育阶段，足部若发生异常，一定影响日后骨架的发育与成长。尤其足部结构异常会造成骨盆不平衡，严重者甚至造成长短腿及脊椎曲线的变化（如脊椎侧弯）。儿童的足部常见问题如：①扁平足；②高弓足；③内翻足；④外翻足；⑤马蹄内翻足；⑥马蹄外翻足；⑦钩状足等（图6-3-8）。

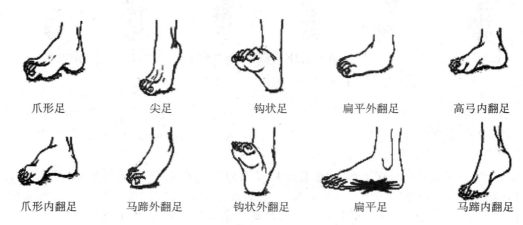

爪形足　　　　尖足　　　　钩状足　　　扁平外翻足　　高弓内翻足

爪形内翻足　马蹄外翻足　钩状外翻足　　扁平足　　马蹄内翻足

图6-3-8　儿童和青少年常见的足部问题

3～12岁为人的脚成长最快速阶段，也是矫正的黄金期。儿童足部异常的矫正，应以非手术治疗为优先考虑，搭配量身制作的矫正足弓垫，只要是在黄金期矫正，效果一定显著。

3. 足部问题造成的影响

（1）足部偏歪时，影响走路时的生物力学，出现身体多个部位的疼痛或慢性疼痛症状。

（2）配制矫形鞋垫后，后跟的正中线矫正至理想位置，走路时重心恢复正常，疼痛症状将自行消失。

研究发现，超过70%的膝痛及相当大百分比的腰痛，都与宽扁脚相关，在穿着矫形鞋垫后，超过96%的膝痛患者，症状有减轻或完全消失。

小孩的扁平足发病率很高，一般并不伴随疼痛等症状，很容易被忽视。幼时的骨骼发育尚未完成，有很大的可塑性，如能及时使用正确的足部健康矫形用品，可以防止和矫正畸形，避免造成严重后果。另外，膝内外翻（俗称X形腿、O形腿）、马蹄足等较常见畸形也应该及早治疗，使用正确的下肢或足部矫形器。

鞋的种类繁多，高跟鞋、凉鞋、松糕鞋等容易影响足腿部健康。选择一双能提供足够支持的鞋子及符合您人体生物力学的鞋垫，有效避免脚痛。老年人由于身体功能的退化，年轻时受伤或损伤性运动的表现更为明显，腰痛、膝痛和足部疼痛相当普遍，应选择一双适合自己的鞋。

糖尿病患者使用鞋具的目标是：调节足底压力、降低外来力量的冲击、减少鞋与脚的摩擦、对于已经变形的脚给予稳固的支撑，分散足底危险压力点，减低鞋垫与足底的相对运动，并且材料本身的吸汗、低剪切力等属性使糖尿病的溃疡发生概率明显减少。

一般人初次穿矫形鞋或矫形鞋垫,需要 1～2 周适应。患者通常穿着几周后,会明显感到足部偏歪引起的疼痛症状会得到缓解,6～8 周后疼痛症状一般就会消失。

（三）足矫形器的概述

足矫形器(foot orthosis):俗称矫形鞋、畸形鞋或病理鞋,是指治疗下肢和足部疾病的矫形鞋垫、矫形足托、矫形鞋、矫形靴的总称。足矫形器的基本功能如下。

1. 控制步态　矫正足弓垫在矫正步态上的功能,可以控制距骨下关节的内外翻与横关节的内外转,和支撑纵向与横向的足弓、控制足部行走时内转的角度,以达到改善足部运动的位置,辅助步行的效果。减少髋关节、膝关节、踝关节及脊椎的受力,并吸收部分地面的反作用力。

2. 改善足压

（1）提供了较软和缓冲的材料性质增加吸震能力。

（2）能减轻足底骨头突出之处的压力而降低疼痛。

（3）减轻足底的剪力,剪力是造成水泡、结茧和溃疡的主要因素。

3. 矫正步态

（1）能让承受重量时足部关节所需的支撑或平衡。

（2）鞋垫可以矫正不正常功能的足部骨骼排列。

4. 协调足部结构　矫正鞋弓垫在控制或矫正足部的步态时,能让足部结构协调,可以减轻不舒服。许多疾病造成的原因,常常是足部功能不好,如背痛、髋关节疼痛、小腿痛、足筋膜炎。

二、矫形足托

矫形足托主要用于治疗与矫正足部骨骼畸形与变异,其材质比较坚硬,主要采用钢板、铝合金板、聚丙烯酸树脂(有机玻璃)、聚乙烯塑料板材、软木等制作。一般矫形足托按功能分为以下 3 类(图 6-3-9)。

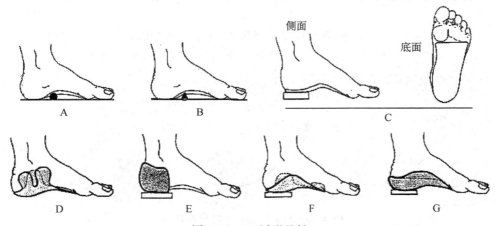

图 6-3-9　矫形足托

A. 练习足托(球形垫);B. 练习足托(楔形垫);C. 支撑足托(距支撑的扭转垫);D. 矫正足托(翼状垫);
E. 矫正足托(跟垫);F. 矫正足托(2、3 爪式垫);G. 矫正足托(壳式垫)

1. 练习足托　锻炼肌肉运动的练习垫。
2. 支撑足托　带跖支撑面的支撑垫。
3. 矫正足托　带跖、内外侧支撑面的矫正垫。

（1）矫正扁平足足托：见图 6 - 3 - 10。

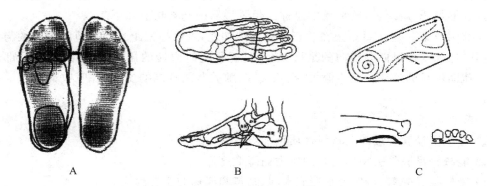

A   B   C

图 6 - 3 - 10　矫正扁平足足托

A. 扁平足矫形足托；B. 支撑的范围：跟骨、距骨和舟骨；C. 矫形足托的制作工艺

（2）支撑足托与加楔形块的足托：见图 6 - 3 - 11。

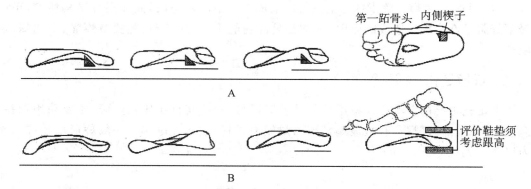

第一跖骨头　内侧楔子

A

评价鞋垫须
考虑跟高

B

图 6 - 3 - 11　支撑足托与加楔形块的足托

A. 内侧加楔形块的足托(适用于扁平外翻足)；B. 带足弓支撑的足托(适用于扁平足)

（3）矫正其他畸形足足托：见图 6 - 3 - 12。

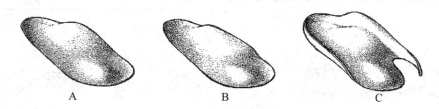

A   B   C

图 6 - 3 - 12　矫正其他畸形足足托

A. 扁平足矫形足托；B. 高弓足矫形足托；C. 马蹄内翻足矫正足托

（4）普通足托的演变(图 6 - 3 - 13)：①普通足托：适用于矫正扁平足、内八足；②扭转足

托:适用于矫正扁平足、外八足;③内侧加高足托:适用于矫正扁平内翻足;④外侧加高足托:适用于矫正扁平外翻足;⑤壳式足托:适用于矫正扁平内(外)翻足、马蹄内(外)翻足;⑥三点加高足托:适用于矫正马蹄内翻足。

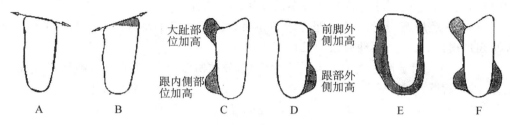

图 6 - 3 - 13　普通足托的演变

A.普通足托;B.扭转足托;C.内侧加高足托;D.外侧加高足托;E.壳式足托;F.三点加高足托

(5)佛曼(Vollmann)翼状足托:主要适用于矫正先天性的马蹄内翻足畸形(图 6 - 3 - 14)。

三、矫形鞋垫

矫形鞋垫是根据足印、足模或按鞋大小和人体生物力学原理经高温真空成型制作。正常人经足部压力评估后,定制鞋垫,对足部保健,增加步行时间、运动能量有很好的效果。主要功用就在于矫正足部的偏移及改善足部的生物力学。按功能一般分为矫正垫、增高鞋垫和保健鞋垫。

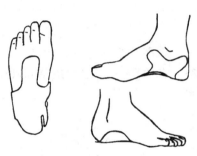

图 6 - 3 - 14　Vollmann 翼状足托

按使用的材料又分为塑料式、金属式、皮革式、聚氨酯(PU)式、泡沫海绵式、硅胶式、充气式、充水式矫形鞋垫等。适用于扁平足、高弓足、内外翻足、糖尿病足、脚跟疼痛、跟腱痛及前脚趾疼痛等症状的患者。

(一)矫正鞋垫

矫正鞋垫主要是用以矫正足部畸形,改善足部的受力分布,从而减轻疼痛(图 6 - 3 - 15)。

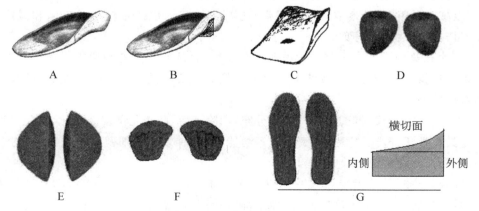

图 6 - 3 - 15　各种矫正鞋垫

A.扁平足鞋垫;B.内翻足鞋垫;C.3/4 长度矫形鞋垫;D.横弓垫;E.纵弓垫;F.跖骨垫;G.扭转鞋垫

1. **扁平足鞋垫**　用于先天外翻（扁平）或运动损伤引起的足弓塌陷，使用后能恢复和帮助足弓功能作用。

2. **抗内翻足鞋垫**　在鞋垫的外侧纵弓处加装楔形块，用于足部先天马蹄内翻或创伤引起的内翻，使用后达到矫正与恢复步态美的作用。反之亦然。

3. **3/4长度矫形鞋垫**　用于足弓发育不良、高弓足、扁平足、内纵弓、横弓部位需要支撑者及韧带损伤、长时间运动所致的足跟部不适等。

4. **横弓垫**　用于横弓受力过大引起的疼痛，分散横弓应力，解决受力不均，从而改变横弓受力分布，解除疼痛。

5. **纵弓垫**　多用于足部纵弓的损伤引起的足部不适，或足纵弓塌陷。

6. **跖骨垫**　多用于缓解或减轻尖足或高弓足引起的跖骨处疼痛。

7. **扭转鞋垫**　将鞋垫下面有一些斜向外（内）侧的导向纹路，且外（内）侧加高，放入鞋内使用。主要用于变形性膝关节病和O（X）形脚。

（二）增高鞋垫

增高鞋垫：放入鞋内的垫子，为弥补左右腿长度差，在足跟部用硬质的海绵增高。以弥补左右的高差，一般用皮革和硬质海绵制作。通过增高鞋垫来达到身体平衡，防止体形改变和骨盆倾斜（图6-3-16）。增高鞋垫一般增高至1.5 cm。

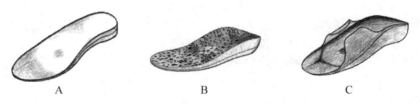

图6-3-16　增高鞋垫

A.普通增高鞋垫；B.翻边式增高鞋垫；C.拖鞋式增高鞋垫

（三）保健护理鞋垫（图6-3-17）

1. **跟（刺）垫**　依据人体解剖学原理设计的跟（刺）垫，对足跟部的软组织有很好的防护作用，用以减轻足跟、跟刺疼痛和减少足跟受力状况，起到快速减轻足部疼痛和减震作用。对韧带损伤、疲劳性足跟病变也有一定疗效。

2. **缓冲鞋垫（硅胶）**　通过足部的压力分布均匀，从而减少各种原因引起的足部疼痛，进而缓解小腿膝关节、大腿、髋及背部的疼痛。按其材质不同，分为充气、充水、硅胶、橡胶、海绵等缓冲鞋垫。

3. **保健鞋垫**　合理调配足部的受力分布，消除疲劳，防止足部皮肤老化，预防各种足部疾病。还具有吸汗、透气、防臭、按摩保健等功能，从而有效遏制细菌繁殖滋生，预防各类足部疾病，增强人体健康的功效。

4. **硅胶袜（垫）**　在足掌部位采用双层棉纤维中间夹有2～6 mm硅胶，有助于减少足底摩擦，减少足底压力，防止足部溃疡，为足部血管性、神经性疾病患者提供最适宜的保护。也适用于足趾鸡眼、锤状趾、爪形趾所致胼胝软化脚垫。

5. **足弓强支撑垫**　用于由于体形过肥而引起的足弓位下塌，加强支撑足弓功能位，减

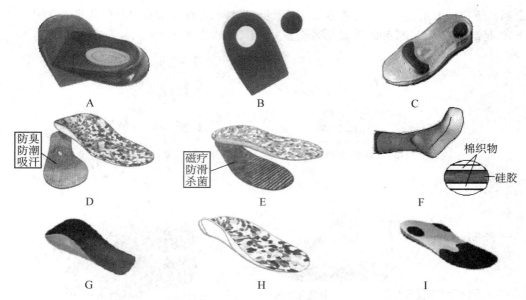

图 6-3-17　各种保健护理鞋垫

A.跟垫；B.跟（刺）垫；C.缓冲鞋垫；D.保健鞋垫；E.保健鞋垫；F.硅胶袜（垫）；
G.足弓强支撑垫；H.足护理鞋垫；I.组合式鞋垫

少足弓部位疼痛,防止足部病变。

6. 足护理鞋垫　按不同的鞋号配置,有效地缓冲人体对足部的压力,用于足底的骨性病变,肌腱韧带及软组织损伤所致的疼痛及不适。

7. 组合式鞋垫　按照足部的生物力学原理和其受力分布特点分别采用软硬性质不同的材料组合设计制作的矫形鞋垫,使足部受力更加均匀、舒适,具有减震的功能。能很好地保护足部,避免损伤,给足部一个舒适的康复环境。

（四）矫形鞋垫常用的材料

1. 硅胶　吸震可高达80％,柔软不易磨损耐用、容易清洗。

2. 防臭防菌橡胶　柔软舒适,透气吸味、防菌。

3. 水松垫　半硬及轻身,吸震,可变形。

4. 聚氯乙烯（PVC）橡胶　类似人体脂肪,吸震力达95％。

5. 聚氨酯（PU）泡沫海绵　记忆泡沫塑料,压缩阻力极佳,不易压扁,吸震能力高达95％。

6. 聚乙烯（PE）泡沫海绵　柔软减压,保护感觉迟钝或过敏性足部,适用于糖尿病及关节炎患者。

四、矫形鞋

矫形鞋是治疗足部疾患,减轻足部疼痛,维持身体平衡以及在站立和行走时改善足的功能特制皮鞋。矫形鞋过去俗称病理鞋、畸形鞋,一般可分三大类:补高矫形鞋、补缺矫形鞋和矫正矫形鞋。

根据足部力学设计,采用合乎人的鞋楦及舟形鞋底制作,能提供足部足够的空间与保护,内置的鞋垫可微调松紧度,外层采用尼龙搭扣式鞋带及环绕式鞋带设计。可根据需要放置特殊定制鞋垫穿戴效果更佳。对足部保健,增加步行时间、与动能量有很好的效果。适用于糖尿病患者、足部病变者、足部病痛者、足部弹性丧失患者、足部溃疡及畸形患者等(图6-3-18、19)。

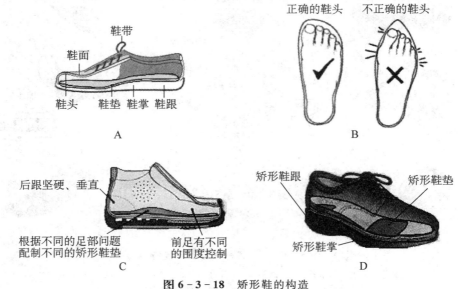

图6-3-18 矫形鞋的构造

A. 鞋的基本结构;B. 鞋头的设计要求;C. 矫形鞋的设计;D. 矫形鞋与普通鞋的差别

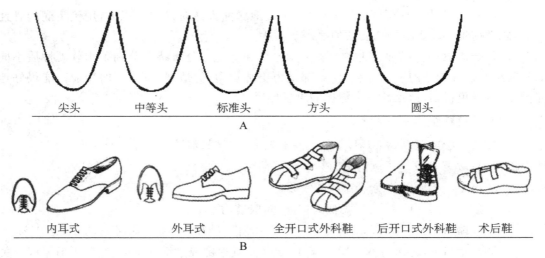

图6-3-19 矫形鞋的鞋头和开口形式

A. 鞋头形式;B. 鞋的开口形式

(一)补高矫形鞋

补高矫形鞋:用于补偿下肢不等长。根据下肢不等长的需补高的程度,补高矫形鞋可分为内补高矫形鞋、内外补高矫形鞋、外补高矫形鞋和假肢补高矫形鞋(图6-3-20)。

下肢不等长常因一侧下肢发育迟缓或骨折缩短愈合所致(长度差异多为真性长度的差别),部分是由于髋、膝、踝关节畸形形成(多为站立时相对功能长度的差别)。

临床上双下肢不等长的测量方法有:①患者取仰卧位,摆正骨盆后测量双侧下肢从髂前

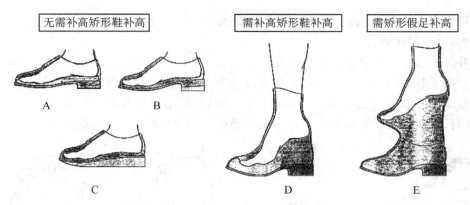

图 6 - 3 - 20　下肢不等长的补高原则

A. 矫形鞋垫补高(至 1.5 cm)；B. 足跟补高(至 2 cm)；C. 矫形鞋垫加跟高(至 3.5 cm)；

D. 矫形鞋补高(至 15 cm)；E. 矫形假足补高(10 cm 以上)

上棘至内踝的距离差。这种测量用于订制下肢不等长患者的补高矫形鞋不够精确。②精确测量方法：让患者处于站立位，用木板一块、一块地逐渐垫高短侧下肢，垫至两侧髂前上棘处于水平位和两侧下肢能均匀承重时，所垫高度即为所需补高高度。当髋关节存在内收或外展畸形时只要求补高至双下肢能均匀承重即可，不必要求两侧髂前上棘处于水平位。

由于正常人腰椎对下肢不等长有一定的代偿功能，因此一侧下肢缩短 1 cm 以下的可以不予补高。短缩 1 cm 以上者需补高短侧肢体，因为长期站立、步行后可引起骨盆倾斜、脊柱侧突、跛行，易于引起腰痛和疲劳。

1. 无需矫形鞋补高　采用普通鞋，通过增高鞋垫或跟高进行补高。

(1) 补高 1.5 cm 以下者：可用矫形鞋垫进行内补高，即将后跟厚、前掌薄的鞋垫放入普通鞋内使用。

(2) 补高 1～2 cm 者：可用鞋后跟进行外补高，即在鞋后跟钉上(黏接)2 cm 左右高的后跟掌。

(3) 补高 1～3.5 cm 者(图 6 - 3 - 21)：①订制补高鞋：这是一种鞋腔够深的低靿鞋，鞋内补高垫应用软木、毛毡、橡胶或塑料海绵制成，垫的后跟高 1～3 cm，垫的前掌高 0.5 cm，鞋的后跟应加高 0.5 cm。②用普通旅游鞋或各种球鞋改制：在鞋底上黏合厚度合适的塑料或橡胶微孔海绵板。后跟可厚 1～3 cm，前掌可厚 0.5～2 cm。

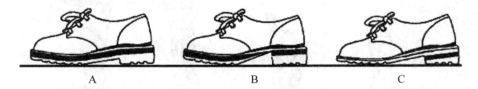

图 6 - 3 - 21　1～3.5 cm 范围的补高鞋

A. 全鞋掌补高；B. 两部分补高(后跟和前掌)；C. 后跟补高

2. 需矫形鞋补高　采用特制的矫形鞋进行内、外补高。

(1) 内补高矫形鞋：补高 2～7 cm，需订制内补高矫形鞋。这是一种足够深的半高靿鞋。内补高垫多用软木制成，上面覆盖一层橡胶或塑料海绵和一层皮革。垫的后跟部位可加高 2.5～6 cm，前掌部位可加高 1～2 cm，靴的后跟可加高 0.5～1 cm，另侧靴跟应去掉 0.5 cm。这种靴子患者穿上裤子以后大部分被遮盖，不太明显。缺点是后跟垫至 6～7 cm 时，前掌部位至多可垫高 2 cm(再加高鞋的包头过高,外观难看),这样会使足处于大的跖屈位,足前部承重过大,可引起跖痛。

内补高矫形鞋的补高范围为下肢短缩 2~7 cm。补高垫一般全加在鞋腔内,通常采用高帮皮鞋。如下肢短缩 2~5 cm,它的最佳补高角为 18°~20°。而后补高量为 4 cm 左右。如下肢短缩在 5~7 cm,在补高夹角 18°~20°不变的情况下,前后的补高比可取 1:3,就是补跟高 3 cm 时,其前掌则要补高 1 cm。原则是不妨碍足的背屈功能,便于起步(图 6-3-22)。

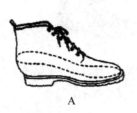 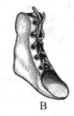 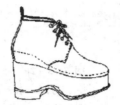 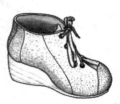

图 6-3-22 内补高矫形鞋   图 6-3-23 内外补高矫形鞋

A.内补高矫形鞋;B.足套式内补高矫形鞋(穿普通鞋)

(2) 内外补高矫形鞋:补高 7~15 cm,需要订制内外补高矫形鞋。这是一种在内补高鞋底加船形加高托的高靿鞋。船形补高托多为软木制成,外包鞋面皮。船形补高托固定在内底和外底之间,为减轻船形补高托的重量可将托制成拱桥形(图 6-3-23)。

3. **矫形假足补高** 补高 10 cm 以上,建议订制矫形假足进行补高。这种矫形假足分上下两层:上层为足套,下层为假足。其中间由木块、人工踝关节相连。步行中踝关节可以有良好的跖屈功能和地面作用力的缓冲功能。由于足套处于大的马蹄位,患者穿用较肥的裤子可以很好地遮盖,外观较好。假足适合穿各种普通鞋,更换方便。由于外观的原因,患者常希望鞋的前部少加高一些。但如果鞋后部比鞋前部加高过多,踝关节呈现大的跖屈位将使前足承重过大,引发跖痛。另外在决定鞋后部、前部加高高度时如遇有下肢不等长合并踝关节功能障碍或脊髓灰质炎后遗症股四头肌无力时,应注意患者穿补高鞋后仍保持下肢良好的承重力线,不应破坏原有的代偿功能(图 6-3-24)。

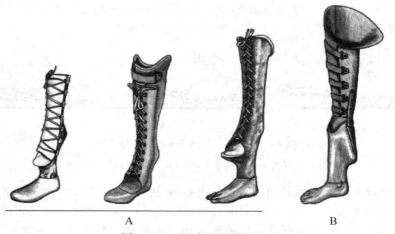

图 6-3-24 各种矫形假足

A. 补高矫形假足;B. 旋转成形术矫形假足

（二）补缺矫形鞋

补缺矫形鞋：用于补偿足部缺损；补缺矫形鞋是为了补偿残足的负重功能而设计的矫形鞋。足趾截肢适合装配假足趾。经跖骨近侧1/2及其近端部位的足部截肢适合装配半足假肢。从跖趾关节远侧1/2及其远端部位的足部截肢适合装配补缺垫或补缺矫形鞋以弥补缺损，恢复功能（图6-3-25）。

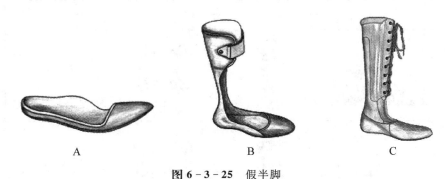

图6-3-25 假半脚

A.鞋式假半脚；B.矫形器式假半脚；C.靴式假半脚

1. 补缺矫形垫 用皮革、塑料海绵、橡胶海绵制成。适用跖趾关节离断患者用来弥补缺损和防止鞋头变形。

2. 补缺矫形鞋 鞋内放置海绵补缺矫形垫，弥补缺损并托起足弓。鞋的内底、大底间改用通长、加硬的钢板或鞋后跟前缘向前延长至跖骨残端之后。这样既可以减少残足末端承重，改善足底承重功能，又能防止鞋的变形。

根据其足部残缺部位及程度，一般有以下几种（图6-3-26）：①跖骨截肢补缺矫形鞋；②跖跗关节离断（Lisfranc关节离断）补缺矫形鞋；③中跗关节离断（Chopart关节离断）补缺矫形鞋。

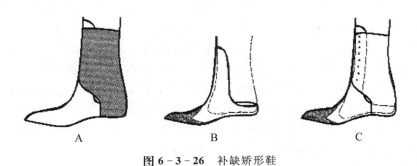

图6-3-26 补缺矫形鞋

A.踝部支撑；B.Chopart关节离断的补缺矫形鞋；C.Lisfranc关节离断的补缺矫形鞋

跖骨截肢后，跖骨头被切除，破坏了足弓的完整性，从而失去了前足部的良好负重功能。因此，这种补缺鞋主要为高帮矫形鞋，制作时在鞋底内部加用通长钩心，增加其弹性和减震作用。鞋腔内加软垫，垫上要有足弓托，托起足弓和足部残缺部分要用海绵补齐，改善负重功能。

（三）矫正矫形鞋

矫正矫形鞋是指用于矫正足部各种畸形和疾病的矫形鞋。矫正矫形鞋主要用于内翻足、外翻足、扁平足、高弓足、马蹄内翻足的矫正畸形和改善足底负重功能（图6-3-27）。一般常用的矫正足部各种畸形和疾病的矫正矫形鞋有以下几种。

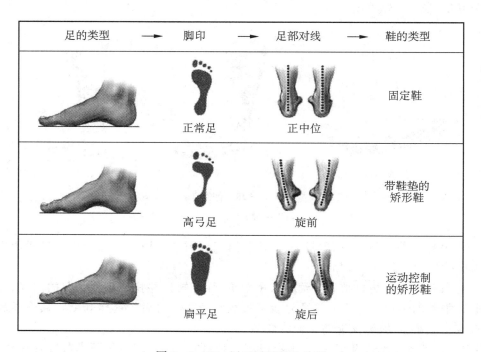

足的类型 →	脚印 →	足部对线 →	鞋的类型
	正常足	正中位	固定鞋
	高弓足	旋前	带鞋垫的矫形鞋
	扁平足	旋后	运动控制的矫形鞋

图6-3-27　矫正矫形鞋的类型

1. **扁平足矫正鞋**　扁平足是临床常见的足部畸形。主要表现为足纵弓降低或消失，就是指舟状骨向下移位，造成内纵足弓的塌陷；因而在踏地时内纵足弓消失，同时后足部会呈现"外翻"的现象。据调查，扁平足在青少年学生中发病率为11%，仅次于近视等五官科疾病，但许多时候扁平足并没得到足够的重视。正常足跟与足背骨借韧带与关节形成足弓，使足底有较好的弹性，能够缓冲外力的冲击、震荡，还对行走时足底的血管神经起到保护。正因如此，人类才能自如地飞跑、跳跃、长途跋涉及做高难度的技巧动作，如舞蹈、体操、田径运动等。扁平足在长途行走、奔跑时易疲劳，其速度、耐力及爆发力都不及正常足；足跟长久着地也可压迫血管神经，容易产生足麻、脚痛；不易减少外力对脊柱及大脑、内脏的冲击，造成脏器损伤，影响正常发育、长高和健康，更难以胜任运动员、军人、飞行员等职业。因韧带松弛所致的扁平足好发于青少年，具有遗传倾向。

按部位分为纵弓下陷、横弓下陷；按足弓下陷程度分为轻、中、重度；按有无合并肌肉痉挛和是否僵硬分为松弛性、痉挛性、僵硬性。

扁平足的简易评定法：在足印内侧自趾（或前掌）内缘至足跟内缘画一切线，使足部出现一个足弓空白区。正常时，足弓空白区的宽度与足印最窄区的宽度之比是2：1，轻度扁平足之比是1：1，中度扁平足之比是1：2，重度者无空白区（图6-3-28）。

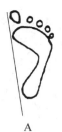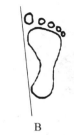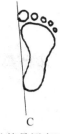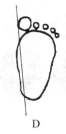

图6-3-28 扁平足的简易评定法

A.正常;B.轻度;C.中度;D.重度

（1）扁平足矫正鞋垫：一般是指纵弓垫，用橡胶或塑料海绵，皮革或塑料板、金属板制成。海绵平足垫适用于松弛性平足病人早期使用，易于适应。硬质塑料、金属足垫耐用、不易变形，适合成人长期使用。痉挛性平足应矫正畸形后使用平足垫。平足垫可用于普通鞋中，便于换鞋。

（2）托马斯跟：托马斯跟是将鞋跟内侧向前延长，内侧高于外侧，用于扁平足、外翻扁平足。

（3）扁平足矫形鞋（图6-3-29）：①扁平足矫形鞋垫加普通鞋；②托马斯跟加普通鞋；③扁平足矫形鞋垫加托马斯跟共同组合而成的矫形鞋。

（4）扁平足矫形鞋的特殊要求：①主跟部要瘦，能托住足跟；②鞋内足弓垫除要托起足弓外，其鞋跟内侧应较外侧垫高0.3～0.5 cm；③鞋跟内侧前缘向前延长到距舟关节下；④在第五跖骨头下，也应垫高0.3～0.5 cm，这样在负重时由于足跟内侧第五跖骨头垫高是使第一跖骨头下降，前足内旋自然形成足弓。

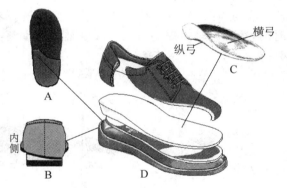

图6-3-29 扁平足矫形鞋

A.托马斯跟（下面）;B.托马斯跟（后面）;
C.矫形鞋垫;D.矫形鞋

2. 高弓足矫形鞋　高弓足是由于足部骨折、脱位，足部肌肉麻痹，跖筋膜挛缩，足底皮肤瘢痕挛缩等原因引起。弓形足主要临床表现为高足弓和爪状趾畸形。

早期轻型高弓足可采取被动牵拉足底挛缩的跖筋膜、短缩的足底内在肌。为缓解跖骨受压，使体重呈均匀性分布，在鞋内相当跖骨处加一厚1 cm跖骨垫，并在鞋底后外侧加厚0.3～0.5 cm，以减轻走路时后足出现的内翻倾向。

高弓足使用普通鞋主要有以下4个问题：①高弓足和爪状趾畸形使足底承重面积减小，步行中所有跖骨承重增加，横弓下陷，继发跖骨下骨膜炎、皮肤胼胝和跟骨骨膜炎，经常引起疼痛；②爪状趾的趾间关节屈曲，趾背隆起，常因鞋包头低、硬而在近节趾间关节背面引起压痛、摩擦伤、胼胝；③足背高，普通鞋的跗面不够高，引起足背的压迫，不适；④足跟有内翻倾向，距下关节不稳，步行中常发生内翻歪脚。

（1）鞋内足弓垫：鞋内用塑料海绵制造的横弓垫或跖骨垫托起横弓（图6-3-30）。

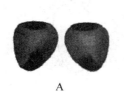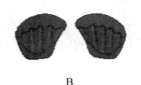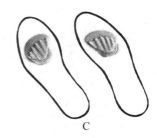

图 6-3-30　鞋内足弓垫

A.横弓垫;B.跖骨垫;C.跖骨垫加普通鞋垫

（2）跖骨横条:对于使用皮鞋的患者亦可在鞋底加用各种跖骨横条以减轻跖骨的承重。图 6-3-31 中 A 为一般性跖骨横条,置于鞋底跖骨稍后方,横条宽 1.5~2 cm,用皮革或橡胶板制成,粘或钉在鞋底,可以减轻跖骨承重,同时有利于步行中足的向前滚;B 为荷兰式跖骨横条,其特点是垫的最高部位比鞋底高出 5~10 mm,这样不但可以减轻跖骨承重,还可以较好地托起横弓;C 为 Mayo 式跖骨横条(弧形),特点是横条前缘呈弧形,能较好地达到全部跖骨减荷作用;D 为托马斯式跖骨横条,特点是前缘呈台阶状,对跖骨的减荷作用好;E 为滚动横条,特点是整个跖骨承重区为圆弧状,从而便于滚动,减少跖骨与地面的接触时间,达到减轻疼痛的目的。改制鞋中应注意在附加横条后需要适当增加鞋后跟高度(图 6-3-31)。

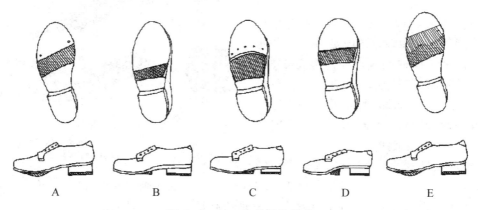

图 6-3-31　各种跖骨横条

A.一般性跖骨横条;B.荷兰式跖骨横条;C.Mayo 式跖骨横条;
D.托马斯式跖骨横条;E.滚动横条

（3）合并症的处理:合并有锤状趾、爪状趾畸形时,鞋包头应高、宽、软,内侧直,以防趾背磨伤。另外,锤状趾、爪状趾的远节末端常表现为近似垂直状而引起损伤和疼痛,可以在鞋内加软的塑料海绵垫缓解压痛,也可以在鞋的前掌加用滚横条。这样步行中后蹬时既减少趾关节背伸,减少趾末端压力,又便于完成步行的后蹬动作。

（4）鞋后跟的处理:反托马斯跟是将鞋跟的底面外缘向外展宽 5~10 mm,鞋跟外侧垫偏 3~6 mm,鞋跟前缘外侧部分向前延长至骰骨下方,以矫正足跟内翻倾向,改善足外侧纵弓的承重功能。或者足跟外侧加宽或外侧加宽加高,以矫正足跟内翻,改善足外侧纵弓的承重功能(图 6-3-32)。

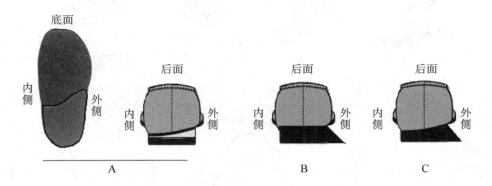

图 6-3-32 内翻足鞋后跟的处理

A. 反托马斯跟;B. 外侧加宽;C. 外侧加宽加高

(5) 加高鞋的跗面:如果足背皮肤不好,可以在鞋舌部位加塑料海绵垫。

3. **马蹄内翻足矫形鞋** 马蹄内翻足常见于先天性马蹄内翻足和小儿脑瘫后遗症。先天性马蹄内翻畸形的发病率为 1‰,占足部畸形发病的 85%。男:女之比为 2:1。临床主要表现为 4 个方面的畸形:①前足内收内旋;②后足内翻;③踝关节下垂;④胫骨内旋。

治疗原则:①早发现、早治疗:即治疗愈早效果愈佳,在新生儿期即需开始治疗。②保守治疗:主要采用矫形鞋(垫)、石膏固定、丹尼斯-布朗(Dennis Brown)足板,并辅助物理治疗和运动治疗。

矫形步骤:先矫正内收,后内翻,最后矫正马蹄畸形。因为内收畸形未予矫正时,舟状骨位于距骨的内侧,矫正后则位于距骨前方,此时其前后足的负重线在同一直线上,使畸形不易再发。

(1) 可塑性的马蹄内翻足处理方法:①鞋楦的选择:使用直足鞋楦或前足外展楦,或左鞋右穿,右鞋左穿(图 6-3-33);②鞋帮的选择:选用半高勒或高勒鞋(图 6-3-34);③鞋后跟的处理:加反托马斯跟、足后跟外侧加宽、外侧加宽加高或足后跟向外滚动,以矫正足跟内翻(图 6-3-35);④矫形足托的应用:见图 6-3-36。

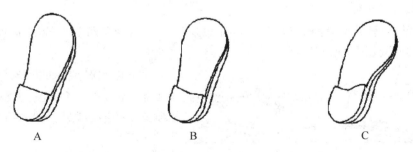

图 6-3-33 马蹄内翻足矫形鞋鞋楦的选择

A. 普通鞋楦制作的鞋;B. 直足鞋楦制作的鞋;C. 足跟外展边的鞋

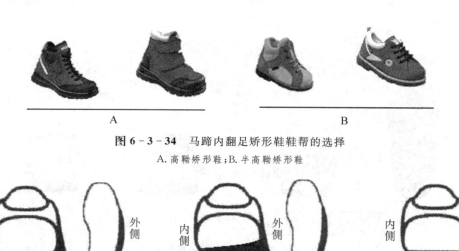

图 6 - 3 - 34　马蹄内翻足矫形鞋鞋帮的选择

A. 高靿矫形鞋；B. 半高靿矫形鞋

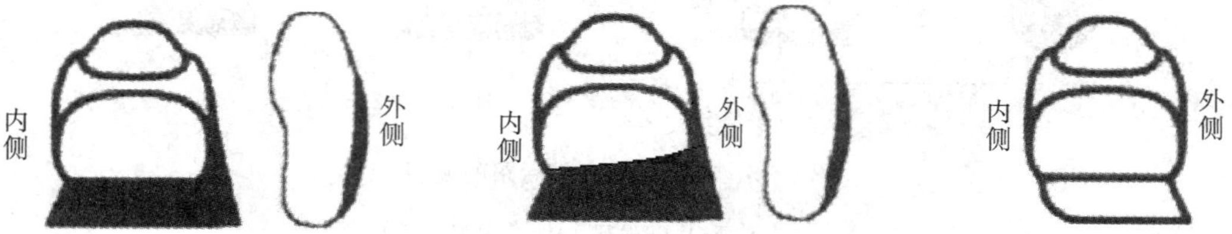

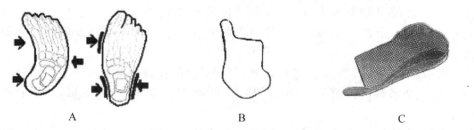

图 6 - 3 - 35　马蹄内翻足矫形鞋足跟内翻的鞋后跟处理

A. 外侧加宽；B. 外侧加宽加高；C. 内侧向外滚动

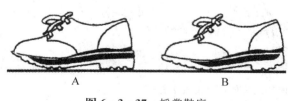

图 6 - 3 - 36　马蹄内翻足矫形足托的应用

A. 马蹄内翻足与镰刀足的矫正原理；B. 矫形足板；C. 成形后的矫形足托

（2）僵硬性马蹄内翻足：无手术适应证的患者，可以应用矫形鞋改善足底的承重功能。处理方法为：①轻度：通过鞋内加软垫，托内侧足弓，外底和后跟间的内侧垫偏，垫高后跟，使足底在站立、步行时能全面承重并良好地对线；②重度：先用精确的患足取石膏阳模制造出特殊的足部承重鞋垫，然后制造矫形鞋，以确保承重功能的改善。

4. 踝和距下关节炎症矫形鞋　踝和距下关节炎症使用矫形鞋的目的是适应畸形，限制关节活动，减少疼痛。

（1）高靿鞋：鞋帮软，能调整以适应肿胀的踝部。为增加鞋帮控制踝关节活动的能力，在帮的两侧加弹性钢条或塑料条。

（2）摇掌鞋底：如果踝关节强硬，行走困难，还可能导致附近肌腱痛，准确的摇掌鞋底可减轻踝足关节僵硬和疼痛（图6 - 3 - 37）。

摇掌的高度：温柔型摇掌：6 mm；标准型摇掌：9 mm；剧烈型摇掌：12 mm；所有的摇掌延伸到足趾处的高度为 0。

图 6 - 3 - 37　摇掌鞋底

A. 标准的全足摇掌；B. 跖和跟部摇掌

（3）加跖骨横条：若患者合并有跖痛也可使用跖骨横条代替滚横条。

（4）SACH 鞋跟：这种鞋跟的后部改用一块楔状塑料海绵或橡胶海绵。当跟触地时可以吸收地面的反作用力，也可以减少踝关节、距下关节活动（图 6-3-38）。

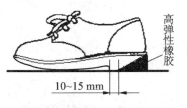

图 6-3-38　SACH 鞋跟

5. 姆趾外翻和第一跖骨头内侧滑囊炎　最常见的病因是长期穿用鞋跟过高、鞋头过窄的鞋。也可因有先天性原因、炎症（如类风湿关节炎）等所致。

使用矫形鞋的目的是减少第一跖趾关节的侧方压力和摩擦，限制第一跖趾关节的跖屈、背屈活动，保护姆趾部位处于正常的生长位置，松缓原来过于拉伸的侧韧带，避免严重情形继续发展。

常用处理方法：①鞋和袜子有足够的长度和宽度；②鞋腰窝部位应足够瘦，减少足在鞋内的窜动、减少摩擦；③降低鞋跗面的高度，减少足的前移；④合并使用纵弓托与跖骨垫，托起纵弓，减轻第一跖骨的承重；⑤佩戴姆趾外翻矫形器或分趾矫形器（图 6-3-39）。

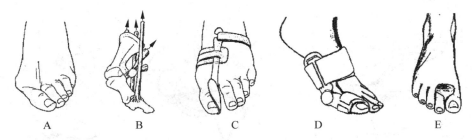

图 6-3-39　姆趾外翻矫形器

A. 姆外翻畸形；B. 姆外翻造成的韧带过于拉伸；C. 姆外翻矫形器（正面）；
D. 姆外翻矫形器（侧面）；E. 分趾矫形器

6. 其他形式的矫形鞋（图 6-3-40）

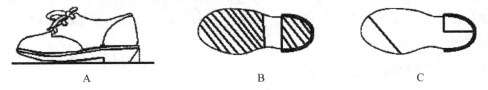

图 6-3-40　其他形式的矫形鞋

A. 斜切跟矫形鞋；B. 扭转跟矫形鞋；C. 楔形垫矫形鞋

（1）斜切跟矫形鞋：在鞋的后跟切去一斜块，可以使地面的反作用力作用在膝关节的前面，从而达到稳定膝关节的作用，改善股四头肌无力和膝关节屈曲挛缩等症状。

（2）扭转跟矫形鞋：行走时，足跟使小腿处于内旋位和八字位，扭转跟用于矫正足部的外旋位和内旋位。

（3）楔形垫矫形鞋：适当地在鞋底内或外侧加上楔形垫，可以改善膝关节两侧压力不均衡，从而减轻膝内外翻和膝关节疼痛。

（4）丹尼斯-布朗（Dennis-Brown）足板：是将鞋或足套与两个可以调节角度的足板和一根可以调节长度的连接杆构成的足矫形器。主要用于矫正 3 岁以前儿童的马蹄足、内翻足、外翻足、高弓足、小腿内旋等畸形。一般要求左鞋右穿，右鞋左穿，增强矫正内翻畸形的效果（图 6-3-41）。

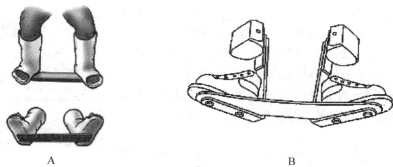

图 6 - 3 - 41 丹尼斯-布朗(Dennis - Brown)足板的形式

A. 硬石膏绷带形式；B. 矫形鞋形式

（5）糖尿病鞋：针对糖尿病患者设计，防止糖尿病足的形成和恶化。适用于脚趾底、脚心、后跟和前足底的无感染、非缺血性溃疡。内置鞋垫可以使足部受力更加均匀，保护后跟防止溃烂，穿脱方便(图 6 - 3 - 42A)。

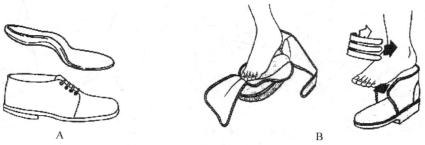

图 6 - 3 - 42 糖尿病鞋与术后鞋

A. 糖尿病鞋与鞋垫；B. 术后鞋

（6）术后鞋：适用于舟骨、距骨、跖骨骨折或其他足部的术后固定。使患者装脱方便，松使足部受力更加均匀，紧可调，透气性好。特殊材料制成，鞋底避免的足部跖屈，替代了术后石膏固定的作用(图 6 - 3 - 42B)。

五、矫形鞋的制作工艺及要求

矫形鞋是治疗足疾病的特殊鞋，主要用于减轻足部疼痛，维持身体平衡，以及站立和行走时改善足的功能(图 6 - 3 - 43)。

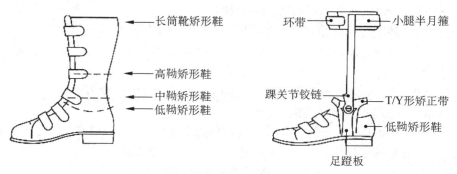

图 6 - 3 - 43 矫形鞋的组成部分

（一）矫形鞋的制作工艺

1. 矫形鞋垫的制作工艺　见图6-3-44。

2. 矫形鞋的制造工序　①测量尺寸并取型；②矫形鞋鞋楦的制作：用木材、塑料等材料制作矫形器的各种楦头。矫形鞋是按照测量尺寸或取型，用皮革和毡等材料在标准楦头上制作而成。特殊矫形鞋需要用石膏阳模做成特殊楦头；③加工楦头：普通矫形鞋制作标准楦头，特殊的矫形鞋需根据尺寸制作特殊楦头；④试样纸样；⑤制作附件；⑥矫形鞋上线或黏合：上鞋底、上鞋帮、鞋头等；⑦矫形鞋试样；⑧矫形鞋修整；⑨成品整理及交货。

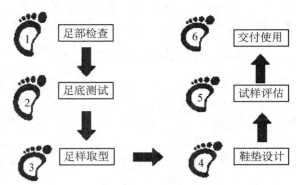

图6-3-44　矫形鞋垫的制作工艺示意图

（二）矫形鞋的设计和制作要求

（1）将体重从压力敏感区转移到耐压区。

（2）减少压力敏感区的摩擦和应力。

（3）改变体重的传递方式。

（4）矫正足部功能性的畸形。

（5）适应足部固定性的畸形。

（6）限制不稳定的疼痛和存在炎症的关节运动。

（7）补偿短缩的下肢，维持站立的平衡。

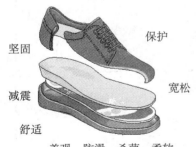

图6-3-45　好鞋子的要求

（三）好鞋子的要求

（1）真皮鞋面及内衬，保持透气和舒适。

（2）鞋头根据一般足的形态设计，令足部健康生长，脚趾活动的空间充足。

（3）前掌呈屈曲位置。

（4）鞋的中部坚硬，具有承托力。

（5）鞋的包跟坚硬，以固定足跟。

（6）鞋跟内侧加固加长，以加强站立时的承托力。

（7）混合橡胶鞋底吸震，防滑，耐用（图6-3-45）。

（肖晓鸿）

第四节　踝足矫形器

踝足矫形器（ankle foot orthoesis，AFO）也称为小腿矫形器，它是覆盖膝关节以下的小腿部分、踝关节部分和脚，并对其提供固定保护、运动限制、矫正畸形、功能改善和免荷等功能的下肢矫形器。根据其使用的材料一般将其分为金属支条踝足矫形器、塑料踝足矫形器、弹性踝足矫形器；按其踝关节活动形式又分为静态踝足矫形器和动态踝足矫形器。

一、踝足矫形器的原理

1. **作用原理**　一般采用"三点力"作用原理，根据具体情况，踝关节可以设置固定静踝、自由运动、跖曲助动、背屈助动、跖曲制动、背屈制动等形式。以足下垂为例，踝足矫形器的作用原理如图 6 - 4 - 1 所示。

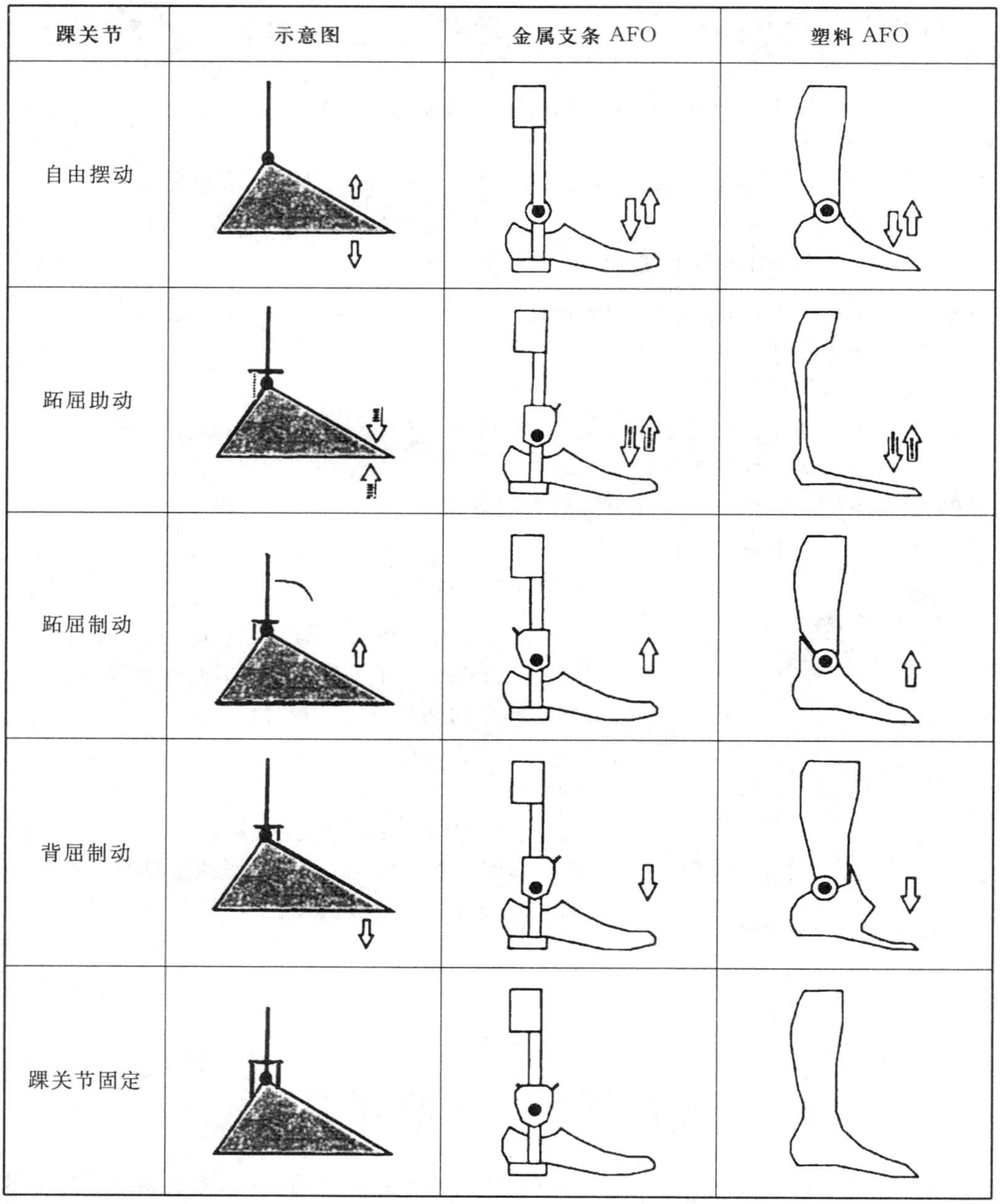

踝关节	示意图	金属支条 AFO	塑料 AFO
自由摆动			
跖屈助动			
跖屈制动			
背屈制动			
踝关节固定			

图 6 - 4 - 1　以足下垂为例示踝足矫形器的作用原理

2. 治疗足下垂的踝足矫形器(AFO)的组合　见图 6-4-2。

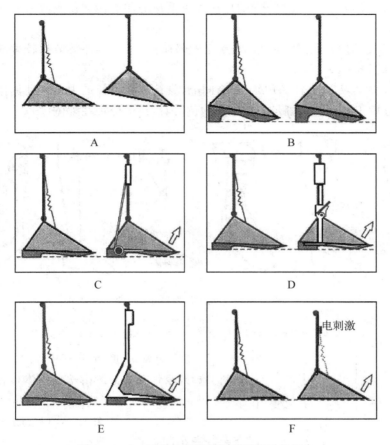

图 6-4-2 治疗足下垂的踝足矫形器的组合
A. 小腿背屈肌群、神经麻痹：足下垂；B. 方法一：采用高跟鞋进行补偿；
C. 方法二：采用钢丝 AFO 进行背屈助动；D. 方法三：采用带助动装置的踝关节 AFO 进行背屈助动；
E. 方法四：采用弹性塑料 AFO 进行背屈助动；F. 方法五：采用电刺激进行背屈助动

二、踝足矫形器

(一) 塑料踝足矫形器

多以聚乙烯板、聚丙烯板为材料，以患侧小腿、足部石膏阳型为模具，应用真空模塑工艺制成，可有可无踝铰链，其优点是重量轻、易清洁、美观、塑形好、穿戴和使用方便、外观较好的特点。但耐用性能和强度较金属 AFO 差，适用于痉挛和畸形不很严重的下垂内翻足。常用的有以下几种。

1. **后侧弹性塑料 AFO**　塑料壳的踝部相当窄，不大阻碍踝关节背屈，对踝部内外侧稳定作用很小，但能在步行摆动期矫正垂足(图 6-4-3A)。

2. **改进型后侧弹性塑料 AFO**　在上述的足托、踝、踝上各部位都加宽了，从而增加了矫正垂足的力量和控制内外侧运动的能力(图 6-4-3B)。

3. **带有隆起增强筋的后侧弹性 AFO**　功能与上述的相近，只是控制运动力量上稍强些(图6-4-3C)。

4. 螺旋形 AFO   由于是螺旋形的,在矫正垂足的同时能促使足部有外旋和外翻的动作(图6-4-3D)。

5. 硬性塑料 AFO   足托、踝部、后侧壳板都加宽,可以将踝关节比较可靠地固定在某种预定的位置(图6-4-3E)。

6. 带侧方垫的硬性塑料 AFO   外形同上,只是小腿壳板的中1/3处加用聚乙烯海绵垫,以增加侧方矫正力量。外翻足的应加在内侧;内翻足的应加在外侧(图6-4-3F)。

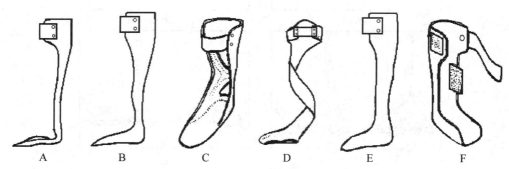

图6-4-3　几种塑料踝足矫形器

A.弹性塑料AFO;B.增强型弹性塑料AFO;C.带增强筋的弹性塑料AFO;
D.螺旋形弹性塑料AFO;E.硬性塑料AFO;F.带侧方垫的硬性塑料AFO

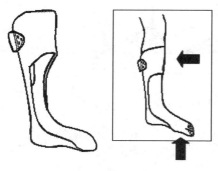

图6-4-4　抗地面反作用力 AFO

7. 抗地面反作用力 AFO   改进的模塑型硬性塑料AFO,胫骨前方上段由塑料壳体与后方壳体连成一体(图6-4-4、5)。

8. 带踝关节铰链塑料 AFO   用热塑板制成的支架装在小腿后面,并使小腿部与脚分开,中间用踝关节铰链连接,能保持脚部的背屈,跖屈功能。主要适用于治疗足下垂,足内、外翻。其优点是重量轻,外观较好,易清洁。缺点是矫形力量和耐用性稍差(图6-4-6、7)。

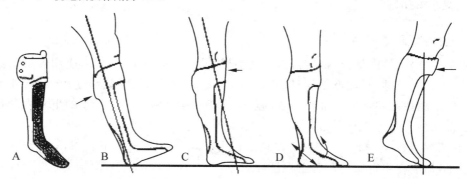

图6-4-5　抗地面反作用力 AFO 的作用原理

A.抗地面反作用力 AFO;B.跟着地时,地面反作用力推小腿向前;C.足放平时,推小腿向后,稳定膝关节;
D.足放平时,控制距下关节的内翻、外翻及前足的旋前、旋后;E.趾离地时,推小腿向后,阻止屈膝

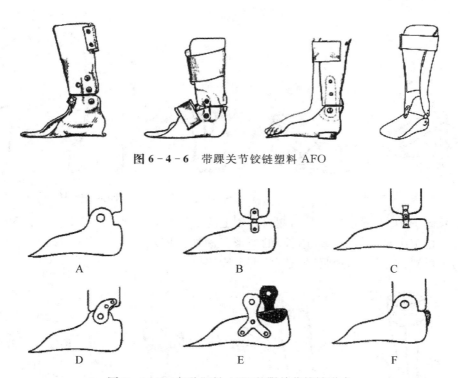

图 6 - 4 - 6 带踝关节铰链塑料 AFO

图 6 - 4 - 7 各种塑料 AFO 的踝关节铰链形式
A. 双叠式；B. 柔性式；C. 鱼尾式；D. 奥克拉荷马式(Oklahoma)；
E. 嵌入足蹬式；F. 距屈制动式

9. 前侧弹性 AFO 将热塑板材安装在小腿前面，使踝关节保持背屈状态。足跟全部外露，穿脱鞋方便。重量轻，用于脑中风、偏瘫造成的挛缩并稍有马蹄足倾向的病例。碳纤维制作的前侧弹性 AFO，其工艺性、弹性强，耐用性好(图 6 - 4 - 8)。

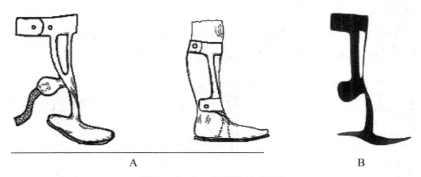

图 6 - 4 - 8 前侧弹性 AFO
A. 塑料型；B. 碳纤维型

10. 动态 AFO(dynamic ankle foot orthosis，DAFO) 又称踝上矫形器，是一种肌张力抑制性的矫形器。适用于轻度痉挛、足部畸形比较容易矫正的脑瘫儿(图 6 - 4 - 9)。

11. 距上 AFO(supramalleolar ankle foot orthosis，SMAFO) 采用内外踝包容并延伸到距骨的近端，控制距下关节，从而预防和治疗距下关节的不稳定、疼痛和韧带肌腱的损伤(图 6 - 4 - 10)。

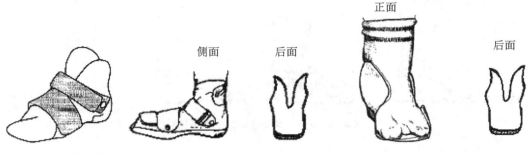

图 6 - 4 - 9　动态 AFO　　　　图 6 - 4 - 10　跖上 AFO

12. 硬性 AFO　固定在跖骨内侧或外侧上的皮带用以控制严重距下关节内侧/外侧痉挛或包容不稳定中足部分(跖/跗骨)的畸形。硬性 AFO 将踝关节完全固定,可以作为夜间使用的矫形器,适用于内翻足、外翻足、垂足等(图 6 - 4 - 11)。

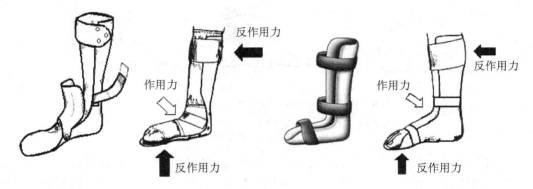

图 6 - 4 - 11　硬性 AFO

(二)金属支条 AFO

最适合于偏瘫时的严重痉挛性足内翻下垂畸形和腓总神经麻痹的足下垂。由皮革后箍、支条、踝关节铰链和足套组成。有单支条及双支条(图 6 - 4 - 12)。

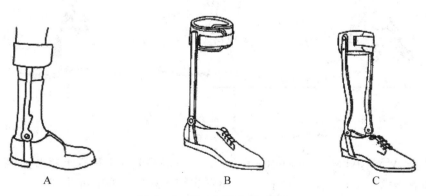

图 6 - 4 - 12　金属支条 AFO

A. 金属支条 AFO;B. 单侧支条 AFO;C. 双侧支条 AFO

1. 鞋与足套的选用 鞋与足套是 AFO 的基础,选用普通鞋时应选用后跟可拆的,以便安装足蹬(stirrup)。带鞋的 AFO 外观较好。带足套的 AFO 换鞋方便,常配用轻便的旅游鞋。

2. 足蹬 可分为固定式、可卸式、圆棍卡钳式(caliper)。后两种换鞋方便,但卡钳式的运动轴心与生理踝关节运动不同轴心(图 6-4-13)。

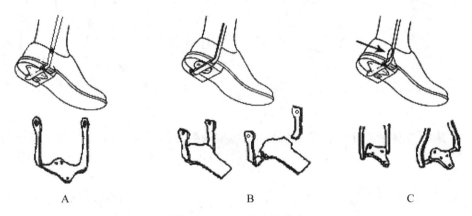

图 6-4-13 足蹬的形式

A.固定式;B.可卸式;C.圆棍卡钳式

3. 踝关节铰链 由钢、不锈钢或钛合金制成(图 6-4-14)。

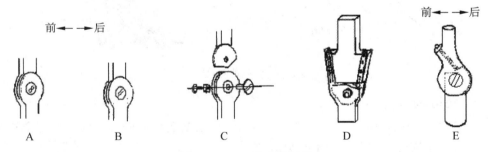

图 6-4-14 踝关节铰链

A.跖屈制动装置;B.背屈制动装置;C.踝关节铰链分解图;D.跖屈、背屈助动装置;E.背屈助动装置

(1)止动装置:制止踝关节背屈、跖屈的装置。

(2)助动装置:多用弹簧制成。①背屈助动:步行摆动期辅助踝关节背屈,跟触地后辅助控制踝关节跖屈动作;②跖屈助动:步行支撑后期辅助后蹬动作,辅助膝关节后伸以保持稳定。

4. T 形或 Y 形矫形带 用于矫正足内翻、足外翻。足内翻时 T 形带置于足外侧;足外翻时,T 形带置于足内侧(图 6-4-15)。

5. 金属支条 由钢或铝合金制成。多用双侧与踝铰链相连。少数轻度垂足可用单侧支条。单支条可置于内侧、外侧或后侧。置后侧的支条应设有上下滑动装置,以防步行中半月箍窜动(图 6-4-16)。

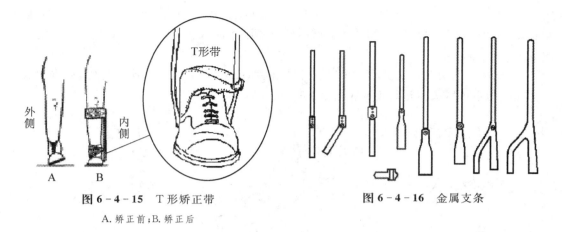

图 6 - 4 - 15　T 形矫正带

A.矫正前;B.矫正后

图 6 - 4 - 16　金属支条

6. 半月箍与环带　半月箍为金属制成,连接两侧支条。环带由皮革、尼龙搭扣制成(图 6 - 4 - 17)。

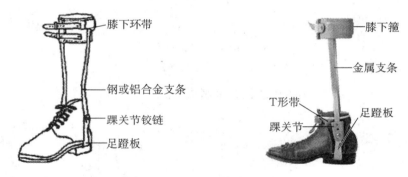

膝下环带

钢或铝合金支条

踝关节铰链

足蹬板

膝下箍

金属支条

T 形带

踝关节

足蹬板

图 6 - 4 - 17　金属条 AFO 构成

（三）免荷 AFO

免荷 AFO 亦称髌韧带承重矫形器（PTBAFO）,按制造材料分为金属条型与全塑料型; 按免荷的程度不同分为全免荷和不全免荷(图 6 - 4 - 18)。

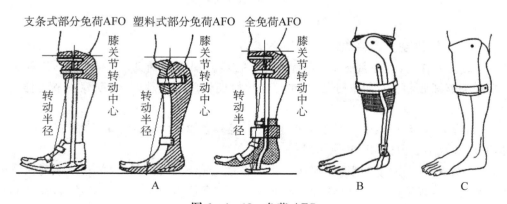

支条式部分免荷AFO　塑料式部分免荷AFO　全免荷AFO

膝关节转动中心

转动半径

图 6 - 4 - 18　免荷 AFO

A.免荷 AFO 的作用原理示意图;B.支条式部分免荷 AFO;C.塑料式部分免荷 AFO

1. **结构特征** ①髌韧带承重,接受腔前倾10°;②固定式足蹬,双向止动,固定踝铰链于背屈7°位;③金属条髌韧带承重矫形器与足蹬相连的钢板向前延长至跖骨头下方;④不全免荷 AFO 要求患者足跟与鞋底间保留12 cm的空隙;⑤全免荷 AFO 要求增加马蹬,在鞋底、马蹬之间应保持2～5 cm的距离,以保证步行中支撑期足尖不会触地。使用上述结构矫形器应适当垫高健肢,训练在步行中不使足尖蹬地,这样肢体承重可减少40%～70%。

2. **适应证**

(1) 短期使用(6个月以内)适用于:①促进骨折愈合;②踝关节融合术后;③足跟痛,无手术适应证,保守治疗无效。

(2) 长期使用适用于膝关节以下的:①骨折:骨折或关节融合术后迟缓愈合或不愈合;②坏死:距骨缺血性坏死;③炎症:距下关节或踝关节炎、跟骨骨髓炎;④其他:其他不适合手术的慢性足部疼痛;坐骨神经损伤合并足底感觉丧失;慢性皮肤疾病,如糖尿病性溃疡等。

(四) 软式踝足矫形器

这是一类应用特殊的弹力纤维织物制造的软性踝足矫形器,品种很多,多是成品。它是一种轻便的足踝保护性矫形器,适用于经常足踝扭伤、足踝韧带受伤、足踝不稳定等患者。可起到限制足踝左右活动、防止因足踝内外翻所引发的扭伤,减轻踝关节受伤部位压力,加固踝关节和促进损伤的软组织痊愈的作用。足吊带适用于偏瘫以及周围神经麻痹所致的轻度内翻足和下垂足。而且,可配合普通鞋使用,不会影响行走步态(图6-4-19)。

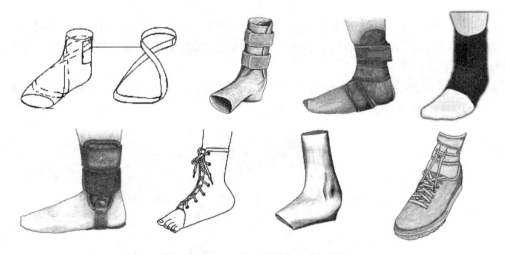

图6-4-19 各种软式踝足矫形器

(五) 其他踝足矫形器

1. **弹簧式 AFO** 在鞋底后跟的前方或踝的双侧缠绕钢丝弹簧,钢丝的近端与膝下箍相连,远端固定在鞋底,用以矫正垂足。这种 AFO 轻便、简单,但钢丝易断(图6-4-20)。

2. **混合塑料 AFO** 混合塑料矫形器采用弹性塑料内壳(低密度聚乙烯)和硬质塑料的外壳(聚丙烯)。坚硬的外壳和柔软灵活的内壳结构矫形器内的足部压力降低(图6-4-21)。

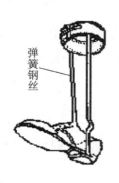
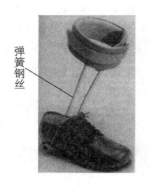
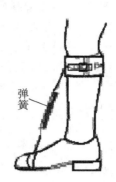

图 6 - 4 - 20　弹簧式 AFO

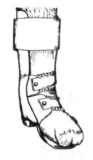
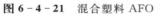
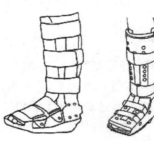
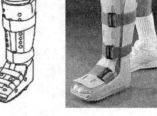

图 6 - 4 - 21　混合塑料 AFO　　　　　　　图 6 - 4 - 22　保护性 AFO

3. 保护性 AFO　尼龙外壳,重量轻,可自由调节,配有可移动鞋垫、震荡吸收垫、足跟稳定装置,有效保护伤腿,适用于糖尿病足,小腿术后固定、小腿不完全骨折的病人使用及医生观察伤情(图 6 - 4 - 22)。

4. 步态矫正器　矫形器通过与鞋相连接,就可以控制踝关节运动方向,从而矫正足的内旋与外旋、足内翻与外翻等(图 6 - 4 - 23)。

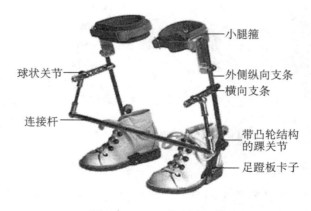

球状关节　　　　　　　　　　　　　小腿箍

　　　　　　　　　　　　　　　　　外侧纵向支条
　　　　　　　　　　　　　　　　　横向支条

连接杆　　　　　　　　　　　　　　带凸轮结构
　　　　　　　　　　　　　　　　　的踝关节

　　　　　　　　　　　　　　　　　足蹬板卡子

图 6 - 4 - 23　步态矫正器

(肖晓鸿)

第五节　膝关节矫形器

膝关节矫形器(knee orthosis，KO)又称为膝矫形器，用于膝关节部位。对于需要限制膝关节运动而不需要限制踝足运动者，可使用膝关节矫形器。适应证：适用于膝关节骨折、炎症及韧带损伤等的固定，矫正膝关节的畸形。

一、膝矫形器的分类

1. **按功能分类**　固定式膝矫形器、矫正式膝矫形器。

2. **按结构形式分类**　金属支条式膝矫形器、塑料式膝矫形器、软式膝矫形器、瑞典式膝反屈矫形器、框架式膝矫形器等。

二、膝矫形器的作用原理(图6-5-1、2)

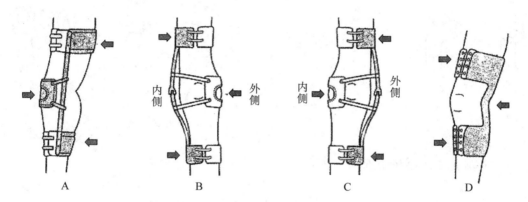

图6-5-1　膝矫形器的作用原理

A.矫正膝关节屈曲挛缩；B.矫正膝外翻(O形腿)；
C.矫正膝内翻(X形腿)；D.矫正膝过伸(膝反屈)

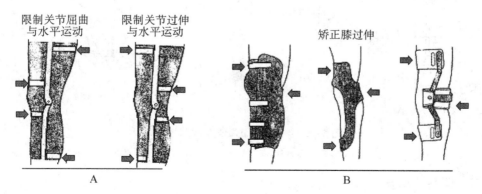

图6-5-2　膝矫形器的作用原理

A.固定式膝矫形器作用原理；B.矫正式膝矫形器的作用原理

三、膝矫形器

（一）金属支条式膝矫形器

金属支条式膝矫形器有双侧膝关节铰链、金属支条和大腿、小腿半月箍,膝压力垫的膝矫形器,相当于金属 KAFO 之间部分。其结构只涉及大腿部至小腿部,悬吊于股骨髁上和髌上,用于控制膝关节运动,膝侧副韧带损伤等而产生的侧方不稳定、膝反屈、膝伸展肌力低下、膝关节屈曲挛缩等病症。用于膝关节屈曲挛缩和伸展挛缩时,膝关节应当附加膝压力垫。必要时加用腰吊带,适用于控制膝过伸、膝内翻、膝外翻等。

1. **膝关节铰链与支条**　见图 6-5-3。

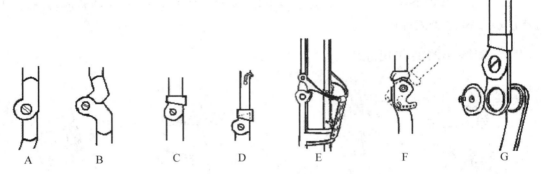

图 6-5-3　膝关节铰链的形式

A.自由摆动式;B.轴心后置式;C.落环式;D.落环卡簧式;E.棘爪式;
F.扇形可调式;G.内外齿形可调式

2. **金属支条式膝矫形器**　见图 6-5-4。

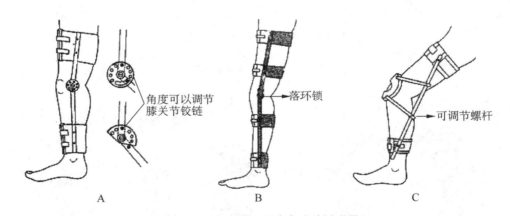

角度可以调节
膝关节铰链

落环锁

可调节螺杆

图 6-5-4　几种金属支条式膝矫形器

A.可调节膝矫形器;B.带锁膝矫形器;C.牵引式膝矫形器

（二）塑料式膝矫形器

塑料式 KO 是传统 KO 的塑料改进型,一般带多轴铰链和大腿、小腿模塑料壳形,以弹力布、尼龙搭扣捆在大腿、小腿。这种 KO 限制异常活动的功能好,不易脱落(图 6-5-5)。

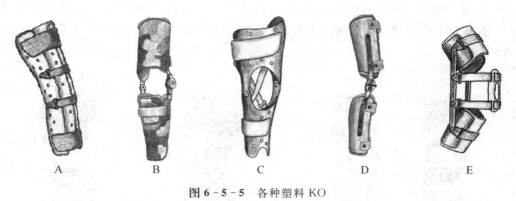

A   B   C   D   E

图 6-5-5　各种塑料 KO

A. 无关节 KO；B. 单轴关节铰链 KO；C. 单轴无铰链 KO；D. 多轴心铰链 KO；E. 拉杆式 KO

（三）软式膝矫形器

软式膝矫形器由强力弹性织物制成。也可用硬支条增加膝关节的稳定性。主要适用于辅助治疗膝关节内及膝关节周围软组织炎症及拉伤、侧副韧带损伤、交叉韧带损伤及髌韧带损伤等。

1. **软式 KO（不带支条）**　能对膝关节四周施加适度的压力，保护和预防膝关节的软组织损伤，增加膝关节的稳定性，穿戴方便（图 6-5-6）。

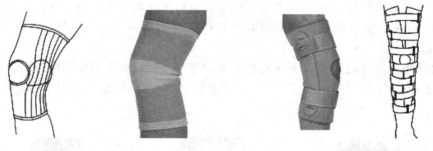

图 6-5-6　软式 KO（不带支条）　　　　**图 6-5-7　软式 KO（侧向带支条）**

2. **软式 KO（侧向带支条）**　防止膝关节侧向不稳定的矫形器。不妨碍膝关节屈曲、伸展运动，穿戴方便（图 6-5-7）。

3. **髌骨脱臼护架**　用布匹、皮革或软性热塑板材制成的髌骨脱臼矫形器。在髌骨外侧装有小垫片及固定带，防止脱臼（图 6-5-8）。

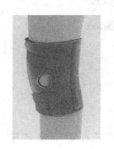 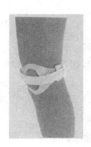 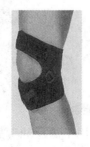 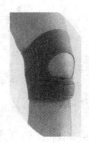

图 6-5-8　髌骨脱臼护架

4. **护膝** 带有一块髌骨压力垫,两侧一般各带有一根弹性的扁簧、弹性支条或膝关节铰链。适用于胫骨粗隆骨软骨病、髌骨脱臼、髌韧带损伤以及膝关节手术后的固定(图6-5-9)。

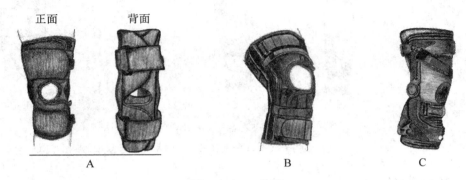

图 6 - 5 - 9　护膝

A.不带侧向支条;B.带侧向支条;C.带膝关节铰链

5. **膝关节韧带损伤 KO**

(1)前十字韧带损伤用 KO:又称带支条式前十字韧带损伤用矫形器。在矫形器两侧带有弹性固定支条,在小腿前面和大腿后面装有皮革制交叉韧带,可防止膝的晃动(图6-5-10A)。

(2)后十字韧带损伤用 KO:又称带后十字韧带损伤用矫形器。由于在矫形器两侧带有弹性固定支条,在小腿后面及大腿前面装有皮革及交叉绷带,所以能防止膝关节晃动(图6-5-10B)。

(3)内外侧副韧带损伤用 KO:又称内侧副韧带与外侧副韧带损伤用矫形器。由于在矫形器两侧带有弹性固定支条,又有十字交叉弹性带,所以能防止膝的左右晃动(图6-5-10C)。

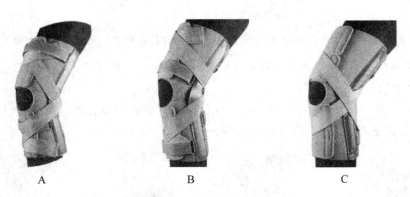

图 6 - 5 - 10　膝关节韧带损伤 KO

A.前十字韧带损伤用 KO;B.后十字韧带损伤用 KO;C.内外侧副韧带损伤用 KO

(四)瑞典式膝反屈矫形器

瑞典式膝反屈矫形器专用于膝反屈。腘窝部的皮带可调节,用三点固定法使膝关节保持在伸直或微屈状态。由于矫形器短而没有控制侧方异常活动的功能(图6-5-11)。

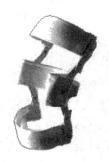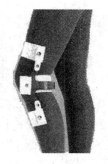

图6-5-11 瑞典式膝反屈矫形器

（五）硬质膝矫形器

膝关节采用了多轴心膝关节铰链或定位锁铰链，一方面与人体生理膝关节运动相适应，另一方面可以对人体膝关节的运动进行限位调节。适用于膝关节手术后做必要的全固定和自由度调节（图6-5-12）。

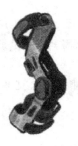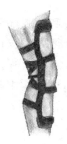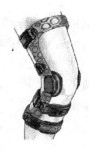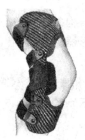

图6-5-12 硬质膝矫形器

（六）框架式膝矫形器

由两侧金属支条、上下腿箍及膝压力垫组成。其结构只涉及大腿部至小腿部，用于控制膝关节运动，膝的侧面副韧带损伤等而产生的侧力不稳定，或反屈膝，以及膝伸展肌力低下、关节挛缩等病症。用于膝关节屈曲挛缩和伸展挛缩时，膝关节应当附加膝压力垫（图6-5-13）。

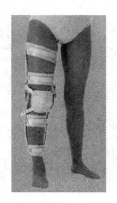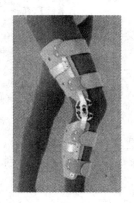

图6-5-13 框架式膝矫形器

（肖晓鸿）

第六节　膝踝足矫形器

膝踝足矫形器(KAFO)又称大腿矫形器,是由大腿部到足底部的结构组成,可控制膝和踝关节运动的矫形器。用于站立时能保持稳定、免荷,预防和矫正畸形等治疗目的。按其功能分为固定式、矫正式和免荷式膝踝足矫形器 3 种类型;按其结构形式又分类为金属支条式、塑料式和坐骨承重式膝踝足矫形器三大类。

膝踝足矫形器的适应证:①足部、踝关节的变形:马蹄足、内翻足和翻扁平足等;②末梢神经麻痹:腓骨神经麻痹、胫骨神经麻痹和坐骨神经麻痹等;③膝部疾患:侧方不稳定膝、膝伸展力低下、反屈膝和屈曲或者伸展挛缩等;④髋部疾患:先天性髋脱位、髋内收挛缩和髋伸展力低下等;⑤下肢骨折:股骨、膝部骨折和小腿骨、足部骨折等;⑥双侧麻痹:截瘫等。

一、金属条 KAFO

金属结构的 KAFO 是由 AFO 加上膝关节铰链和大腿部分的支条、皮箍组成,因此也叫长下肢矫形器。主要用于中枢性或周围性瘫痪出现的下肢运动障碍,尤其是膝关节的不稳定。

1. 金属支条式 KAFO 的基本结构　以 AFO 为基础增加了膝铰链、支条、箍与条带(膝上、髋下)、膝罩(图 6-6-1)。

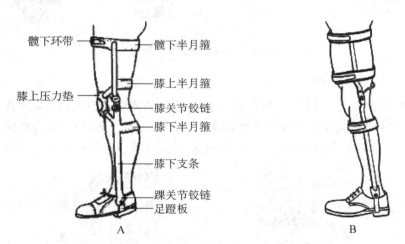

　　髋下环带　　　　　　髋下半月箍

　　　　　　　　　　　膝上半月箍
膝上压力垫　　　　　　膝关节铰链
　　　　　　　　　　　膝下半月箍

　　　　　　　　　　　膝下支条

　　　　　　　　　　　踝关节铰链
　　　　　　　　　　　足蹬板
　　　　A　　　　　　　　　　　B

图 6-6-1　金属支条式 KAFO 的基本结构

A.金属支条式 KAFO 的基本结构;B.常见金属支条式 KAFO

2. 膝铰链　是 KAFO 的基本部件(图 6-6-2)。

(1)自由运动膝铰链:控制侧方运动,允许屈伸,但不允许过伸,用于防止膝过伸和侧方的异常活动。

(2)轴心后移型膝铰链:轴心一般后移 1~2 cm。后移轴心可以在步行支撑期铰链伸直时保持膝关节的稳定性,摆动期有屈膝动作。

(3)带锁的膝铰链:伸直位锁住,以利无力的下肢步行,打开锁可以坐下。常用锁有两种:①落环锁:又称箍锁,一般只在外侧铰链加锁,使用方便。对合并有屈膝畸形或绳肌痉挛者宜用双侧环锁,否则矫形器易发生扭转变形。②棘爪锁:又称瑞士锁(Swisslock),膝伸直可自动锁住。

(4)可调膝关节角度的膝铰链:适用于有可能矫正的屈膝畸形病人使用。

(5)多轴心膝铰链:符合生理膝关节运动特性,适用于膝关节屈伸运动中需要严格控制前后异常运动的病人。

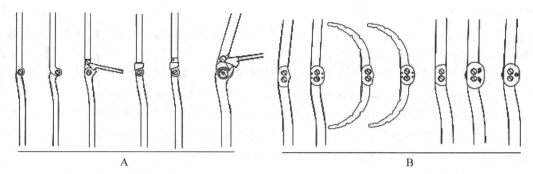

图 6-6-2 膝关节铰链与支条

A. 单轴膝关节铰链;B. 多轴心膝关节铰链

3. 半月箍、环带、膝罩的置放与 KAFO 三点作用力原则 半月箍系金属板制成,连接着两侧金属条,形成受力的框架结构。环带(或半环带)、膝罩既是矫形器的固定带,也是稳定膝关节的作用力带。神经肌肉疾病患者使用 KAFO 的主要目的是稳定膝关节,避免无力的膝关节承重时突然弯曲。稳定膝关节需要 3 个力量见图 6-6-3、4。

(1)位于膝前中部的作用力:一些研究工作表明作用力越是接近膝关节轴心,作用力矩越大,需要维持膝关节稳定的作用力越小;如膝屈曲畸形越严重,站立位承重时所需要的维持膝关节稳定的作用力越大。

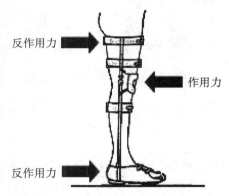

图 6-6-3 稳定膝关节无力的三点力作用原理示意图

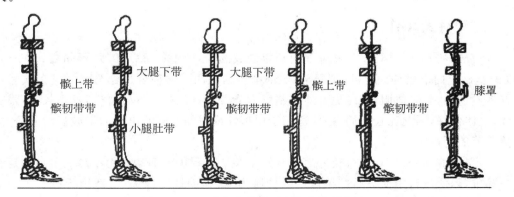

图 6-6-4 膝压力带或压力垫的使用方法

（2）位于大腿后上部的反作用力：为取得尽量长的杠杆臂，大腿上箍尽量往上置放，但不能引起坐骨结节，耻骨联合处的不适。

（3）下部反作用力：作用点位于鞋处。一般是通过安装环带、半环带、膝罩来实现前部的作用力。有 6 种方法，可以结合临床需要和作用力部位局部情况选用。

4. 单侧金属支条 KAFO

（1）结构特点：带有膝关节铰链、踝关节铰链；根据控制畸形的需要采用的支条放置在肢体的内侧或外侧。

（2）功能：主要用于控制膝关节的内翻、外翻。膝关节内翻时，将支条放在内侧；膝关节外翻时，将支条放在外侧。膝关节的锁打开后可以坐下、站立，步行时需锁住，保持膝关节直立状态。踝关节铰链可以根据患者的踝足畸形情况选择其控制功能，可以跖屈、背屈自由活动，从而控制距下关节的内翻、外翻活动；也可以背屈自由活动，跖屈止动等。

（3）作用原理：其作用原理为三点力作用原理。以膝内翻畸形为例：作用力位于膝关节的内侧，方向由内向外；反作用力一位于大腿近端外侧，方向由外向内；反作用力二位于踝上部的外侧，方向由外向内。反之亦然（图 6 - 6 - 5）。

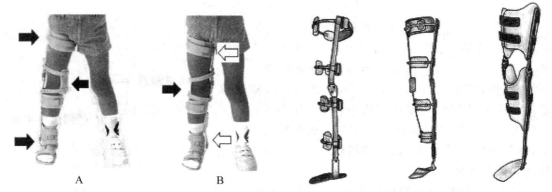

图 6 - 6 - 5　单侧金属支条 KAFO 与其作用原理　　　　图 6 - 6 - 6　单侧金属支条 KAFO
A. 矫正 X 形腿（膝内翻）；B. 矫正 O 形腿（膝外翻）

（4）适应证：主要预防与矫正膝关节内外翻畸形，其结构简单、重量较轻，但强度不够，容易变形，因此只适合于小儿与体重较轻的患者（图 6 - 6 - 6）。

二、塑料式 KAFO

1. 全塑料的 KAFO　一种全部用塑料制成的，与全塑料 KO 相似，不同之处在于是在 KO 的基础上向下延伸到足部，把踝部、足部都包括在内。这种矫形器与金属支条式相比其特点是重量轻，与肢体服帖，能更好地控制压力分布，易清洁，穿着较舒适，外观较好，没有零部件，整体性好，因此比较坚固，主要适用于中枢性或周围性瘫痪出现的下肢运动障碍，尤其是膝关节的不稳定。

2. 塑料踝上 KAFO　可较好地限制距下关节和踝关节活动。由于踝关节被固定在轻度马蹄位，因此步行中支撑后期可以产生伸膝力矩，辅助稳定膝关节，适用于股四头肌麻痹者使用，步行中支撑期不需要锁，摆动期能屈膝。缺点是坐下时矫形器上缘略高于膝部，外观不好。

3. 带铰链的塑料髁上 KAFO　是塑料髁上 KAFO 的改进。由于有了膝铰链，坐下时可屈膝（图 6 - 6 - 7）。

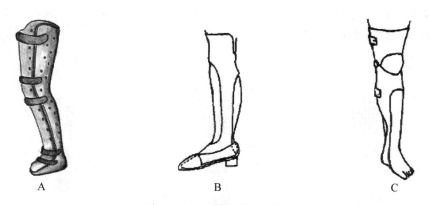

A　　　　　　　　　　　B　　　　　　　　　　　C

图 6 - 6 - 7　塑料式 KAFO

A. 全塑料的 KAFO；B. 塑料髁上 KAFO；C. 带膝铰链的塑料髁上 KAFO

三、塑料和金属混合型 KAFO

塑料和金属混合型 KAFO 带有金属支条、膝关节铰链、踝关节，经模塑制成。与肢体吻合好，重量轻，容易清洁。缺点是透气性差。适用于偏瘫、截瘫、小儿麻痹后遗症、肌肉营养不良、下肢广泛无力。也可以矫正膝关节和踝关节以及足部的畸形。

这类矫形器由于容易从金属铰链与塑料连接部位拆开，因此利于儿童使用中随着生长发育需要的延长（图 6 - 6 - 8）。

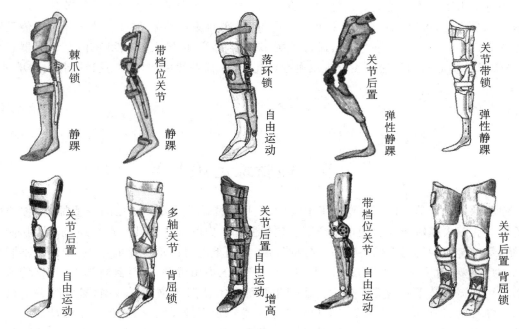

图 6 - 6 - 8　各种形式的塑料和金属混合型 KAFO

四、免荷式 KAFO

免荷式 KAFO 亦称坐骨承重矫形器。此矫形器的主要作用是使步行中站立的体重通过坐骨传至矫形器，再传至地面，减轻髋关节、下肢的承重。其特点是大腿的上部设有类似大腿假肢的接受腔或坐骨圈（图 6-6-9）。

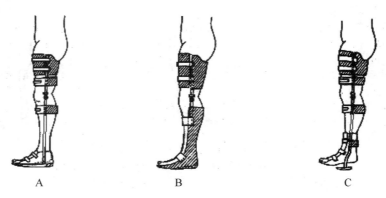

图 6-6-9　免荷式 KAFO

A.部分免荷金属支条 KAFO；B.部分免荷塑料 KAFO；C.全免荷金属支条 KAFO

其适应证有：①骨折：坐骨结节以下的骨折，如胫腓骨上段、膝关节、股骨及髋关节部位的骨折与疾病，促进骨折愈合，辅助治疗骨折的延迟愈合、不愈合；②脱位：坐骨结节以下的关节脱位，如髋关节、膝关节等处的脱位；③炎症：坐骨结节以下的炎症，如膝关节炎症等；④坏死：如股骨头无菌性缺血性坏死。治疗青少年的股骨头无菌性缺血性坏死时，应尽量做到全免荷，并注意保持髋关节处于外展、内旋位。

坐骨承重矫形器对髋关节减轻承重的作用在理论上想象体重通过坐骨结节传至矫形器的坐骨承受部位，可以 100％ 地免除髋关节承重；但实际测量结果表明通过坐骨结节传至矫形器的力仅 40％，其余部分则仍然通过髋关节传至股骨，再经大腿软组织传至矫形器。因此，坐骨承重矫形器用于治疗股骨头缺血性坏死，仍应辅助使用拐杖，以减轻股骨头的承重。

（肖晓鸿）

第七节　髋膝踝足矫形器

髋膝踝足矫形器（HKAFO）是用于髋关节、膝关节、踝足关节及足的矫形器，俗称髋大腿矫形器。髋大腿矫形器适用于整个下肢包括髋部肌肉麻痹者。其特点是通过不同功能的髋、膝、踝铰链及利用对下肢各关节支撑的控制，协助下肢对体重支撑的原理，来满足不同患者的治疗需要，对完全失去下肢功能者，其体重产生的力由臀部、坐骨到矫形器，直接传递到地面由矫形器代替下肢的支撑作用。适用于臀部及大腿肌肉均广泛瘫痪，髋膝踝关节松弛不稳或伴有内、外旋畸形的患者。对瘫痪者有支撑稳定下肢、辅助站立和行走的功能。常用于截瘫患者的辅助直立和行走。按其功能分类为固定式、交替迈步式和矫正式髋膝踝足矫形器;按其结构形式分类为壳式、支条式、柔性和混合性髋膝踝足矫形器等。

一、固定式髋膝踝足矫形器

(一)基本结构

1. **基本结构**　以 KAFO 为基础增加髋关节铰链、铰链锁、骨盆带而成(图 6-7-1)。

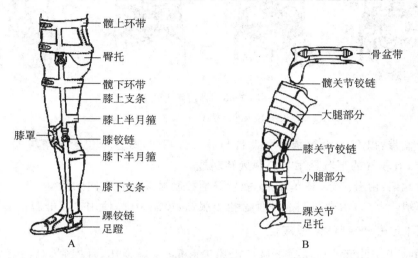

图 6-7-1　髋膝踝足矫形器的基本结构
A. 支条式 HKAFO 的基本结构;B. 壳式 HKAFO 的基本结构

2. **髋关节铰链**(图 6-7-2)

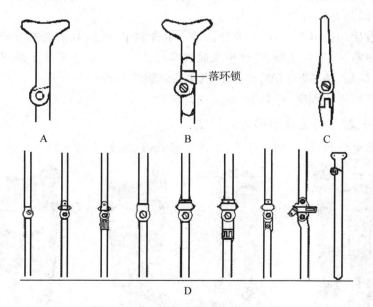

图 6-7-2　髋金属支条与关节铰链
A. 单轴髋铰链;B. 带锁的髋铰链;C. 双轴髋铰链;D. 各种形式的髋金属支条与铰链

(1)单轴髋铰链:允许屈伸,限制内收、外展与旋转活动。伸髋止动可限制过伸。环状锁可于髋铰链伸直位锁住。

(2) 双轴髋铰链:双轴方向交叉呈 90°,允许屈伸、内收、外展,只控制旋转活动。

3. 骨盆固定装置与髋铰链配合使用(图 6-7-3)

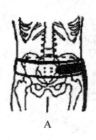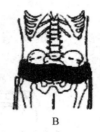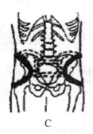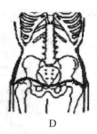

图 6-7-3 骨盆固定装置

A. 单骨盆带;B. 双骨盆带;C. 骨盆架;D. 模塑骨盆座

(1) 骨盆带:以 T 形金属板将骨盆带与髋铰链相连,骨盆带位于髂嵴与大粗隆之间,分单侧与双侧,有较好的下肢悬吊与控制旋转功能。

(2) 骨盆架:由金属条、皮革制成,能较好地控制髋关节各方向的活动。

(3) 模塑骨盆座:由塑料制成与骨盆相当服帖,控制力强,使用也较舒服。

(二) 固定式 HKAFO 的适应证

主要适应于小儿麻痹后遗症下肢广泛肌肉麻痹、脊髓损伤、脊椎裂、肌肉营养不良等神经肌肉疾病引起的截瘫,可以帮助患者扶拐站立、步行。临床经验表明,大多数截瘫病人使用双拐,用不带骨盆带的 KAFO 可以稳定步行。有些实验也表明使用带骨盆带的 KAFO,由于限制了髋的活动,腰椎活动不得不加大,同时步幅减小,步行中身体重心上下移动幅度使能耗、穿戴时间都有所增加。

目前大多数使用的 KAFO 都不带骨盆带。带骨盆带、无锁双轴髋关节铰链主要适用矫正儿童下肢旋转畸形;带骨盆带、环锁单轴髋关节铰链主要适用于某些下肢肌肉广泛弛缓性麻痹患者,以控制髋、膝、踝关节的异常活动和预防髋关节脱位和半脱位。对于某些特殊的痉挛性麻痹患者可用于预防、控制髋内收,内旋畸形。

(三) 固定式髋膝踝足矫形器常见形式

常见形式有全塑料式、单侧支条式、双侧支条式等,见图 6-7-4。

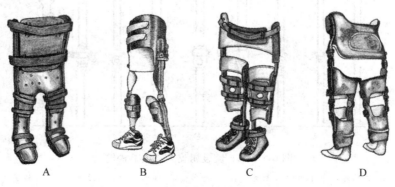

图 6-7-4 几种固定式髋膝踝足矫形器

A. 全塑料式 HKAFO;B. 单侧支条式 HKAFO;C. 单侧半支条 HKAFO;D. 双侧支条式 HKAFO

二、交替迈步矫形器

以前脊柱 L1 截瘫患者多用 HKAFO 辅助步行,应用双拐,采取迈至步态或迈过步态,很费力气。1983 年路易斯安那州大学(Louisiana State University,LSU)的 Douglas 等人首先报道了 LSU 交替迈步矫形器。近年交替迈步矫形器不断改进,已有多个品种,现介绍几种目前国内常用的品种。

交替迈步矫形器(reciprocating gait orthosis,RGO):一种与标准大腿矫形器连接的辅助装置,用于帮助截瘫、脑瘫患者"重新行走"。当患者一侧髋关节做髋过伸运动时,通过髋关节后方的导索等长移动,带动另一侧的髋关节做屈曲运动,从而达到带动下肢向前移动的目的。适用于脑、脊柱裂、多发性硬化症、肌营养不良、脊髓损伤 T6 以下完全性损伤截瘫患者等。

(一)交替迈步矫形器的适应证

(1)脑瘫、截瘫、脊椎裂、T6 以下脊柱损伤和任何能够装配矫形器且上肢有力量控制拐杖运动的患者;

(2)可提供给使用者侧向的稳定性和平衡性。配合行走器的使用,使用者腿可进行摆动并达到相应的灵活性;

(3)使用者在走路时需使用肘拐来支撑身体,这样可使一侧腿像钟摆一样向前摆动。支撑身体还可以产生两点式步态。

(二)交替迈步矫形器的禁忌证

(1)T4 以上完全性截瘫患者(临床上也有 C6、C7 的不完全性截瘫实例)。

(2)运动和平衡能力不足。

(3)体重过大。

(4)上肢肌力不足。

(5)髋、膝关节痉挛严重。

(6)髋、膝关节屈曲挛缩严重。

(三)路易斯安那州大学交替迈步矫形器

路易斯安那州大学交替迈步矫形器(Louisiana State University reciprocating gait orthosis,LSU－RGO)于 1983 年美国路易斯安那州大学首先推出,它是由一对 HKAFO 和一条连接 HKAFO 的硬骨盆带构成,双侧髋关节铰链仅有屈伸功能,有两条传动轴索,矫形器的胸托上缘位于肋骨剑突下(图 6－7－5A)。当患者站立位,扶着双拐或助行器将躯干向后倾时则一侧髋关节后伸,通过传动轴索使一侧髋关节屈曲,迈步向前。LSU－RGO 主要适用于脊柱裂、截瘫、脑瘫、多发性硬化症、肌营养不良等患者的独立步行等。

(四)沃克博特步行系统(图 6－7－5B)

沃克博特步行系统(Walkabout walking system)为 1992 年 Chris Kirtley 和 Stewart 在 LSU－RGO 的基础上开发。它没有骨盆装置、髋关节铰链装置在大腿的内侧,可以有效地控制髋关节的内收、外展和内旋、外旋运动,借助于躯干的前倾和下肢的惯性使下肢向前摆动,它是利用钟摆的原理设计而成,当患者穿戴矫形器行走时,躯干和重心向一侧倾斜、移动,使另一侧下肢离开地面,然后重心前移,完成迈出腿的动作。优点:重量轻、外观类似

KAFO、外观好、便于穿戴。缺点：髋关节的轴心位置与髋关节的生理轴心位置不符，步行中髋关节缺少旋转运动。脑瘫、脊柱裂、多发性硬化症、肌营养不良、脊髓损伤 T10 平面以下的完全性截瘫患者等。

（五）高级交替迈步矫形器

高级交替迈步矫形器（advanced reciprocating gait orthosis，ARGO）为 1995 年英国 Steeper 公司在 RGO 的基础上改进后推出的。其特点是只有一条传动轴索连接双侧髋关节铰链，相互交替控制髋关节是屈伸，减少了摩擦阻力。它没有大腿内侧金属支条和后侧的半月箍，便于患者于坐位从头上套下来穿戴，同时，减轻了矫形器的重量（图 6-7-5C）。其作用原理和 RGO 一样，是 RGO 的改进型，主要增加了髋膝关节助伸气压装置，不仅在步行过程中有助动功能，而且在坐位和站位的转换过程中也可得到助动功能的帮助，患者在使用过程中稳定性大大提高，能量的消耗也降低不少。适用于脊柱裂、脑瘫、多发性硬化症、肌营养不良、脊髓损伤 T4 以下的完全性截瘫患者等。

（六）奥托博克交替迈步矫形器

奥托博克交替迈步矫形器（Otto Bock RGO）为 2003 年德国的 Otto Bock 矫形技术公司推出的最新式的 RGO 系统（图 6-7-5D）。这一系统与 LSU-RGO 类似，其主要特点是双侧髋关节铰链为双轴系统：一个为坐轴，一个为步行轴。坐轴铰链带锁，坐位时打开；步行轴是个倾斜 35° 的轴。在 Otto Bock RGO 之前的这类矫形器，都有一个共同缺点，当患者步行旋转骨盆时矫形器的双侧足托会出现旋转变化。奥托博克 RGO 在步行中，可以做到当骨盆旋转 15° 时，双下肢矫形器的足托不会出现旋转变化，从而使下肢矫形器的前进方向保持不变，使步态更加流畅、平滑与自然，近似正常人的生理步态。适用于脑瘫、脊柱裂、多发性硬化症、肌营养不良、脊髓损伤 T5~L2 的截瘫患者等。

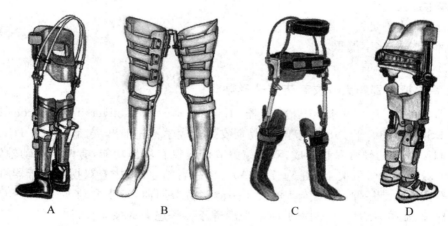

图 6-7-5 几种交替迈步矫形器

A. LSU-RGO；B. 沃克博特步行系统；C. ARGO；D. Otto Bock RGO

总之，这几种类型的截瘫矫形器，从适应平面来说，LSU-RGO 和 ARGO 的适应平面比沃克博特步行系统适应的平面相对高；步行的步速、步幅来说，沃克博特步行系统相对步幅小，步速快。根据每位患者的身体状况和截瘫平面的不同，例如上肢的肌力、运动协调能力的训练、坐位平衡以及轮椅床的转移等情况，使用的效果也会有所不同。经过矫形技师的精心制作和调试,并且积极配合系统的康复训练,一般患者都可以达到功能性步行。

三、瘫痪站立架

截瘫站立架(Parapodium)是一种穿在衣服外面的站立支撑,它可以帮助截瘫患者不用拐杖保持站立姿势(图 6 - 7 - 6、7)。

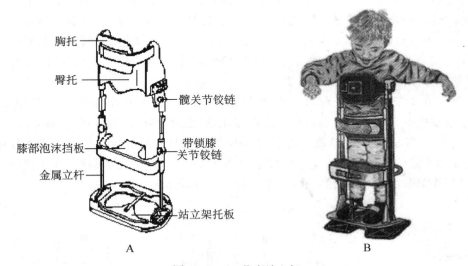

图 6 - 7 - 6　截瘫站立架

A.截瘫站立架的基本结构;B.截瘫站立架

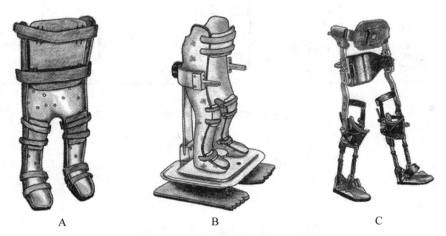

图 6 - 7 - 7　其他几种形式的截瘫矫形器

A.站立架;B.站立步行器;C.截瘫步行器

这种站立支撑由一个能卡住鞋的托板、一对金属立杆、膝部泡沫塑料制的挡板、臀托、胸托等构成。在髋关节部位设有髋关节铰链,在膝关节部位设有膝关节铰链及铰链锁,锁住时可保持躯干、下肢良好的站立姿势,打开锁患者可以坐下。为了克服患儿不能独立地由坐位到站位的困难,在站立架托板上安装了一个可以拉长和缩短的杆,作为患者站起时的拉手。另外，有的还在髋、膝关节铰链部位附加了四连杆机构，帮患者更容易地独立站起来。

主要适用于脑瘫、脊椎裂、脊髓损伤截瘫患儿，辅助站立，配合使用高的桌子时，患儿可以进行双上肢作业训练、学习、游戏和日常生活。

四、矫正式髋膝踝足矫形器

下肢旋转矫形器是属于矫正式髋膝踝足矫形器的一种，也是一种柔性髋膝踝足矫形器。它利用弹力带或钢丝软轴传动轴索的弹力矫正下肢的内旋或外旋畸形，髋关节铰链采用双轴结构，不仅可以自由屈伸，还可以内收、外展，同时不妨碍膝关节的屈伸，不妨碍踝关节的屈伸和距上关节的内翻、外翻活动。适用于痉挛型脑瘫引起的髋关节内收、内旋及剪刀步态，麻痹的脑瘫儿，一般应不超过10岁。

1. 弹力带式下肢旋转矫形器　用弹性橡胶带制作，控制下肢的内旋、外旋用矫形器。与内加钢索的橡胶带制作的下肢旋转矫形器相比，矫正力较弱，但重量轻，穿戴方便。

2. 钢索式下肢旋转矫形器　在骨盆带和足部之间安装有内加钢索的扭转支适可而止，将内旋的下肢向外旋方向矫正。用带子将扭转支条固定在小腿部位。为了使髋关节能屈曲、伸展，踝关节能背屈、跖屈，还分别装有髋铰链和踝铰链（图6-7-8）。

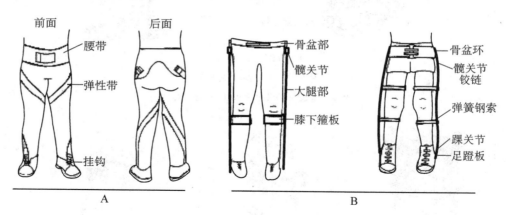

图6-7-8　下肢旋转矫形器
A. 弹力带式下肢旋转矫形器；B. 钢索式下肢旋转矫形器

（肖晓鸿）

第八节　髋矫形器

髋矫形器（HO）为矫形器从大腿到骨盆，对髋关节起作用。由骨盆带或骨盆架与髋铰链、大腿套组成，大腿套内侧向下延伸至股骨髁。其功能是用于固定髋关节或控制髋关节的屈曲、伸展、内收、外展活动。髋矫形器按功能分为固定式和矫正式髋矫形器；按结构形式分为壳式、框架式和软式髋矫形器；按组件化程度分为组件式和非组件式髋矫形器。下面介绍几种常用的髋矫形器（图6-8-1）。

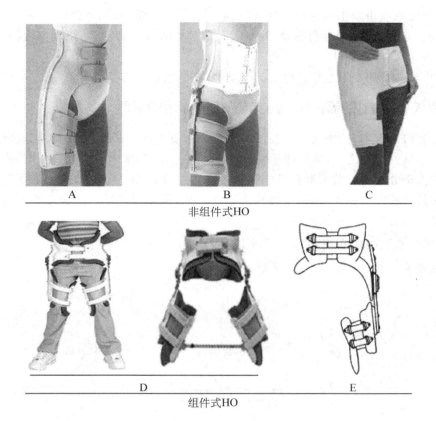

非组件式HO

组件式HO

图 6 - 8 - 1 髋矫形器

A. 壳式外侧加金属支条 HO；B. 带髋关节铰链框架式 HO；C. 软式（内加弹簧钢片）HO；
D. 髋内收外展控制矫形器；E. 术后髋外展矫形器

一、术后髋外展矫形器

1. **结构特点** 按照患者的石膏模型或尺寸设计制作的塑料骨盆座、髋外侧金属支条、大腿箍和腿套组成。

2. **功能** 控制髋关节与伸直位，限制髋关节的屈曲和内收活动。一般将髋关节固定在外展 15°、内旋 5°的位置。

3. **适应证** 适用于全髋关节置换术后，为防止关节脱位、为置换后的关节稳定提供良好的环境。

4. **注意事项** ①康复治疗小组的成员需了解其矫形器的功能；②患者不要坐在椅子上强行让自己坐直，使髋关节成屈曲位；③不要坐直轮椅内使髋关节成内收位；④患者应该学会正确使用拐杖或步行器，尽量减少患侧的承重；⑤患者应该学会在髋关节外展、屈髋受限的情况下适应生活的能力。适用于脑瘫患者控制痉挛性内收、屈髋畸形，也用于髋关节全关节置换术后恢复期控制关节位置。

二、髋内收、外展控制矫形器

髋内收、外展控制矫形器又称为髋活动矫形器。

1. 结构特点　由模塑而成塑料骨盆座、双侧髋关节铰链、双侧大腿箍与环带组成。

2. 功能　髋关节屈伸自由活动,控制髋关节的内收和旋转活动,限制内收的角度是可调的。

3. 适应证　适用于下肢痉挛性麻痹的脑瘫患儿,改善剪刀步态。

三、先天性髋臼发育不良、髋关节脱位治疗用矫形器

先天性髋臼发育不良、先天性髋脱位(congenital dislocation of the hip,CDH 或 DDH)是小儿骨科常见的疾病之一,常发生于女性、头胎、臀位生产、羊水少者,有家族倾向,其发生率在欧美约为千分之一。矫形器在此疾病治疗中的主要作用是早期的髋关节固定:即将髋关节固定在某种特定的位置,维持股骨头于髋臼之内,从而促进髋臼或股骨头的发育,防止髋关节脱位。

（一）先天性髋脱位矫形器的治疗原理

治疗原理见图 6-8-2。

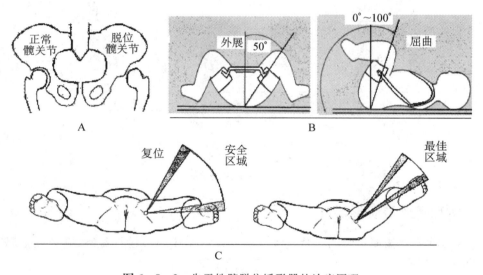

图 6-8-2　先天性髋脱位矫形器的治疗原理

A. 正常与脱位髋关节;B. 矫形器固定的最佳位置;C. 髋脱位的复位位置

（二）常用矫形器介绍

1. 巴甫力克吊带(Pavlik harness)　1944 年首先由 Arnord Pavlik 提出,由软布带制成,控制髋关节于屈曲位,不限制膝关节、踝关节的运动。适用于 8 个月以内的婴儿使用,每 4～6 周临床检查一次,直到髋臼和股骨头骨骺发育正常为止(图6-8-3)。

2. 温·罗森夹板(Von Rosen splint)　由一张塑料板制成,与小儿身体很服帖。双肩板钩在肩部,中间的一块板抱在腰部,下方的两块板绕过大腿,将髋关节控制在屈曲、外展、外旋位。这类矫形器对髋关节控制功能比较好,但需经常检查肢体控制的位置和注意防止皮肤压伤。适合于治疗先天性髋关节脱位的 6～8 个月的患儿(图 6-8-4)。

3. 丹尼斯-布朗外展矫形器　又称丹尼斯-布朗棒(Dennis Browne Bar),它采用双侧

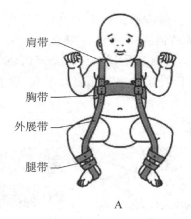

肩带

胸带

外展带

腿带

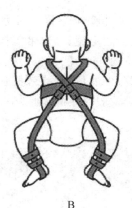

A   B

图 6-8-3　巴甫力克吊带

A. 正面；B. 背面

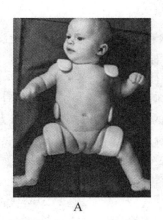

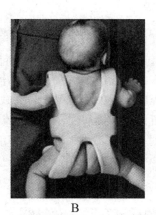

A   B

图 6-8-4　温·罗森夹板

A. 正面；B. 背面

的大腿箍及后侧的连接棒组成，将髋关节控制在屈曲、外展、外旋位。这类矫形器对髋关节控制功能比较好，简单实用，还可以通过后面的连接棒进行适当的调节。适合于治疗先天性髋关节脱位的 6～8 个月的患儿(图 6-8-5)。

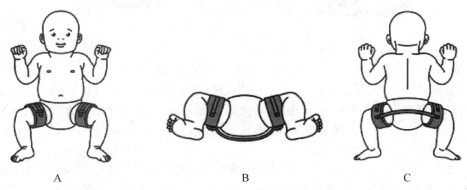

A   B   C

图 6-8-5　丹尼斯-布朗外展矫形器

A. 正面；B. 底面；C. 背面

3. **蛙式髋外展矫形器**   又称蛙式外展架，是目前应用比较多的品种，其共同特点是由臀部托板、大腿固定箍、固定带等构成，可以将髋关节控制在屈髋、外展位。适用于 3 岁以下先天性髋脱位幼儿，手法复位后蛙式石膏固定 1～3 个月后使用。优点是可以将髋关节可靠地控制在屈髋、外展位，治疗效果比较好。缺点是长时间的内收肌张力过高，股骨头对髋臼压力过大可导致股骨头缺血性坏死（图 6-8-6）。

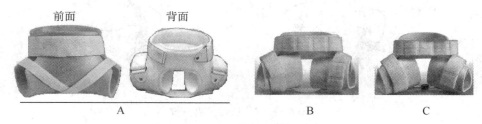

前面　　　　　背面

A　　　　　　　　　　　B　　　　　　　C

图 6-8-6　壳式蛙式髋外展矫形器

A. 壳式髋外展架；B. 固定式；C. 可调式

4. **图宾根（Tübingen）式髋外展矫形器**   这种矫形器主要由肩带、大腿托、大腿托之间的支条、四条连接链珠构成。将患儿的双侧髋关节控制在屈髋 90°以上，轻度外翻位，而膝关节的运动不受限制。由于没有蛙式外展矫形器那样使患儿的髋关节长时间保持在极度的外展位，因此，在很大程度上减少了出现股骨头缺血性坏死的可能性。大腿托和肩夹板之间用珠链相连。通过珠链可以调节髋屈曲角度。用带卡槽的支撑杆可以按需调节大腿的外展角度。适用于出生几周到一岁的婴幼儿使用。适用于格拉夫Ⅱd 级婴幼儿髋发育不良症。将患儿的髋关节固定在大于 90°的屈曲角度上，并使之适度外展。屈曲和外展角度可调（图 6-8-7）。

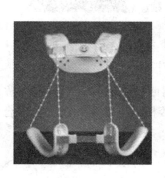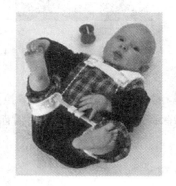

图 6-8-7　图宾根（Tübingen）式髋外展矫形器

5. **膝上髋外展矫形器**   又称苏格兰祭祀式矫形器（Scottish rite orthoses），其双侧膝上安装有大腿箍和围带，腿脱之间安装有一根可以调节的髋关节外展的连接杆，可以通过改变连接杆的长度改变髋关节的外展角度，这种矫形器还允许患儿行走。适用于先天性髋关节发育不良或脱位的 6～18 个月的患儿（图 6-8-8）。

6. **其他形式的髋外展矫形器**

（1）髋外展吊带：采用低温塑料板材或塑料泡沫海绵和肩吊带缝合而成，将髋关节固定限制在屈曲、外展、内旋位，从而达到治疗先天性髋关节发育不良。主要适用于 4 个月以上的患儿（图 6-8-9A）。

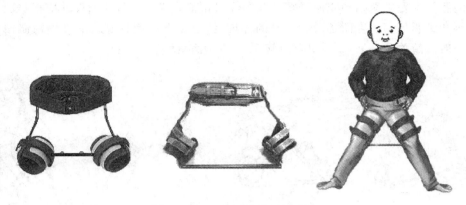

图 6 - 8 - 8　膝上髋外展矫形器

（2）髋外展架：采用低温塑料板材或直接用石膏绷带，将髋关节固定限制在屈曲、外展、内旋位，从而达到治疗先天性髋关节发育不良。主要适用于 3 个月以上的患儿（图 6 - 8 - 9B）。

四、股骨头无菌性缺血性坏死治疗用矫形器

股骨头无菌性缺血性坏死又称佩特斯病（Perthes disease）或扁平髋，是股骨头骺骨化中心的坏死。发病大多与外伤有关，有的也见于内分泌性疾病或广泛性体质性疾病。好发年龄 4～8 岁，女孩发病更早更重，男女之比为 4：1。大多为单

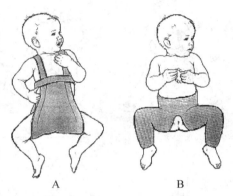

图 6 - 8 - 9　髋外展吊带和髋外展架

A. 髋外展吊带；B. 髋外展架

侧，两侧发病占 10％，后发病的一侧常较轻，有时可并发髋臼缺血坏死。保守治疗的原则是保持髋关节于外展、内旋位，尽量将全部股骨头包容在无病变的髋臼中，尽量减少股骨头的承重，这样既可以缓解髋部疼痛，解除软组织痉挛，又能避免股骨头在承重中塌陷、变形（图 6 - 8 - 10）。

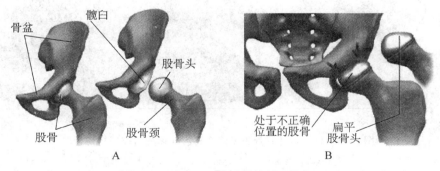

图 6 - 8 - 10　股骨头无菌性缺血性坏死

A. 髋关节的结构；B. Perthes 病引起的病变

股骨头无菌性缺血性坏死治疗用矫形器主要适用于儿童股骨头缺血性坏死症早期，防

止坏死的股骨头发生塌陷和变形。其品种的选用和髋关节外展角度的设计应根据股骨颈干角的大小和骨骺板倾斜度而定。髋关节的外展度，原则上应使骨骺线的外侧与髋臼的上缘接触。一般以髋关节外展 35°～55°、内旋 5°～10°为宜(图 6-8-11)。

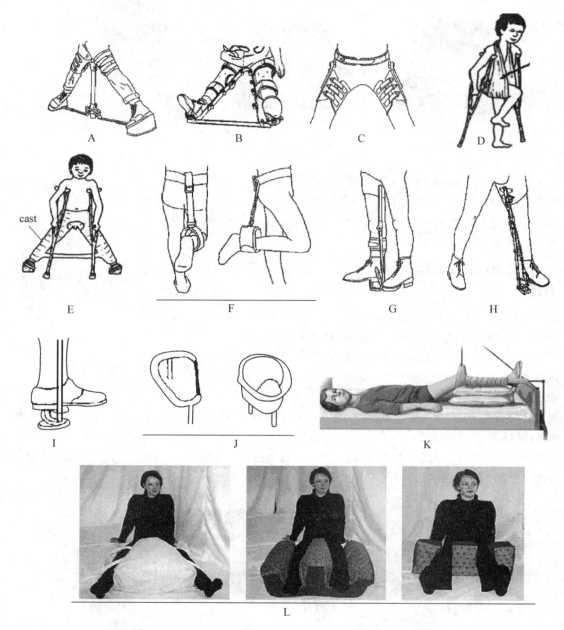

图 6-8-11　各种股骨头无菌性缺血性坏死治疗用矫形器

A. 多伦多型；B. 三角形；C. 苏格兰型；D. 吊带型；E. A 字型；F. 萨姆-布朗型(Sam Brown)；
G. 帕藤-博托姆型(Patten Bottom)；H. 三边形接受腔型；I. 足蹬；J. 坐骨承重接受腔与坐环；
K. 牵引治疗；L. 夜用型矫形垫

（肖晓鸿）

第九节　下肢矫形器的制作

一、矫形器的制作步骤

(一)下肢关节取型体位(以功能位为例)

肢体关节必须固定在能发挥最大功能的位置(即使关节在这种位置强直),此位置称为关节功能位。在矫形器固定过程中应考虑固定在功能位,这样即使以后关节功能受损或关节僵硬,关节仍能具有一定的活动功能。关节功能位仍能具有一定的活动功能。关节的功能位也是相对的。在选择取型体位时,矫形器师要考虑患者的年龄、性别、职业、该关节的主要功能,以及其他关节活动情况等因素加以确定。

下肢关节的功能位如下:①髋关节:屈曲25°左右,外展5°~10°,外旋5°~10°;②膝关节:屈曲5°~10°,儿童可用伸直位;③踝关节:其功能位即它的中立位,不背伸或跖屈,不外翻或内翻,足底平面不向任何方向偏斜。

(二)下肢测量

1. 下肢长度与周径的测量　见表6-9-1。

表6-9-1　下肢长度与周径的测量

下肢长度	测量位置	下肢周径	测量位置
下肢总长度	髂前上棘至内侧踝下缘	大腿周径	髌上10 cm处测量其周径,并与对侧对比
大腿长度	从大转子顶点至膝关节外侧关节间隙	小腿周径	小腿最大周径在上1/3处,可以在膝关节下10 cm处测量其周径,并与对侧对比
小腿长度	从膝关节外侧关节间隙至外侧踝顶点	膝关节周径	可以在髌骨上缘、中间、下缘测量周径,并与对侧相应平面的周径对比
脚的长度	从足跟至大踇趾足尖	踝关节周径	自跟骨结节上方,经过内外踝至踝关节前方,测量其周径并与对侧对比

2. 肌力的测量　可采用对关节运动加以阻力的方法,即徒手肌力检查(manual muscle test,MMT)的方法(表6-9-2)。

表6-9-2　肌力的等级测量

肌力等级	肌肉收缩情况	瘫痪程度
0级	肌肉无收缩	完全瘫痪
Ⅰ级	肌肉有轻微收缩,但不能移动关节	接近完全瘫痪
Ⅱ级	肌肉收缩可带动关节水平方向运动,但不能对抗地心引力	重度瘫痪
Ⅲ级	能对抗地心引力移动关节,但不能抵抗一定强度的阻力	轻度瘫痪
Ⅳ级	能抵抗地心引力运动肢体,且能抵抗一定强度的阻力	接近正常
Ⅴ级	能抵抗强大的阻力运动肢体	正常

3. **步态的分析** 残疾的评定及治疗的有效手段之一。检查时应嘱病人以自然的姿态及速度步行来回数次,观察步行时全身姿势是否协调,各轴相下肢各关节姿位及动幅是否正常,速度是否匀称,骨盆运动、重心的转移及上肢摆动是否协调,嘱病人做快速及减慢速度的行走,并做立停、拐弯、转身、上下坡或上下梯、绕过障碍物、缓慢的踏步或单足站立等动作。有时还要闭眼步行,可使轻度的异常步态表现得更明显。用手杖或拐杖步行时,可以掩盖很多异常步态,此时除进行用杖或用拐的步态检查外,还应试行不用杖或拐的步态检查。

常见的病理步态按异常步态的病理及表现,可分以下各类。

(1)短腿步态:如一腿缩短超过 3.5 cm 时,患腿支撑时可见同侧骨盆及肩下沉,故又称斜肩步;摆动时则有代偿性足下垂。

(2)关节强直步态:下肢各关节挛缩强直时步态随之改变,关节挛缩于畸形姿位时改变显著。如髋关节屈曲挛缩时引起代偿性骨盆前倾,腰椎过伸,步幅缩短。膝屈曲挛缩30°以上时可出现短腿步态。膝伸直挛缩时,摆动时可见下肢外展或同侧骨盆上提,防足趾拖地。踝跖屈挛缩时足跟不能着地,摆动时以增加髋及膝屈曲度来代偿,状如跨槛,故称跨槛步。此时患肢支撑期常有膝过度伸直,可引起膝反曲。

(3)关节不稳步态:如先天性髋脱位时步行进左右摇晃如鸭步。

(4)疼痛步态:当各种原因引起患肢负重时疼痛,患者尽量缩短患肢的支撑期,使对侧摆动腿呈跳跃式快速前进,步幅缩短,又称短促步。

(5)肌肉软弱步态:①胫前肌步态:胫前肌无力时足下垂,摆动期用增加髋及膝屈曲以防足趾拖地,形成跨栏步;②小腿三头肌软弱时支撑后期患侧髋下垂,身体向前推进减慢;③肌四头肌步态:在患腿支撑期不能主动维持稳定的伸膝,故患者使身体前倾,让重力线在膝前方通过,从而使膝被动伸直,此时髋微屈可加强臀肌及股后肌群的张力,使股骨下端后摆,帮助被动伸膝。在支撑早期利用膝的持续过伸作为一种代偿性稳定机制常导致膝反曲。如同时有伸髋肌无力,则患者常须俯身用手按压大腿使膝伸直;④臀大肌步态:伸髋肌软弱时,患者常使躯干用力后仰,使重力线通过髋关节后方以维持被动伸髋。并控制躯干的惯性向前运动。形成仰胸凸肚的姿态;⑤臀中肌步态:髋外展肌软弱时不能维持髋的侧向稳定,故患者在支撑期使上体向患侧侧弯,使重力线在髋关节外侧通过,以便依靠内收肌来稳定,同时防止对侧髋部下沉并带动对侧下肢提起及摆动。两侧髋外展肌损害时,步行时上体左右摇摆,状如鸭子,又称鸭步。

(6)肌痉挛步态:因肌张力过高引起,如:①偏瘫步态:常见患足下垂、内翻,下肢外旋或内旋,膝不能放松屈曲,为了避免足部拖地,摆动时常使患肢沿弧线经外侧回旋向前,故又称回旋步。上臂常呈屈曲内收。摆动停止。临床所见的偏瘫步态可有较多的变异。②剪刀步:又称交叉步,多见于脑瘫或高位截瘫患者。因内收肌痉挛,步行时两髋内收,两膝互相摩擦,步态雀跃不稳。内收肌严重痉挛使两腿交叉难分,步行成为不可能。

(7)其他中枢神经损害:①小脑性共济失调时,步态摇晃不稳,状如醉汉,故称酩酊步态;②帕金森病或其他基底节病变时,步态短而快,有阵发性加速。不能随意立停或转向,手臂摆动缩小或停止,称前冲步态或慌张步态。

(8)奇异步态:不能用已知步态解释者应考虑是否癔病性步态,其特点是动作表现不一致,有时用更慢、更费力的方式完成动作,与肌力检查结果不一致,肌张力检查时可有齿轮样反应等。

（三）下肢局部免负荷部位

下肢的免负荷部位十分重要，可以避免矫形器对肢体某些敏感部位的压迫或造成损伤。如骨突起部位受压，易引起局部不适、疼痛，甚至造成皮肤压疮、溃烂；长时间压迫外周神经会引起肢体感觉异常，严重者造成神经麻痹；关节受压会引起关节的红肿或畸形。因此，在为患者装配矫形器时，应尽量避免对这些部位施压，或采取局部增加软垫的方法免除其压力（图6-9-1）。

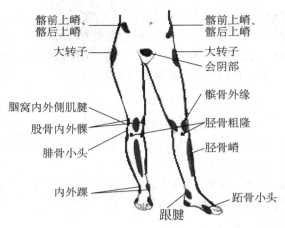

图6-9-1 下肢免荷部位

（四）取下肢轮廓图

轮廓图是模拟下肢的外形描绘出的线条图，它是制作下肢矫形器的基础。以低温塑化板为材料制作的矫形器大多数都需要获取患肢的轮廓图。在取得矫形器板材样式之前，需要根据患者肢体状况，在矫形器设计原则的指导下，以轮廓图为依据，绘制出符合治疗要求的矫形器图样，其方法如下。

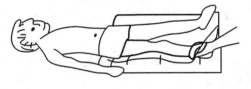

图6-9-2 画肢体轮廓图

（1）患者取卧位，患肢卧位躺在平放有白纸板上，两腿放开伸直。铅笔垂直于桌面，沿肢体边缘画出其轮廓图，可以根据需要画出患者的额状面图和矢状面图（图6-9-2）。

（2）记录相关的标志点，根据肢体测量尺寸，以肢体轮廓线为基础，放大轮廓的尺寸，一般是在轮廓的两侧各放宽该肢体周径长度的1/2。如果是带支条和关节铰链的矫形器，还得按纸样图弯制好支条。将已剪好的图样画到板材上。用强力剪刀或用刀将图样裁剪好（注：热塑材料在热水中稍加热后较易切割）（图6-9-3）。

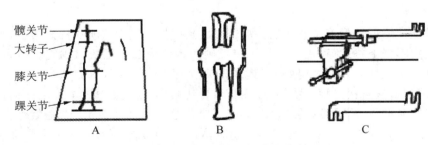

A   B   C

图6-9-3 绘纸样图和弯制支条

A.绘纸样图；B.按纸样图弯制支条；C.弯制支条

（3）注明患者姓名、性别、诊断、矫形器名称、左右侧、辅助件及制作日期等。

（五）加热、塑形

将板材在70℃左右的恒温水箱中加热1～2分钟，待材料软化后取出，再用干毛巾吸干水滴，稍冷却一会儿到不再烫手后，立即放到患者身上塑形。为加快硬化成形的速度，可用冷水冲。对于大型矫形器,必须用宽绷带将矫形器与肢体固定,以便使矫形器更服帖。与低温材料矫形器的制作步骤相似。不同的是因软化温度高,需在 $160\sim180℃$ 的烤炉内加热。PP/PE 塑料板材的冷却速度慢,不能直接在患者身上成形,否则引起烫伤。所以,必须先做一个石膏模型(先做阴模,再做阳模)。

（六）修整、边缘磨滑

（1）要观察初步成形的矫形器有无偏斜和旋转,关节角度是否达到要求,是否保持关节正常对线和其他治疗需要。如有差异,可用电吹风、电烙铁对局部和边缘加热,磨滑。注意温度不能太高。

（2）当矫形器的基本形态完成后,将多余的边缘剪去,矫形器两侧边缘高度一般是肢体周径的 1/2。除骨折需要将邻近关节同时固定起来之外,其他矫形器的长度不应影响邻近关节的运动。

（3）矫形器的边缘若有毛刺、锐角会刺激皮肤引起疼痛,甚至伤及皮肤。修边时要将边缘部分充分软化后剪裁,通过塑料板材的自缩性能使边缘光滑,必要时用布轮打磨机磨平,也可用特制的薄板材来修整、包边。

（七）加固

材料薄、强度低而受力大的矫形器应加固。可采取两块材料加热软化后黏合(软化后有很强的自黏性),在两层材料之间加铝条、汽水吸管,边缘向外翻转等方法。

（八）免压垫

采用软性材料放置在免压部位,减少局部的压力,这类材料通常称免压垫。免压部位主要是骨突起处、神经的表浅部位、伤口及疼痛部、受累关节。免压垫应稍大于免压部位,厚度一般为 5 mm,通常剪成椭圆形,如果必须是长方形垫,应将四个边角剪成圆弧形。

（九）安装附件

附件包括尼龙扣带、T(Y)形带、压力垫、关节铰链等。尼龙搭扣可用黏胶粘在矫形器上,皮革和帆布制的固定带则用铆钉或加一层板材固定。

（十）安装固定带

固定带能使矫形器附着于肢体上。常选择尼龙搭扣固定带或帆布固定带。尼龙搭扣可用黏胶粘在矫形器上,皮革和帆布制的固定带则用铆钉或加一层板材固定。帆布带固定肢体的稳定性比单纯尼龙搭扣固定好,尤其是大关节或挛缩的关节更为适合。安装固定带时应注意:①固定带应直接接触皮肤,使患者能感受到均匀、稳定的压力;②根据治疗要求,固定带不应影响所期待关节的运动;③固定带不应跨越关节和骨突部分,避免对骨、关节、皮肤的损伤;④为了不影响血液循环或不引起肢体疼痛,压力应适度;⑤固定带穿脱方便,其颜色尽可能与矫形器颜色相近。

二、用低温热塑板材制作下肢矫形器的范例

1. 抗痉挛垂足踝足矫形器(AFO)的制作　见图 6-9-4。
作用:矫正痉挛性垂足
适应证:预防和矫正足部肌张力增高、痉挛性垂足、足跟痛等。

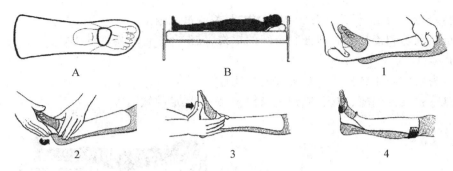

图 6-9-4　抗痉挛垂足 AFO 的制作

A.按纸样下的板材料;B.取型体位;1.让患者脚趾穿过板材孔,平铺在
小腿的前面;2.脚掌部分的板材向上翻起;3.在板材硬化前,抹出掌弓,
并使踝关节处于垂直的功能位;4.修整边缘光滑后,在膝下和掌趾处固
定好宽为 38 mm 的尼龙搭扣

2. 护踝(AFO)的制作　见图 6-9-5。

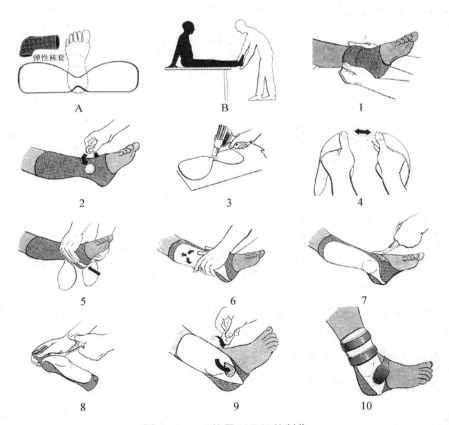

图 6-9-5　护踝(AFO)的制作

A.按纸样下的板材料;B.取型体位;1.套上弹性袜套;2.在内外踝贴上直径约为 5 cm 的泡沫海
绵垫;3.用热风枪局部加热中间部分直至软化;4.拿起中间部分朝两端拉,直至能够覆盖足跟宽
度为止;5.粘贴拉薄足跟底部的板材;6.粘贴其余两侧并与踝关节的内外上髁服贴;7.从前面剪
开袜套;8.脱下矫形器,修剪边缘部分;9.粘贴尼龙搭扣的钩面于内外踝;10.安装 38 mm 宽的尼
龙搭扣于前踝部,25 mm 宽的于踝上部分

作用：避免在行走、慢跑和各种运动中中距关节过度内翻。

适应证：预防和治疗踝关节处软组织的扭伤、拉伤及其他外伤性的固定。

3. 抗垂足 AFO 的制作　见图 6-9-6。

作用：为长期卧床者保持足踝关节的功能位。

适应证：弛缓性偏瘫、脑瘫、周围神经损伤、先天性足的缺陷等。

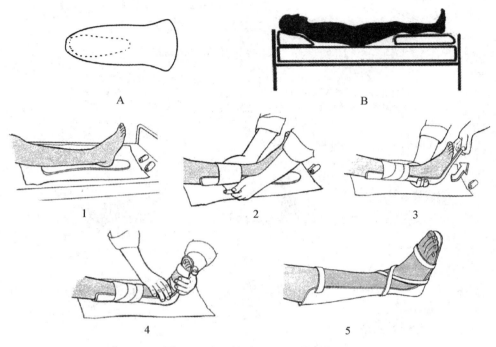

图 6-9-6　抗垂足 AFO 的制作

A. 按纸样下的板材料；B. 取型体位：患者仰卧，用枕头抬高下肢；1. 放置板材于硅胶膜上，并将患者的小腿放置在板材正上方，确保有足够的材料覆盖小腿；2. 使用绷带将板材与小腿固定在一起；3. 用力外拉足跟部分的板材，使之完全覆盖足底；4. 使踝关节背屈90°后，迅速缠绕第2卷绷带固定足部板材，防止过度回缩；5. 修剪掉多余的板材，修整翻边边缘部分。安装 25 mm 宽的尼龙搭扣于足背部、距关节趾处和小腿部

4. 胫骨骨折矫形器的制作　见图 6-9-7。

作用：利用对胫骨周围软组织的压迫和限制运动治疗胫骨骨折。

适应证：胫骨骨折、腓骨骨折等。

三、用高温热塑板材制作下肢矫正器（以固定式 AFO 为例）

与低温材料夹板的制作步骤相似。不同的是因软化温度高，需在 160～180℃的平板加热器内加热。高温热塑板的冷却速度慢，不能直接在患者身上成形，否则引起烫伤。所以，必须先做一个石膏模型（先做阴模，再做阳模）。

1. 取型　见图 6-9-8。

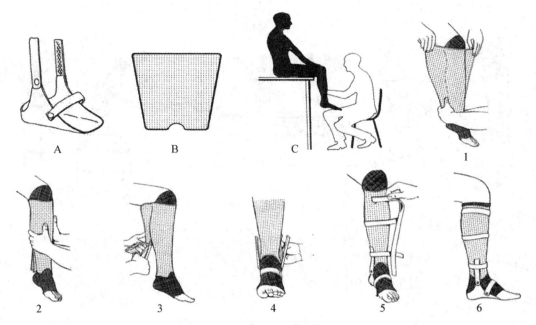

图 6 - 9 - 7　胫骨骨折矫形器的制作

A.足蹬板；B.按纸样下的板材料；C.取型体位，患者屈膝 90°坐在桌边，泡沫海绵盖住内外髁，套上弹性袜套；1.让患者协助将板材摆放在小腿上，轻轻牵拉使之与小腿完全服帖；2.并用两手挤压塑出胫骨嵴的空间；3.趁材料还软时，剪去边缘多余的材料；4.将足蹬板与足跟吻合一致放置，并用尼龙搭扣或胶带固定；5.固定绑带于矫形器上，标出矫形器的外形；6.脱下矫形器与足蹬板，修剪多余的部分，最后安装足蹬板、尼龙搭扣和绑带，并固定

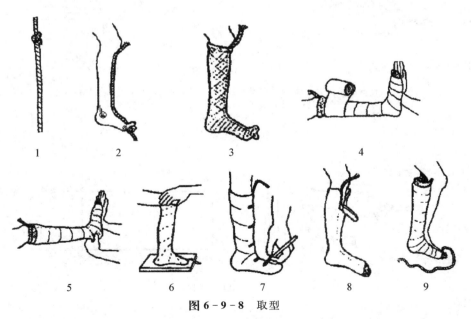

图 6 - 9 - 8　取型

1.准备一根绳子，一头打结；2.将打结的一头放在脚叉夹住；3.套上弹性袜套；4.由下而上缠绕石膏绷带；5.在石膏未硬化前，抹出跟腱和足弓的形状；6.让患者膝关节垂直踩在木板上；7.在有绳子的上面画出缝合线；8.待石膏硬化后，拉紧绳子，沿绳子切开石膏绷带；9.取下石膏阴型

2. 灌阴型　见图 6 - 9 - 9。

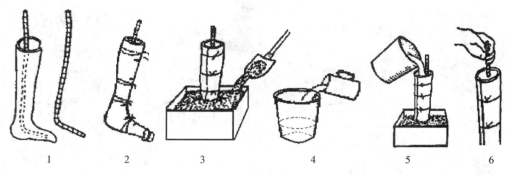

图 6 - 9 - 9　灌阴型

1.把一根钢筋棍弯成阴型的形状后放入其中；2.按缝合线对齐后封口；3.将阴型放置在一个箱里，用沙子固定好；4.向塑料桶里加适量的水后，再加适量的石膏粉，搅拌成均匀的石膏浆；5.将石膏浆倒入阴型中；6.稍提起钢筋棍，使之处于中间位，直至石膏固化为止

3. 修阳型　见图 6 - 9 - 10。

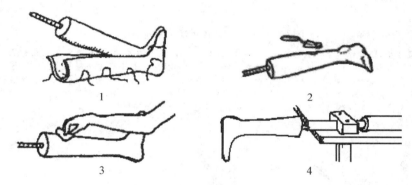

图 6 - 9 - 10　修阳型

1.待石膏完全固化后，取出石膏阳型；2.在免荷处补 5 mm 厚的石膏；
3.将石膏阳型表面打磨光滑；4.将阳型后面朝上固定放置

4. 下料　见图 6 - 9 - 11。

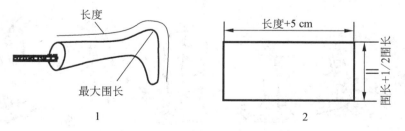

图 6 - 9 - 11　下料

1.尺寸测量；2.板材下料

5. 加热成型　见图 6 - 9 - 12。

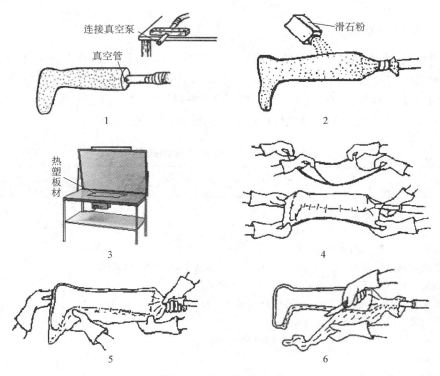

图 6 - 9 - 12　加热成型

1.将钢筋棍插入真空管中,并与真空泵相连;2.在阳型上套上导气的薄袜套,并在外面撒上滑石粉;3.将裁剪好的板材放入温度设置为 180℃的平板加热器中加热;4.待板材完全软化后,戴上手套,提起其四角平铺在模型上;5.打开真空泵,将板材对折,牢固黏合其边缘,尤其踝足部分要服帖;6.趁板材还软时,沿边缘留 1～2 cm 的余量切除多余的部分

6. 修剪整形和安装附件　见图 6 - 9 - 13。

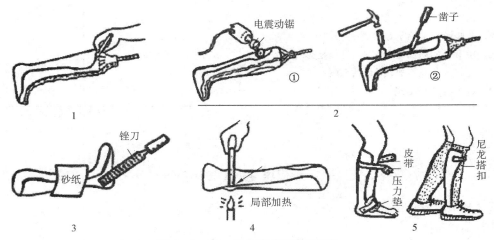

图 6 - 9 - 13　修剪整形和安装附件

1.画出矫形器的轮廓线,留出 5 mm 的余量;2.沿轮廓线用电振动锯锯开或用凿子凿开;3.用锉刀和砂纸(打磨机)将边缘部分修整光滑;4.局部加热踝关节内外髁部分,软化后,用圆棍稍微外顶;5.试样修整后,安装矫形器附件,如皮带、压力垫、尼龙搭扣等

四、下肢矫形器的检验

矫形器做好后,在功能训练和使用前应检查其功能、可靠性是否符合原处方,是否合身。长期使用的还应定期复查。

检验的主要内容是:是否达到了预计的目的;矫形器的内层、边缘、铆钉等是否光滑;试穿半小时后取下皮肤是否发红、发紫,且持续20分钟以上(表6-9-3)。

表6-9-3 下肢矫形器的检验

检 查 项 目	是	否
1. 制作的矫形器是否符合原处方?		
2. 踝铰链的位置是否与踝关节一致?		
3. 铰链与关节两侧的间隙是否足够?		
4. 内翻或外翻用皮带是否有明显的不适感? 是否达到了期望的支持效果?		
5. 支条是否与患肢下肢的外形相符? 有无足够的间隙?		
6. 从侧面看,支条与患肢下肢的中心线是否基本一致?		
7. 皮带的宽窄是否合适? 有无不适感?		
8. 矫形器与腓骨小头之间是否有足够的间隙?		
9. 站立时是否稳定?		
10. 脚着地时鞋底是否完全触地?		
11. 步行时有无异常步态? 何种异常步态?		
12. 矫形器是否有足够的强度和硬度?		
13. 步行时是否有异常响声?		
14. 膝屈曲90°坐位有无不适? 下蹲时是否有下肢受压的不适感?		
15. 卸下矫形器后皮肤有无过度受压痕迹?		
16. 矫形器的固定是否牢固?		
17. 铰链活动有无阻力?		
18. 两侧铰链的活动限度是否相同?		
19. 矫形器的内面是否光滑、衬垫是否合适?		
20. 金属部分是否光滑、有无毛刺?		
21. 矫形器是否美观? 患者是否满意?		

(肖晓鸿)

思考题

1. 简述矫形器的分类和矫形器的统一命名。
2. 矫形器的基本功能有哪些?
3. 简述矫形器临床工作程序。
4. 简述康复小组的组成及各自在矫形器装配中的主要任务。
5. 简述下肢矫形器的分类及下肢矫形器的基本功能。
6. 下肢矫形器的主要适应证有哪些?

7. 简述下肢矫形器的生物力学原理。

8. 简述足部常见的问题。

9. 足部矫形器的种类有哪些？其各自适应证是什么？

10. 简述矫形鞋的制作工艺及要求。

11. 简述踝足矫形器的作用原理。

12. 简述踝足矫形器种类及各自的适应证。

13. 简述膝矫形器的种类、作用原理及各自的适应证。

14. 简述膝踝足矫形器的种类及适应证。

15. 简述髋膝踝足矫形器的种类和适应证。

16. 简述髋矫形器的种类及适应证。

17. 简述股骨头无菌性缺血性坏死治疗用矫形器的种类及适应证。

18. 简述下肢矫形器的制作步骤及工艺。

19. 简述用低温热塑板材制作下肢矫形器的方法。

20. 简述用高温热塑板材制作下肢矫形器的方法。

21. 简述下肢矫形器的检验要点。

上 肢 矫 形 器

1. 了解上肢矫形器的分类、上肢矫形器的基本功能；掌握上肢矫形器的适应证；了解上肢矫形器生物力学原理和上肢矫形器的基本要求。

2. 掌握手部矫形器的种类及适应证。

3. 掌握对掌矫形器的种类及适应证。

4. 掌握腕手静态矫形器的种类及适应证。

5. 了解夹持矫形器的种类及适应证。

6. 掌握肘矫形器的种类及适应证。

7. 掌握肩矫形器的种类及适应证。

8. 掌握肩肘腕手矫形器的种类及适应证。

9. 了解上肢矫形器的制作步骤及工艺。

10. 掌握用低温塑料板材制作上肢矫形器的方法。

11. 了解用高温热塑板材制作上肢矫形器的方法。

12. 了解上肢矫形器的检查要点。

第一节　上肢矫形器的概述

上肢矫形器(upper limb orthosis)主要用于保持上肢不稳定的肢体于功能位，提供牵引力以防止挛缩，预防或矫正上肢肢体畸形以及补偿失去的肌力，帮助无力的肢体运动等。

一、上肢矫形器的分类

（一）上肢矫形器按功能分类

上肢矫形器按其功能分类分为固定性（静态）、矫正性（矫形）和功能性（动态）3 种上肢矫形器。

1. 固定性矫形器　没有运动装置，用于固定、支持、制动。主要适用于腱鞘的炎症，促进骨折愈合。

2. 矫正性矫形器　通过三点力矫正原理进行畸形矫正，主要适用于矫正上肢特别是手部关节或软组织的挛缩畸形。

3. 功能性矫形器　有运动装置,可允许机体活动,或能控制、帮助肢体运动,促进运动功能的恢复。主要用于稳定上肢松弛的关节,代偿麻痹的肌肉功能,辅助病人恢复部分生活自理和劳动功能。

（二）上肢矫形器按部位分类（图7-1-1）

1. 手矫形器（HO）　用于全部或部分手和手指的矫形器,可分为手指矫形器（FO）和手矫形器。如槌状指矫形器、纽扣指矫形器、鹅颈指矫形器、屈掌指关节矫形器、短对掌矫形器等。

2. 腕手矫形器（WHO）　用于腕关节及手的矫形器,根据腕关节残疾情况,又可分为腕手手指矫形器（WHFO）,掌指屈曲、伸展辅助矫形器,对掌矫形器,腕背屈矫形器等。如护腕,腕尺侧偏矫形器,偏瘫腕手矫形器,关节驱动握持矫形器。

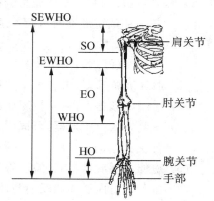

图 7 - 1 - 1　上肢矫形器按其部位分类

3. 肘矫形器（EO）　用于肘关节的矫形器,它可分为固定性肘关节矫形器（不允许肘关节活动）、功能性肘关节矫形器（运动铰链式肘关节）。适用于单纯性肘关节屈肌麻痹。

4. 肘腕手矫形器（EWHO）　用于肘关节、腕关节及手部的矫形器,有带肘铰链、不带肘铰链之分。不带肘铰链的可固定肘关节于90°功能位。主要适用于辅助治疗肘关节病等。

5. 肩肘腕手矫形器（SEWHO）　用于肩关节的矫形器。常用的SEWHO有肩关节外展矫形器。其采用固定肩关节于外展45°～80°,前屈15～30°,内旋15°,屈肘90°,伸腕30°的功能位,用以减轻肩关节周围肌肉韧带负荷,保护肩关节。

6. 肩矫形器（SO）　主要是肩吊带。适用于肩部损伤、肩周围肌肉麻痹病人使用。

7. 平衡式前臂矫形（BFO）　亦称为轴承式前臂矫形器,主要适用于肩肘关节肌肉重度无力或麻痹;同时,使用轮椅的病人可以帮助病人自己进食,从事读书、写字、文娱活动等动作。

（三）按矫形器的形式分类

1. 支持和制动、预防畸形的矫形器　使用这类矫形器的目的是保持肢体和关节的良好位置（功能位或中立位）,支持关节以缓解疼痛,预防畸形,也称为固定矫形器。常需整天或整夜佩带,但应每天脱下数次进行轻柔的被动活动。

（1）上臂吊带和肩吊带:能预防和治疗肩关节半脱位,用于臂丛损伤、脊髓损伤、脊髓炎、偏瘫等。

（2）轮椅臂托板:病人坐在轮椅上时,能支持腕、手,保持上肢的功能位。一般10～12 cm宽,两边突起成水槽样。

（3）掌侧腕上翘矫形器:固定腕关节于功能位（背伸20°～30°）,允许手指活动。其长度为从远端掌横纹到前臂近2/3处。用于偏瘫、臂丛神经损伤等。

（4）手休息位矫形器:固定腕、手指、拇指于休息位、功能位或一定的角度位置,有掌侧型和背侧型。

（5）长/短对掌矫形器:支持拇指到指间关节处,使拇指处于外展、对掌位,长对掌矫形器同时支持腕关节。用于四肢瘫、臂丛神经损伤等。

(6)手指固定矫形器:用于固定指间关节,使其保持屈曲或伸直。

此外,还有手指外展矫形器、拇指固定矫形器、腕掌关节固定矫形器等。

2. 矫正畸形矫形器　矫正矫形器在矫形外科中很常用,当瘫痪性疾病并发软组织和关节挛缩时,也常用到。不管是静止性或动力性矫形器,只要能产生柔和的、持续的牵拉力就可以。初次穿戴矫形器时可能不适,随着忍耐力增加,穿戴时间可逐渐延长。最好在晚上戴着睡觉,白天取下。

(1)肩外展矫形器:用于臂丛损伤等。有固定式和可动式。

(2)肘伸展矫形器:带有可调式铰链,用于矫正肘关节屈曲挛缩。

(3)上翘矫形器:可以牵拉腕屈肌,矫正腕屈曲挛缩。用于偏瘫、脑外伤、桡神经损伤。

(4)掌侧休息位矫形器:可同时牵拉腕屈肌和指屈肌。适用于中枢性瘫痪的手指及腕关节严重屈曲痉挛时。

(5)腕伸展矫形器:用于矫正腕屈曲挛缩。

(6)指关节正向屈曲和反向屈曲矫形器:向掌侧或背侧牵拉掌指关节,适用于周围神经损伤、脊髓损伤。

(7)手指间关节矫正矫形器:可以矫正指间关节的屈曲或伸展挛缩,适用于偏瘫、臂丛神经损伤、正中神经损伤、尺神经损伤等。

3. 用于恢复运动功能的动态性矫形器　此类矫形器能辅助无力的肌肉运动或替代已经丧失的运动,也称为功能性矫形器。根据残余肌力的大小、使用时间的长短,又可分为临时性和永久性功能矫形器。

(1)临时性功能矫形器:当肌力减弱时,矫形器通过橡皮条、弹簧、钢丝线圈等辅助运动,增强力量。肌力恢复、能主动运动后,就不再需要矫形器。每日戴的时间也不长,故称为临时性功能矫形器。主要有辅助伸腕的长对掌矫形器、功能性腕伸矫形器、辅助屈指的上翘矫形器、辅助掌指关节背伸的功能性腕手矫形器、低托架背侧功能矫形器等。

(2)永久性功能矫形器:用于上肢肌力在1级以下、功能永久性丧失或减弱,如不能伸手取物,不能抓、捏。此类矫形器结构复杂,必须进行长时间的使用和操纵训练。用于中枢性瘫痪和周围神经损伤。使用最多的是屈指铰链矫形器,它能利用残存肌的功能和外部动力使拇指、示指和中指产生捏合动作。休息时矫形器能使拇指处于外展和对掌位(掌指关节和指间关节处于伸展位)、示指和中指处于半屈曲位、腕关节处于背伸15°左右。

4. 用于减轻痉挛的矫形器　持续地牵伸痉挛的肌肉,可以降低其肌张力。根据这个原理,矫形器可以用于治疗肌肉痉挛。

(1)抗痉挛矫形器:与休息矫形器相似,但腕背伸>30°,掌指关节屈曲<45°,指间关节可稍屈曲,可伸直,手指分开,拇指外展伸直。

(2)充气矫形器:用高强度的透明塑料制成,套在痉挛的肢体上,拉上拉锁,再将矫形器充气(打气或用口吹)膨胀。用于偏瘫、脊髓损伤等屈肘痉挛和下肢痉挛。

(3)可动吊带:其作用是在行走时帮助伸肘,同时抑制手和腕关节的屈曲痉挛。使用时应注意塑料锥形手把的粗大端朝向尺侧。

此外,前面已介绍过的手指分开矫形器、动态矫形器等也有抗痉挛作用。

二、上肢矫形器的基本功能

1. **固定性功能** 也称静态性功能,即固定肢体、限制肢体的异常活动,适用于上肢关节和腱鞘的炎症、外伤性损伤等情况,用于减轻疼痛、促进病变部位痊愈。

2. **助动性功能** 也称动态性功能,即用于预防和矫正上肢关节挛缩,改善关节运动范围,增强肌力,保证手术后的效果及发育中的骨骼正常发育。

3. **矫正性功能** 又称矫形性功能,即用于控制上肢畸形的发展,通过三点力矫正原理,施加较小的力,在患者不感到疼痛的情况下矫正手指、腕关节、肘关节和肩关节的畸形。

4. **降低肌张力功能** 通过矫形器对于关节某一方向的运动限制,可以减少因某一方向运动对肌肉的牵拉,减少肌肉的牵张反射,降低肌张力。

5. **补偿性功能** 又称增强性功能,即采用一些弹簧、橡胶、塑料弹性体或通过气动、电动或索控等方式强化手指的运动,包括采用一些自助具来帮助患者恢复功能。

6. **保护性功能** 对易于受伤或病变的上肢部位进行保护,防止关节、肌腱的过伸和拉伤,从而促进病变痊愈,还用于保护手术瘢痕部位,防止瘢痕挛缩。

三、上肢矫形器的适应证

(一)神经损伤

1. **中枢神经损伤** 如瘫痪:四肢瘫引起的手部畸形,偏瘫后肩关节脱位和上肢痉挛,脑瘫后引起的上肢痉挛等。

2. **周围神经损伤** 上肢周围神经损伤,如臂丛神经:尺神经、桡神经、正中神经、腋神经等损伤引起的上肢畸形。

(二)炎症

如类风湿关节炎、肩周炎、网球肘、腕管综合征用矫形器。

(三)关节损伤

上肢的骨与关节损伤是康复治疗中的常见疾病,如上肢的骨折、脱位及其术后固定等。

(四)外伤等

如烧伤,深度烧伤发生会造成瘢痕挛缩。上肢矫形器可以预防或矫正由于皮肤瘢痕,关节囊、肌肉、肌腱等软组织挛缩引起的关节畸形,并能够减轻疼痛。

四、上肢矫形器的生物力学原理

(一)上肢关节的功能位

上肢关节的功能位是指能充分发挥上肢功能作用的关节固定位置。上肢运动依靠众多肌肉控,有些是协同运动,有些是拮抗运动。它们的联合作用使上肢既能快速、灵活、多向地运动,又能在运动中保持良好的稳定性。各关节处于什么位置,决定了上肢能完成什么样的功能活动。因此,各关节所处位置不同,上肢的功能作用及其发挥的程度也不尽相同。

1. **肩关节** 肩关节由肩胛骨关节盂与肱骨头组成,又称为肩肱关节或盂肱关节。肩关节的活动又与胸锁关节、肩锁关节及肩胛骨胸壁之间的移动紧密相关,共同形成上肢活动范围最大的关节。肩关节中立位，即 0°位时，上肢自然下垂。肩关节运动时围绕 3 个轴，做 6 个方向的运动，即前屈、后伸、外展、内收、外旋和内旋运动。上述运动联合起来可使上臂做环转运动。肩关节前屈运动范围为 0°～180°，后伸运动范围为 0°～60°。肩关节外展运动是肩胛诸关节与盂肱关节联合运动的结果。当肱骨内旋时，肩关节的外展仅达 90°。当肱骨外旋时，肩关节的外展可达 180°。肩关节内收运动范围为 5°～10°，此过程锁骨有旋前关节。上臂垂直于体侧，肩关节外旋运动时其外旋范围约为 45°，当肩关节外展 90°时，肩关节的外旋范围可达 90°。肩关节多处于外展 50°、前屈 20°、内旋 15°的位置。

2. 肘关节　肘关节由肱骨下端与尺、桡骨上端组成，包括肱尺关节、肱桡关节及上尺桡关节。其滑膜腔相通，属一个关节腔的关节，然而生理上却有两种不同功能：屈伸运动发生在肱桡和肱尺关节；旋转运动发生在上尺桡关节。肘关节有 3 个固有屈肌，即肱肌、肱二头肌、肱桡肌。前者为单一的屈肘肌，后两者除屈肘功能外，尚可在前臂旋前位时使之旋后。当肘关节处于中度屈曲时，向心分力为零，具体表现肱二头肌在屈肘 80°～90°时，屈肌处于最佳工作状态。肘关节的伸肌主要是肱三头肌，当肘关节屈曲 20°～30°时，向心分力为零，肱三头肌伸肌的效应得到最好发挥。肱三头肌的功效还取决于肩关节的位置，当肩关节和肘关节均处在屈曲 90°时，肱三头肌肌力最强，这是上肢功能的最好体位。

3. 腕关节　腕部是由多个小关节组成的。狭义的腕关节是指桡骨远端，尺骨三角软骨盘以及近排腕骨间的关节；而从腕部运动的功能角度分析，其活动还包括腕骨间关节和腕掌关节。组成腕部的骨骼有桡骨下端、尺骨下端、腕骨和掌骨近端，其形态各异，关节面复杂。腕关节可做掌曲、背伸、内收、外展及环转运动。腕关节的屈伸运动是围绕其冠状轴进行的。腕关节的中立位为 0°，曲腕功能范围可达 90°，伸腕功能范围可达 70°。腕关节在背伸 30°位时，上肢的功能活动最佳，因此，该体位为腕关节的功能位。

4. 掌、手指部　掌指关节由掌骨头与近节指骨底构成。一般可做屈曲、伸展、内收和外展运动。掌指关节的内收和外展以中指为准。诸指向中指靠拢为内收，反之为外展。手的功能位一般是以掌指关节和诸指间关节屈曲约 20°，拇指处于对掌位来保持手部最基本的抓握功能。但是，掌指关节和指间关节的不同运动模式组合成不同的功能活动。手的基本动作如下（图 7 - 1 - 2、3）。

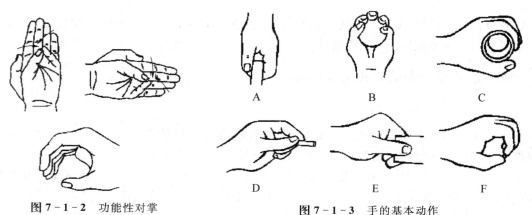

图 7 - 1 - 2　功能性对掌

图 7 - 1 - 3　手的基本动作

A. 钩状抓握；B. 球状抓握；C. 柱状抓握；
D. 三指捏取；E. 侧指捏取；F. 指尖捏取

（1）手部抓握功能：①钩状抓握：第 2～5 指成钩状提拉物件，如提旅行包、拉门把、拉吊环；②球状抓握：抓握圆球状物件，如抓握乒乓球、手握苹果、手握鸡蛋；③柱状抓握：抓握棍棒状物件，如手持茶杯、手握拐杖、手握伞把。

（2）手部捏取功能：①三指捏取：拇指与示指、中指末端相捏，这种功能活动在日常生活中使用最多，但相对较粗糙，如持笔、持筷子；②侧指捏取：拇指与示指侧面相捏，如翻书、持钥匙开门；③指尖捏取：拇指尖与其他某一指尖相捏，如拾起一颗钉子、穿针，该项活动在日常生活中使用较少，但最精细。

（二）上肢矫形器设计原理

上肢是一个极端复杂而又精致的工具，通过绝妙的协调运动，上肢带有关节的各个部分进行了极其多方面的运动，恢复残缺上肢 3 个基本运动（抓握、放松、传递）是非常困难的机械地重现正常上肢中的高度精细的关节，杠杆和运动系统的问题比下肢要多很多。一具理想的矫形器控制或产生的运动只是那些异常的丧失运动，并且残留功能的部位上，运动不受约束。显然，对于矫形器所包绕的每个部分和平面应该予以认真的考虑。必须对矫形器的机械效率和装配精确情况给予同等的重视。只有当矫形器具有明确治疗目的，或者矫形器提供了在其他方式中不能完成的某种功能时，病人才会接受上肢矫形器。临床上的优点必须超过缺点，病人是否接受矫形器，也取决于处方上的功能是否适当，如果病人在使用中感到不方便，那么就会很快感到矫形器没有效果而不再使用。

五、上肢矫形器的基本要求

1. **及时有效**　由于上肢尤其手部功能和疾病复杂，致使上肢矫形器品种规格很多，因此要求上肢矫形器的设计制作要快，疗效要可靠。

2. **保持功能位**　多数上肢矫形器应该保持肩、肘、腕手指关节处于功能位。所谓的功能位是指各关节正常的可动范围受制约时，最容易发挥肢体功能的肢体位。一般常用的功能位如下：①肩关节：外展 45°（儿童由于适应证可能增加到 60°～80°），前屈 15°～30°，内旋 15°位；②肘关节：以固定到 90°为原则；③前臂桡尺关节：以既不旋前又不旋后的中立位；④腕关节：背伸 20°～30°，尺侧偏 10°，在临床上可让患者握拳，使拳和前臂在同一平面上，同时要注意使示指纵轴线于前臂纵轴线平行；⑤手：拇指处于对掌位，掌指关节（MP）、近端指间关节（PIP）、远端指间关节（DIP）各屈曲 20°。

3. **关节活动度正常**　允许上肢有尽可能大的活动范围。

4. **使用方便**　结构简单，轻便、易于穿脱。

第二节　手矫形器

一、手指矫形器

（一）手指静态矫形器

手指静态矫形器：也称为手指固定矫形器，用于固定指间关节，使其保持屈曲或伸直。

适用于偏瘫痉挛、上肢神经损伤。此外，还有手指外展矫形器、拇指固定矫形器、腕掌关节固定矫形器等。

1. 锤状指矫形器

(1) 锤状指畸形：指远端指间关节（DIP）的伸指肌腱损伤而引起的，临床表现为指端下垂，远端指间关节不能伸展（图7-2-1）。

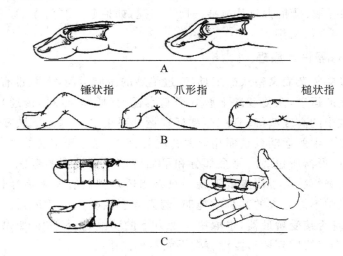

图7-2-1　锤状指矫形器

A.指伸肌损伤；B.锤状指畸形类型；C.锤状指矫形器

(2) 锤状指矫正原理及矫形器：采用三点作用原理，将患指的 DIP 关节固定为轻度的过伸位（小于15°），近端指间关节（PIP）固定为轻度的屈曲位（小于15°）（图7-2-2）。

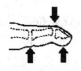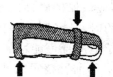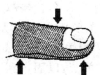

图 7-2-2　锤状指矫正原理及矫形器

2. 鹅颈指矫形器

(1) 鹅颈指畸形：指 MP 关节屈曲、PIP 关节过伸、DIP 关节屈曲的手指畸形。其主要原因是由于手内肌挛缩、过度紧张、掌指关节屈曲挛缩、近端指间关节不稳定造成的，常见于类风湿关节炎、脑瘫或臂丛神经损伤和外伤引起的 PIP 关节脱位。

(2) 鹅颈指矫正原理及矫形器：采用三点作用原理，将患指 PIP 关节固定在轻度的屈曲位，DIP 关节固定在伸展位，并允许 DIP 关节有轻度的运动（图7-2-3）。

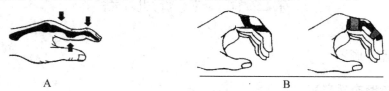

图 7-2-3　鹅颈指矫正原理及矫形器

A.鹅颈指矫正原理；B.鹅颈指矫形器

3. 纽扣指矫形器

（1）纽扣指畸形：指掌指关节（MP）过伸、PIP 屈曲、DIP 过伸的手指畸形。其畸形特征正好与鹅颈指畸形相反。其主要原因是由于肌腱近端的指间关节处中央腱束松弛或断裂所致，可以由于撕裂、关节脱位、骨折、骨关节炎、类风湿关节炎造成。

（2）纽扣指矫正原理及矫形器：采用三点作用原理，将患指固定在 PIP 关节伸展位、DIP 关节屈曲位。其受力方式与矫正鹅颈指正好相反（图 7-2-4）。

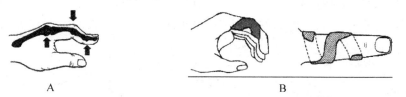

图 7-2-4　纽扣指矫正原理及矫形器

A.纽扣指矫正原理；B.纽扣指矫形器

4. 其他手指静态矫形器

（1）手指指间关节矫正矫形器：采用塑料或铝合金制作而成，可以矫正指间关节的屈曲或伸展挛缩，适用于偏瘫、臂丛神经损伤、正中神经损伤、尺神经损伤等引起的手指畸形（图 7-2-5）。

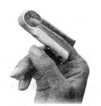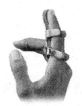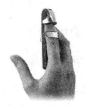

图 7-2-5　手指指间关节矫正矫形器

（2）拇指外展矫形器：采用塑料板材制作而成，固定大鱼际肌位置，保持拇指的功能位，适合于急性掌指关节炎、类风湿关节炎、拇指扭伤、正中神经损伤、烧伤等（图 7-2-6）。

正面　　　　侧面　　　　　　　　正面　　　　侧面

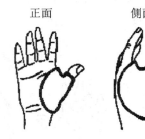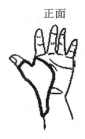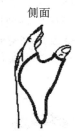

图 7-2-6　拇指外展矫形器

（二）手指动态矫形器

1. 指间关节（IP）伸展辅助矫形器

（1）圈簧式指间关节伸展辅助矫形器：又称卡佩纳型矫形器。利用圈簧之类的弹性装置,采用三点作用力原理,辅助指间关节伸展。注意圈簧要在关节轴上,不允许任何关节过伸。适用于主动或被动的近端指间关节(PIP)伸展功能障碍,指伸韧带损伤,外伤性指间关节纤维化,近端指间关节(PIP)屈曲挛缩等。

(2)钢丝架式指间关节伸展辅助矫形器:也称安全销式矫形器。利用弹性钢丝的弹性,采用三点作用力原理,辅助指间关节伸展的矫形器。注意要使钢丝的套环与 PIP 关节一致。适应证与圈簧式指间关节伸展辅助矫形器相同。

(3)橡皮筋式指间关节伸展辅助矫形器:也称小型伸指器。利用橡皮筋的弹性,采用三点作用力原理,辅助指间关节伸展的矫形器。适应证与圈簧式指间关节伸展辅助矫形器相同(图 7-2-7)。

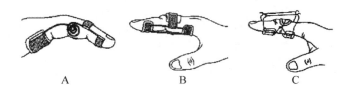
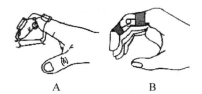

图 7-2-7　指间关节伸展辅助矫形器
A.圈簧式;B.钢丝架式;C.橡皮筋式

图 7-2-8　指间关节助屈矫形器
A. 橡皮筋式;B. 圈簧式

2. 指间关节助屈矫形器　利用橡皮筋或圈簧的弹性辅助 IP 屈曲。适用于 PIP 关节伸展挛缩或屈肌变弱而造成的 PIP 关节屈曲受限(图 7-2-8)。

二、手矫形器

(一)手静态矫形器

1. 手静态矫形器　也称手固定矫形器。将全部手指固定在一定肢体位(手的功能位:通常是 MP 关节 20°～30°,PIP 关节 20°、DIP 关节 20°的屈曲位,拇指外展、对掌,其他手指略分开,相当于握小球的体位,是手能够发挥最大功能的位置)。适用于爪状指畸形、偏瘫、烧伤瘢痕挛缩、福克曼(Volkmann)缺血性挛缩等引起的手指、掌指关节、腕关节屈曲畸形等。可分为台板式、三明治式、片簧式(图 7-2-9)。

【注】　福克曼缺血性挛缩(Volkmann's contracture)是由于肢体严重缺血,造成肌肉坏死或挛缩,又因神经缺血和瘢痕压迫,常有神经部分瘫痪,致肢体严重残废。多发生于上肢肱骨髁上骨折或尺桡骨骨折后。

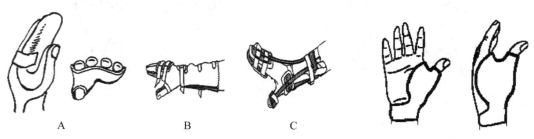

图 7-2-9　手静态矫形器
A.台板式;B.三明治式;C.片簧式

图 7-2-10　拇指腕掌固定矫形器

2. **拇指腕掌固定矫形器**　固定拇指于对掌位。适用于轻度的痉挛患者大拇指内收畸形、正中神经损伤、风湿病引起的疼痛、肌力变弱等。注意矫形器不应超过远端手掌的屈曲皱褶线(图7-2-10)。

(二)手动态矫形器

1. **掌指关节(MP)助伸矫形器**　利用橡皮筋的弹性，矫正MP关节的屈曲挛缩。在手指的背侧利用橡皮筋牵引，以矫正MP关节屈曲挛缩。适用于尺神经、正中神经麻痹引起的手指内在肌麻痹。另外，还用于手指骨折、术后苏德克(Sudeck)骨萎缩症(图7-2-11A)。

2. **MP助屈矫形器**　利用橡皮筋的弹性，矫正MP关节的伸展痉挛(图7-2-11B)。

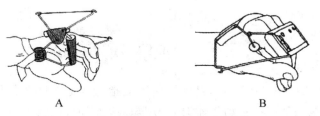

图7-2-11　掌指关节助伸与助屈矫形器

A.掌指关节助伸矫形器；B.掌指关节助屈矫形器

3. **尺神经麻痹用矫形器**　尺神经损伤时出现手内肌麻痹的表现：爪形手，第4、5指的MP过伸，IP屈曲；手指内收、外展无力；拇指内收无力；小指对掌无力。采用矫形器设法使第4、5指的MP关节过伸，IP关节屈曲进行矫正。有简易型、卡佩纳型、切辛顿型(图7-2-12)。

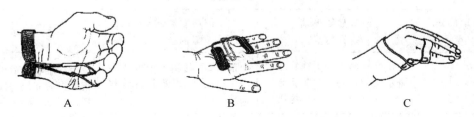

图7-2-12　尺神经麻痹用矫形器

A.莫伯格(Moberg)简易型；B.卡佩纳型(Capener)；C.切辛顿型(Chessington)

4. **手掌虎口撑开矫形器**　适用于烧伤、正中神经损伤引起的手掌虎口挛缩。应注意矫形器不应妨碍掌指关节屈曲和腕关节的运动(图7-2-13)。

5. **掌腱膜挛缩症用矫形器**　掌腱膜挛缩症也称为杜普伊特伦(Dupuytren)挛缩，好发于中老年人，平均发病年龄为50岁左右，多见于中年以后男子的第4、5指，表现为逐渐加重的手掌腱膜挛缩，限制手指伸直活动，导致手指屈曲畸形及伸指功能障碍。本病确切的发病机制尚不清楚。可能与下列因素有关：①种族与遗传；②炎症；③风湿性疾病；④先天异常；⑤创伤；⑥职业；⑦营养不良；⑧肿瘤。对于这种原因不明的进行性手掌肌膜挛缩，由于其畸形容易复发，应昼夜使用矫形器，时间至少6个月。应注意经常取下矫形器进行关节功能范围的肌力训练(图7-2-14)。

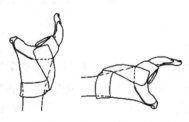

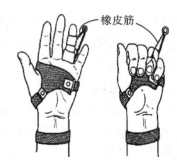

橡皮筋

图 7－2－13　手掌虎口撑开矫形器　　　　图 7－2－14　掌腱膜挛缩症用矫形器

第三节　对掌矫形器

对掌矫形器(opponents orthosis)是为了保持拇指与其他四肢尤其是示指、中指的对掌位使用的矫形器。腕关节能够主动控制时,采用短对掌矫形器;腕关节不能主动控制时,需要采用长对掌矫形器。多用金属条或塑料板做成,限制腕关节背屈或内收,使拇指保持掌位,适用于对掌功能障碍的患者。

一、静态对掌矫形器

静态对掌矫形器常见的类型有兰乔(Rancho)型、C形片型、恩根(Engen)型等(表7－3－1)。

表 7－3－1　静态对掌矫形器常见的类型

对掌矫形器类型	短对掌矫形器结构特点	长对掌矫形器结构特点	适 应 证
兰乔(Rancho)型	从手背绕经小指侧到第2掌骨小头、从下边支撑手掌的掌弓支条和对掌挡片构成	由前臂、手背侧的前臂支条和掌弓支条、对掌挡片连接而成	短对掌矫形器适用于拇指掌指关节处的桡侧副韧带损伤、拇指指骨关节炎、在C7\C8\T1处的脊髓损伤、周围神经麻痹包括尺神经、正中神经及偏瘫等
恩根(Engen)型	塑料制的手掌部延长到小鱼际肌的外侧,能更好地稳定手掌、保持拇指的对掌位	由塑料制的手掌部和沿前臂腹侧面使腕关节保持背伸位的金属前臂组成	长对掌矫形器适用于C5/C6处的脊髓损伤、周围神经麻痹包括尺神经、正中神经、桡神经及偏瘫等
C形片型或贝尼特(Benet)型	手掌部用C形片及手背部向小鱼际肌突出的支条支撑。与兰乔型不同,没有掌侧支条	由延伸到掌骨的前臂侧支条和横附在手背上尺侧支撑第5掌骨小头的支条、对掌挡片等构成。与兰乔型不同,没有掌侧支条	

(一)静态短对掌矫形器

静态短对掌矫形器支持拇指到指间关节处,使拇指保持对掌位。适用于拇指掌指关节处的桡侧副韧带损伤,拇指骨关节炎,在C7/C8/T1处的脊髓损伤,低位正中神经麻痹(包括尺神经、正中神经)及偏瘫等(图7－3－1～3)。

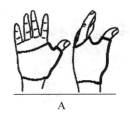 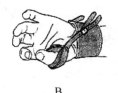 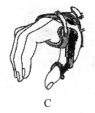

A　　　　　　　　　　B　　　　　　　　　　C

图 7 - 3 - 1　静态短对掌矫形器

A.硬质短对掌矫形器；B.皮质短对掌矫形器；C.组件式短对掌矫形器

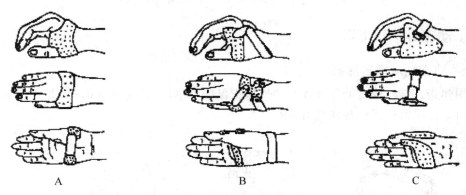

A　　　　　　　　　　B　　　　　　　　　　C

图 7 - 3 - 2　几种静态短对掌矫形器对比

A.C 形片型；B.兰乔(Rancho)型；C.恩根(Engen)型

 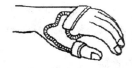

图 7 - 3 - 3　贝尼特(Benet)型对掌矫形器

（二）静态长对掌矫形器

静态长对掌矫形器支撑拇指到前臂长度的 2/3 处，并保持拇指的对掌位和腕关节的功能位。适用于高位的正中神经麻痹(包括尺神经、正中神经、桡神经)、C5/C6 处的脊髓损伤及偏瘫等(图 7 - 3 - 4、5)。

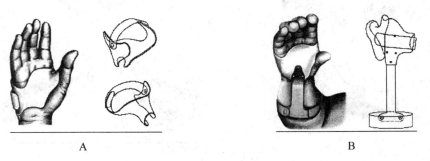

A　　　　　　　　　　　　　　B

图 7 - 3 - 4　恩根(Engen)型静态对掌矫形器

A.恩根(Engen)型短对掌矫形器；B.恩根(Engen)型长对掌矫形器

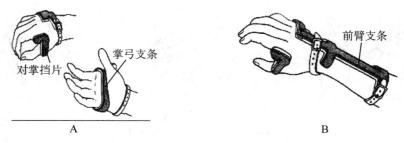

图 7－3－5　兰乔(Rancho)型静态对掌矫形器

A.兰乔(Rancho)型短对掌矫形器;B.兰乔(Rancho)型长对掌矫形器

二、动态对掌矫形器

(一)动态短对掌矫形器

利用弹簧、钢丝、橡皮筋等弹性物体使拇指保持对掌位,辅助对掌运动,也可以作为屈肌力量练习。适用低位正中神经麻痹(图 7－3－6)。

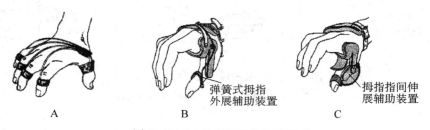

图 7－3－6　动态短对掌矫形器

A.蜘蛛式短对掌矫形器;B.弹簧式短对掌矫形器;C.拇指指间伸展短对掌矫形器

(二)动态长对掌矫形器

动态长对掌矫形器是根据伴有手指屈曲挛缩的病情,增加了 IP 伸展辅助装置;还可同时采用 MP 伸展辅助装置,用以保持 MP 的背屈位。当 MP 伸展挛缩时,可以增加 MP 屈曲辅助装置(图 7－3－7)。

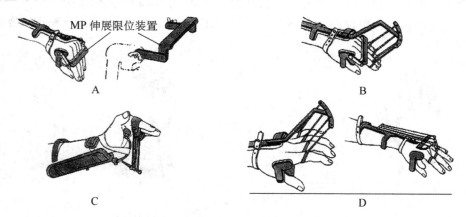

图 7－3－7　动态长对掌矫形器

A.MP 伸展限位装置;B.带 IP 伸展辅助的 MP 伸展限位装置;C.MP 屈曲辅助装置;D.MP 伸展辅助装置

第四节 腕手矫形器

腕手矫形器(wrist hand orthosis，WHO)按其功能分为固定性(静态)和功能性(动态)两种矫形器。

一、腕手静态矫形器

腕手静态矫形器是将腕关节固定于功能位(背屈20°～30°)，允许手指活动，其长度为从远端掌横纹到前臂近2/3处。用于伸腕肌群麻痹或肌力低下，使腕关节不能保持伸展(背屈)位的情况(臂丛神经下位型麻痹、桡神经麻痹)有时也用于桡骨末端骨折造成的指伸肌腱粘连，也适用于偏瘫、臂丛神经损伤、屈肌肌腱损伤、中风、脑瘫等引起的痉挛手。

1. **护腕** 用于支持、固定、稳定腕关节呈背屈功能位。注意手指的掌指关节(MP)不受限制，尺骨茎突勿压迫过多。适用于腕扭伤、腕融合术后、Colles骨折的辅助治疗(图7-4-1)。

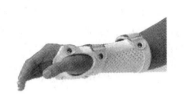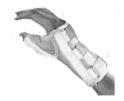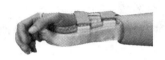

图7-4-1 护腕

2. **上翘式静态矫形器** 也称为腕背屈静态矫形器。将腕关节固定于功能位(背屈20°～30°)，从而固定手和腕关节。适用于周围神经麻痹(桡神经、尺神经和正中神经)，中枢神经麻痹造成的痉挛手，腕手部骨折和术后固定等(图7-4-2)。

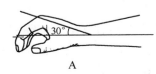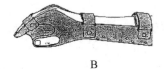

A B

图7-4-2 上翘式静态矫形器

A.腕关节功能位；B.上翘静态矫形器

3. **手休息位矫形器** 固定腕、手指、拇指于休息位、功能位或一定的角度位置，从而达到缓解肌张力过高、减轻疼痛、预防畸形，也可以用于周围神经麻痹、偏瘫和创伤后、手术后的固定。但不适用于严重的痉挛患者。按其结构有掌侧型和背侧型(图7-4-3)。

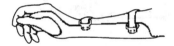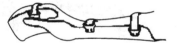

图7-4-3 手休息位矫形器(掌侧型)

4. **卡普兰(Kaplan)式矫形器** 该矫形器为避免刺激屈肌，改从前臂伸肌侧支撑。适用于中枢性麻痹,痉挛显著的情况(图7-4-4A)。

5. 背侧腕手固定矫形器　亦称邦内尔(Bunell)式背侧腕手矫形器。适用于屈肌腱损伤、末梢神经缝合术后,有时也用于中风、脑瘫等引起的痉挛手等(图7-4-4B)。

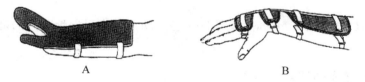

图7-4-4　痉挛型 WHO

A.卡普兰(Kaplan)式矫形器;B.邦内尔(Bunell)式背侧腕手矫形器

二、腕手动态矫形器

动态腕手矫形器是利用钢丝绳(如钢琴丝)、橡皮筋及弹簧的弹性,辅助腕关节、手指伸展;同时,腕关节和手指还可以屈曲。作用于腕部,用于固定腕关节,预防腕关节变形;或辅助腕关节屈曲和伸展。

1. 上翘式动态矫形器　也称腕背伸动态矫形器。利用钢丝、橡皮筋及弹簧的弹性,辅助腕关节、手指伸展,同时腕关节和手指还可以屈曲。适应于腕伸肌及指伸肌的麻痹。适用于桡神经麻痹,因此也称桡神经麻痹用矫形器(图7-4-5)。

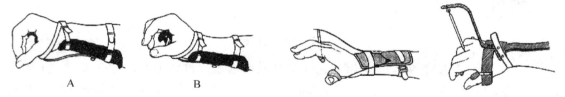

图7-4-5　上翘式动态矫形器
A.功能位;B.背伸位

图7-4-6　托马斯(Thomas)式悬吊矫形器

2. 托马斯(Thomas)式悬吊矫形器　采用安装在前臂背侧面的弹簧片和橡皮筋的弹力,辅助 MP 关节的伸展运动,并且使腔关节保持在背屈状态并可活动的矫形器(图7-4-6)。

3. 奥本海默(Oppenheimer)式　也称活动上翘式矫形器。使连接支撑前臂半月箍的弹簧钢丝在腕关节处形成一个环,用以保持手掌的背屈位。该矫形器与托马斯型悬吊矫形器相比有简便、体积小、重量轻的优点,但容易向末端移动,应注意金属环箍和弹簧圈的位置。桡骨神经麻痹可使用此矫形器(图7-4-7A)。

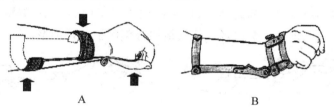

图7-4-7　奥本海默和克伦扎克铰链上翘式矫形器
A.奥本海默式矫形器;B.克伦扎克铰链上翘式矫形器

4. 克伦扎克铰链上翘式矫形器　利用克伦扎克铰链弹簧的弹性辅助腕关节背伸。注意不要碰到桡骨和尺骨茎突(图7-4-7B)。

5. 恩根型(Engen)系列矫形器　这是一种将拇指固定在对掌位,用带轴的支杆对第2、3指进行支撑的同时保持MP的可动性,再利用驱动装置带动2、3指与拇指闭合,从而实现三指捏取、夹持动作的矫形器。使腕部屈曲控制矫形器,可防止腕关节屈曲挛缩,预防屈腕屈指肌挛缩,由于矫形器将患手维持于功能位,并使屈指肌处于适当张力,故有利于握持动作,适用于颈6平面完全性四肢瘫痪(图7-4-8)。

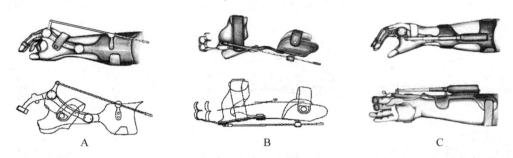

图7-4-8　恩根型(Engen)系列矫形器

A. 恩根式腕伸指屈矫形器;B. 恩根式带桡侧偏移的腕伸指屈矫形器;C. 恩根式带外动力腕伸指屈矫形器

6. 组件式腕手动态矫形器　利用钢丝、橡皮筋及弹簧的弹性,辅助腕关节、手指伸展。同时腕关节和手指还可以屈曲。并利用铝合金片或塑料做支架,用螺丝将各个零部件组合在一起的矫形器。适应于腕伸肌及指伸肌的麻痹或腕屈肌及指屈肌的麻痹。以下为各种形式的组件式腕手动态矫形器(图7-4-9)。

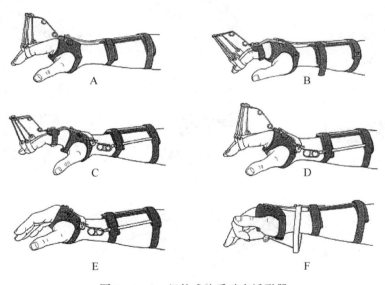

图7-4-9　组件式腕手动态矫形器

A. 第2~5的DIP和PIP关节伸展、MP关节固定;B. 第2~5的DIP和PIP关节伸展、MP关节固定;
C. 第2~5的DIP、PIP、MP和腕关节动态伸展;D. 第2~5的DIP、PIP、MP和腕关节动态伸展;
E. 只有腕关节动态伸展;F. 腕关节固定、第2~5的DIP、PIP、MP和腕关节动态屈曲

第五节　夹持矫形器

夹持矫形器是一种通过用支杆将拇指固定在对掌位，用金属或塑料框架对第2、3指进行支撑，同时保持其MP可动性，从而可用这三指进行三点捏取的矫形器。夹持矫形器品种繁多，以腕关节驱动式夹持矫形器应用较多。常用的有：兰乔（Rancho）型、恩根（Engen）型、威斯康星大学型、IRM型（美国纽约大学康复医学院）、RIC型（美国芝加哥康复医学院）等（图7-5-1～3，表7-5-1）。

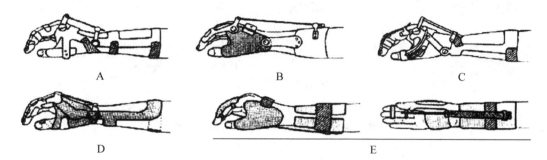

图7-5-1　腕关节驱动夹持矫形器的种类
A.兰乔型；B.恩根型；C.威斯康星大学型；D.IRM型；E.RIC型

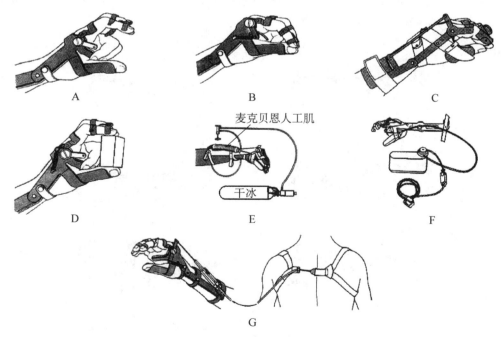

图7-5-2　夹持矫形器的驱动形式
A.手指驱动式；B.手指驱动屈曲助动式；C.棘轮腕驱动；D.手动驱动伸展助动式；
E.气动式；F.电动式；G.肩背带索控式

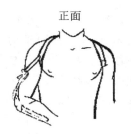
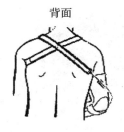

正面　　　　　　　背面

图 7 - 5 - 3　索控式"8"字形肩背带

表 7 - 5 - 1　夹持矫形器的驱动形式对比

形　式	特　征	适 应 证	驱动力源	残存神经平面	参　考
手指驱动屈曲辅助式	以手运动为力源,并装有屈曲辅助用弹簧	腕关节屈伸肌,手指伸肌的肌力为 4 级,拇指对掌肌的肌力为 3 级	屈曲用弹簧	C7~C8	图 7 - 5 - 2A
手指驱动伸展辅助式	以手运动为力源,并装有伸展辅助用弹簧		伸展用弹簧		图 7 - 5 - 2B
腕关节驱动式	利用腕关节的背屈使示指、中指的 MP关节被动屈曲,与拇指成对掌位	腕关节伸肌肌力为 4 级,前臂旋前、腕关节及 MP 关节活动范围正常,拇指、示指间无挛缩	屈肌腱固定术原理	C6	图 7 - 5 - 2C
棘轮驱动式	安装棘轮被动性将手指固定在任何位置	肘屈肌、前臂旋前肌的肌力为 4 级,腕关节及 MP 关节活动范围正常,拇指、示指间无挛缩	棘轮	C5 臂丛神经麻痹(完全性)	图 7 - 5 - 2D
体外来源驱动式	利用气压、电动等外力装置进行驱动		气动(麦克贝恩人工肌肉)、电动	C5	图 7 - 5 - 2E、F
肩背带索控式	利用肩背带的索控装置,通过自身力源来驱动(如同索控式假手)	健侧肩胛带及患侧的腕关节、MP 关节的活动范围正常,拇指、示指间无挛缩	肩胛带运动	C5 偏瘫(中等程度痉挛)	图 7 - 5 - 2G

第六节　肘矫形器

一、静态肘矫形器

　　静态肘矫形器是用于固定或限制肘关节运动促使病变组织痊愈。适用于肱骨内外上髁炎,肘管综合征尺神经松解、前移术后、肘关节成形术后、肘部烧伤等。

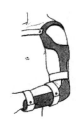
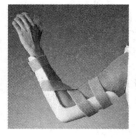

图 7-6-1　固定式肘矫形器

固定式肘矫形器是用热塑板材制作腔体,用环带固定于前臂和上臂。适用于肘关节的骨折复位和脱位复位后的固定、保护和功能位的保持(图 7-6-1)。

固定式肘矫形器一般安装在背侧,肘关节屈曲挛缩时安装在掌侧,也可以前后呈管状包容。包容部分一般包括从上臂远端2/3至前臂近端2/3处,术后固定肘关节的位置时,一般要求肘关节屈曲90°,前臂旋前、旋后中立位,要避免压迫腋窝、肱骨内外上髁和尺骨鹰嘴。

二、动态肘矫形器

动态肘矫形器也称可动式肘矫形器,它是一类带肘关节铰链的肘矫形器。传统可动式肘矫形器一般采用金属支条、皮革制作而成;现代可动式肘矫形器多为塑料板材与肘关节铰链制作而成,具有包容性好、悬吊性能好、重量轻、易清洁等优点。

(一)肘关节铰链的形式

1. 按关节的结构形式分类

(1)自由式肘关节铰链:能够自由屈伸,提供肘关节内外侧的稳定性。

(2)棘轮式肘关节铰链:可以在各种屈曲角度锁定,全屈时开锁,提供内外侧的稳定性和可调性。

(3)带锁肘关节铰链:可以在各种屈曲角度锁定,拉一下控制锁就可以锁定关节,再拉一下控制锁就松开关节,提供肘关节内外侧稳定性。

(4)助屈式肘关节铰链:安装一个帮助前臂屈曲的弹簧,帮助肘关节屈曲运动。提供内外侧稳定性和屈曲助动。

(5)定位盘锁定式肘关节铰链:可以在不同的屈曲角度锁定,为了矫正肘关节屈曲挛缩或伸展挛缩变形,采用只能在改善挛缩方向可动、反方向限制的定位盘锁定式肘铰链。

2. 按关节铰链的轴的多少分类

(1)单轴肘关节铰链:其铰链轴心的位置应与人体肘关节的转动中心一致,即轴线与肱骨内外的连线一致。适用于矫正肘关节的畸形。

(2)双轴肘关节铰链:需较大的肘关节运动范围时,可以采用双轴肘关节铰链,以提高肘关节的活动度(图 7-6-2)。

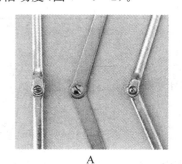
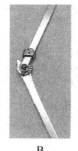
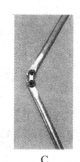

A　　　　　　　　B　　　　　　　　C

图 7-6-2　几种常见的肘关节铰链形式

A.伸展限制型;B.定位盘锁定型;C.双轴型

（二）常见的动态肘矫形器

1. 支条式肘矫形器　用两侧支条和环带，使肘关节保持固定位。肘铰链可选用固定式或角度可调式的单轴铰链。用于肘关节挛缩、肌力低下、肘关节不稳定等病症（图7-6-3、4）。

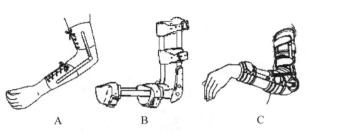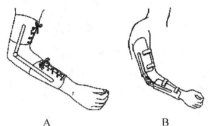

图 7-6-3　支条式肘矫形器（一）　　　　　图 7-6-4　支条式肘矫形器（二）

A.自由式肘关节铰链 EO；B.双轴肘关节铰链 EO；　　　A.传统式肘矫形器（皮革）；
C.定位盘锁定式肘关节铰链 EO　　　　　　　　　　　　B.现代肘矫形器（塑料）

2. 组件式动态肘矫形器　采用塑料板材、肘关节铰链和尼龙搭扣等材料，按照不同的型号组合制作而成的各种肘矫形器（图7-6-5）。

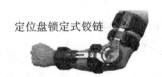

图 7-6-5　组件式动态肘矫形器

三、软性肘矫形器

软性肘矫形器是用于固定和保持肘关节的功能位，限制肘关节的异常活动，可预防治疗肘关节软组织损伤和关节炎等。

（一）护肘

1. 髁上护围型　肘部附带的髁上护围，具有支撑和免荷的作用。适用于桡骨及尺骨上髁部位屈肌群及伸肌群压痛，尺骨桡骨髁上炎、肘关节炎等症（图7-6-6A）。

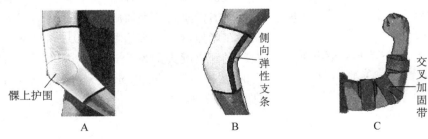

图 7-6-6　护肘

A.髁上护围型；B.侧向弹性支条型；C.交叉加固带型

2. 侧向弹性支条型　缝在两侧夹层中的弹性支条,可以对肘关节起稳固和加强作用及防止过度运动。适用于肘关节软组织损伤、肌腱炎、滑囊炎和关节炎(图7-6-6B)。

3. 交叉加固带型　交叉在肘关节屈曲面的加固带,可以对肘关节起稳固作用及防止过伸外展。适用于肘关节的肌腱炎、滑囊炎和关节炎(图7-6-6C)。

(二)网球肘和高尔夫球肘带

1. 网球肘和高尔夫球肘(图7-6-7)

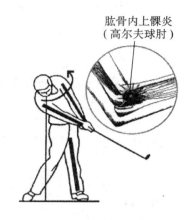
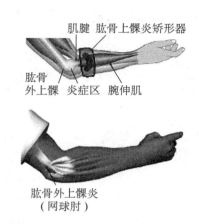

图7-6-7　网球肘和高尔夫球肘

(1)网球肘:其医学名称是肱骨外上髁炎,是因急、慢性损伤造成肱骨外上髁周围软组织的无菌性炎症。因好发于网球运动员中,挥拍击球时肘部疼痛,又称为网球肘。是常见病,多发病。虽然病不大,却可能严重影响日常生活。网球肘的症状主要表现为,靠近肘部外侧肌腱上端的骨附着点出现疼痛。

(2)高尔夫球肘:其医学名称是肱骨内上髁炎,是屈肌起点的慢性损伤性炎症。该病是由于前臂外旋反复运动和过多的屈腕动作所致。肱骨内上髁炎因常见于高尔夫球运动员、学生、矿工,故俗称高尔夫球肘、学生肘、矿工肘。临床表现主要为肘关节内侧局限性疼痛、压痛,屈腕无力,肘活动正常。该病的发病率较肱骨外上髁炎要少得多。

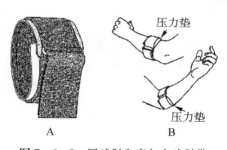

图7-6-8　网球肘和高尔夫球肘带

A.网球肘和高尔夫球肘带;B.网球肘和高尔夫球肘带的佩戴

2. 网球肘和高尔夫球肘带及作用原理　利用肘带压迫肘关节的伸展肌群,引起肌群紧张,从而减弱该肌群对外侧上髁部位的牵引。一般采用内置的垫片对肘臂肌肉产生加压效果,适度的压力可以舒缓肌肉在剧烈运动时所承受的压力,预防网球肘及高尔夫球肘等肌腱炎的发生;受伤时,垫片能减轻肘臂肌肉的负担,避免再因承受作用力而受伤的可能(图7-6-8)。

第七节　肩矫形器

一、肩外展矫形器

肩外展矫形器的形式有固定式和可动式两种。固定式采用塑料板材或合成树脂加金属支条制作而成;可动式的在肩关节和肘关节处安装有关节铰链,限制或调节关节的运动。肩外展矫形器使上肢固定保持在功能位。适用于肩部肌腱撕裂、肩关节骨折、肩关节脱位整复后固定,肩部及上臂损伤,肩关节术后固定(图7-7-1)。

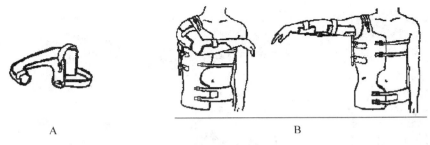

图 7-7-1　肩外展矫形器

A.固定式肩外展矫形器;B.可动式肩外展矫形器

二、肩固定矫形器

肩固定矫形器主要采用塑料板材或合成树脂制作而成,完全包住肩关节至肘上方。适用于肩关节的骨折、肱骨骨折(图7-7-2)。

三、翼状肩矫形器

翼状肩是前锯肌功能受损引起的一种表现,引起前锯肌功能不良的主要有前锯肌及其支配神经的损伤,或进行性肌营养不良等疾病。

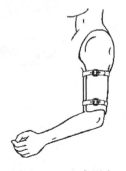

图 7-7-2　肩固定矫形器

翼状肩矫形器俗称压肩支架,由金属条、肩胛压力垫、胸压力垫和一些带子构成。翼状肩胛畸形是由于前锯肌麻痹所致。此矫形器可压住肩胛骨,防止其后移,辅助恢复肩关节外展功能,减轻患者肩部的疲劳(图7-7-3)。

四、软性肩矫形器

1. 护肩　用柔软弹性材料制成。对肩关节、肩胛及上臂的肌腱能起支持、稳定、减免负荷、保暖和解除疼痛等作用。用于肩部肌肉扭伤、撕裂、肩关节

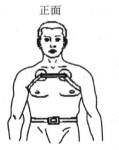

正面　　背面

图 7-7-3　翼状肩胛矫形器

周围肌腱炎、类风湿等症(图 7-7-4)。

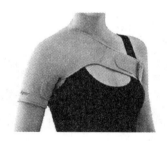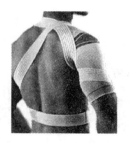

图 7-7-4 护肩

2. 肩锁带 采用弹性织物制作而成,其目的是固定和稳定锁骨部分,增强扩胸,维持正确的姿势,保持肩部的伸展状态、消除肩部的紧张和疲劳,防止肩关节的不良姿势。这种矫形器有两侧带有泡沫海绵的垫肩,肩带在背部交叉,并可以调节松紧度,固定在腰间。一般穿在衣服里面,不易被人发现,非常适用于长期从事伏案工作的人群使用,如学生、教师、电脑从业人员、办公室工作人员等(图 7-7-5)。

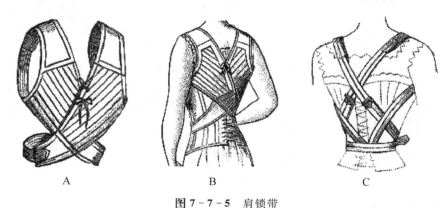

A   B   C

图 7-7-5 肩锁带

A. 肩锁带;B. 带围腰式肩锁带;C. 带状式肩锁带

五、上肢吊带

上肢吊带是一种吊带式肩矫形器,主要治疗上肢损伤,它由肩部吊带、肘部托套、腕部托套、调节扣及肘部固定托等组成。能预防和治疗肩关节脱位和半脱位,同时也适用于臂丛损伤、肩部损伤性疼痛、脊髓损伤、脊髓炎、中风偏瘫等。其形式多种多样,最常见的是上臂吊带和肩吊带,其大部分是颈后承重。常用的有肘屈曲式与伸展式两种,肘屈曲式使肩关节保持在内收、内旋位,而伸展式对肩关节的运动没有限制。

1. 三角巾吊带 一种最常见的上肢吊带形式,由透气性三角形织物和尼龙搭扣组成。可以根据手臂和肩膀来调节吊带的长短,对上肢的局部起固定和支撑作用。适用于上肢创伤、骨折、脱位、锁骨骨折、手术后固定及石膏期使用。其方法简单易行,且经济适用(图 7-7-6)。

2. 霍曼(Hohmann)型矫形器 采用胸廓带将肩部的前压力垫、后压力垫和上臂环带

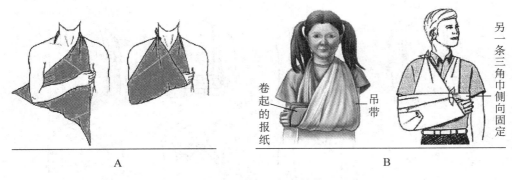

图 7-7-6 三角巾吊带

A.三角巾缠绕方法；B.三角巾的应用范例

连接而成。适用于习惯性肩脱位。习惯性肩脱位的患者几乎都是向前脱位,容易发生在肩外展、外旋运动。因此,此矫形器主要是限制肩外展、外旋运动(图 7-7-7)。

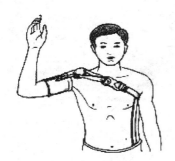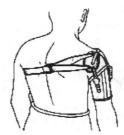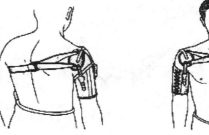

图 7-7-7 霍曼型矫形器

3. 头上方悬吊带 在头的上方进行垂直悬吊,在肩肘运动时仍然发挥作用。其作用为:提供所有单条吊带的作用;提供肩关节水平运动的可能;预防上肢下垂性水肿(图 7-7-8)。

4. 其他形式的上肢吊带 适用于卒中偏瘫、肩部损伤性疼痛和肩周围肌肉麻痹时的保护,也可预防肩关节半脱位。常用的有肘屈曲式与伸展式的两种,肘屈曲式使肩关节保持在内收、内旋位,而伸展式对肩关节的运动没有限制(图 7-7-9)。

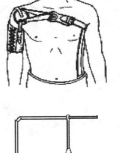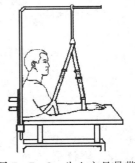

图 7-7-8 头上方悬吊带

六、平衡式前臂矫形器

1. 平衡式前臂矫形器(balanced forearm orthosis, BFO)
亦称为轴承式前臂矫形器,还可称为可动的臂托。主要用于肩、肘关节肌肉重度无力,或麻痹而同时使用轮椅的患者。它利用两个滚珠轴承和轴,依靠肩胛带的上举或抑制来代偿肩、肘及前臂的功能,安装在轮椅上使用,辅助用餐。适应于肩、肘关节运动无力(如:颈椎损伤、颈4神经节残存的四肢麻痹、臂丛神经损伤、格-巴综合征、肌肉萎缩、上运动元损伤),肩屈曲、肘伸展肌的肌力为1～2级以上者等。但是,要求肩肘关节仍有 1～3 级肌力(图 7-7-10、11)。

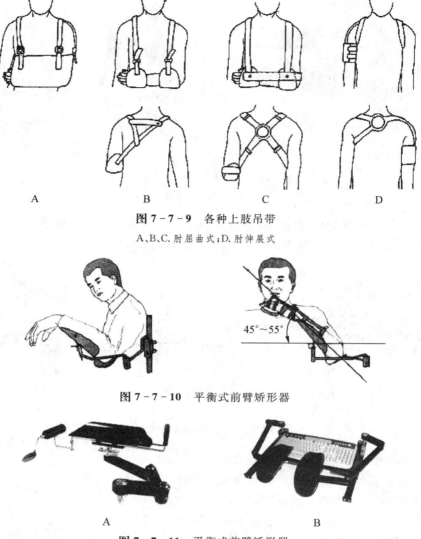

图 7 - 7 - 9 各种上肢吊带

A、B、C. 肘屈曲式；D. 肘伸展式

图 7 - 7 - 10 平衡式前臂矫形器

45°～55°

A   B

图 7 - 7 - 11 平衡式前臂矫形器

A. 可移动式平衡式前臂矫形；B. 电脑用平衡式前臂矫形器

2. 轮椅臂托板 患者坐在轮椅上时，能支持腕、手，保持上肢的功能位。一般 10～12 cm宽，两边突起成水槽样。偏瘫上肢弛缓期和痉挛时均可使用。患者出现手的下垂性水肿时，使用轮椅臂托板以抬高手，是比较理想的一种治疗方法，当然患者躺下时应将患侧上肢用枕头垫高（图 7 - 7 - 12）。

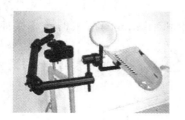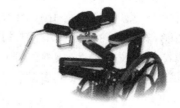

图 7 - 7 - 12 轮椅臂托板

第八节　肩肘腕手矫形器

一、静态肩肘腕手矫形器

静态肩肘腕手矫形器（SEWHO）也称肩关节外展矫形器。主要作用是固定上肢于功能位：肩关节于外展 45°～80°，前屈 15°～30°，内旋 15°；肘关节屈曲 90°；腕关节背伸 20°～30°；手处于对掌位。用以减轻肩关节周围肌肉、韧带负荷。这种固定式矫形器主要适用于肩的棘上肌腱断裂，臂丛神经麻痹，肩关节术后，肩部或上臂（上 1/3 处）的骨折等；可调式矫形器可以调节肩关节和肘关节的角度，适用于三角肌麻痹、棘上肌腱断裂、脱位整复后、肩关节手术后、臂丛神经麻痹或急性肩周炎等（图 7-8-1）。

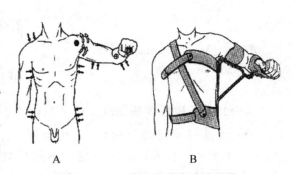

A　　　　　　　　B

图 7-8-1　静态肩肘腕手矫形器

A. 肩关节外展矫形器作用原理；
B. 肩关节外展矫形器示意图

1. 塑料式肩关节外展矫形器　主要采用热塑板材制作，能使肩关节、肘关节、腕关节和手固定在良好的体位并保持稳定的矫形器（图 7-8-2A）。

2. 组件式肩关节外展矫形器　主要采用可以调节金属支条和塑料板材制作成成品，根据患者的尺寸大小，经组装组合而成（图 7-8-2B）。

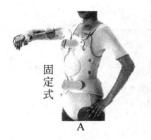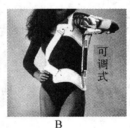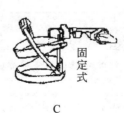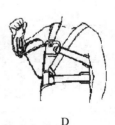

A　　　　　　　B　　　　　　　C　　　　　　　D

图 7-8-2　肩关节外展矫形器的形式

A. 塑料式肩关节外展矫形器；B. 组件式肩关节外展矫形器；
C. 金属架式肩关节外展矫形器；D. 可调式肩关节外展矫形器

3. 金属架式肩关节外展矫形器　主要采用金属支条和箍板制作，能使肩关节、肘关节、腕关节和手固定在良好的体位并保持稳定的矫形器（图 7-8-2C）。

二、动态肩肘腕手矫形器

动态肩肘腕手矫形器也称动态肩关节矫形器或功能性上肢矫形器。对于单侧上肢麻痹而可以步行的病人，使用橡胶带、棘轮机构以及夹持矫形器来代偿肩关节功能（锁定及屈曲

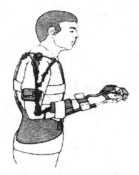

45°)、肘关节功能(锁定及屈曲 135°)、前臂回旋(固定在中立位)以及手指夹持功能。这种矫形器适用于臂丛神经损伤(上肢性及完全性)麻痹、颈髓不全损伤、重度小儿麻痹引起的肩屈肌、肱三头肌的肌力只有 2 级以上的患者(图 7 - 8 - 3)。

图 7 - 8 - 3　功能性上肢矫形器

第九节　上肢矫形器的制作

一、低温塑料板材矫形器的制作方法

(一)填写矫形器病历卡

1. 上肢关节取型位(以功能位为例)　上肢关节的功能位是指能充分发挥上肢功能作用的关节固定位置。各关节处于不同位置时,上肢的功能作用及其发挥的程度也不尽相同。

(1) 肩关节:成人肩外展 45°～80°,前屈 15°～30°,内旋 15°;儿童外展 70°。

(2) 肘关节:一侧关节僵硬屈 70°～90°;如两侧关节僵硬,右侧屈 70°,左侧屈 110°(如生活习惯使用左侧者相反)。

(3) 腕关节:背屈 20°～30°。

(4) 手指及拇指:拇指中度外展对掌,掌指关节屈 45°,远端指间关节屈 25°,半握拳状。

2. 上肢测量

(1) 长度与周径的测量:见表 7 - 9 - 1。

表 7 - 9 - 1　上肢长度与周径的测量

上肢长度测量		上肢周径测量	
上肢长度	从颈椎 7 棘突至桡骨茎突尖部或中指指尖	肩关节周径	从肩峰经过腋窝环绕一周
上臂长度	从肩峰至肱骨外上髁,亦可从肩峰至尺骨鹰嘴突	上臂周径	于肱二头肌中部环绕一周
前臂长度	从肱骨外上髁至桡骨茎突,亦可从尺骨鹰嘴突至尺骨茎突	肘关节周径	自尺骨鹰嘴经肱骨内髁、肘皱襞至肱骨外上髁环绕一周
手指长度	从掌骨头至指尖	前臂周径	于肱骨内上髁下约 6 cm 处绕环一周
		腕关节周径	经尺、桡骨茎突尖端环绕一周
		手指周径	可用皮尺分别在各指近、中、远指节测量其周径

（2）体积的测量

1）测量工具：①水容器，该容器多为有机玻璃器具，圆柱形或长方形，在容器一侧上方有一个排水口，容器内下方有一横向水平杆；②量杯，采用 1 000 ml 玻璃杯，上有水容量刻度。

2）测量方法：测量前，将温水倒进容器内，水面刚好与排水口高度一致，量杯放在排水口下方，嘱患者将被测量的患手放进水容器内，此时容器内的水逐渐溢出流入量杯中，患手握住容器的水平杆，以保证每次测量肢体时均处在相同的位置。量杯测出的排水量即是被测肢体的体积，再用同样的方法测量健侧手，作双侧对比，用以评定手的体积变化，判定患肢是否有肌肉萎缩、肿胀、水肿等。

3. 上肢局部免负荷部位　上肢的免负荷部位十分重要，可以避免矫形器对肢体某些敏感部位的压迫或造成损伤。如骨突起部位受压，易引起局部不适、疼痛，甚至造成皮肤压疮、溃烂；长时间压迫外周神经会引起肢体感觉异常，严重造成神经麻痹；关节受压会引起关节的红肿或畸形。因此，在为患者装配矫形器时，应尽量避免对这些部位施压，或采用局部增加软垫的方法免除其压力（图 7-9-1）。

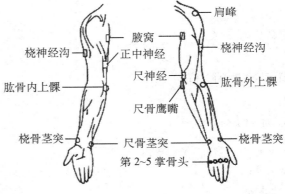

图 7-9-1　上肢免荷区

4. 画上肢轮廓图　轮廓图是模拟上肢的外形描绘出的线条图，它是制作上肢矫形器的基础。以低温塑料板材为材料制作的矫形器大多数都需要获取患肢的轮廓图。在取得矫形器板材样式之前，需要根据患者肢体状况，在矫形器设计原则的指导下，以轮廓图为依据，绘制出符合治疗要求的矫形器纸样，其方法如下。

（1）患者取坐位，患肢前臂平放于白纸上，中指与前臂的中线呈一条直线，铅笔垂直于桌面，沿肢体边缘画出其轮廓图。如果患肢畸形或痉挛十分严重影响绘图，可以先画出患者的健侧手，然后利用白纸背面阴影用铅笔描出其图形，以替代患肢轮廓图（图 7-9-2）。

（2）记录相关的标志点。根据肢体测量尺寸，以肢体轮廓线为基础，放大轮廓的尺寸，一般是在轮廓的两侧各放宽该肢体周径长度的 3/4，掌部是以其厚度的 1/2 尺寸放宽，并画出其纸样图（图 7-9-3）。

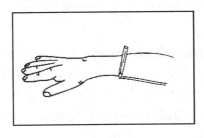

图 7-9-2　画肢体轮廓图（以 WHO 为例）

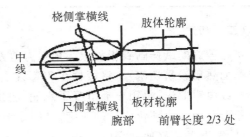

图 7-9-3　绘制纸样图（以 WHO 为例）

（3）注明患者姓名、性别、诊断、矫形器名称、左右侧、辅助件及制作日期等。并填写好矫形器病历卡（表7-9-2）。

表7-9-2　上肢矫形器病历卡

姓名：_____	性别：男、女	测量时间：_____
年龄：_____	职业：_____	测量者：_____

现病史：（发病时间、症状、并发症、治疗过程等）

既往史：

诊断：

矫形器类型及附件：

ROM、肌肉的力量：

肩关节：

肘关节：

腕关节：

其他：

尺寸测量：（左/右）

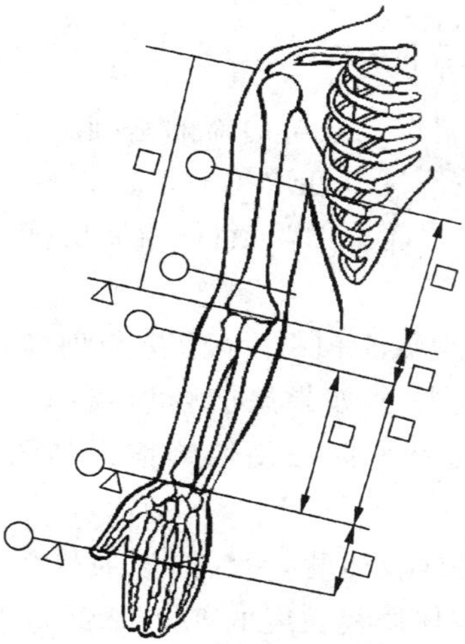

注：○——围长　□——长度　△——宽度

（二）加热、塑形

将已剪好的纸样画到板材上。用强力剪刀或用刀将板材裁剪好（注：低温热塑材料在热水中稍加热后较易切割）。将板材在70℃左右的恒温水箱中加热1～2分钟，待材料软化后，用夹子或巾钳取出，再用干毛巾吸干水滴，稍冷却一会儿感觉到不再烫手后，立即放到患者身上塑形。为加快硬化成形的速度，可用冷水冲。对大型矫形器，必须用宽绷带将矫形器固定，以使矫形器更好地和身体服帖。

（三）修整、边缘磨滑

（1）要观察初步成形的矫形器有无偏斜和旋转，关节角度是否达到要求，是否保持关节正常对线和其他治疗需要。如有差异，可用电吹风、电烙铁对不平整的部位和边缘加热，磨滑。注意温度不能太高。必要时重新塑形。

（2）当矫形器的基本形态完成后，将多余的边缘剪去，矫形器两侧边缘高度一般是肢体周径的1/2。除骨折需要将邻近关节同时固定起来之外，其他矫形器的长度不应影响邻近关节的运动。

（3）矫形器的边缘若有毛刺、锐角会刺激皮肤引起疼痛，甚至伤及皮肤。修边时要将边缘部分充分软化后剪裁，通过塑料板材的自缩性能使边缘光滑，必要时用布轮机磨平。也可用特制的薄板材来修整、包边。

（四）加固

材料薄、强度低而受力大的矫形器应加固。可采取两块材料加热软化后黏合（软化后有很强的自黏性），在两层材料之间加铝条、汽水吸管，边缘向外翻转等方法。

（五）免压垫

采用软性材料放置在免压部位，减少局部的压力，这类材料通常称免压垫。免压部位主要是骨突起处、神经的表浅部位、伤口及疼痛部、受累关节。免压垫应稍大于免压部位，厚度一般为5 mm，通常剪成椭圆形，如果必须是长方形垫，应将4个边角剪成圆弧形。

（六）安装附件

1. 支架　亦称托架，是牵引关节的支撑装置。由钢丝、铝合金条、管型热塑材料等制造，将其夹在两层板材之间，或用铆钉固定。一般是在静止性矫形器基础上安装各式支架，并通过橡皮筋或导线与被牵引的部位相连。组成动态性矫形器。有的辅助屈曲运动，有的辅助伸展运动。受力不大的小托架在矫形器塑形后再安装，而较大的托架常在矫形器成形前先安装。

2. 弹性材料　主要有橡皮筋、钢丝、弹簧。可作为矫形器的外动力，以助肢体的被动运动或牵伸。由于材料的质地或结构不同，产生的强力有强有弱，应根据治疗要求预制或选择。

3. 铰链　上肢铰链主要是肘关节铰链和腕关节铰链，作用是支持关节运动或限制关节的活动范围。当手术早期或治疗的某一阶段需要关节在一定范围内活动时，可以通过调节铰链上的固定螺丝来确定关节活动范围及锁定状态，达到限制关节活动，乃至禁止关节活动的目的。

4. 手指配件　指牵引手指时采用的指套、指钩、指帽及导线等，是连接手指的辅助件。手指配件通常用于：手指关节挛缩后的牵伸；手指的被动屈/伸运动；限制手指的活动范围；手指的抗阻训练等。

（七）安装固定带

固定带能使矫形器附着于肢体上。常选择尼龙搭扣固定带或帆布固定带。尼龙搭扣可用黏胶粘在矫形器上，皮革和帆布制的固定带则用铆钉或加一层板材固定。帆布带固定肢体的稳定性比单纯尼龙搭扣固定好，尤其是大关节或挛缩的关节更为适合。安装固定带时要注意:①固定带应直接接触皮肤,使患者能感受到均匀、稳定的压力;②根据治疗要求,固定带不应影响所期待关节的运动;③固定带不应跨越关节和骨突部分,避免对骨、关节、皮肤的损伤;④为了不影响血液循环或不引起肢体疼痛,压力应适度;⑤固定带穿脱方便,其颜色尽可能与矫形器颜色相近。

二、高温热塑板材制作上肢矫形器

高温热塑板材制作上肢矫形器与低温塑料板材制作上肢矫形器步骤相似。不同的是因软化温度高,需在160～180℃的烘箱内加热。高温热塑板材的冷却速度慢,不能直接在患者身上成形,否则引起烫伤,所以必须先做一个石膏模型(先做阴模,再做阳模。见第六章:下肢矫形器制作)

【注意事项】在设计、制作和使用矫形器时应该注意以下一些事项。

(1) 任何矫形器应尽量合身,以防止压疮和摩擦。穿上矫形器30分钟后应无皮肤过度受压的表现。减轻压力的方法是:①增大受力面积;②扣带不要太紧;③边缘向外翻转并磨滑,铆钉也要磨滑,转角处要削圆;④防止出现扭力。一般不要压住大鱼际和骨突。背侧矫形器在设计时应预留一定空间用于加衬垫,以保护手背表浅的骨骼和肌腱。

(2) 设计尽量简单、美观,病人易于穿戴和取下。

(3) 选择合适的材料和辅件。大矫形器要透气好,可选有孔的材料,或塑形前在板材上打一些孔。

(4) 塑形时患者肢体放于合适的位置。手指的功能位是半屈曲状,拇指的功能位是拇外展和对掌,腕的自然位是背伸15°～30°。

(5) 注意矫形器的长度,腕矫形器的长度为前臂的近2/3处,宽度为前臂周径的一半。如果要保留手抓握功能,矫形器长度不能超过远端掌横纹,其远端也应与掌横纹的倾斜一致,即桡侧高于尺侧。

(6) 动力矫形器应用最合适的旋转力牵引,使手指在任何位置指套都与手指垂直,以消除对关节的额外牵拉或挤压。有活动关节的矫形器,其活动轴应与人体关节的运动轴一致。保持矫形器与解剖结构的对线一致;塑形时肢体不要偏弯;应知道缠绕卷带时对矫形器产生的旋转力;铰链或钢丝线圈对准关节轴;使手指屈曲的牵拉方向指向舟状骨。

三、用低温塑料板材制作上肢矫形器范例

(一) 近端指间关节(PIP)助伸矫形器的制作(图7-9-4)

作用:增加近端及远端指间关节的活动度。

适应证:手指关节僵硬、手指肌腱挛缩等。

(二) 固定式拇指矫形器的制作(图7-9-5)

作用:固定鱼际肌的位置,保持拇指功能位。

适应证:急性掌指关节炎、类风湿性关节炎、拇指扭伤、正中神经麻痹、烧伤等。

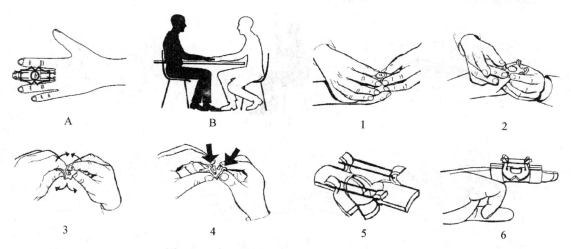

图 7 - 9 - 4　近端指间关节助伸矫形器的制作

A.按纸样下的板材料;B.取型体位;1.在屈曲的手指上塑形,板材两边的缺口与手指关节同轴;2.用右手塑形,同时左手撬起四个小角;3.待板材完全固化后,辦开连接处至过伸状态,以便形成活动关节;4.局部加热 4 个小角,并塑成钩状;5.修整边缘,根据所需的牵引力安装两条合适的橡皮筋或弹簧;6.安装 16 mm 宽的尼龙搭扣于手指处

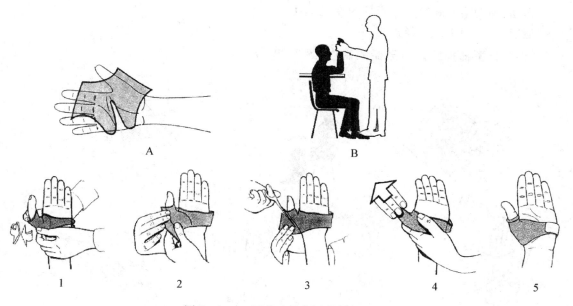

图 7 - 9 - 5　固定式拇指矫形器的制作

A.按纸样下的板材料;B.取型体位;1.摆放板材于虎口位置;2.黏合并向外拉外侧边缘,然后黏合尺侧边缘,使板材服帖包住手掌;3.趁板材还软时,剪掉拇指接合处多余的板材;4.纵向牵引以塑出拇指套的轮廓;5.整形翻边,加 25 mm 宽的尼龙搭扣于尺侧

（三）动态尺神经损伤矫形器的制作（图 7-9-6）

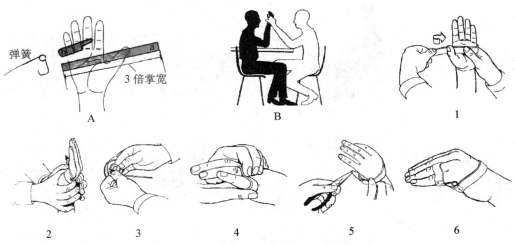

图 7-9-6 动态尺神经损伤矫形器的制作

A.按纸样下的板材料；B.取型体位；1.将板材 a 跨过尺侧，然后在掌内重叠；2.塑成一个圈状包住手掌，背侧向近端牵移，掌侧向远端牵移；3.加热弹簧，并熔入尺侧两层板材中；4.用板材 b 制作成一个双指环，围绕第 4 指，部分覆盖第 5 指；5.扭卷弹簧两圈，并于适当的长度剪断，加热弹簧钩，并嵌入双指环的尺侧；6.局部加热两层板材，并牢固地黏合在一起，修整边缘，调整弹簧至休息位

作用：辅助第 4 和第 5 手指的内在肌运动。

适应证：适用于尺神经损伤。

（四）长型拇指固定矫形器的制作（图 7-9-7）

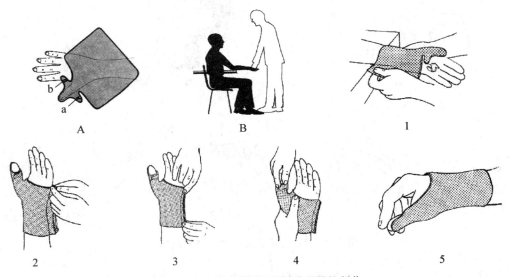

图 7-9-7 长型拇指固定矫形器的制作

A.按纸样下的板材料；B.取型体位；1.板材放置在前臂桡侧，覆盖拇指，翻起 a/b 两翼以包住第一节指骨；2.将两端牢固地黏合在一起同时举起前臂至垂直姿势；3.黏合边缘在一起，并沿前臂拉长使板材服帖；4.摆好拇指位置，塑出掌弓的轮廓，待板材硬化为止；5.裁剪多余的材料，局部加热后进行修整翻边，最后在开口处固定尼龙搭扣

作用:固定和限制腕关节、掌指关节。

适应证:拇指关节炎、拇指扭伤、腱鞘炎、类风湿性关节炎等。

(五) 休息位 WHO 的制作(图 7-9-8)

作用:保持手腕、手掌、手指于功能位、休息位或中立位。

适应证:臂丛神经麻痹、弛缓性偏瘫、创伤性肌腱挛缩、烧伤等。

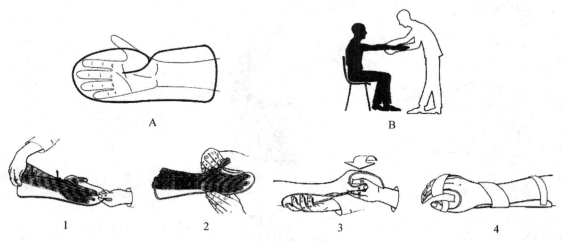

图 7-9-8　休息位 WHO 的制作

A. 按纸样下的板材料;B. 取型体位;1. 放置软化的板材于前臂上;2. 先固定拇指位置后再塑形;3. 板材开始固化时,旋前前臂以调整前臂部分形状;4. 修整边缘,加固尼龙搭扣

(六) 锥状休息位 WHO 的制作(图 7-9-9)

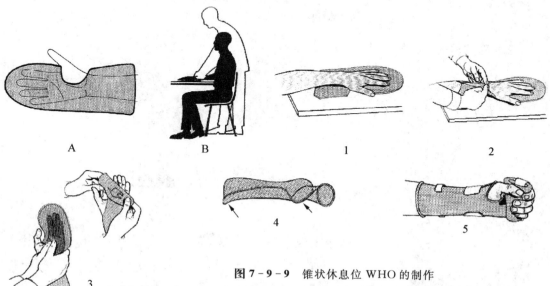

图 7-9-9　锥状休息位 WHO 的制作

A. 按纸样下的板材料;B. 取型体位;1. 软化板材放在桌面上,患侧手放在板材上;2. 在前臂和腕部拉紧板材黏合在一起;3. 在板材硬化前做好圆锥状掌弓;4. 修整边缘,顶出腕骨和鱼际肌的位置(箭头部分);5. 安装尼龙搭扣:腕关节 38 mm,前臂和手指 28 mm

作用:支撑腕手于休息位(让所有的掌弓肌肉处于放松状态)。

适应证:弛缓性麻痹(臂丛神经损伤、偏瘫、截瘫)。

(七)类风湿关节炎休息位 WHO 的制作(图 7-9-10)

作用:保持腕关节、手掌、手指于休息和重新对线的位置上。支撑掌弓,让腕和手部肌肉放松。

适应证:预防和治疗类风湿关节炎产生的上肢变形。

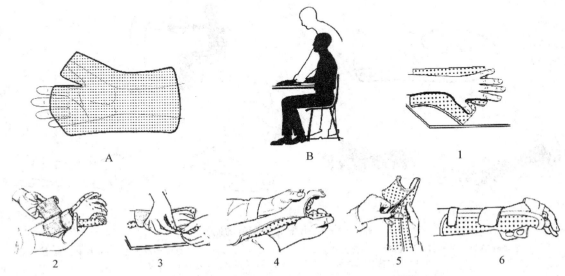

图 7-9-10 类风湿关节炎休息位 WHO 的制作

A.按纸样下的板材料;B.取型体位;1.将软化的板材放在桌面上,将手臂放在板材上;2.用抗黏的弹性绷带绑在腕部;3.将拇指内外侧的板材黏合在一起;4.固定好腕部、掌部和手指处的板材;5.修整边缘部分的翻边;

6.打磨修整后,安装尼龙搭扣:腕部、指关节 38 mm,手臂和手指 25 mm

(八)固定式 WHO 的制作(图 7-9-11)

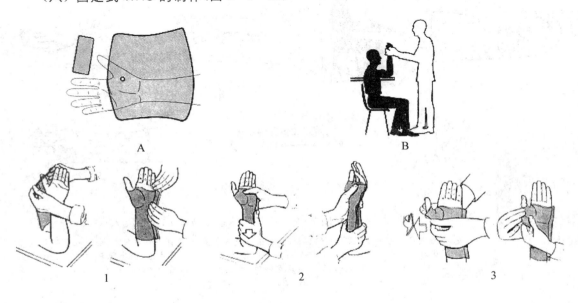

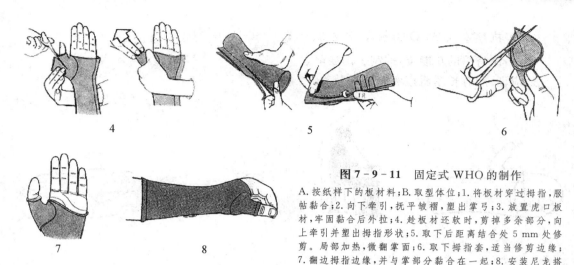

图 7 - 9 - 11 固定式 WHO 的制作

A.按纸样下的板材料;B.取型体位;1.将板材穿过拇指,服帖黏合;2.向下牵引,抚平皱褶,塑出掌弓;3.放置虎口板材,牢固黏合后外拉;4.趁板材还软时,剪掉多余部分,向上牵引并塑出拇指形状;5.取下后距离结合处 5 mm 处修剪。局部加热,微翻掌面;6.取下拇指套,适当修剪边缘;7.翻边拇指边缘,并与掌部分黏合在一起;8.安装尼龙搭扣:两端两条和中间都用 25 mm 宽的搭扣

作用:固定手腕关节及拇指关节于功能位。

适应证:急性腕关节炎、腕扭伤、狭窄性肌腱滑膜炎、桡侧茎突炎、腕管综合征、舟骨骨折等。

（九）背侧 WHO 的制作(图 7 - 9 - 12)

作用:保持腕关节于功能位。

适应证:瘫痪乏力(桡神经麻痹、多发性肌炎、偏瘫、臂丛神经损伤)、肌腱损伤等。

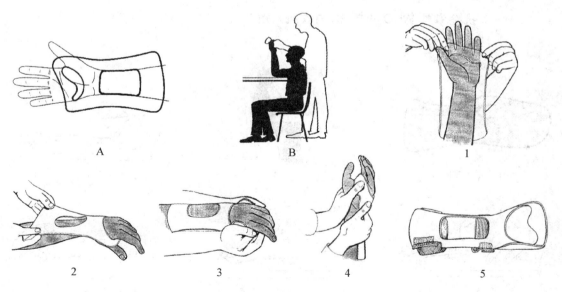

图 7 - 9 - 12 背侧 WHO 的制作

A.按纸样下的板材料;B.取型体位;1.摆放板材确保没有翻起和扭转;2.让患者把手放下,正确摆放手背部分;3.对称地向上翻起两侧的边缘部分,并牢固的黏合以增加强度;4.摆好腕关节位置,并塑好掌弓的形状;5.修剪边缘,翻好整形,安装尼龙搭扣:前臂 38 mm,手腕处 25 mm 宽

(十) 抗痉挛性 WHO 的制作(长收肌)(图 7-9-13)

作用:维持手的功能位,抑制手部痉挛。

适应证:所有长屈肌痉挛的脑瘫患者。

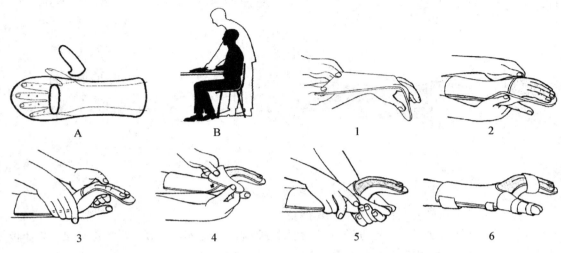

图 7-9-13 抗痉挛性 WHO 的制作(长收肌)

A.按纸样下的板材料;B.取型体位;1.让手穿过板材的洞口,正确摆放背侧部分(此时,手指位置不重要);2.卷起板材两边,并在背部牢固地黏合;3.摆放腕的姿势,并调整手指的位置;4.临时黏贴拇指片(之后再永久固定);5.拇指保持伸展,并塑形;6.待硬化后拆开拇指套,局部加热内表面,牢固地黏合在一起,软化覆盖于手背部分,裁剪边缘至腕关节处。修整后,安装尼龙搭扣:前臂、手指近侧关节处 38 mm;腕关节、拇指指骨处 25 mm

(十一) 抗痉挛性 WHO 的制作(内收肌)(图 7-9-14)

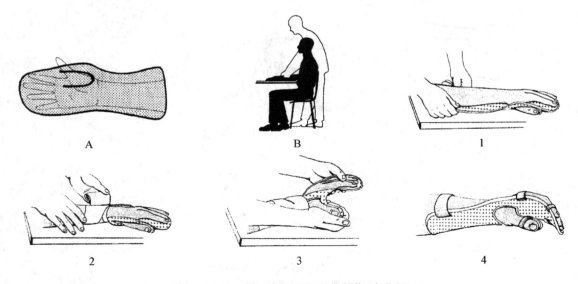

图 7-9-14 抗痉挛性 WHO 的制作(内收肌)

A.按纸样下的板材料;B.取型体位;1.板材放置在桌面上,让患者的拇指穿过拇指洞;2.用抗黏接的绷带将板材和前臂固定;3.摆放好腕及拇指关节,待板材硬化为止;4.修整边缘,用 1.6 mm 厚的边角余料包住边缘;最后固定尼龙搭扣:前臂和手掌背面用 38 mm,第 2 指骨及拇指处用 25 mm

作用:维持一个松弛的抗痉挛姿势。

适应证:手部小肌肉痉挛的脑瘫患者(其需要耐用型休息位手部矫形器)

（十二）**掌指关节助伸 WHO 的制作**(图 7 - 9 - 15)

作用:辅助掌指关节伸展,提高掌指关节伸肌功能。

适应证:桡神经麻痹、掌指关节神经损伤、类风湿性关节炎、术后伸肌辅助等。

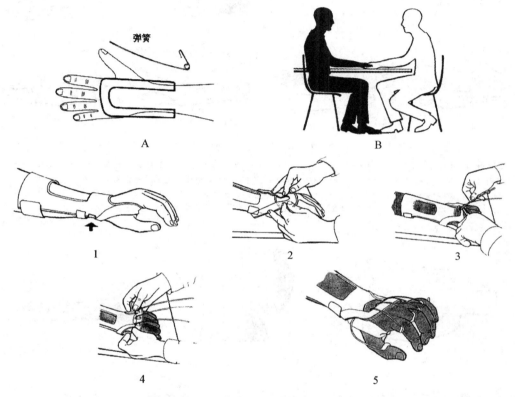

图 7 - 9 - 15　掌指关节助伸 WHO 的制作

A. 按纸样下的板材料;B. 取型体位;1. 以背侧式 WHO 为基础,于两侧翻边处正后位置剪出缺口;2. 放置 U 形板材于矫形器背侧,将两臂指向缺口位置,塑成两个接合钩状;3. 加热 4 个弹簧,并逐一融入 U 形托架上;4. 黏合一条 1.6 mm 厚的材料覆盖弹簧;5. 修剪整形重叠部分,抚平接合处匀状,弯曲弹簧至适当长度,按照手指大小形状弯成手指托,并用薄型板材覆盖弹簧指托

（十三）**尺骨骨折矫形器制作**(图 7 - 9 - 16)

作用:利用对骨折处软组织的压迫和骨折部位的固定促进骨折愈合。

适应证:功能性骨折。

（十四）**Colles 骨折矫形器的制作**(图 7 - 9 - 17)

作用:利用对骨折处软组织的压迫和骨折部位的固定促进骨折愈合。

适应证:功能性骨折。

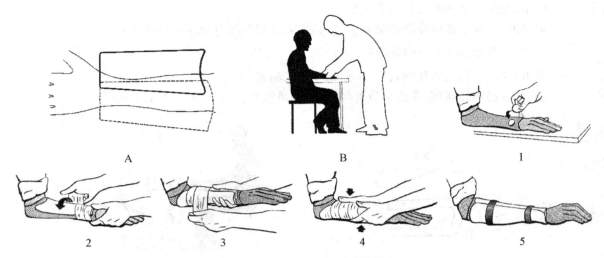

图 7 - 9 - 16 尺骨骨折矫形器制作

A.按纸样下的板材料;B.取型体位;1.前臂套上弹性袜套,粘贴泡沫海绵垫于尺骨和桡骨茎突;2.放置第一块板材于前臂的桡侧,其缺口对准肘部的折痕。缠绕绷带使板材与前臂服帖;3.放置第二块板材于前臂的尺侧,须在掌部和背部与第一块重叠,如有必要,可以牵拉;4.当板材未硬化前,施加压力;5.在远端和近端翻边,修整后,固定宽 25 mm 的尼龙搭扣于前臂处

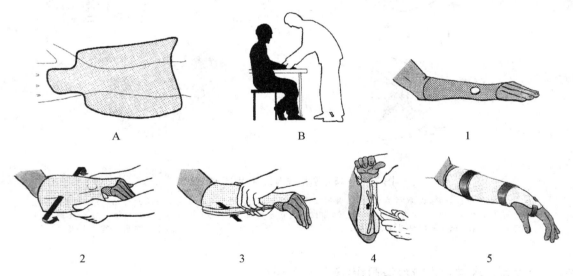

图 7 - 9 - 17 Colles 骨折矫形器的制作

A.按纸样下的板材料;B.取型体位;1.前臂套上弹性袜套,用一块泡沫海绵垫保护尺骨茎突;2.轻柔牵拉板材塑型前臂轮廓;3.将手背前面的部分牢固黏合在一起;4.在板材硬化前,剪掉其多余的部分;5.脱下矫形器,修整边缘,固定尼龙搭扣:前臂和腕关节后用 25 mm 宽,手掌部分用 16 mm 宽。注:腕关节需自由活动,多余部分需去掉

(十五)肱骨骨折矫形器制作(图 7 - 9 - 18)

作用:利用对骨折处软组织的压迫和骨折部位的固定促进骨折愈合。

适应证:功能性骨折。

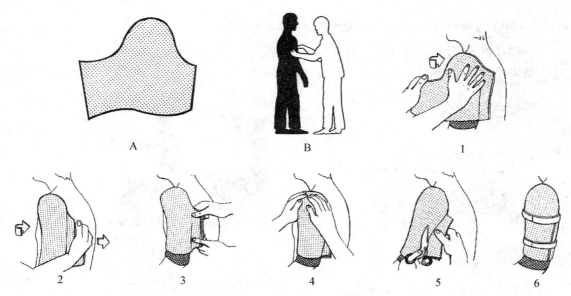

图 7 - 9 - 18 肱骨骨折矫形器制作

A.按纸样下的板材料;B.取型体位;1.上臂套上弹性袜套,并将板材放置在臂上;2.将板材一边绕过腋窝向后轻拉,并塑出上臂的轮廓;3.将板材在臂后面黏合在一起;4.牵拉板材,塑出肩峰的形状;5.在板材未硬化前剪掉多余的部分;6.脱下矫形器,裁剪和修整边缘,使肘关节自由活动;固定两条 25 mm 宽的尼龙搭扣于上臂的近端和远端

（十六）背侧肘伸 EO 的制作（图 7 - 9 - 19）

作用:固定并伸展肘关节。

适应证:预防和治疗肘关节屈曲挛缩、上肢烧伤后的定位。

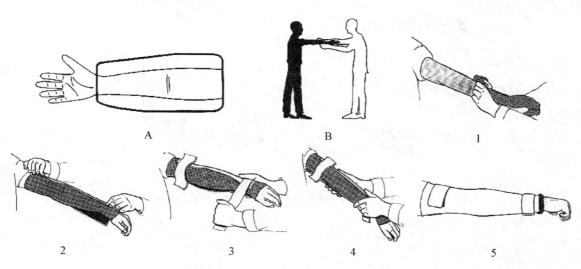

图 7 - 9 - 19 背侧肘伸 EO 的制作

A.按纸样下的板材料;B.取型体位;1.套上袜套;2.将板材放在前臂尺侧;3.粘贴尼龙搭扣的毛边在板材上,临时固定矫形器的形状;4.按压服帖,板材开始硬化时,去掉搭扣,进行翻边;5.修剪后,两端安装 38 mm 宽尼龙搭扣

（十七）肱骨外上髁炎 EWHO 的制作（图 7 − 9 − 20）

作用:放松肱骨外上髁部分的肌肉。

适应证:急性网球肘。

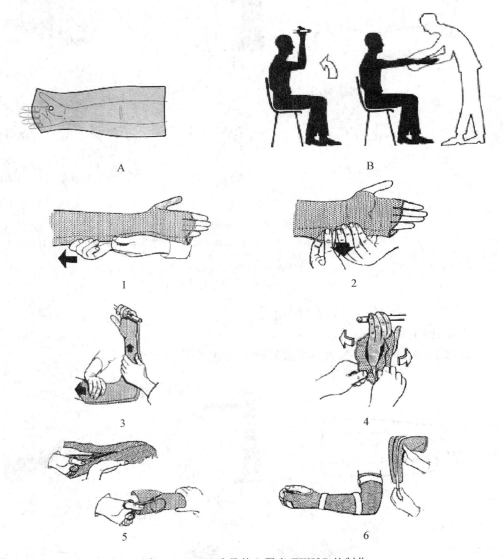

图 7 − 9 − 20　肱骨外上髁炎 EWHO 的制作

A.按纸样下的板材料;B.取型体位;1.拇指穿过板材,并牢固黏合边缘;2.向尺侧牵引并黏合,使腕部完全服帖;3.让患者慢慢屈肘,向两端牵引,抚平肘部皱褶;4.待板材固定后,从接合处打开,卸下矫形器;5.修剪边缘,预留 5 mm 间隙,剪出拇指洞,让拇指活动自如;6.黏合 1.6 mm 厚的材料于边缘加强,安装 25 mm 宽的尼龙搭扣于前臂的近远端、肘部上端、手腕关节处

（十八）肩吊带的制作（图 7 − 9 − 21）

作用:预防和治疗肩关节脱位、半脱位、骨折等而免除完全固定。

适应证:偏瘫、臂丛神经损伤等。

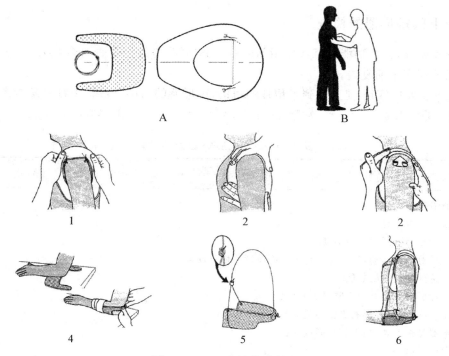

图 7 - 9 - 21 肩吊带的制作

A.按纸样下的板材料;B.取型体位;1.在板材上剪出两个小缺口,穿过上臂,放置在肩上;2.塑出肩部和腋窝下的轮廓;3.在板材硬化前,向上卷起平直边缘,塑成槽管状;4.摆放另一块模板在桌面上,然后放置前臂于上面。用绷带固定,黏合接头处;5.用尼龙绳穿过前两孔和一个后孔,调整到适当的长度后打好结固定;6.修整边缘后在肩部加垫,最后安装尼龙搭扣;肩吊带和腕关节处用 25 mm 宽

(十九) 肩外展矫形器的制作(图 7 - 9 - 22)

作用:保持和固定肩关节、肘关节于功能位。

适应证:臂丛神经损伤、腋神经麻痹、肩关节骨折、肩关节脱位、肩关节术后固定等。

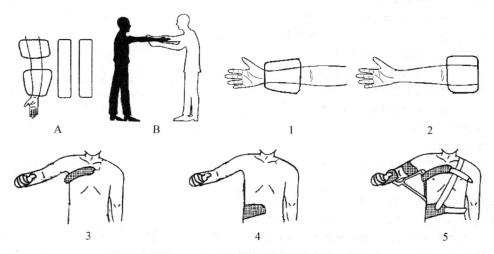

图 7 - 9 - 22 肩外展矫形器的制作

A.按纸样下的板材料;B.取型体位;1.制作前臂托板;2.制作上臂托板;3.制作腋下胸挡板;
4.制作髂腰挡板;5.安装组合支架和背带、腰带和肩吊带

四、上肢矫形器的检查

矫形器做好后,在功能训练和使用前应检查其功能、可靠性是否符合原处方,是否合身。长期使用的还应定期复查。

检验的主要内容是:是否达到了预计的目的;矫形器的内层、边缘、铆钉等是否光滑等;试穿半小时后取下皮肤是否发红、发紫,且持续20分钟以上。详细的检查项目见表7-9-3。

表7-9-3　上肢矫形器的检查

检 查 项 目	是	否
(一)一般情况		
1. 矫形器是否合身?		
2. 矫形器是否限制了关节活动?		
3. 如果需对关节制动,是否允许每天取下矫形器做被动运动?		
4. 是否达到了理想的功能?		
5. 穿上矫形器半小时后皮肤是否发红?		
6. 如出现麻木,是否影响皮肤感觉?		
7. 矫形器是否美观,病人是否能接受?		
(二)牵引矫形器		
1. 如用橡皮筋,指套是否与手指垂直?		
2. 牵拉力是否能使关节稍超过其活动受限处?		
3. 是否随着 ROM 的改善,经常调整矫形器?		
4. 是否有每日的使用时间表?		
(三)动态矫形器		
1. 机械部分是否安全可靠?		
2. 控制开关是否置于有主动运动、感觉、不会因习惯动作而意外触发的地方?		
3. 控制部分是否稳定、准确?		
4. 病人在任何位置都能操纵矫形器吗?		
5. 病人能自己正确穿上或教别人帮助穿上吗?		
6. 动力是否已准备好,如充电、充气?		
7. 是否妨碍本来能做的功能活动?		
8. 能正确捡起以下物体吗?		
① 能压扁变形的物体,如棉花、纸杯		
② 玻璃、金属物体		
③ 小件物体		
④ 大件物体,如啤酒瓶、杯子		
⑤ 吃饭用具		
9. 能否顺利放开抓到的物体?		
10. 腕驱动矫形器的抓握力是否与腕伸力成正比?		
11. 屈曲铰链矫形器的小指和无名指是否干扰拇指、示指和中指的抓握?		

(肖晓鸿)

思考题

1. 上肢矫形器的分类有哪些?
2. 简述上肢矫形器的基本功能。
3. 简述上肢矫形器的主要适应证有哪些?
4. 简述上肢矫形器生物力学原理及对上肢矫形器的基本要求。
5. 简述手部矫形器的种类及适应证。
6. 简述对掌矫形器的种类及适应证。
7. 简述腕手静态矫形器的种类及适应证。
8. 简述夹持矫形器的种类及适应证。
9. 简述肘矫形器的种类及适应证。
10. 简述肩矫形器的种类及适应证。
11. 简述肩肘腕手矫形器的种类及适应证。
12. 简述用低温塑料板材制作上肢矫形器的方法。
13. 简述用高温热塑板材制作上肢矫形器的方法。
14. 简述上肢矫形器的检查要点。

第八章

脊 柱 矫 形 器

学习目标

1. 熟悉脊柱疾病。
2. 了解脊柱矫形器的种类、功能、主要适应证及作用原理。
3. 掌握头颈部矫形器的种类及其适应证。
4. 掌握骶髂矫形器的种类及其适应证。
5. 掌握腰骶矫形器的种类及其适应证。
6. 掌握胸腰骶矫形器的种类及其适应证。
7. 掌握颈胸腰骶矫形器的种类及其适应证。
8. 掌握脊柱侧弯的含义及其脊柱侧弯的分类。
9. 了解脊柱侧弯的症状及脊柱侧弯的危害。
10. 掌握脊柱侧弯的常用检查方法。
11. 了解治疗脊柱侧弯的方法。
12. 掌握脊柱侧弯矫形器种类及其适应证。
13. 了解脊柱侧弯矫形器的使用方法。
14. 了解用高温热塑板材制作脊柱矫形器的工艺过程。
15. 了解用低温热塑板材制作脊柱矫形器的工艺过程。

第一节　脊柱矫形器的概述

一、脊柱的结构及功能

（一）脊柱的结构

脊柱由 26 块脊椎骨合成,即颈椎 7 块、胸椎 12 块、腰椎 5 块、骶骨 1 块、尾骨 1 块;由于骶骨系由 5 块,尾骨由 4 块组成,正常脊柱也可以由 33 块组成。脊柱由椎骨及椎间盘构成,由于周围有坚强的韧带相连系,能维持相当稳定,又因彼此之间有椎间关节相连,每个椎骨之间的活动范围虽然很小,但连接在一起活动,其活动范围就很大,因此脊柱是一相当柔软又能活动的结构。随着身体的运动载荷,脊柱的形状可有相当大的改变。脊柱的活动度取决于椎间盘的完整,相关椎骨关节突间的和谐。脊柱 3/4 的长度是由椎体构成，1/4 的长度由椎间盘构成。脊柱是身体的支柱，上部长，能活动，好似支架，悬挂着胸壁和腹壁；下部短，比较固定，身体的重量和所受的震荡即由此传达至下肢（图 8 - 1 - 1）。

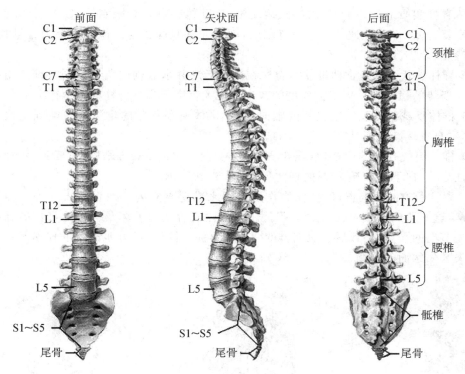

前面　　　　矢状面　　　　后面

图 8 - 1 - 1　脊柱的结构

（二）脊柱的功能

脊柱为人体的中轴骨骼，是身体的支柱，有负重、减震、保护和运动等功能。人体直立时，重心在上部通过齿状突，至骨盆位于第 2 骶椎前左方约 7 cm 处，相当于髋关节额状轴平面的后方，膝、踝关节的前方。脊柱上端支撑头颅，胸部与肋骨结成胸廓。上肢借助肩胛骨、锁骨和胸骨及肌肉与脊柱相连，下肢借骨盆与脊柱相连。上下肢的各种活动，均通过脊柱调节，保持身体平衡。脊柱有 4 个生理弯曲，即颈曲、胸曲、腰曲和骶曲。正常脊柱颈椎前凸（cervical lordosis）为 $20°\sim40°$；胸椎后凸（thoracic kyphosis）为 $20°\sim40°$；腰椎前凸（lumbar lordosis）为 $40°\sim60°$。脊柱畸形有：脊柱侧弯（scoliosis）、脊柱后凸 - 过屈（kyphosis-flexion）和脊柱前凸 - 过伸（lordosis-extension）等畸形（图 8 - 1 - 2）。人体正常 4 个生理弯曲使脊柱如同一个弹簧，能增加缓冲震荡的能力，加强姿势的稳定性，椎间盘也可吸收震荡，在剧

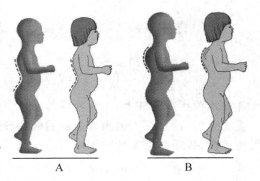

A　　　　　B

图 8 - 1 - 2　脊柱前凸与后凸畸形

A. 脊柱前凸；B. 脊柱后凸

烈运动或跳跃时,可防止颅骨、大脑受损伤,脊柱与肋、胸骨和髋骨分别组成胸廓和骨盆,对保护胸腔和盆腔脏器起到重要作用。另外,脊柱具有很大的运动功能。

（三）脊柱的生物力学

人体脊柱实质上是一个通过杠杆、运动轴、运动体(肌肉)和限制体(韧带)操纵的结构。这个力学复合体不仅柔韧性好、运动范围广,而且非常坚固稳定。作为一个力学结构,脊柱有以下特点。

(1)脊柱矢状面的正常曲度使得脊柱在灵活运动并承载轴向负荷的同时维持相应的强度及站立姿势的稳定性。矢状面曲度的改变会很大程度上影响脊柱的力学行为。

(2)椎体承载躯干及上肢主要的轴向负荷,椎体所须承载的重量从头端到尾端逐渐增加,椎体本身也逐渐增大(图 8-1-3A)。

(3)椎体组成脊柱的前柱,承载 80% 的轴向负荷(体重);后方结构(主要是关节突关节)组成脊柱后柱,向下肢传递 20% 的轴向负荷(图 8-1-3B)。

(4)脊柱后方的肌肉群产生"张力作用",用来维持直立姿势及保持人体矢状面和冠状面的平衡,这些肌肉群被称为"张力带"。任何前柱或后柱的破坏及疾病均可打破脊柱在骨盆及髋关节上的平衡,导致后方肌肉群的疲劳和疼痛。同样,后方肌肉群的损伤及疾患也可使脊柱失去矢状面的平衡(图 8-1-3C)。

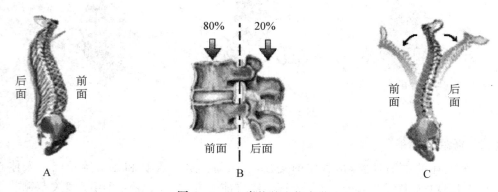

图 8-1-3 脊柱的生物力学

A.脊柱矢状面;B.椎体承载的轴向负荷;C.矢状面的活动度

二、脊柱疾病

（一）脊柱的重要性

人的衰老最早是从脊柱开始,其柔韧性减弱是人体衰老最早的征兆。直立行走使得身体的负荷压在脊柱上,使脊柱容易出现变形、错位、增生、椎间盘突出等病变。脊柱是神经的重要通道,因脊柱不健康而引起的病症多达上百种。一方面会出现头晕、手麻、腰背痛、椎间盘突出、骨质增生等颈腰椎病;另一方面,由于支配内脏的神经受到刺激压迫,还可引发高血压、心脏病、糖尿病、消化系统疾病等内科病症。许多慢性病及不明原因的疾病都可以在脊柱上找到根源,通过矫正治疗可得以解决。如果说人的寿命是 120 岁,脊柱问题会让我们的寿命缩短 1/3。一个人的脊柱是否健康关系着他的生活质量,因此,脊柱被喻为"人体的第二生命线",对健康有着重要的影响。据统计,99% 的人群存在不同程度的脊柱问题。脊椎病通常泛指骨科范畴的颈肩腰腿痛,临床上分属颈椎病(颈椎综合征)、胸椎病(包括背肌疼痛、肥大性脊椎炎、胁肋痛、肋间神经痛等)和腰椎病(包括腰椎间盘突出症、肥大性腰椎炎、第三腰椎横突综合征、腰椎滑脱症、腰肌劳损等急慢性腰腿痛)。同时,临床上许多原因不明的慢性疑难病症的病因可能源于脊柱,例如神经官能症(失眠、烦躁、多汗、厌食、乏力等)、头昏头痛、眩晕(椎-基底动脉供血不足引起的脑功能障碍病症)、偏头痛、三叉神经痛、上肢关节肌肉痛、肩周炎和原因不明的胸闷、心悸(室上性心动过速)以及顽固的呃逆等均与颈椎综合征相关。

(二)脊柱相关疾病病因

1. 退行性病变　①脊柱椎间盘退变使椎间隙逐渐变窄,脊椎周围组织相对松弛,在诱因作用下椎体易发生滑脱或错位,使神经、血管等受到刺激而致病;②突出的椎间盘与血肿组织直接刺激窦椎神经而出现症状;③椎体边缘骨刺直接压迫或刺激神经根、椎动静脉、交感神经、脊髓而致病;④椎间盘及小关节的退变使黄韧带松弛,渐而增生、肥厚,并向椎管内突入,当钙化或骨化后可刺激脊神经根或脊髓。

2. 慢性劳损　①不当的工作姿势;②不适当的体育锻炼;③不良的睡眠姿势;④旧伤未愈再受新伤。

3. 咽喉部炎症　咽喉部和颈椎周围软组织有密切联系,咽喉部的细菌和病毒可以沿淋巴管扩散到颈部枕环关节周围的肌肉、韧带、关节囊等,引起肌肉痉挛、收缩,颈项韧带和关节囊病变,从而出现颈部肌张力下降、韧带松弛,导致颈椎失稳和骨质增生。

4. 诱发因素　感受风寒湿、内分泌失调、轻微扭挫伤、过度疲劳等。

5. 外伤　①交通意外;②运动损伤;③生活与工作中的意外;④游乐性损伤;⑤医源性意外等。

6. 脊柱畸形

(1)矢状面畸形(图8-1-4):①正常脊柱:脊柱整体的侧面观,可见4个弯曲。颈曲和腰曲凸弯向前,椎间盘较厚,其前部尤甚,胸曲和骶曲凸弯向后,椎间盘变薄;②驼背:胸椎过度后凸,腰椎轻微前凸;③脊柱前凸:腰椎过度前凸,胸椎轻微后凸;④凹背:胸椎过度后凸、腰椎过度前凸;⑤圆背:仅胸椎过度后凸;⑥平背:脊柱没有明显的4个生理弯曲。

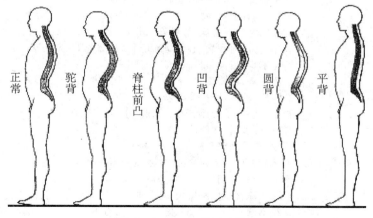

图8-1-4　矢状面畸形

(2)冠状面畸形(图8-1-5):①正常脊柱:正常的脊椎由正面或背面看都应是直立成直

线的;②脊柱侧弯:脊柱的走向偏离了人体的正中线,向左或向右发生弯曲,并超过正常的弯曲。

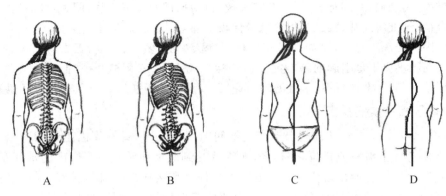

图 8-1-5　脊柱冠状面畸形

A. 正常;B. 脊柱侧弯;C. 对称性脊柱侧弯;D. 非对称性脊柱侧弯

(三)脊柱疾病的症状

1. 不同节段的脊神经受刺激或压迫神经、血管引起的症状　见表 8-1-1。

表 8-1-1　不同节段的脊神经受刺激或压迫神经、血管引起的症状

神经节段	刺激或压迫神经、血管引起的症状
第 1 颈椎	脑供血不足、头晕、嗜睡、摇头、头痛、健忘、倦怠等
第 2 颈椎	头痛、头昏、耳鸣、眼眶痛、视物模糊、斜视、鼻塞、失眠、心动过速等
第 3 颈椎	眩晕头昏、偏头疼、三叉神经痛、视力障碍、失听、吞咽不适、房颤等
第 4 颈椎	落枕、呃逆、咽喉痛、恶心、弱视、全手麻木等
第 5 颈椎	胸痛、心动过缓、哮喘、血压波动、发音嘶哑、呃逆、口臭等
第 6 颈椎	咳喘、咽喉痛、血压波动、扁桃体肿大等
第 7 颈椎	咽喉痛、哮喘、气短胸闷、甲状腺病、雷诺征等
第 1 胸椎	气短、咳喘、早搏、房颤等
第 2 胸椎	气短胸闷、心律失常、冠心病(心绞痛)等
第 3 胸椎	肺、支气管症状、感冒等
第 4 胸椎	胸痛、胸闷、冠心病(心绞痛)、肝胆病等
第 5 胸椎	心律失常、冠心病(心绞痛)、肝胆病、低血压、贫血等
第 6 胸椎	消化不良、胃炎、胃痛、灼热、胃痉挛等
第 7 胸椎	消化不良、胃溃疡、胃下垂、口臭、糖尿病等
第 8 胸椎	肝胆病、糖尿病、免疫力差等
第 9 胸椎	肾亏、过敏、手脚冷、倦怠、水肿、小便白浊、尿不畅、癫痫等
第 10 胸椎	肾亏、过敏、性功能改变等
第 11 胸椎	肾亏、皮肤病等
第 12 胸椎	不孕症、风湿、下腹痛凉、生殖器表面痛痒等
第 1 腰椎	便秘、结肠炎、腹泻、下腹痛凉等
第 2 腰椎	下腹痛凉、便秘、阑尾炎、静脉曲张、子宫卵巢病等
第 3 腰椎	月经不调、膀胱子宫病、膝内侧痛无力等
第 4 腰椎	尿量改变等
第 5 腰椎	下肢血液循环不良等

2. 不同节段的脊神经受损出现的功能障碍 见图 8-1-6。

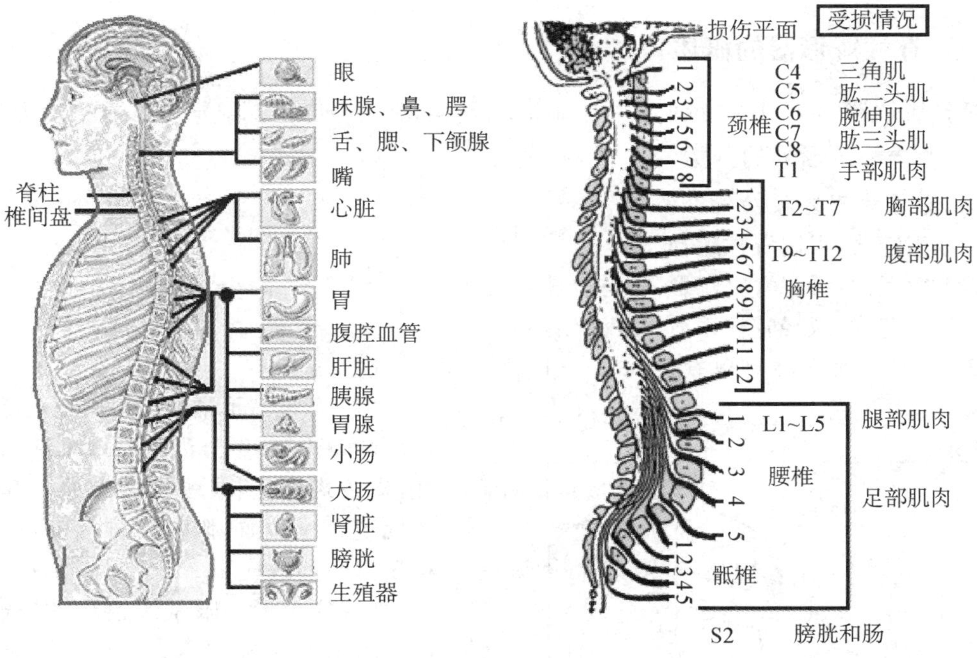

	损伤平面	受损情况
眼		
味腺、鼻、腭	C4	三角肌
舌、腮、下颌腺	C5	肱二头肌
嘴	C6	腕伸肌
心脏	C7	肱三头肌

眼
味腺、鼻、腭
舌、腮、下颌腺
嘴
心脏
肺
胃
腹腔血管
肝脏
胰腺
胃腺
小肠
大肠
肾脏
膀胱
生殖器

脊柱
椎间盘

损伤平面　受损情况
颈椎　C4 三角肌
C5 肱二头肌
C6 腕伸肌
C7 肱三头肌
C8
T1 手部肌肉
T2~T7 胸部肌肉
胸椎
T9~T12 腹部肌肉
L1~L5 腿部肌肉
腰椎
足部肌肉
骶椎
S2 膀胱和肠

A
B

图 8-1-6 脊神经损伤造成的功能障碍

A. 不同节段的脊神经所控制的人体器官；B. 脊神经损伤造成的人体肌肉功能障碍

(四) 关爱健康,保护脊柱

由此可见,关爱健康,呵护脊柱,不仅能大大降低颈肩腰腿痛的发病率,而且还可降低与脊椎相关性的疾病的发生。关心脊柱健康,呵护脊柱,应从小开始。脊椎病并非只是中老年人的常见病,青少年患脊椎病早已存在。小儿脊椎病人,大多数是外伤致病,少数为咽喉部炎症、高热抽搐引发。例如,婴幼儿斜颈,多由产伤引起;学龄儿童的头昏头痛、肩背不适、摇头眨眼、恶心厌食、多动症等,多因运动创伤、坐卧姿势不良导致相关椎间关节错位,损及神经、血管而发病。青壮年人在运动和劳动中发生的急性创伤、生活和劳动姿势不良或过劳等,均会引发脊椎的慢性劳损,亦会发展为脊椎病。因此,为了健康,应从青少年时期开始重视呵护脊柱。

现代化的生活和工作方式使人们坐着的时间越来越多,而我们所坐的椅子与桌子的高度配置不当和我们的坐姿不当都会造成脊柱劳损。运动员和体力劳动者也容易发生脊柱急性轻度扭挫伤,但往往三两天不治而愈。这些重复轻伤常引发椎间透明软骨板的破裂,成为椎间盘退行性变的起因,最后发展成脊椎病。

(1) 避免超负荷损伤,重视剧烈运动前的热身运动,重视劳动姿势,可有效预防脊椎病的发生发展。不慎受伤时,不但要治疗体表创伤,更要纠正因肢体创伤引发的脊椎错位,如此才能更好地预防脊椎病。

(2) 避免引发脊椎病的诱因,如过久的不良体位、落枕、受凉、颠簸、过度疲劳等。

（3）重视脊柱早期和轻微的损害，以免加速脊柱退行性病变，使其发展成脊椎病（例如青少年的驼背、脊柱轻度变形侧弯，此时虽无症状，属发病早期）。

三、脊柱矫形器的概述

脊柱矫形器（spinal orthosis，SO）指用于头、颈、躯干部位的矫形器。

（一）脊柱矫形器的分类

1. 脊柱矫形器按功能分类

（1）固定式：限制脊柱运动。

（2）矫正式：矫正脊柱畸形，维持脊柱对线。

（3）免荷式：减轻脊柱载荷。

2. 脊柱矫形器按部位分类（图 8-1-7）

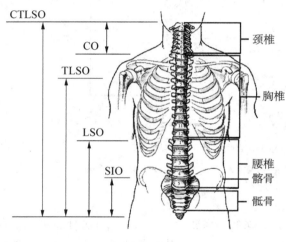

图 8-1-7　脊柱矫形器按部位分类

（1）颈椎矫形器（CO）：用于全部颈椎区域的矫形器，可分为限制颈椎活动的颈托，支条式、模塑式颈椎矫形器。其作用为固定颈椎位置，限制颈椎活动，减轻颈椎压力。其适应证有颈椎骨折、错位、增生、椎管狭窄等。限制颈椎运动，减轻头部的重量对颈椎的压力。还有颈矫形器延伸到胸部的称为颈胸椎矫形器（CTO），其适应证有颈髓损伤、骨折、韧带骨化症、软骨症、肿瘤术后等。

（2）骶髂矫形器（SIO）：用于全部或部分骶髂区域的矫形器。其作用是稳定骶髂关节及耻骨联合。常见的有骶髂带，适用于骶髂关节或耻骨联合部不稳定病症。

（3）腰骶椎矫形器（LSO）：用于全部或部分腰椎骶髂区域的矫形器常用的软性腰骶椎矫形器有围腰，用皮革或帆布制成，能减轻脊柱负担，其作用是稳定腰骶椎，限制腰椎的过度活动，并减轻腰椎的承重。适用于腰椎间盘滑脱，陈旧性腰椎骨折，腰部肌肉，韧带或关节劳损等下腰部疾患引起的腰痛。此外，腰骶椎矫形器还有限制躯干屈伸、侧屈的奈特式，限制躯干侧屈和后伸威廉姆斯式以及限制躯干屈伸的椅背型腰骶椎矫形器。

（4）胸腰骶椎矫形器（TLSO）：用于全部或部分胸椎、腰椎及骶髂区域的矫形器种类很多，常用的有软性胸腰骶椎矫形器；限制胸腰椎屈曲、侧屈及扭转的模塑式矫形器；限制躯干前屈的朱厄特式矫形器；限制躯干屈伸的泰勒式矫形器及腋下型脊柱侧弯矫形器（波士顿式、大阪医大式、色努式）等。其作用是稳定胸椎、腰椎和骶髂。矫正腰椎前凸、驼背、腰椎脊柱侧弯、胸椎脊柱侧弯等畸形。

（5）颈胸腰骶椎矫形器（CTLSO）：矫形器作用于整个脊柱，下至骨盆，上至枕骨。用于全部或部分颈、胸椎、腰椎及骶髂区域固定和矫正。常用的矫形器有米尔沃基式脊柱侧弯矫形器。

3．按结构与材料分类　见图 8-1-8。

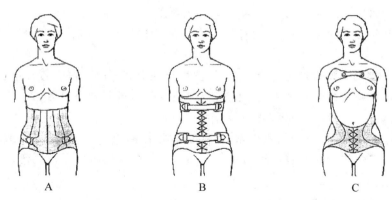

图 8-1-8　脊柱矫形器按结构与材料分类

A．脊柱矫形带；B．围腰；C．背架

（1）脊柱矫形带：即软式脊柱矫形器，它是由软性材料和弹性材料构成，其作用为支撑和部分固定腹部软弱的肌肉。如骶髂带、矫形腰带、孕妇带等（图 8-1-8A）。

（2）围腰：即半硬式脊柱矫形器，它是在软性材料中增加塑料和金属等硬性材料构成，其作用是加强对脊柱的固定和矫正（图 8-1-8B）。

（3）背架：即硬式脊柱矫形器，它是用塑料或金属框架等硬性材料制作而成。对脊柱起固定、支撑、免荷和牵引等作用（图 8-1-8C）。

4．按治疗病变名称分类　如腰椎前凸矫形器，驼背矫形器，椎体滑脱矫形器，斜颈矫形器，脊柱侧弯矫形器等。

5．按人名地名分类　色努式矫形器，密尔沃基式矫形器，波士顿式矫形器等。

（二）脊柱矫形器的基本功能

1．固定和支撑功能　用于支撑变弱或麻痹了的肌肉和不稳定的关节，以便于坐下或站立。使损伤的部位固定或保持在容易发挥功能而且舒适的位置，防止脊柱不稳定，减少并发症，促进韧带和骨骼的愈合。

2．保护和矫正功能　预防和矫正因肌肉不平衡，重力或引起组织挛缩变形的异常力所导致的进行性脊柱变形。利用安装在矫形器上的矫正装置，对已经变形的脊柱进行矫正，达到改善姿势，矫正脊柱畸形的目的。

3．牵引和免荷　通过借助腹部和胸部的压力作用及人体的呼吸运动达到对椎体纵向牵引和免荷的功能，从而减轻椎体间局部承重，促使炎症消退、病变或骨折愈合，缓解神经压迫，解除肌肉痉挛，增加力量。

4．消除或减轻疼痛　限制脊柱运动，稳定病变关节，从而减轻局部疼痛，便于站立与步行。

但是，穿戴矫形器后所带来的副作用也是不可否认的。穿戴矫形器会出现行动不便、局部疼痛、骨质疏松、皮肤磨损；长期佩戴会造成肌肉萎缩、肺活量减小，运动中能量消耗大，外观难看，肌无力，甚至会造成一些患者即使没有必要再穿用也离不开矫形器；对于固定矫形器的情况，还会引起关节挛缩，阻碍脊柱运动；还有心理上的依赖，症状加重或隐匿疾病的发展。

(三)脊柱矫形器的适应证

1. **疼痛** 如腰部疼痛、坐骨神经痛、坐骨神经根炎、腰椎间盘突出症等。

2. **脊柱固定或手术后固定** 如脊柱手术前后、脊柱融合术后、椎间盘手术后、脊柱骨折等。

3. **脊柱关节病** 如脊柱关节炎、如类风湿性脊柱炎、脊柱软骨病、脊柱结核等。

4. **脊神经麻痹** 麻痹性病变,如小儿麻痹后遗症、脊髓发育不良等。

5. **脊髓损伤** 如脑瘫、截瘫、脊柱裂等。

6. **脊柱外伤** 如脊椎滑脱、颈椎扭伤、椎间盘突出症、颈椎病、脊椎骨折或脱位等。

7. **脊柱畸形** 青少年驼背(scheuermann disease,舒尔曼病)、脊柱侧弯、脊椎前凸和后凸等。

(四)脊柱矫形器的生物力学原理

1. **脊柱矫形器对躯干提供支撑力** 通过提供躯干的支持力使胸腹盆腔内压增加,对脊柱纵向牵引,从而减少脊柱及其肌肉、韧带的纵向负荷(图 8-1-9)。

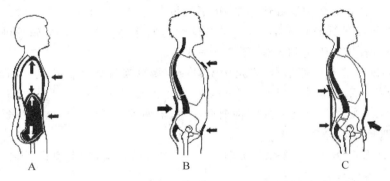

图 8-1-9 脊柱矫形器对躯干提供支撑力

A.胸腹盆腔内压力对脊柱纵向牵引;B.前后三点力作用(使腰椎前凸,脊柱过伸);
C.前后三点力作用(抗腰椎前凸)

(1)提高腹腔内压力:通过来自躯干前方、后方及两侧的压力和限制作用使腹腔内的压力有所增加,可减少脊柱伸肌的负担,以及胸椎和腰椎上方的垂直负荷,使用脊椎矫形器对腹部产生足够的压力。

(2)"三点压力"系统或复合局部压力:通过"三点压力"或复合局部压力提供对躯干的支持。特别是因肌肉麻痹使躯干偏离中线时,为了保持脊柱的正常对线关系,就需要利用"三点压力"或复合局部压力的作用。

2. **脊柱矫形器对脊柱运动的控制** 通过对躯干运动的限制,即依靠矫形器的"三点力"的作用,随时提醒患者注意而减少脊柱的运动(图 8-1-10)。

(1)通过机械的"三点压力"作用:大多数硬性脊柱矫形器都具备此功能。

(2)心理上的运动限制:这是所有脊柱矫形器所共有的重要作用。矫形器可以随时提醒患者注意姿势而使患者减少脊柱的活动。在处理脊椎关节和椎间盘的疾病中,限制脊柱的运动十分重要。

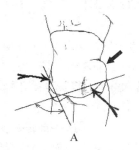 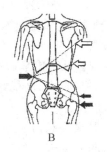 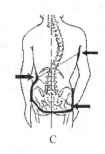

图 8 - 1 - 10　脊柱矫形器对脊柱运动的控制

A.骨盆抗旋设计;B.侧向三点力固定;C.侧向三点力矫正

3. 通过被动和主动的矫正力来改变脊柱的对线关系

（1）被动矫正力：即外在压力，通过矫形器上的各个压力垫施加在人体的某个部位作用力。

（2）主动矫正力：矫形器在人体的各个压力垫相对应的区域应该有压力的释放区，人体通过呼吸运动，胸腔和腹腔会增大，但由于一侧受压，脊柱只能向有空间的释放区域偏移，一般在矫形器的释放区域开有窗口，因此，人体可以通过自身的呼吸运动产生矫正力。

第二节　头颈部矫形器

一、头颈部矫形器的概述

头颈部矫形器主要用于治疗头颈部外伤或疾病。其作用机制是通过固定、限制、支撑、牵引等减少头颈部的载荷和运动，从而起到保护、预防和治疗头颈部的各种疾病和骨骼固定。

头颈部矫形器按照其作用范围分为头部矫形器（HO）、颈矫形器（CO）、颈胸矫形器（CTO）、头颈胸矫形器（HCTO）等。其适应证有：①外伤：如颈椎扭伤、颈椎骨折和脱位等；②先天性畸形：先天性斜颈、短颈等；③退行性颈椎病：如颈椎病、颈椎间盘突出症等；④颈椎炎症：如颈椎骨关节炎、风湿性关节炎和类风湿性关节炎等。

颈椎病是最为常见的一种颈椎疾病，也是颈椎矫形器的主要适应证。颈椎病（cervical syndrome）是因颈椎、颈椎间盘、韧带退行性改变，导致颈椎失稳、压迫邻近组织结构如脊神经根、脊髓、椎动脉、交感神经而引起的一系列症状。颈椎病按类型分为神经根型、脊髓型、椎动脉型、交感神经型和混合型。与其他脊椎相比，颈椎的活动性最大，它是最灵活、活动频率最高的椎体，而且还必须支撑约 7 kg 重的头部，所以颈椎成为最容易退化的脊椎。一般来讲，颈椎的老化与退行性病变从 20 岁左右开始，因此，它也是人体最早开始老化的器官。在退化过程中逐渐发生椎间盘变性、脱水、血肿及微血管的撕裂、骨刺，关节及韧带的退行性病变及椎管狭窄。颈椎病可发生于任何年龄，以 40 岁以上的中老年人为多，40～60 岁为高发期，大约 50% 的人在 50 岁时颈椎出现退变。当椎间盘老化后，就开始破裂或突出并缺乏弹性。颈痛和颈椎疾病的常见原因包括关节炎、损伤和创伤。在某些情况下，颈痛还可能是脊髓受压、肿瘤或脊柱感染等严重疾病的征兆。因此，任何有颈、肩、头或臂痛的病人都应当接受医生的检查，以查清疼痛的来源和原因。颈椎病主要原因如下。

1. **劳损** 长期使头颈部处于单一姿势位置，如长时间低头工作，易发生颈椎病。小于30岁的颈椎病人，多因从事低头工种而致。

2. **头颈部外伤** 50%脊髓型颈椎病与颈部外伤有关。一些病人因颈椎骨质增生、颈椎间盘膨出、椎管内软组织病变等使颈椎管处于狭窄临界状态中，颈部外伤常诱发症状的产生。

3. **不良姿势** 如躺在床上看电视、看书，高枕，坐位睡觉等；在车上睡觉，睡着时肌肉放松，保护作用差，刹车时易出现颈部损伤。

4. **慢性感染** 主要是咽喉炎，其次为龋齿、牙周炎、中耳炎等。这些部位的炎症刺激颈部软组织或通过丰富的淋巴系统引起颈枕部软组织病变。有人认为，慢性咽喉部感染是颈椎病的重要发病因素，这可能与软组织慢性劳损炎症相互影响而加重病情之故。

5. **风寒湿因素** 外界环境的风寒湿因素可以降低机体对疼痛的耐受力，可使肌肉痉挛、小血管收缩、淋巴回流减慢、软组织血循环障碍，继之产生无菌性炎症。因此，风寒湿因素不仅是诱因，也可作为病因引起病变产生症状。

6. **颈椎结构的发育不良** 先天性小椎管、颈椎退变等是一些颈椎病发病基础。国外统计40～50岁有退变者占25%，55岁以上有退变者占85.5%。颈椎中央椎管、神经根管狭小者颈椎病的发病率比正常人高1倍。

7. **肿瘤** 脊柱肿瘤最常见的首发症状是疼痛。由颈椎疾病引起的颈痛也很常见，因此颈痛并不是某一疾病的特有症状。

二、头部矫形器

目前广泛应用的头部矫形器是颅骨保护帽，分预制品和订制品两类。颅骨保护帽多采用塑料模塑、合成树脂或硅胶（内加泡沫海绵）制成，主要作用是覆盖颅骨的缺损部位，保护脑颅部以避免损伤。常用于患者的颅骨缺损和部分颅骨修复术后，也适用于一些不能自主控制运动者以避免脑颅部损伤，如小儿脑瘫，婴幼儿的颅骨畸形。但不适用于头部皮肤炎症者（图8-2-1）。

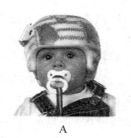 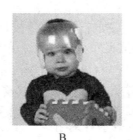 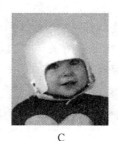

A   B   C

图8-2-1 头部矫形器
A.合成树脂制；B.硅胶制；C.塑料制

三、颈部矫形器

颈部矫形器（cervical orthosis，CO）俗称颈托，是用于限制全部或部分颈椎运动的矫形器。可分为两类：一类是预制品，可以快速装配，包括围领、头环式颈椎矫形器等；另一类是需订制的模塑制品，各种颈部矫形器对颈椎功能控制能力不同。常见的颈椎矫形器有：软式围领、费城颈托、模塑式颈矫形器、带金属支条的颈矫形器、索米式矫形器(SOMI)、头环式颈胸矫形器(Halo CTO)等。使用颈椎矫形器的目的如下：①保持良好的生理对线，并使骨稳定；②使肌肉松弛，消除疼痛；③预防变形；④为了免除对神经的压迫而对骨骼进行牵引；⑤为了促进软组织的愈合而对运动加以限制；⑥支撑头部的重量(免荷)。

(一)软式颈托

软式颈托(soft collar)又称软式围领，通常采用软性泡沫海绵或橡胶，后侧的闭合处通常都是自黏式的结构。可轻度限制颈椎的屈伸运动，穿戴舒适，重量轻，易清洗，围领上端呈曲线形状，符合人体生理特点，并有轻度限位作用。主要适用于颈部肌肉的扭伤，轻度的骨性损伤，颈椎病与颈部疾患的康复等。软式颈托也可以用于夜间睡眠时使用(白天换用硬式围领)，以减少不适。此外，软式围领还有较好的保暖功能(图8-2-2)。

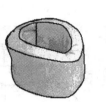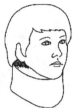

图8-2-2 软式颈托

(二)硬式颈托

硬式颈托(hard collar)其结构为软硬双层结构，内面一层采用软性的泡沫海绵或硅胶，外面一层采用硬性的塑料板材或铝合金加固，后面采用尼龙搭扣或皮带固定。与软式颈托相比，更能起到限制颈椎运动、减轻颈椎压力、矫正变形颈椎、提供支撑等功能。它分为硬式固定式围领和硬式可调式围领两种类型。硬式固定式颈托一般高度不能调节；硬式可调式颈托分为上下或内外两层，一般采用金属杆作为调节装置，可以调节颈托的高度，从而增加了颈矫形器的适用范围。适用于颈椎骨折、颈椎韧带损伤、颈部的严重扭伤；预防颈椎风湿性关节炎引起的骨脱位；颈部退行性病变；预防颈部屈侧瘢痕造成的挛缩；颈部软组织损伤和颈椎病等。但不适用于开放性的颈部骨折与脱位(图8-2-3)。

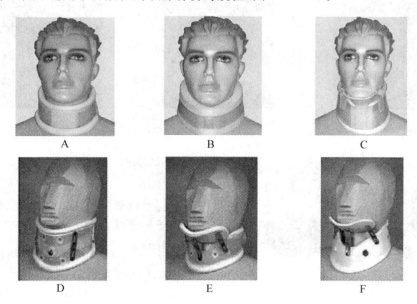

图8-2-3 硬式颈托

A.固定式；B.固定式；C.可调式；D.固定式；E.可调式；F.可调式

（三）费城颈托

费城(Philadelphia collar)颈托采用 PE 泡沫板材和塑料板材制成,带通气孔,前后方各有一块有增强板材,围长可调节。适用于颈椎单纯骨折、脱臼,头痛和颈部疼痛、偏头痛,颈部肌肉损伤,退行性颈椎病,颈椎的风湿性关节炎、手术后的颈部固定(不包括结构性损伤),颈椎间盘突出症等(图 8-2-4)。

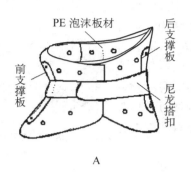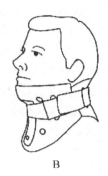

图 8-2-4 费城颈托

A. 费城颈托的结构;B. 费城颈托

（四）钢丝颈托

钢丝颈托也称校长式颈托(headmaster collar),在软性材料内衬以钢丝而成,在颈后可以根据需要加不同形式的枕托。适用于治疗颈部屈侧瘢痕,预防挛缩、颈部畸形、颈部软组织损伤和颈椎病等(图 8-2-5)。

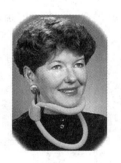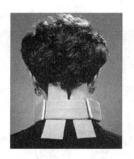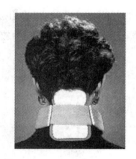

图 8-2-5 钢丝颈托

（五）充气式颈托

采用充气式结构,对颈部进行部分固定和牵引。其舒适性强、重量轻、携带使用方便、不限制病人活动的特点。适用于轻度颈椎病患者(图 8-2-6)。

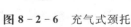

图 8-2-6 充气式颈托

（六）SOMI 颈托

SOMI 颈托又称胸枕颌矫形器(sternal occipital mandibular immobilizer,SOMI),简称 SOMI 矫形器,它是一种 CTO,由 3 个部分所组成:胸骨支撑板——胸托,前侧下颌部支撑板——下颌托，枕骨部支撑板——枕骨托；并采用前侧的杆式结构，背部用带子固定，没有金属类的硬部件，可在卧床时使用。它还能随意调节下颌托与枕骨托的高度，从而固定胸骨、枕骨和下颌骨，限制头部和颈椎屈伸、侧屈和旋转运动。该矫形器不但可以较好地控制颈椎屈伸、旋转活动，而且可以方便地为仰卧病人从前方穿戴。适用于治疗颈椎关节炎，颈椎融合术后和颈椎稳定性骨折，也常用于去除头环式颈胸矫形器之后。SOMI 颈托经过不断改良，使其制作更加简便，佩戴更加方便舒适（图 8 - 2 - 7）。

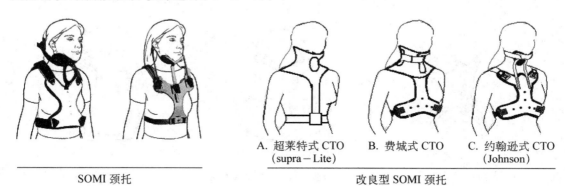

SOMI 颈托

A. 超莱特式 CTO（supra－Lite）　B. 费城式 CTO　C. 约翰逊式 CTO（Johnson）

改良型 SOMI 颈托

图 8 - 2 - 7　各种 SOMI 颈托

（七）杆式颈矫形器

杆式颈矫形器（poster cervical orthosis）也称杆式颈托，这种颈矫形器多用金属杆加塑料板制成，其下颌托、胸托、枕托与后背托之间的连接为金属杆。按连接杆的数量可以分为二杆、三杆和四杆结构形式。并且可以进行高度的调节，从而调节颈托对颈椎的牵引力，同时它们还具有较好的限制颈屈伸、侧屈功能，并可轻度限制旋转功能，而且可以选择性地控制头的位置。适用于颈椎骨折、颈椎关节炎、椎体滑脱等病症，并可自我牵引治疗，对颈椎、胸椎 1～2 椎体亦有固定作用（图 8 - 2 - 8）。

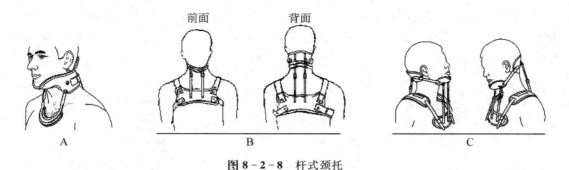

前面　　　　背面

A　　　　　　B　　　　　　C

图 8 - 2 - 8　杆式颈托

A. 两杆式颈托；B. 四杆式颈托；C. 三杆式颈托

（八）模塑式颈矫形器

模塑式颈矫形器（molded cervical orthosis）可简称模塑式颈托，除模塑式颈矫形器（CO）外，还有模塑式头颈矫形器（molded head cervical orthosis，HCO）和模塑式头颈胸矫形器（molded head cervical thoracic orthosis，HCTO）。它们采用热塑板材在阳模上模塑成型制作的,分为前后两片,用带子固定,能较好地固定和有效地限制各个方向的颈部运动。为了进一步限制颈椎活动,这种矫形器有时要延伸到胸廓的上部,限制胸部的运动,形成了一种模塑式头颈胸矫形器(HCTO),从而可更好地限制颈椎的各种运动,并借助肩部和胸部的支撑,向上对颈椎形成牵引作用。适用于颈椎骨折、脱位、颈椎韧带损伤、颈部的严重扭伤和颈椎术后的固定等这些颈部需要完全固定和免荷的情况。但不适用于有开放性创伤的颈椎损伤(图8-2-9)。

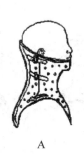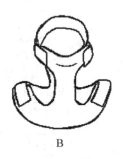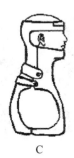

A B C

图 8 - 2 - 9　模塑式颈矫形器

A. 模塑式 CO;B. 模塑式 HCO;C. 模塑式 HCTO

(九)头环式颈胸矫形器

头环式颈胸矫形器(halo cervical thoracic orthosis,Halo CTO)俗称头环式颈托或哈罗式颈托。这种矫形器分为上下两部分,上部为一个带4个不锈钢顶尖螺丝的颅骨环,颅骨钉尖端穿透颅骨的外板,固定头颅;下部为一个热塑性塑料板模塑的胸托板和背托板,中间以4个带螺杆的立杆相连,此杆长度可调。改良型头环式矫形器实际上是在SOMI颈托的基础上多加上一个塑料头环而已,其背后用一根支条将枕骨托板与胸背托板相连接,这样减轻了矫形器的重量,使患者佩戴更加舒适。头环式矫形器是所有颈矫形器中固定性能最好的矫形器,它具有良好的限制颈椎活动,能很好地固定头部,保持良好对线,减轻头颈部轴向载荷的功能。适用于创伤后、手术后、脊柱骨折、C1和C2的骨折、C1~T3高度的不稳定性骨折、颈椎骨融合术后、颈部肿瘤切除后、颈部脊髓损伤后的固定(图8-2-10)。

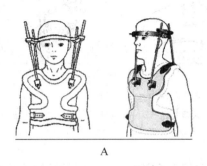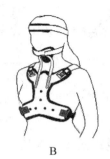

A B

图 8 - 2 - 10　头环式颈托

A. 头环式颈托;B. 改良型头环式颈托

（十）颈椎牵引带

颈椎牵引带又称颌枕牵引带（图8-2-11）。其牵引效果取决于牵引角度、时间和牵引重量3个重要因素。

1. **牵引角度**　一般为前屈10°～30°,牵引角度越小,其最大作用力越靠上,反之亦然。

2. **牵引重量**　一般为人体的1/10～1/7。所以牵引重量一般从5～6 kg开始,最大不能超过15 kg。

3. **牵引时间**　一般每天1～2次,每次20～30分钟,牵引重量越大,牵引时间越短,反之亦然。

4. **牵引体位**　卧位、坐位均可,牵引时,全身肌肉放松,并配合颈肩部的热疗,牵引效果更佳。

5. **适应证和禁忌证**　适用于各种常见的颈椎病,但不适用于骨肿瘤、特异性炎症（如结核）、脊髓型颈椎病和颈椎节段明显不稳定者。

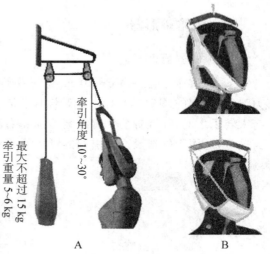

图8-2-11　颈椎牵引带

A.牵引方式；B.颈椎牵引带

（十一）颈椎保健枕

可调式颈椎保健枕是根据人体生物力学的原理进行设计和制作的可调式颈椎保健枕,它可以满足人体侧睡、仰睡对枕头高度的不同需求,采取了两头高、中间低（元宝形）设计,使得无论仰睡、侧睡,使用者颈椎都能获得最佳支撑,有效修复由于白天工作所带来的颈椎劳损。它的头部处采用球面设计,均匀支撑头部,中间低两侧高,前侧低后侧高,从而使颈椎自然弯曲并稍向后仰。高弹力调节垫可以根据不同的个体需要进行高度调节,采用前高后低的梯形设计,有助于增加枕头对颈部的牵引力,有益于对颈椎病的预防、保健和治疗,并能促进睡眠（图8-2-12）。

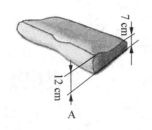
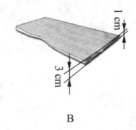
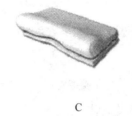

图8-2-12　可调式颈椎保健枕

A.保健枕；B.枕头调节垫；C.可调式颈椎保健枕

第三节 躯干部矫形器

一、骶髂矫形器

(一)软式骶髂矫形器

1. 骶髂带　是一种 5～10 cm 宽的带子,有弹性和非弹性两种形式。其中弹性的是用强力弹力布制作(图 8 - 3 - 1A),非弹性骨盆带多用帆布或皮革制成(图 8 - 3 - 1B、C),置于髂嵴与大转子之间,环绕骨盆。有时会增加左右两条会阴带以防止移位。其主要目的是稳定骶髂关节,适用于外伤及产后引起的骶髂关节或耻骨联合分离(图 8 - 3 - 1)。

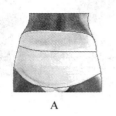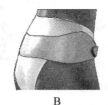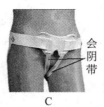

会阴带

A B C

图 8 - 3 - 1　骶髂带

A.强力弹性布制的骶髂带;B.皮制骶髂带;C.带会阴带的骶髂带

2. 骶髂围腰　是一种紧身式的软式矫形器,其宽度大于骨盆带,前面上缘达到髂嵴水平,下缘至耻骨联合,后面宽,上缘到腰部,下缘至臀纹上方 2 cm 左右。骶髂带可以通过束紧带、皮带、尼龙搭扣等进行调整,为了加强强度,骶髂带中安装了硬性或半硬性的金属扁簧、金属弹性片或塑料板。骶髂带除固定和限制骶髂关节运动功能外,还通过腹部压力来减少下腰段的负荷,从而减轻下腰部的疼痛。适用于产后或外伤后引起的骶髂关节、耻骨联合的不稳定和下腰部的疼痛和软组织损伤等(图 8 - 3 - 2)。

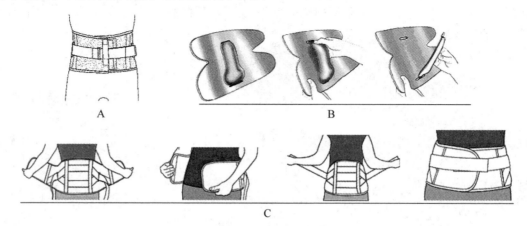

A B

C

图 8 - 3 - 2　骶髂围腰

A.骶髂围腰;B.骶髂围腰后面的压力板;C.骶髂围腰的佩戴方法

3. 孕妇带 孕妇专用,采用弹性或半弹性材料制作,适合妇女怀孕时体态变形而引起的腰椎前凸,同时可以预防背痛和腹肌衰弱,还可以保护胎儿良好的胎位(图8-3-3)。

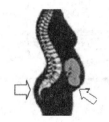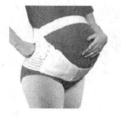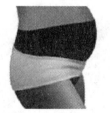

图8-3-3 孕妇带

（二）硬式骶髂矫形器

硬式骶髂矫形器采用低温或高温热塑板材制作而成,然后安装皮带和拉力带固定。与软式骶髂矫形器相比,具有更好的固定和支撑作用,但舒适性不如软式骶髂矫形器。适用于各种骶髂关节受伤者(图8-3-4)。

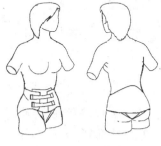

二、腰骶矫形器

（一）软式腰骶矫形器

图8-3-4 硬式骶髂矫形器

软式腰骶矫形器(LSO)也称为软式围腰,由结实耐磨的弹性材料、非弹性软式材料(如帆布或皮革)制成,内置刚性支条或压力垫,给腹部和软组织施加一定的压力,通过提高腹腔压力,以减轻腰骶椎及其周围肌肉的体重负荷,并通过"三点力"作用以及感觉反馈作用来限制脊柱的运动,从而达到矫正畸形、消除疼痛的目的。软式腰骶矫形器是使用最多、最普遍的脊柱矫形器。它具有强度高、弹性好、穿戴舒适、耐用、透气性好、重量轻,并有支持、防护作用。一般常用的有弹力围腰、布围腰、皮围腰等(图8-3-5)。

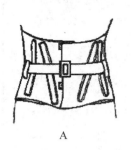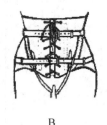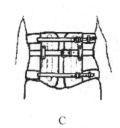

A   B   C

图8-3-5 软式围腰

A.弹力围腰;B.布围腰;C.皮围腰

1. 弹性腰骶矫形器 又称弹性腰带,这种矫形器用弹性或半弹性材料制作,或者用橡胶和织物复合材料并根据尺寸制作而成。腰围用带子、垫子加固,或既加带子又加垫子,通过环状包容使腰椎抗前凸。由于此矫形器具有一定的弹性,因此只是限制腰骶部的部分运动,而不是阻止其运动。由于它又有热治疗作用,因此可以放松和促进人体局部的血液循环。主要适用于疝、胃下垂、腹部手术后防止腹肌下垂、减肥和缓解腰椎综合征等(图8-3-6)。

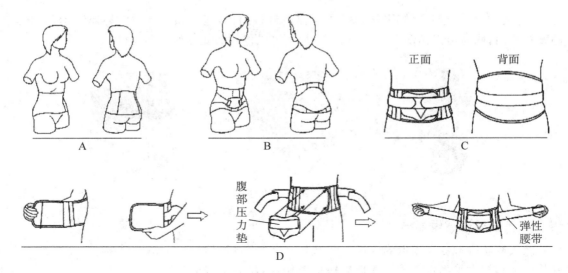

图8-3-6 弹性腰骶矫形器

A.弹性材料 LSO；B.半弹性材料 LSO；C.加腹垫的弹性腰骶矫形器；D.加腹垫的弹性腰骶矫形器的使用

2. **软性腰骶矫形器** 这种矫形器在用非弹性的软性材料（如帆布）中加入了刚性材料，如弹性扁簧、弹性钢片或塑料板，因此又称为围腰，它是根据尺寸制作而成。这类矫形器采用骨盆的固定和骶髂的支撑及腹部的压力带设计，可以部分限制腰骶部的屈曲、伸展和旋转运动。适用于治疗各种腰椎综合征、腹肌功能不全、腹部手术后的固定等（图8-3-7）。

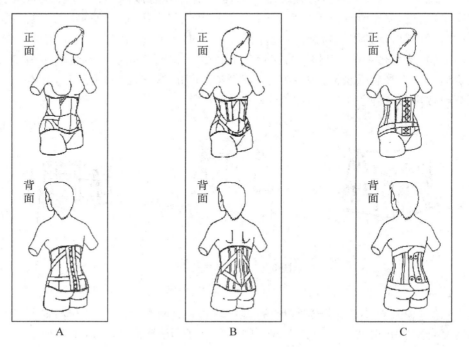

图8-3-7 软性腰骶矫形器

A.带侧向弹性支条的半弹性 LSO；B.带背部压力垫的半弹性 LSO；
C.带背侧框架结构的 LSO——霍曼（Hohmann）式 LSO

穿戴围腰的步骤如图 8-3-8。

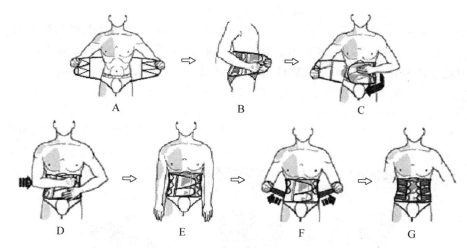

图 8-3-8　穿戴围腰的步骤图解

(二)框架式腰骶矫形器

1. 屈伸控制式腰骶矫形器(LSO flexion-extension)　简写为 LSO(F-E),这类矫形器以椅背式腰骶矫形器(chair back LSO)为代表。

椅背式腰骶矫形器:组件包括骨盆带、胸带、两根脊椎旁支撑板及腹带。从生物力学上来说,这种矫形器是两个三点力作用系统的组合。第一个三点力作用系统是以两个由胸部支条及骨盆支条所提供的向前方向的反作用力,与腹带提供的向后方向的作用力所构成,其目的是增加腹压和减少腰椎前凸,减少脊柱的负荷;第二个三点力作用系统是由腹带所提供的两个向后方向的反作用力与脊椎旁两直立支条提供的向前方向的作用力所组成,其目的是限制脊柱的后伸,限制腰椎前屈。由于使用两个三点力作用系统,所以可以限制腰椎屈曲及伸直的动作,且能够增加腹内的压力。用来减少下腰部的动作范围,从而减少因运动所造成的腰酸背痛。适用于下腰痛、腰部运动损伤、中部腰椎稳定性骨折、腰部脊椎滑脱、腰椎不稳定、腰椎间盘突出症等。但由于其作用力臂有限,不能提供足够长的杠杆力量,因此不适用于控制胸腰部骨折部位的运动及腰骶部骨折的运动。改良型的椅背式腰骶矫形器多采用塑料板材模塑而成,佩戴更加贴身和舒适,效果更加理想(图 8-3-9)。

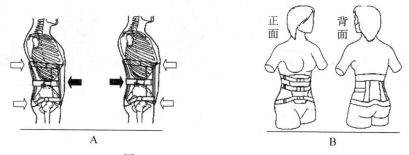

图 8-3-9　椅背式腰骶矫形器

A.椅背式 LSO 的作用原理;B.椅背式 LSO

2. 屈伸侧屈控制式腰骶矫形器(LSO flexion-extension-lateral) 可简写成 LSO(F - E - L),这类矫形器以奈特式腰骶椎矫形器(Knight LSO)为代表。

奈特式腰骶椎矫形器:这种矫形器的材料、结构、作用与椅背式腰骶矫形器类似,不同之处在于它比椅背式腰骶矫形器多增加了侧方的金属支条,因此它可以更好地限制侧方活动。奈特式腰骶椎矫形器是通过前面的软性材料(牛皮或帆布)侧面和后面用铝合金或不锈钢组成的框架结构,它通过三点力作用原理来控制躯干腰骶部的屈伸,又通过侧方支条来限制躯干的侧向运动。该矫形器具有较好的限制腰椎屈伸、侧屈、旋转运动,利用腹压支撑体重,减少腰椎承重作用。适用于治疗腰椎间盘突出症、腰椎结核、腰椎骨性关节炎、腰椎前凸引起的疾病,如脊椎裂、脊椎滑脱、变形性脊柱病等。但由于其作用力臂有限,不能提供足够长的杠杆力量,因此不适用于腰椎骨折,仅适用于中部的腰椎稳定性、非压缩性骨折(图8 - 3 - 10)。

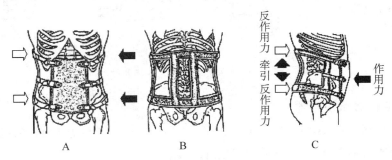

图8 - 3 - 10 奈特式腰骶椎矫形器

A. 正面;B. 背面;C. 侧面

3. 后伸侧屈控制式腰骶矫形器(LSO extension-lateral) 可简写成 LSO(E - L),这种矫形器以威廉姆斯(Williams)式腰骶矫形器为代表。

威廉姆斯式腰骶矫形器是由骨盆带、胸带、侧方直条和腹带构成。主要作用是利用三点力系统限制腰段躯干的后伸、侧屈运动,但允许腰部的屈曲运动,让患者在坐、站、步行中保持腰骶段脊柱处于屈曲位。它增加了腹压,减少了腰椎、腰骶关节的承重,减少了腰椎前凸和限制了躯干的侧屈和后伸活动。适用于治疗腰椎前凸、下腰痛、腰椎间盘突出症、腰椎的峡部裂、腰椎滑脱等。不适用在病理上不允许的屈曲位疾病,如压缩性骨折、驼背等(图8 - 3 - 11)。

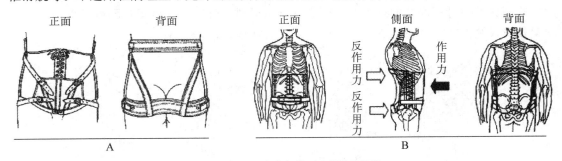

图8 - 3 - 11 威廉姆斯式腰骶矫形器

A. 威廉姆斯式腰骶矫形器;B. 威廉姆斯式腰骶矫形器的作用原理

(三)模塑式腰骶矫形器

1. 波士顿(Boston)式LSO 这种矫形器用低温热塑板材制作而成,大面积与人体接触,波士顿式 LSO 主要通过提高腹部压力对脊柱起到固定、支撑和牵引的作用，它还可以根据疾病的位置增加胸部压垫。由于采用低温板材制作，制作快捷、方便、易修改、固定性好。适用于急性腰痛症、变形性脊椎病、腰椎间盘突出症、脊椎滑脱、腰部的术后固定等（图 8-3-12）。

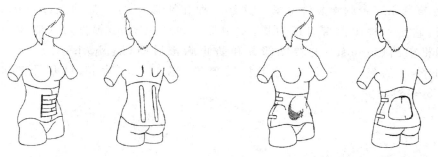

图 8-3-12　波士顿式 LSO　　　　　图 8-3-13　抗腰椎前凸矫形器

2. **抗腰椎前凸矫形器**　采用前后两块塑料板材制作，前面为腹部压力板，后面开有窗口，上缘到胸腰过渡段，下缘至骶骨，从而形成一个三点力作用系统。它通过强大的腹部压力和背后臀大肌及胸腰椎过渡段的反作用力进行腰椎前凸的矫正，其后背开有窗口，这样可以通过呼吸作用达到主动抗前凸的矫正目的。适用于治疗腰椎间盘突出症、腹肌功能不全（肥胖、疝等）、腰椎关节退化等（图 8-3-13）。

3. **贝克（Becker）式矫形器**　这种矫形器采用塑料板材模塑而成，其外形结构与抗腰椎前凸矫形器类似，它也分为前后两块，前面为腹部压力板，后面一块开有窗口。不同之处在于其上缘到肩胛下角，下缘到臀沟。其背部和腹部的压力板用带子连接，可以进行无级调节。有时前凸位置过高，还可以增加胸部的压力垫。适用于治疗腰椎前凸、腰椎间盘突出症、青少年驼背（scheuermann disease，舒尔曼病）等（图 8-3-14）。

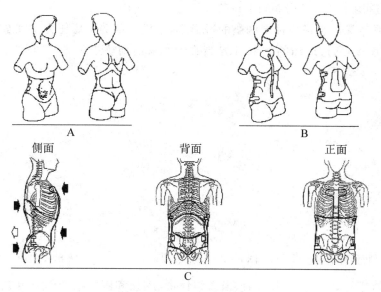

侧面　　　　　　　背面　　　　　　　正面

图 8-3-14　贝克式矫形器

A. 贝克式矫形器；B. 贝克-格斯温德式矫形器（Becker-Gschwend）；C. 贝克-格斯温德式矫形器作用原理

三、胸腰骶矫形器

(一)软式胸腰骶矫形器

1. 约翰(John)式胸腰骶矫形器 这是一种在腰骶围腰的基础上改进的软式胸腰骶矫形器。它是一种腹部带有压力板,采用带子和搭扣固定,根据尺寸制作而成。它具有防止腰椎前凸(lordosis)的腰骶部分和防止胸椎后凸(kyphosis)背肩带,并通过背肩带阻止畸形的发生。适用于老年骨质疏松、老年性驼背和 T9 以下的退行性病变(图 8-3-15)。

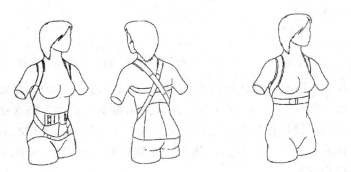

图 8-3-15 约翰式胸腰骶矫形器　　图 8-3-16 背姿带

2. 背姿带 采用高弹性带子和搭扣环并根据尺寸或样品制作而成,它可以根据需要调节带子的拉力,通过拉力提醒患者保持直立。适用于矫正姿势性驼背,还可以预防儿童和青少年姿势性驼背(图 8-3-16)。

3. 肋骨骨折带 采用坚固的高弹性材料并根据尺寸或样品制作而成,它是包容整个胸廓的固定带。适用于肋骨的骨折(图 8-3-17)。

4. 鸡胸矫形带 它是一种带胸垫的矫形带,采用胸部的金属压力垫和金属支条与可以调节的皮带相连接,通过适当的调节对胸部的压力来达到矫正鸡胸的目的。适用于鸡胸畸形的矫正(图8-3-18)。

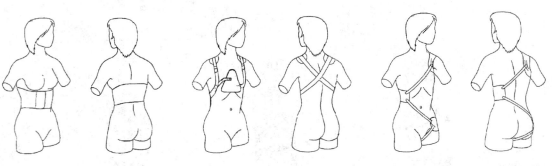

图 8-3-17 肋骨骨折带　　　图 8-3-18 鸡胸矫形带　　　图 8-3-19 脊柱侧弯矫正带

5. 脊柱侧弯矫正带 它由肩袖、强力弹性带、胸托和髋托 4 个部分组成,前后呈"Z"形的拉力带构成三点力矫正原理,可对儿童和青少年特发性和姿势性脊柱侧弯进行辅助治疗。适用于胸腰椎段 20°左右的单向脊柱侧弯(图 8-3-19)。

（二）硬式胸腰骶矫形器

1. 屈伸控制式 TLSO（TLSO flexion‑extension）　简写为 TLSO（F‑E）。这类矫形器以泰勒式（Taylor）胸腰骶矫形器为代表。

泰勒式胸腰骶矫形器是一种具有代表性的支撑胸腰椎或上部腰椎的脊柱矫形器。躯干后面有两根胸腰骶锥支条，与肩胛带的支条和骨盆环带箍连接在一起，并采用肩背带固定和调节，腹部采用内有压力垫的帆布腹托。它具有使胸椎伸展和减少腰椎前凸的两种功能。适用于脊柱结核、类风湿脊柱炎，腰骶椎骨折、脊椎滑脱、预防老年性骨质疏松引起老年性驼背和脊柱压缩性骨折。由于没有足够的骨盆限制，所以不适用于治疗青少年驼背（图 8‑3‑20）。

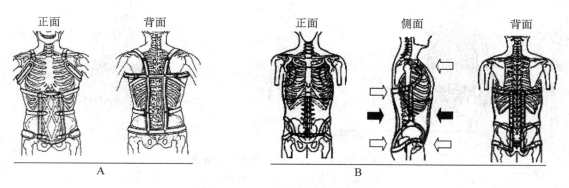

图 8‑3‑20　泰勒式胸腰骶矫形器

A. 泰勒式胸腰骶矫形器；B. 泰勒式胸腰骶矫形器的作用原理

【注】　青少年驼背：奥地利的医生舒尔曼（Scheuermann）于 1921 描述了一种常见于青少年的胸椎或胸腰段的僵硬型脊柱后凸（驼背）畸形，其表现为椎体前方塌陷呈楔状变形，造成驼背。由于好发年龄为 14～17 岁的青少年，所以又称青少年驼背或舒尔曼（Scheuermann）病。其病因尚不明确，本病是一种主要引起青少年结构性驼背的疾病，其发病率约为 0.4%，多见于男性，男女之比大约为 2∶1。

2. 屈曲控制式 TLSO（TLSO flexion）　简写为 TLSO（F）。这类矫形器以朱厄特（Jewett）式胸腰骶矫形器为代表。

（1）朱厄特式胸腰骶矫形器：亦称超伸展式 TLSO，是由胸部压力垫，耻骨压力垫和背部压力垫组成，并且是根据尺寸或样品制作组装而成。由胸部压力垫与耻骨压力垫产生的向后反作用力，由背部胸腰椎压力垫产生的向前作用力限制腰椎前屈，但允许自由后伸，这种典型三点力控制系统限制胸腰段脊柱前屈，促进其后伸，以增加腰椎前凸，对脊柱侧弯和旋转有些限制作用。适用于治疗胸腰椎压缩性骨折、胸腰椎结核，预防类风湿性脊柱炎引起的驼背畸形和治疗青少年驼背。还可以用于治疗由于骨质疏松症引起的椎体骨折及骨质疏松症。但不适用于不稳定的骨折和某些病理性的骨折，如：脊柱滑脱。与朱厄特式 TLSO 类似的一种矫形器为前十字脊柱式 TLSO（cruciform anterior spinal hyper extension TLSO），简称 CASH TLSO，其主要特点是用腹部的压力箍代替了朱厄特式 TLSO 的耻骨压力垫而已（图 8‑3‑21）。

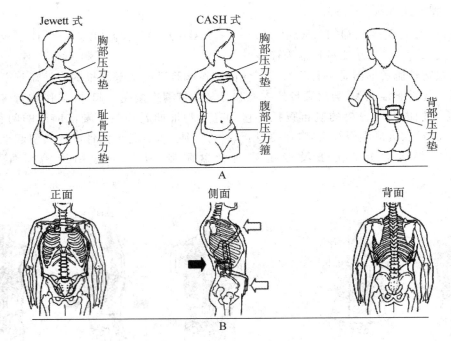

图 8 - 3 - 21　朱厄特式胸腰骶矫形器

A. 屈曲控制式 TLSO；B. 朱厄特式 TLSO 的作用原理

（2）贝勒尔（Bähler）式三点矫形器：也是一种屈曲控制式 TLSO，它采用三点作用力原理，在腹部支撑杆上联合安装了胸部压力垫和耻骨压力垫，背托和腹托通过腰带相连，这样既可以使腹部的腰椎免荷和腰椎前凸，又可以使胸椎后伸，并且其胸部和耻骨压力垫的位置还可以根据需要进行调节，一般按照尺寸制作而成。适用于治疗胸椎和腰椎的压缩性骨折、青少年驼背等（图 8 - 3 - 22）。

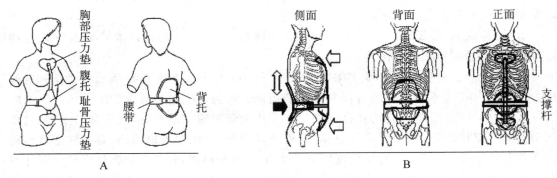

图 8 - 3 - 22　贝勒尔式三点矫形器

A. 贝勒尔式矫形器；B. 贝勒尔式矫形器作用原理

3. 屈曲侧屈旋转控制 TLSO（TLSO flexion - lateral flexion - rotation）　可简写为 TLSO（F - L - R）。这类矫形器以传统的斯坦德勒（Steindler）式胸腰骶椎矫形器为代表。

斯坦德勒式 TLSO 是一种传统的胸腰骶矫形器,这类矫形器多按石膏型制作的金属框架结构,包括骨盆支条、后背支条、胸部支条、侧方支条、前面支条、两个胸托垫和一个耻骨联合托垫。金属条外面包履一层塑料防护层,两个胸垫分别位于胸骨柄的两侧锁骨的下方,耻骨垫位于耻骨联合部位。现代的这类矫形器选用塑料板模塑成型。这种结构使矫形器牢固地稳定在骨盆上,从而使脊椎得到确实的固定,有较好的屈伸、侧屈运动及胸椎、胸腰椎的旋转运动,具有限制功能。适用于辅助治疗胸椎、腰椎骨折和结核等(图 8 - 3 - 23)。

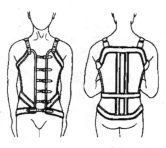

图 8 - 3 - 23 斯坦德勒式 TLSO

4. 屈伸侧屈旋转控制式 TLSO(TLSO flexion - extension - lateral flexion - rotation) 其简写为 TLSO(F - E - L - R)。这类矫形器以模塑式胸腰骶矫形器为代表。

模塑式胸腰骶矫形器也称背心式矫形器(body jacket orthosis),俗称塑料背心(plastic body jacket)。这种矫形器是用热塑性塑料板材按患者身体的石膏模型模塑而成,除身体的骨突起部分外,身体的各部位与之全面接触,对胸、腰、骶椎有良好的固定和支撑、限制运动和保持对线的作用。它可以分为若干组三点力作用系统来达到限制脊柱的屈伸、侧屈和旋转运动的目的。这类矫形器可分成前开口、后开口和两侧开口。前或后开口者整体性好,生物力学性能好,但是卧位穿戴不方便。适用于脊柱术后固定、脊柱不稳定性骨折、脊柱旁肌肉萎缩、脊椎狭窄、脊柱前凸、脊柱后凸、脊柱侧弯、骨质疏松导致的压缩性骨折、轮椅上坐姿的保持等(图 8 - 3 - 24)。

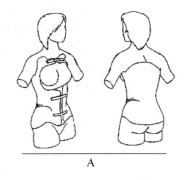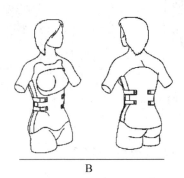

A

B

图 8 - 3 - 24 模塑式胸腰骶矫形器

A. 模塑式 TLSO(前面开口);B. 模塑式 TLSO(侧向开口)

四、颈胸腰骶矫形器

颈胸腰骶矫形器按功能分为固定式和矫正式两种类型。一般采用金属支条和塑料板材,按照患者的石膏模型进行加工制作,它是在胸腰骶矫形器的基础上增加了颈托装置。胸部压力垫起固定和防止倾斜的作用,根据疾病位置的高度调节背部压力垫的高度:如疾病至 T10 时避开肩胛骨,至 T8 时包住肩胛骨,高于 T8 时包住头部;这类矫形器还需要有颈托。

固定式 CTLSO:适用于 T8 以上的脊柱融合术后的固定(图 8 - 3 - 25A)。

矫正式 CTLSO:适用于治疗在 T8 以上的脊柱后凸(图 8 - 3 - 25B)。

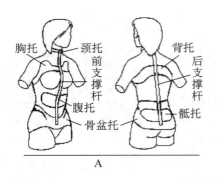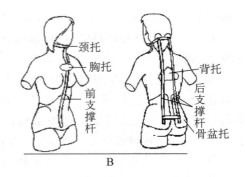

图 8 - 3 - 25　颈胸腰骶矫形器

A. 固定式 CTLSO；B. 矫正式 CTLSO（密尔沃基改装型）

第四节　脊柱侧弯矫形器

一、脊柱侧弯的定义

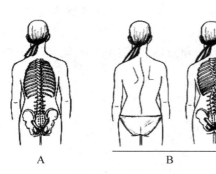

图 8 - 4 - 1　脊柱侧弯外观

A. 正常脊柱；B. 脊柱侧弯

脊柱侧弯（scoliosis）又可称为脊柱侧凸。正常人的脊柱从背面或前面看是直的，也就是说从枕骨结节到骶骨棘的所有脊柱棘突为一条直线。脊柱侧弯是指脊柱的一个或数个节段脊椎向侧方弯曲伴有椎体旋转的三维脊柱畸形，国际脊柱侧弯研究学会（Scoliosis Research Society，SRS）对脊柱侧弯定义如下：如果脊柱向左或向右偏离了从枕骨结节到骶骨棘这一条中轴线，并超过10°，即为脊柱侧弯（图 8 - 4 - 1）。

二、脊柱侧弯的分类

（一）脊柱侧弯按性质分类

1. 功能性脊柱侧弯　一般因受伤、痉挛、骨盆倾斜、腿长不一等因素，使得身体为缓解疼痛而形成的弯曲姿势。因此只要有效地针对其病源做治疗或调整，便能有效地改善弯曲度数。这种类型的脊柱侧弯一般要通过佩戴矫形器和肌肉锻炼等非手术方式来矫正。

2. 结构性脊柱侧弯　主要是指脊柱本身的骨骼、韧带、椎间盘以及肌肉发生病变而引起的弯曲。即病人不能通过平卧或侧方弯曲自行矫正侧弯，或虽矫正但无法维持。结构性脊柱侧弯则是先天脊椎结构不良或后天创伤以致脊椎无法直立。而这些病症所引起的侧弯，多需手术矫正及术后矫形器治疗。

（1）先天性脊柱侧弯：①先天性脊椎发育不全：如楔形椎、半椎体、椎体融合、软骨症疾病、先天骨骼异常等。这种类型的侧弯多发生在胸腰段或腰骶段，侧弯出现早、发展快，一般3～4岁的患者就有较明显的畸形（图 8 - 4 - 2）。②遗传性脊柱侧弯：脊椎本身并无畸形，患者也无其他疾病,一家兄弟姊妹数人或其父母均有同样现象,即有明显的家族史。此种类型侧弯出现较晚,一般 12～13 岁始发现,发展也较缓慢,侧弯部位多见于胸腰段,畸形不严重。

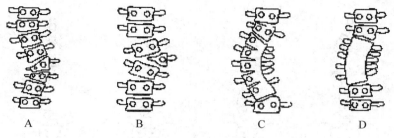

图 8-4-2 先天性脊椎发育不全
A. 楔形椎;B. 半椎体;C. 单侧椎体融合;D. 双侧椎体融合

(2) 神经肌源性侧弯:因神经-肌肉功能障碍,无力支撑脊柱引起弯曲变形。如脊髓灰质炎、神经纤维瘤病、脊髓空洞症、脑性瘫痪、肌肉运动失调症、肌肉失养症等。患者发病年龄越小,侧弯畸形也越严重。

(3) 退化性侧弯:骨关节炎、脊椎退化、脊椎骨病变等。

(4) 病理性脊柱侧弯:幼年患化脓性或结核性胸膜炎,患者胸膜过度增厚并发生挛缩;或在儿童期施行胸廓成形术,扰乱了脊椎在发育期间的平衡,均可引起脊柱侧弯。

(5) 代谢性脊柱侧弯:营养不良,如幼年患儿童佝偻病。

(6) 其他:如创伤性骨折脱位、脊柱滑脱、风湿病、骨感染、肿瘤、椎体变性等。

3. 特发性脊柱侧弯(adolescent idiopathic scoliosis,AIS) 是一种原因尚不明确的脊柱侧弯,它与基因、体质、营养、姿势、习惯及发育期的成长速度有一定的关系。在整个脊柱侧弯中占 80% 以上。它常发生在青少年的青春发育前期(10 岁左右),快速发展至青春发育结束,成年后发育缓慢直至停止。因此又称青少年脊柱侧弯。本病以女性为多,女孩和男孩之比为 10∶1,在儿童期身体增长慢,畸形并不明显,即使轻微畸形亦无结构变化,容易矫正,但此时期不易被发现。患者至 10 岁以后,椎体第二骨骺开始加速发育,侧弯畸形的发展即由缓慢转为迅速,1～2 年内可以产生较明显的外观畸形。如果不能及时有效地进行防治,脊柱侧弯将严重影响患者的生活质量。多数侧弯发生在胸椎上部,凸向右侧;其次好发于胸腰段。凸向左侧者较多(图 8-4-3)。

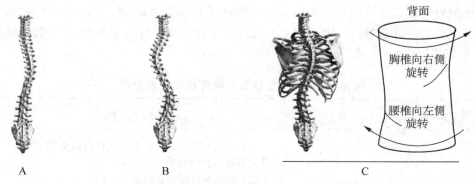

图 8-4-3 特发性脊柱侧弯常见的形式
A. C 形侧弯;B. S 形侧弯;C. 椎体旋转

（二）脊柱侧弯按侧弯类型分类

1. **按弯曲形状分类**　有 C 形侧弯、S 形侧弯、双 S 形侧弯和凸形侧弯 4 种类型(图8-4-4)。

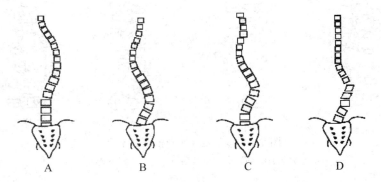

图 8 - 4 - 4　按弯曲形状分类

A. C 形侧弯；B. S 形侧弯；C. 双 S 形侧弯；D. 凸形侧弯

2. **按弯曲节段分类**　有胸段侧弯、胸腰过渡段侧弯、腰段侧弯、胸和腰段双侧弯(图8-4-5)。

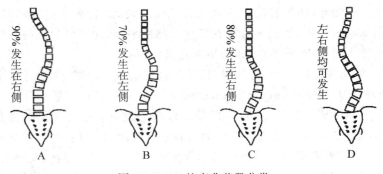

图 8 - 4 - 5　按弯曲节段分类

A. 胸段侧弯；B. 胸腰过渡段侧弯；C. 腰段侧弯；D. 胸和腰段双侧弯

3. **按年龄段分类**　特发性脊柱侧弯根据年龄段分 0～3 岁为婴儿期，4～9 岁为儿童期，10～16 岁为青少年期，18 岁以上为成年期的脊柱侧弯(表8-4-1)。根据年龄分类的重要意义之一是可以帮助判断脊柱侧弯造成的胸廓畸形是否引起以后的心肺功能障碍。5 岁以前发生的脊柱侧弯在早期常伴有心肺器质性病变和功能障碍；而 5 岁以后发病的侧弯在青少年期主要引起外观畸形。因此也有人把特发性脊柱侧弯分为早发型(5 岁前发病)和迟发型(5 岁以后发病)。

表 8 - 4 - 1　特发性脊柱侧弯按年龄段分类

期　别	年龄段	说　明
婴儿期	0～3 岁	①90％患者自然痊愈；②心肺并发症的高危险人群；③恶性则需麻醉后石膏或矫形器固定
儿童期	4～9 岁	①罕见；②多半以矫形器固定至 10 岁

期　别	年龄段	说　明
青少年期	10～18 岁	①最常见,多半发生在 10～12 岁;②以矫形器治疗为主,辅以理疗和运动治疗等其他治疗;③75%的患者有递减度数机会
成年期	18 岁以上	①多半不会快速恶化;②治疗效果因人而异,因年纪、度数大小而不同;③递减度数幅度较发育期小

三、脊柱侧弯的症状

脊柱侧弯的症状分为两个方面:体态姿势和身体症状。

(一)体态姿势异常

1. 站立状态(图 8-4-6A)　①头偏离正中线;②一侧肩膀或肩胛骨凸起(右侧最常见);③双肩不等高;④脊柱明显弯曲;⑤髋部不平衡,腰际高低不一;⑥骨盆不等高,臀部倾斜突出;⑦双下肢不等长;⑧胸部乳房不对称;⑨腰椎前突。

2. 弯腰状态　左右高低不等或明显肋骨隆起,即所谓的"剃刀背"(图 8-4-6B)。

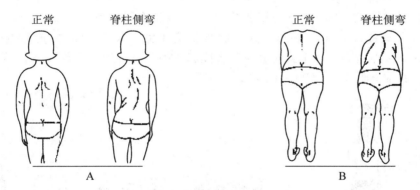

正常　　脊柱侧弯　　　　　正常　　脊柱侧弯

A　　　　　　　　　　　　B

图 8-4-6　脊柱侧弯的体态姿势异常

A.站立;B.弯腰

(二)身体症状

1. 疼痛　背部疼痛或肌肉痉挛。

2. 经常疲劳　如腰背酸痛,四肢肌肉无力,四肢反应敏感度不同。

3. 脏器官功能不良　消化不良,食欲缺乏,心搏加速,心慌意乱,气短,胸腹胀满。

4. 体质差　躯干矮小,体力较弱等。

四、脊柱侧弯的危害

(一)外形方面的影响

一旦患有脊柱侧弯,最直接、最明确的危害就是外观出现异常,体形发生变化,侧弯严重者体形非常难看。由于脊柱的弯曲,影响了人体骨骼的正常生长发育,使人变得驼背、鸡胸、骨盆倾斜、肩不等高、背不等平、腿不等长、身体扭曲和身躯矮小等。

(二)心理方面的影响

最严重的危害并不是这些外观上的变化,而是由于脊柱侧弯本身和外观变化以后带给患者身体上和心理上不健康发育。因为外形的异常,患者会产生自卑心理,不喜欢和人交往,不喜欢公共场合,喜欢独来独往,久而久之会影响心理健康,严重的会发展成自闭症。

(三)生理方面的影响

脊柱弯曲引起脊柱两侧受力不平衡,可引起腰酸背痛,并可在凹侧产生骨刺,压迫脊髓或神经,引起截瘫或椎管狭窄。脊柱弯曲造成了胸腹腔面积的减小,严重影响了患者的呼吸系统、消化系统、血液循环系统、内分泌系统等正常的生理功能,这一类患者平均寿命普遍比正常人短,很多人死于心肺并发症。脊柱弯曲一半以上患者有腰酸腿痛,体力下降,少数人甚至不能工作,严重时会导致下肢瘫痪,使病人完全丧失行动能力。同时,也会引起社会问题,有些患者无法像正常人一样结婚和生育。脊柱弯曲给患者的正常工作、学习、生活、精神、婚姻、家庭等诸方面带来极大的困扰和不便。

五、脊柱侧弯的检查

(一)全身检查

全身检查包括亚当式试验、体态姿势检查、双下肢长度测量等。

1. **亚当式试验(Adam's test)** 这个试验就是让患者双腿直立,向前弯腰呈 90°鞠躬状,检查背部是否左右高低不平或明显肩胛骨隆起。因为脊椎侧弯会旋转或推挤胸肋骨,会使肋骨隆起、背部高低不一(图 8 - 4 - 7)。

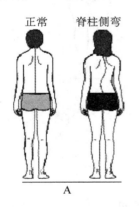
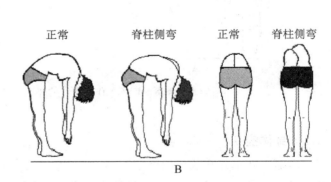

图 8 - 4 - 7 亚当式试验

A. 站立位检查;B. 弯腰位检查

2. **体态检查**

(1)躯干是否对称:脱衣站立,检查其骨盆的倾斜情况。自 C7 棘突放置铅锤线,用以评估躯干相对于骨盆的失衡情况,看是否脊柱枕骨粗隆中点垂线正好通过臀沟中线。若是,则是代偿性脊柱侧弯,否则为非代偿性脊柱侧弯(主动性脊柱侧弯)。

(2)胸廓变形程度:乳房发育大小、胸廓厚度。

(3)背部肌肉情况:手法推脊柱,检查背部骨骼肌肉的强度。

　　（4）棘突划痕：身体尽量前屈双手自然下垂，脊柱变形更突出，常见"剃刀背"。从第7颈椎的棘突开始，用示指和中指指腹按着向下滑移，出现一条充血的痕迹来判断脊柱是否正常（图8-4-8）。

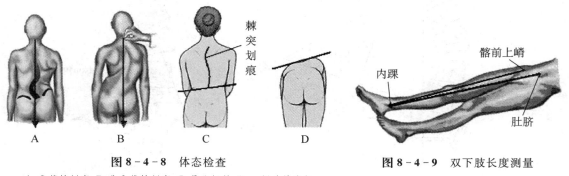

图8-4-8　体态检查
A.代偿性侧弯；B.非代偿性侧弯；C.骨盆倾斜；D.一侧肋骨隆起

图8-4-9　双下肢长度测量

　　3. 双下肢长度测量　测量下肢长度以确定双下肢是否等长，下肢长度的测量标准为髂前上棘或肚脐至内踝的距离（图8-4-9）。

　　（二）X线片检查

　　1. X线片的区位　脊柱最基本的影像学诊断应当包括站立位全长的正、侧位X线片。X线片应该显示脊柱的全长。必要时采用两个X线片来获取脊柱全长的X线片。X线片拍摄时患者取站立位，以便对其脊柱的平衡性进行评估；如果患者不能站立（神经肌肉性脊柱侧弯），可采取坐位或卧位进行拍摄（图8-4-10）。

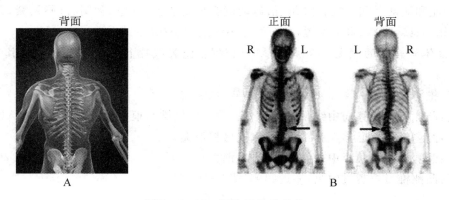

图8-4-10　正位相的X线片
A.正常脊柱；B.脊柱侧弯

　　2. 脊柱侧弯角度的测量

　　（1）Cobb角：最常用，上端椎上缘的垂线与下端椎下缘的垂线的交角即为Cobb角。若端椎上、下缘不清，可取其椎弓根上、下缘的连线，然后取其垂线的交角即为Cobb角（图8-4-11A）。

　　（2）Ferguson角：很少用，有时用于测量轻度侧弯。找出端椎及顶椎椎体的中点，然后从顶椎中点到上、下端椎中点分别画两条线，其交角即为侧弯角（图8-4-11B）。

　　【注】　端椎和顶椎：上、下端椎是指侧弯中向脊柱侧弯凹侧倾斜度最大的椎体。脊柱侧弯凸侧的椎间隙较宽，而在凹侧椎间隙开始变宽的第一个椎体被认为不属于该弯曲的一部

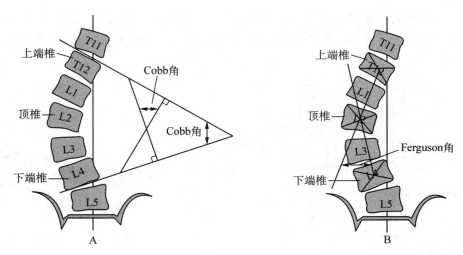

图 8-4-11　脊柱侧弯角度的测量
A. Cobb 角测量方法；B. Ferguson 角测量方法

分，因此其相邻的一个椎体被认为是该弯曲的端椎。顶椎则是处于上下端椎之间，变形最小，离中轴线最远的椎体。

（3）脊柱侧弯的程度按 Cobb 角分类：①轻度的脊柱侧弯：Cobb 角<40°；②中度的脊柱侧弯：Cobb 角=40°～60°；③重度的脊柱侧弯：Cobb 角=60°～80°；④极重度的脊柱侧弯：Cobb 角>80°。

轻度的脊柱侧弯没有明显的不适，外观也看不到明显的身体变形。重度的脊柱侧弯可影响生长发育，使身体变形；如在胸后背部隆起一个"肋峰"，称为"剃刀背"。胸廓变形，会使内脏的功能和活动受到影响和限制，稍运动就会出现心慌、气急、胸闷、口唇发紫，并有食欲减退、消化不良等症状；寿命变短，一般寿命不超过 50 岁。

3. **椎体旋转度的测定**　Nash 和 Mod 根据正位 X 线片上椎弓根的位置，将其分为 5 个度数等级。

0 度：椎弓根对称；

1 度：凸侧椎弓根移向中线，但未超出第一格，凹侧椎弓根变小；

2 度：凸侧椎弓根已移至第二格，凹侧椎弓根消失；

3 度：凸侧椎弓根移至中央，凹侧椎弓根消失；

4 度：凸侧椎弓根越过中央，靠近凹侧（图 8-4-12）。

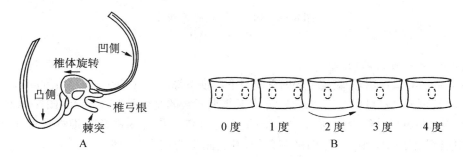

图 8-4-12　椎体旋转度的测定
A. 胸廓横切面；B. 椎体旋转度的测定

4. **脊椎弹性检查** X线片正面但患者需向左弯照、右弯照，并用Cobb角方法测量出向左弯照、右弯照的角度后与原本直立位所测量的角度相减即是脊椎关节本身的弹性指数，这是代表脊柱侧弯可能恶化或减轻的度数空间（图8-4-13）。

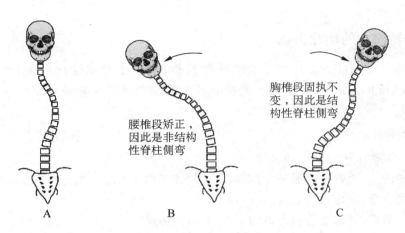

图8-4-13 脊椎弹性检查

A. 直立状态；B. 向右弯曲；C. 向左弯曲

（三）特殊检查

1. **CT检查** CT扫描或CAT扫描（计算机轴面体层摄影），它明显优于传统体层摄影术。传统体层摄影术中模糊不清的成像已经被CT计算机处理后的清晰成像所取代。一般CT显示的是患者横断面（轴面）上的解剖，也可以显示其他平面上的。CT扫描在脊椎、脊髓、神经根病变的诊断上具有明显的优越性，尤其对普通影相显示不清的部位（枕颈、颈胸段等）更为突出。由于它比普通X线密度分辨高20倍，故能清晰地显示椎骨、椎管内、椎旁组织的细微结构。特别是作脊髓造影CT扫描，对了解椎管内的真实情况，了解骨与神经成分的关系，为手术治疗可提供宝贵资料（图8-4-14）。

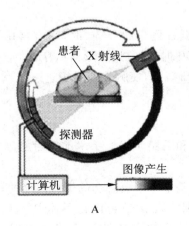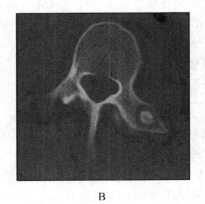

图8-4-14 CT扫描及其图片

A. CT扫描；B. CT扫描图片

2. 核磁共振成像(MRI)检查(如果其他检验出现异常结果)　MRI 是一种新的无损伤性多平面成像检查,对椎管内病变分辨力强,不仅提供病变部位、范围,对其性质如水肿、压迫、血肿、脊髓变性等分辨力也优于 CT,但尚不能完全代替 CT 或脊髓造影,它们各有其适应证。

六、脊柱侧弯的治疗方法

脊柱侧弯主要治疗方法有非手术治疗与手术治疗。非手术治疗也称为保守治疗,包括理疗、体疗、矫形器治疗、牵引等。但在非手术治疗中最主要和最可靠的方法是矫形器治疗。

（一）非手术治疗

1. 非手术治疗脊柱侧弯的方法

（1）物理治疗:改善气血循环,可剥离组织粘连和防止发生再粘连,如电刺激疗法。

（2）药物治疗:抗疼痛与消炎。

（3）运动治疗:背部姿势和力量的训练,如矫正体操。

（4）矫形器(背架、围腰)治疗:牵引、矫正与固定作用。

（5）牵引治疗:加大椎体间隙,使发生粘连的组织剥离,达到复位的目的。

（6）手法复位:有剥离韧带粘连,改善肌肉营养,加强肌肉中的新陈代谢,增强肌肉弹力的作用。它可以通过舒筋活络,改善气血循环,使软组织和韧带得以软化。

2. 矫形器治疗脊柱侧弯的适应证

（1）适合矫形器治疗的情况:①20°～40°之间的轻度脊柱侧弯、婴儿期和早期少儿期的特发性脊柱侧弯,偶尔 40°～60°之间也可用矫形器治疗;②骨骼未成熟的患儿早期宜用矫形器治疗;③跨度长的弯曲,矫形器治疗效果佳,如 8 个节段 50°侧弯矫形器治疗效果优于 5 个节段的 50°脊柱侧弯者;④40°以下弹性较好的腰段或胸腰段侧弯,矫形器治疗效果最佳;⑤先天性脊柱裂、先天性半椎体、脑瘫、小儿麻痹后遗症等引起的脊柱侧弯;⑥需手术治疗的脊柱侧弯严重者(Cobb 角＞50°),术前穿戴矫形器用于防止畸形的发展。要取得较好疗效的前提是具有两年以上的骨骼发育时间。

（2）不适合矫形器治疗的情况:①青少年期的脊柱侧弯超过 50°时,不宜再用矫形器治疗;②两个结构性弯曲到 50°以上或单个弯曲超过 50°时,不宜用矫形器治疗;③合并胸前凸的脊柱侧弯,不宜用矫形器治疗。因矫形器加重前凸畸形,使胸腔前后径进一步减少;④患者及家长不合作者不宜用矫形器治疗。

（二）手术治疗

1. 手术治疗方法　脊柱侧弯手术可分为前路和后路手术。手术前和后必须采用矫形器矫正和固定(图 8-4-15)。

（1）后路手术:切口通常为后正中切口,其长度基本等于要融合的侧弯椎体的长度。

（2）前路手术:切口根据部位不同而有所差别。现在随着微创手术技术的进展,合适的患者甚至可以通过胸腔镜下几个 1 cm 的小孔完成前路矫形手术。有时需要两种或两种以上手术联合使用。要维持矫形,必须依靠牢固的植骨融合和术后矫形器的使用。

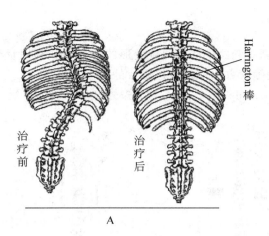
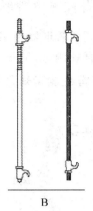

图 8 - 4 - 15　手术治疗脊柱侧弯

A. 手术治疗脊柱侧弯；B. Harrington 棒

2. 手术治疗的适应证

（1）所有的非手术治疗（包括矫形器治疗）不能控制畸形发展，脊柱侧弯的度数继续增加的患者。

（2）脊柱侧弯角度大于 50°，青少年期脊柱侧弯的患者。

（3）肺功能障碍以及青少年期脊柱侧弯中的躯干不对称，畸形严重需整形的患者。

（4）佩戴矫形器后畸形仍然加重的患者。

（5）保守治疗不能控制的较年长患者的疼痛或伴有神经症状者。

表 8 - 4 - 2　脊柱侧弯的主要治疗方法

Cobb 角	脊柱侧弯的主要治疗方法
0~10°	特点：视为脊椎不正 治疗方法：①矫正带；②运动治疗
10°~20°	特点：①男女比例差不多；②75％会进步（减少弯度）或不会有恶化情形 治疗方法（非手术治疗）：①脊椎关节手法矫正；②物理治疗；③运动治疗；④矫治其他病源，如长短脚等；⑤矫正带；⑥每 6 个月 X 线片追踪检查
20°~40°	特点：①女生比男生多 10 倍，尤其 30°以上的案例；②恶化机会较轻度弯度大 治疗方法（非手术治疗）：①脊椎关节矫正、物理治疗、运动治疗；②但需每 4 个月 X 线定期监控；③如有恶化倾向，须其他保守治疗＋矫形器治疗
40°上	特点：①40°是临界点，容易急速恶化；②40°~60°之间，即会严重压缩胸腔内容空间，挤压心肺等器官；③严重脊椎侧弯在年龄 45 岁以后心肺功能显著下降，平均寿命少于正常人 10 年 治疗方法（手术治疗＋矫形器治疗）：①需要手术固定侧弯，约有 85％是女性；②严重病例（超过 75°侧弯），不但增高手术风险，矫正率也减低约 50％；③但需考虑患者是否已完成发育，以免过早手术剥夺患者的发育机会

七、脊柱侧弯矫形器

脊柱侧弯矫形器是用于治疗脊柱侧向弯曲及伴有回旋变形的矫形器。利用脊柱侧弯矫形器矫治脊柱侧弯,是非手术治疗脊柱侧弯方法中最行之有效的方法之一。

(一)脊柱侧弯矫形器的治疗原理(图 8 - 4 - 16)

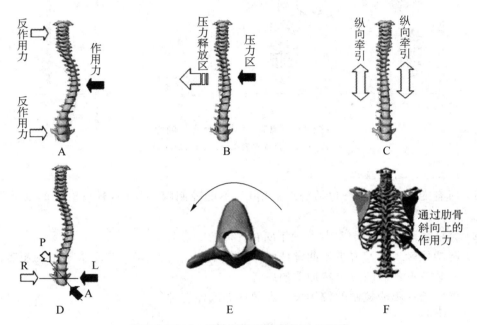

图 8 - 4 - 16 脊柱侧弯矫形器的治疗原理

A. 三点力作用原理;B. 压力区与释放区;C. 纵向牵引;D. 骨盆固定;E. 椎体抗旋;F. 躯干上的作用力

1. **三点力作用原理** 在额状面上利用三点作用系统进行固定和矫正。

2. **矫正中的压力区与释放区** 利用压力垫减少水平面的扭转,同时在压力垫相对应的方向留有压力释放区,如开窗口或空间。

3. **腹压** 利用腹托减少腰椎前凸和提高腹腔内压以产生对脊柱的纵向牵引力。腹部的适当压力可以使 T12～L1 间的纵向压力减少 55％,L5～S 间的纵向压力减少 30％,背部肌肉能耗降低 55％。

4. **骨盆固定** ①脊柱的对线是以骨盆为基础;②骨盆是固定脊柱,限制脊柱活动的基础;③骨盆是矫正脊柱其他部位弯曲畸形的基础。

5. **躯干上的作用力** 通过肋骨作为杠杆作用于侧弯和旋转的椎体,并且要避开人体的骨突部分和敏感部分,如乳房等。

6. **椎体与椎间关节的承载** 通过被动和主动牵引达到减小椎体与椎间关节的承载。其中被动牵引是外在的纵向作用力,主动牵引是人体自身的呼吸运动,由于腹腔和胸腔的横向运动受到限制,只能主动纵向运动,从而达到主动牵引的目的。

7. **脊柱侧弯的改变影响作用力点的位置** 不同位置和形状的脊柱侧弯,其矫形器的作用点和方式也不一样。

（二）脊柱侧弯矫形的设计与制作基本原则

先考虑矢状面矫形,然后冠状面矫形,最后考虑三维矫形。具体如下。

1. 作用力原理　脊柱侧弯矫形器属于矫正性矫形器,它必须符合三点力作用的原理。

2. 三维矫形　额状面侧弯的控制,矢状面、水平面旋转的控制。

3. 正确地选定压力垫的位置　压力垫应位于顶椎以下的肋骨,这样就可以起到矫正效果,又可以起到纵向牵引的效果。

4. 压力垫　矫形器通过压力垫传递力的作用,面积越大,单位面积的压强越小,这样既可以保证在不压伤皮肤的基础上,又可以保证治疗效果。

5. 骨盆固定　良好地固定骨盆是保证治疗效果的根本。

6. 可调性　大多数脊柱侧弯的患者还处于青春发育期,身体各个方面生长得很快,矫形器应随患者的生长而调节。

（三）脊柱侧弯矫形器的种类

1. 密尔沃基(Milwaukee)式脊柱侧弯矫形器　它是第一款用于治疗脊柱侧弯的现代矫形器,1945 年由美国威斯康星医学院(Medical College of Wisconsin)和密尔沃基儿童医院(Milwaukee's Children's Hospital)的两位医生:沃尔特·布朗特和阿尔特·斯密特(Walter Blount & Albert Schmidt)共同开发的,它历经多次的更新换代,直到 1975 年才基本定型,也就是我们现在所看到的形式。密尔沃基式脊柱侧弯矫形器能够之所以沿用至今,主要是它对胸部,尤其是高位的胸椎脊柱侧弯有较好的疗效。

它的主要部件由枕托、喉托、骨盆托、前后支条、侧方压力垫组成。其特点是患者穿戴后能产生被动和主动两种矫正力,被动矫正力为纵向牵引力和侧向压力,主动矫正力则是通过患者主动进行“伸长”和“离垫”动作而产生。穿戴时间约为每天 23 小时。该矫形器的最大缺点是,颈项周围的上部结构对患者日常生活活动的限制较大,而且外观上碍眼,会给大部分青春期少女患者带来心理障碍。适用于位于 T6 以下、Cobb 角 20°～50°的脊柱侧弯的患者(图 8-4-17)。

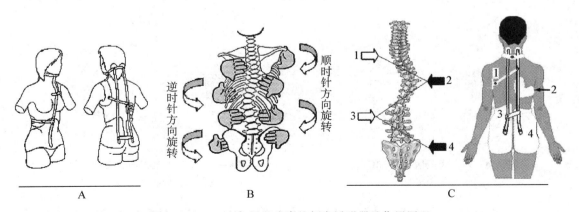

图 8-4-17　密尔沃基式脊柱侧弯矫形器及作用原理

A.密尔沃基式脊柱侧弯矫形器;B.水平面 4 对作用力抗旋;
C.额状面 4 个力组成两对三点力作用系统

2. 波士顿（Boston）式脊柱侧弯矫形器 它是20世纪70年代初最受欢迎的治疗脊柱侧弯的TLSO系统,它是由波士顿儿童医院的霍尔（Hall）博士和米勒先生（Miller）共同开发的第一款模塑成型的脊柱侧弯矫形器。它是一种腋下型脊柱侧弯矫形器。它以密尔沃基式脊柱侧弯矫形器设计方法为基础,去掉了前后支条,可根据患者的需要加装上压力垫、支条、颈托等部件。其作用是在额状面上利用三点力系统进行矫正,利用压力垫减少水平面上的扭转,利用腹托减少腰椎前凸和提高腹腔内压以产生对脊椎的牵引力。关键是腰椎垫、胸椎垫的使用要得当。适用于侧弯角度小于50°（最佳矫正度数为Cobb角20°～40°）、侧弯椎体在胸腰椎以下（多用于T10以下）脊柱侧弯的患者（图8-4-18）。

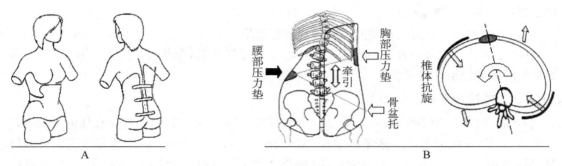

图8-4-18 波士顿式脊柱侧弯矫形器及作用原理

A. 波士顿式脊柱侧弯矫形器;B. 波士顿式脊柱侧弯矫形器作用原理

3. 大阪医大式矫形器（Osak Medical College，OMC） 又称OMC式矫形器,是由大阪医科大学矫形技术人员开发的一种腋下型脊柱侧弯矫形器。它是在波士顿式脊柱侧弯矫形器基础上进行了改良,在胸椎主弯曲对面的腋下安装上高位胸椎垫,并利用搭扣带的牵引,提供矫正胸椎弯曲的上位矫正力量。其矫正作用的要点是以骨盆托为基础,确保对主弯曲以下部分的矫正;利用高位胸椎垫,对胸椎的弯曲进行矫正和改善脊柱的平衡。适用于矫正侧弯顶点在T8以下的脊柱侧弯患者（图8-4-19）。

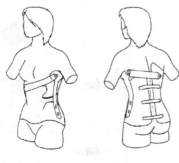

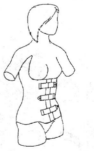

图8-4-19 大阪医大（OMC）式矫形器

图8-4-20 查尔斯顿式脊柱侧弯矫形器

4. 查尔斯顿（Charleston）式脊柱侧弯矫形器 也称为查尔斯顿弯曲背架（Charleston bending brace）或查尔斯顿式夜用矫形器（图8-4-20）。它是由弗雷德里克-雷德博士（Dr. Frederick Reed）和拉尔夫·霍佩先生（Mr. Ralph Hooper）共同研发的一种夜间用矫形器,它是通过人体模型模塑而成,借助于患者每天8小时睡眠时间对侧弯部分进行过枉矫正。适用于19岁以下特发性脊椎侧弯的矫正及各种疾病引起的脊椎侧弯的固定和矫正。

5. 色努(Cheneau)式矫形器　由法国医生色努创制,又称为CTM式矫形器。该矫形器是目前国内制作、装配较多的脊柱侧弯矫形器。该矫形器是用塑料板材在阳模上整体热塑成型的。矫形器的显著特点是具有系列的针对脊柱侧弯弯曲和扭转的三维压力垫和较大的释放空间。其作用除了像波士顿式脊柱侧弯矫形器那样,利用压力垫减少水平面上的扭转、利用腹托提高腹腔内压以产生对脊柱的牵引力之外,还在穿戴中通过前面的窗口进行呼吸,起到调整胸廓、脊柱形状的主动矫正作用;它增加了腋下向上的支撑力和矫正旋转力。适用于矫正侧弯顶椎T6以下、Cobb角小于50°的特发性脊柱侧弯患者和其他脊柱侧弯患者的保守治疗。穿戴时间每天约23小时(图8-4-21)。

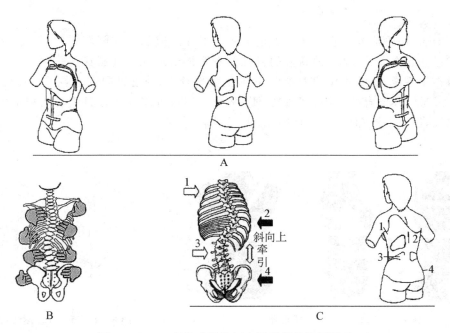

图8-4-21　色努式脊柱侧弯矫形器及作用原理
A.色努式脊柱侧弯矫形器;B.水平面4对力抗旋;
C.额状面4个力组成两组三点力作用系统

6. 色努-波士顿-威士巴登(Cheneau Boston Wiesbaden,CBW)式脊柱侧弯矫形器　它是一种在色努式脊柱侧弯矫形器的基础上,同时又吸取了波士顿式脊柱侧弯矫形器的优点并加以改良而成的一种脊柱侧弯矫形器,同样适用于T6以下、Cobb角小于50°的特发性脊柱侧弯患者,在欧洲较为流行。CBW式和色努式的主要区别:色努式为前开口,CBW式为后开口(图8-4-22)。

7. 斯塔格纳拉(Stagnara)式矫形器　也称为里昂式背架,是一种组合式矫形器。它由前后各一根金属条将两块骨盆壳体和腋下的环形托相连接而成。腰椎和胸椎部的环形压垫可根据病人的需要进行上下调节。它不仅可以治疗脊柱侧弯,而且可以作固定式矫形器——用于手术后的胸椎和腰椎的固定,起到支撑脊柱的作用。由于其可调性和可修改性,所以在欧美各国极为流行。适用于 Cobb 角为 50°以内的胸腰椎和中高胸段侧弯及胸腰椎手术后的固定（图 8-4-23）。

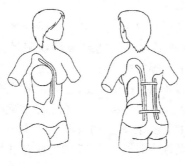
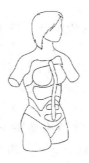
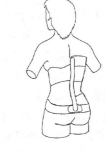

图 8-4-22　色努-波士顿-威士巴登式　　　　图 8-4-23　斯塔格纳拉式
　　　　　　脊柱侧弯矫形器　　　　　　　　　　　　　矫形器

8. TriaC 式矫形器　它是迄今为止第一款组件式成品脊柱侧弯矫形器。它采用简洁的支条和搭扣组合而成，是一种新型的脊柱侧弯矫形器形式。其额状面采用 4 个力组成两组三点力作用系统，其矫正作用力较小，抗旋能力也较小，缺乏纵向牵引装置。适合于 Cobb 角为 15°～35°的轻微脊柱侧弯。但它轻便、贴身、隐蔽、可调性能好且组件式成品。它在美国很受欢迎，但在欧洲却受到冷落（图 8-4-24）。

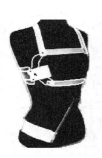
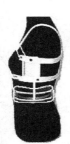
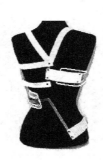
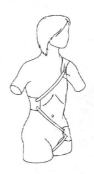
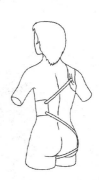

图 8-4-24　TriaC 式矫形器　　　　　　图 8-4-25　脊柱侧弯矫正带

9. 脊柱侧弯矫正带　它是一种软性脊柱侧弯矫形器，根据尺寸制作而成，由一对三点力作用系统构成额状面的脊柱侧弯矫正系统。它在侧弯侧和对侧的肩部、髋部设置压力垫来限制畸形的发展，但不限制其他运动。适用于儿童期脊柱侧弯和手术期间等待的脊柱侧弯患者（图 8-4-25）。

10. 罗森伯格（Rosenberger）式脊柱侧弯矫形器　它是已故的弗吉尼亚大学罗森伯格教授于 1986 年推出的一款采用热塑板材模塑而成的夹克式脊柱侧弯矫形器。它采用了全封闭式结构，按照脊柱侧弯三维矫正的原理，它克服了以往矫形器笨重、不雅观、治疗效果不理想等缺点。综合考量整个矫形器的设计与制作，将拉力带和压力垫连接在一起，达到轻巧、贴身和治疗效果较良好的特点。适用于治疗 T8 以下、Cobb 角为 50°以内的特发性脊柱侧弯或手术后的固定（图 8-4-26）。

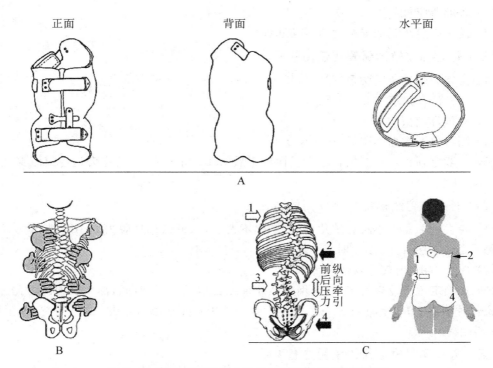

正面　　　　　背面　　　　　水平面

A

B　　　　　　　　　　　　C

图 8 - 4 - 26　罗森伯格式脊柱侧弯矫形器及作用原理

A.罗森伯格式脊柱侧弯矫形器;B.水平面有 4 对作用力抗旋;C.额状面 4 个力组成两组三点力作用系统

八、脊柱侧弯矫形器使用

(一)脊柱侧弯矫形器使用原则

(1) 全面检查,正确处方。

(2) 了解影响矫正效果及预后的因素:①第一次诊断治疗的年龄;②脊柱侧弯的程度;③正确的矫形治疗处方;④脊柱侧弯的可矫正性;⑤对矫形器治疗和体疗的经常性检查;⑥矫形器的装配质量。

(3) 为严重的脊柱侧弯患者,装配手术前脊柱侧弯矫形器,保护脊柱、控制侧弯,为手术提供更大的保证。

(4) 注重手术与手术后矫形器的结合。

(5) 选择适当的矫形器形式。

(6) 发挥治疗小组的协同作用。

(二)脊柱侧弯矫形器的使用方法

(1) 须全天使用,每天穿戴 23 小时。清洗、运动时可脱下。

(2) 穿一层吸湿性好的内衣,将搭扣拉紧;适当的皮肤按摩;保持皮肤干燥。

(3) 使用的第一个月为适应阶段,应注意观察不能只追求矫正效果。使用 30 分钟出现疼痛,必须修改矫形器的压力垫。

(4) 每 3 个月复查和调整一次。进行拍片,观察压力部位情况、发展情况、发育情况等。

（5）矫形器应每年更新一次。

（6）使用中须注意加强腰背肌运动和训练。

（三）脊柱侧弯矫形器停止使用的标志

（1）身体的生长速度明显变慢，每年少于 1 cm。

（2）脊柱侧弯角度在 20°以下。

（3）女孩月经初潮 2～2.5 年。

（4）侧弯角度增加不明显，一年少于 5°。

（5）一般穿到患者骨骼发育结束。而矫正后 Cobb 角大于 30°的患者还应继续穿戴 1～2 年。

（四）脊柱侧弯矫形器停止使用的方法

（1）脱去矫形器 2 小时后拍片，侧弯变化不大于 3°，可以每日脱去 2 小时，持续 3 个月，以后每日逐步脱去 4、8、12 小时。

（2）白天不用，但夜间要使用 1 年以上。

（3）在确定矫正效果稳定后，应增加体疗训练、体育活动的时间，加大肌力练习的强度。每天脱去矫形器 2～3 小时，3 个月后拍片检查。采用间隔穿戴的方法。白天不穿，晚上穿戴矫形器半年到一年。

（五）脊柱侧弯矫形器的使用注意事项

（1）脊柱侧弯矫形器穿戴后，骨盆围应左右对称的将髂嵴完全包住、无压痛。

（2）矫形器侧方压力垫的位置应在主弯曲椎体的下方附近，压力方向斜向上。并观察压力垫处是否疼痛。

（3）患者坐下时，矫形器的前下方应以不顶痛为原则，后方应距椅子 2～3 cm。

（4）初次穿戴时第一天为 2～3 小时，以后逐渐增加穿戴时间，3～5 天适应后则≥20 小时。

（5）1 个月后应及时复查，进行调整。以后每隔 3～6 个月复查一次，密切观察，直到骨龄成熟。

（6）何时决定不再穿矫形器是一件非常重要的事情，可以逐渐减少穿戴时间，同时 X 线检查脊柱变化。若确实没有变化，方可脱下矫形器，但要在理疗师的指导下做医疗体操，一般女孩应穿到 18 岁，男孩穿到 20 岁。

基本原则：Cobb 角小于 20°，可进行体疗操，加强锻炼（单杆、游泳）；20°～50°，体疗操加矫形器，同时必须坚持锻炼；大于 50°，手术治疗和矫形器治疗。

（7）定期复查。

第五节　脊柱矫形器的制作

一、高温热塑板材制作脊柱矫形器

我们以色努式脊柱侧弯矫形器的制作为例。

（一）取型

1. 脊柱侧弯的检查（图 8 - 5 - 1）

（1）病人于站立位。从背后检查骨盆有无水平面倾斜，如有倾斜，在脚底垫适当木块，直至骨盆保持水平位。

（2）检查病人处肩胛骨位置是否对称。

（3）检查病人双手臂自然下垂时与身体的空隙是否左右相等。

（4）检查病人脊柱侧弯的偏差量。用垂线从第 7 颈椎棘突垂下，检查垂线偏离臀缝的间距。

（5）检查病人脊柱侧弯可变程度。由两人共同进行，一人在前用双手辅助病人两侧髂骨部；一人在后左手托压住病人左腋下，右手掌托压胸椎弯曲突点下方，观察脊柱侧弯的变化。

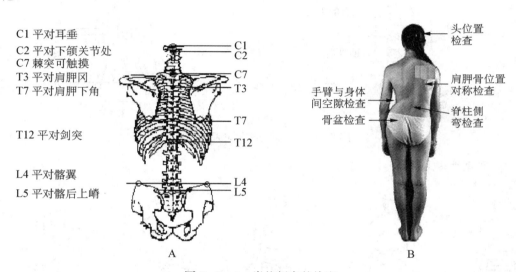

C1 平对耳垂
C2 平对下颌关节处
C7 棘突可触摸
T3 平对肩胛冈
T7 平对肩胛下角
T12 平对剑突
L4 平对髂翼
L5 平对髂后上嵴

头位置检查
肩胛骨位置对称检查
手臂与身体间空隙检查
脊柱侧弯检查
骨盆检查

A   B

图 8 - 5 - 1　脊柱侧弯的检查

A. 人体脊椎的骨性标志；B. 脊柱侧弯的检查部位

2. 尺寸测量（图 8 - 5 - 2）

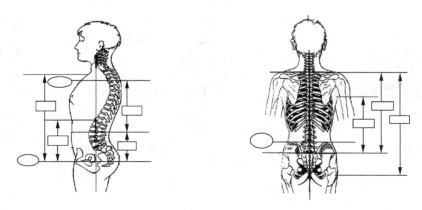

图 8 - 5 - 2　尺寸测量

（1）前面：①胸骨柄末端至耻骨联合；②胸骨上端末至耻骨联合；③两侧髂前上棘之间距；④髂腰部软组织的可压量（用卡尺）；⑤腋下至髂嵴上沿。

（2）后面：①两侧髂上棘之间距；②两侧腋下至大转子；③病人取坐姿。测肩平面至平板椅面距离。

3. 免荷和骨位置的标记（使用变色铅笔画，病人躯干套上紧身袜套）（图8-5-3）

（1）前面：①两侧锁骨走向；②胸骨柄上端；③胸骨柄下端；④胸肋弓走向；⑤两侧髂前上棘；⑥两侧髂翼走向；⑦耻骨联合；⑧乳房的轮廓。

（2）后面：①肩胛骨下角；②脊柱侧弯走向；③两侧髂后上棘；④臀部皱折。

（3）侧面：①腋下高度；②大转子。

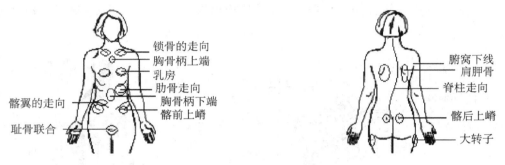

图 8-5-3　免荷和骨位置的标记

4. 取型步骤（图8-5-4）

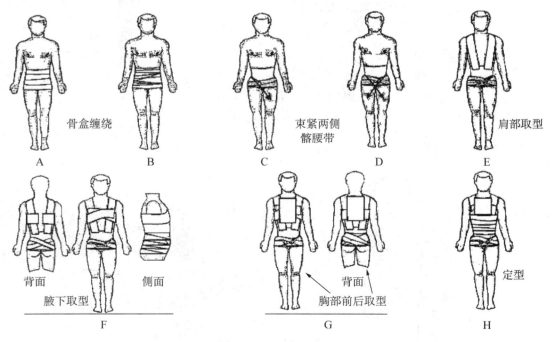

图 8-5-4　取型步骤

（1）病人站在取型框架内，脚底垫一块前低后高的斜面板。病人贴于斜面板，腿为屈曲状态,双膝抵住前横杆的软垫,双手扶住两侧扶手,伸直躯干位挺胸状态。检查腰椎生理前凸是否消除。

(2)如病人双侧下肢长短不等,则应垫平,使骨盆保持水平位。

(3)为了便于切开石膏阴型,事先将一根细塑料管挂在病人脖子上沿胸前垂下,其长度到大腿上部止。

(4)让病人保持站直姿势。取宽度为 15 cm 长的石膏绷带,入水浸透挤干多余水分后,从髋部自下而上圆周缠绕,直至髂腰上 10 cm,厚度为 4～5 层。该工作由前后两人配合进行。

(5)在石膏绷带未凝固前,取一约 150 cm 长的石膏绷带,浸水挤干缠成绳状,从后往前束紧两侧髂腰部。在后方的操作者应用手拉住腰后中部的石膏绳,以避免由于束紧作用而造成腰椎前弓。要注意骨盆部位的石膏阴型形状,特别是髂腰的形状取得是否合适是很重要的,因为骨盆的合适与否会直接影响到矫正的效果。

(6)待下半段石膏阴型基本凝固硬化后,再继续从腰部往上缠绕石膏绷带至肩部。肩部的阴型可使用两条宽 15 cm、厚约 5 层的石膏绷带,一次性搭于双肩,和缠绕上来的绷带重合。缠绕时注意两侧腋下高度。

(7)在缠绕过程中,应始终注意病人双肩和髋部保持平行。在石膏带未完全凝固前,可进行适当矫形。这种矫形方法和前面提到的矫形方法一样,但一般用于技术熟练者,初学者不宜采用。

(8)待石膏阴型基本硬化后,在阴型的居中面和侧面标出垂线,然后从前面中部沿塑料管剪开,脱下阴型,并随即用石膏绷带封好剪裁。

(9)修剪阴型腔髋部口平面,使之垂直于阴型两侧面标注的垂线。然后将髋部口和两肩部口用石膏绷带封闭。灌注石膏阳型,将抽真空管子从颈部插入。

(二)修型

脊柱侧弯矫形器的矫正效果成功与否,关键在于石膏技术。在石膏技术方面最重要的也是最难的是修型技术。所以,对脊柱侧弯的病理特点、生理状况和矫正原理是否清楚,全部在修型过程中反映出来。具体说,修型者必须对石膏阳型的各个部分十分清楚,了解哪里是削减区、哪里是填补区、其作用又是什么等。下面我们具体介绍色努式矫形器的修型过程(图 8－5－5)。

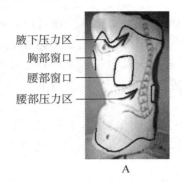
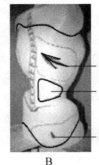
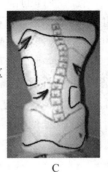

腋下压力区
胸部窗口
腰部窗口
腰部压力区

胸部压力区
腰部窗口
骨盆处压力区

A   B   C

图 8－5－5 修型

A. 左侧面;B. 右侧面;C. 背面

修型前，首先取来病人的 X 线片的正位片和侧位片，用透明纸将脊柱侧弯的走向和脊柱体轮廓描下来。然后，将透明纸按骨突标记放在石膏阳型背面，用彩色铅笔描画出矫形器的轮廓、压垫及释放区（免荷区）位置和形状。

1. 削减区域（以"S"形侧弯，胸椎右凸为例）

（1）腹部的削减：从脊柱侧弯矫形器的矫正原理上来讲，腹部的压力区是个基础。通过腹部的压力使腰椎生理前弓消除，为矫正脊柱的水平扭转创造条件；另外，腹部压力使病人的呼吸主要在胸腔进行，这是色努式矫形器利用呼吸作用来矫正脊柱侧弯的一个很重要因素。再者，腹部压力区对稳定矫形器的基座——骨盆腔体来讲也是很重要的。腹部的削减，上至胸腔肋弓下沿，下至耻骨联合上方，整个形状从侧面看为弧面过渡，弧度的最低点以两侧髂前上棘为准。

（2）左胸下部的削减：左胸下部的压力区是对应于右后背主压力区的。如果说以脊柱为轴心的话，必定形成一个力才容易使轴转动，压力区应修成逐渐往上过渡的斜面，一般要压住第 9、10 肋骨。

（3）两侧髂腰的削减：两侧髂腰为髂嵴上沿的软组织。这两侧的成型好坏对矫形器的基座是否稳定有直接关系。髂腰部的削减，既要考虑到矫形器的稳定性，也要考虑肌肉组织的承重能力，需要修整的平滑过渡，髂腰部一般要修剪 2～3 cm。

（4）两侧锁骨部的削减：肩部锁骨下方的压垫是为矫正因胸后压垫压力作用而造成的肩轴线偏斜，主要是右肩锁骨下方的压垫压力区，左肩锁骨下方的压垫不应有压力；但两侧压垫要同时起到使胸上部伸直的效果。压垫可直接作用到锁骨上，高度不能超过肩平面，压垫下侧要考虑到胸部发育情况。

（5）两侧腋下的削减：左侧腋下是矫正脊柱胸椎侧弯的重要压力区，一般要削去 2～3 cm。同时还要考虑腋下压垫对腋部的支撑力，具体说，要让病人感觉到左腋下既有往右推的压力，又有往上撑的推力才行。

（6）臀部的削减：臀部区域的压力是为保证腰椎部躯干的伸直，同时增强骨盆基座的稳定性。由于臀部软组织多，一般可削减 2～3 cm。

（7）两侧大转子上部的削减：两侧大转子上部需削减一些，其作用是保持矫形器基座额状面的稳定性，同时也是矫正腰椎侧弯的对应压力区，一般左侧需削减多一些，但不能让大转子受压。

（8）后腰椎部的削减：后腰椎压力区是矫正腰椎侧弯的主压力区。由于腰椎无肋骨，压垫作用可直接作用于脊柱横突上，一般削去 2 cm 左右的厚度。凹陷处边缘应是过渡斜面。

（9）后胸右外侧的削减：胸后右外侧是矫正脊柱胸椎部侧弯扭转的主压力区。压垫的形状应符合脊柱侧弯最突出点以下肋骨的走向，一般最少压住 3 根肋骨以上。通过压垫的作用，既要把脊柱往左推（侧弯矫正），又要往前推（水平扭转矫正），还有往上推（脊柱伸直），是一种综合性的、3 个方向的作用力。

（10）肩胛骨的削减：后背左肩胛骨的压力区是为矫正肩轴线偏斜的，它和前面右肩锁骨下压垫形成对应力，肩胛骨的压力范围应以能压住一半肩胛骨为合适，位置太高会影响躯干的伸直。

2. 填补区域　从总的添补原则来讲，所有压垫相应的位置都应添补，以便形成压力释放的空间。对于一些开窗口部位，则需在开窗口位置周围进行添补即可，以便形成过渡翻边。这样，一不会挤压软组织，二可以增强矫形器的刚度。另外一些添补部位为骨突的真空区和一些肌腱的免压区。

（1）髂前上棘部位的添补：髂前上棘和整个髂嵴的骨突部位不能受压。在两侧髂前上棘处添补石膏，每一步为 1.5～2 cm。然后，沿髂嵴往后添补并逐渐加厚。在病人取坐姿时，骨盆会发生少量前倾，髂嵴部的适当添补则使该部位不会和矫形器腔体产生挤压。

（2）胸右下方的添补：胸右下方则根据右后背主压力区的相对位置，留出一定的空间，以释放来自胸右侧压垫的力量，一般情况，这里为窗口区，所以只在窗口边缘添补过渡斜面即可。

（3）胸上部的添补：由于穿戴矫形器者大部分为发育期女性，为了保证其胸部的正常发育和呼吸，需在胸部乳房上方进行添补并成过渡斜面。这部分也为开窗口区。

（4）后背左胸部的添补：后背左胸部的添补是相对于后背右外侧压力区的压力释放区，一般这里开大窗口。

（5）后背右腰部的添补：后背右腰部是相对于后腰椎压力区的能量释放区，根据情况可开窗口或不开窗口，如不开窗口时，添补时应考虑加厚的程度。

石膏的阳型经过削减和添补后，要对照原先描画的矫形器轮廓和压垫位置进行检查。最后用细石膏锉打磨后，再用水砂纸将石膏阳型表面打磨光滑。

（三）成型工艺

1. 阳型的准备

（1）防水处理：石膏阳型在使用热塑板材成形前必须干燥。这是因为在经过软化后的板材温度都在 100℃ 以上，如果石膏阳型表面有水分或湿气，当热塑板材包覆在石膏阳型上时，石膏阳型表面的水分受高温而蒸发出来，形成气体停留在阳型表面和板材之间，会造成热塑板材表面凹凸不平，并且使热塑板材的冷却速度加快，不易成型。一般情况下可放在自然阳光下晒干或用烘箱烘干。但是，这两种方法均需要较长时间或浪费大量能源。为此，我们推荐使用 PVC 液态膜。将 PVC 液态膜在湿的石膏阳型表面涂刷两遍，一般 5 分钟后可干燥，还可在石膏表面形成一侧防水膜，起到隔水作用。

（2）保温处理：将石膏阳型套上一层纱套，在两髂腰和凹陷处可用少许黏合剂黏牢。石膏阳型表面的纱套不得有皱折，套纱套的目的是在石膏阳型表面形成一层保护层，延迟板材的冷却时间，并且使板材各部分冷却速度均匀。改性聚乙烯或改性聚丙烯板材的软化温度都在 160℃ 以上，它的软化温度在 130～160℃ 之间。也就是说板材温度低于 130℃ 以下，板材开始发硬，不易成型。板材软化从烘箱拿出时为 160℃，一般在 25℃ 左右的室温下降至 130℃ 只需 3～5 分钟的时间，所以，制作者必须在 3～5 分钟内完成热塑板材的对缝捏合，两端定位，压垫部位和两侧髂腰部等凹陷处的成型加工。如果在板材硬化前未能结束这些工作，有可能会导致整块板材的浪费。另外，套上纱套后，对矫形器表面的平整度大有提高，一些修磨痕迹之处也被掩盖。

（3）矫形器轮廓的描画：用彩色笔在阳型表面的纱套上画出矫形器的轮廓和压垫部位、开窗口位置等。以便热塑板材在成型后，可根据表面的轮廓先描在热塑板材表面。

2. 板材的准备

（1）制作色努式脊柱侧弯矫形器一般采用改性聚乙烯板材，其厚度依病人身体强弱和矫正量大小选用。常规使用 4 mm 和 5 mm 厚的两种。

（2）板材的使用面积依据石膏阳型的上下围长和高度而定,一般按石膏阳型高和围长各放出 10 cm 的余量。裁剪后的板材应修去毛边,并用丙酮一类清洁剂擦净表面。

（3）将平板加热器升温至 160℃,再将板材放入。一般加热时间 15～20 分钟,直至板材呈透明状为止。

3. 成形过程

（1）石膏阳型可取两种状态固定于台钳上,一种垂直放置。我们认为初学者宜采用水平放置的方法,即石膏阳型的背面朝上放置。另外,台钳扣应改装成钳形夹口,以使水平放置的石膏阳型在加工中能方便地做 180° 翻身。

（2）准备好弹性绷带一卷(若无弹性绷带,使用一般帆布带也可),约 3 m 长,再准备石棉手套两副和剪子、小刀、滑石粉等。

（3）两人同时操作这道工序,两人同时抓捏已软化的热塑板材四角,从加热器中取出,置于阳型背面,然后一人将两边自然下垂的板材在石膏阳型前面中部对缝捏合,注意对缝的垂直,并及时用剪刀修去多余边料,对缝处留出 1 cm 的余边。另一人同时用钉枪将两端的板材固定。并趁板材处于软化状态,按压两髂腰处和压垫凹陷处,根据情况,及时翻转石膏阳型,使热塑板材尽快和石膏阳型服帖。如发现一些凹陷部难以成形,则可以用小刀在邻近的窗口部画十字口,消除板材局部的应力,使各部位成型。

（4）真空成型方法:真空成型方法是一种较省力的方法,但需使用较多的板材,特别是两端板材要长一些,另外,必须使用抽真空管。当板材软化后并包覆在石膏阳型上时,将两端的软化板材集成一团捏合,以便封闭空气;另一有抽真空管的一端,则使软化的板材围住管子封闭。然后,打开真空泵,抽出阳型表面和封闭式热塑板材内的空气,使板材服帖于阳型表面。

（5）当各部位服帖后,为防止板材在冷却中的内应力对凹陷处产生影响,需用弹性绷带将两髂腰勒紧。其方法为:将绷带一端钉于耻骨联合处,然后将绷带斜着向一侧髂腰凹部勒过,再从后部绕经另一侧髂腰后回到原处。一些压垫凹陷处可采用一些纱套重叠垫压住,外围再用绷带缠绕以保持压垫的压力。

（6）经 4 小时左右待热塑板材冷却后。在热塑板材表面,依据里面的轮廓线透描出矫形器的轮廓。然后,先用振动锯切开两端,再沿中部切开,脱模,取下矫形器毛坯。

（四）适合性检查

1. 半成品修整
（1）用手提电锯修出矫形器轮廓和开窗口部分的孔。
（2）前中部开缝的宽度为 6 cm。
（3）用砂纸磨:将边口打磨光滑并倒角,不得有毛刺。
（4）准备临时性扣带两根。

2. 试穿检查程序
（1）站立位检查:①在试样中,为便于检查各压垫的位置和间隙状态,让病人脱去内衣;但在正常穿戴时可穿一件单衣;②病人穿上矫形器,腹部用临时性扣带扎紧,胸上部用扣带将两侧腋下扎紧;③检查两髂腰部是否合适,有无压痛;④检查病人对腹部压力区的感觉和臀部下边缘的松紧;⑤检查腋下的压垫和高度;⑥检查病人对后背胸椎压垫和腰椎腰垫的感觉(由于在最后穿戴时,压垫部位还需增贴软性压垫块,故这时压垫的压力允许不达到矫正力量,但不允许产生间隙);⑦检查锁骨下两侧压垫位置和开关是否符合要求;⑧窗口边缘与身体的接触情况,窗口边缘不得挤压皮肤或软组织。

(2)坐位检查:①让病人坐在平板凳上,检查矫形器后面下边缘距坐椅平面的距离,应有 2 cm 间距;②检查前腹部下边缘是否压迫耻骨联合;③检查两腋下高度;④检查锁骨下压垫是否不超过肩平面。

对于上述部位的检查,凡不符合要求处都应用彩笔描画下来,然后对其外形轮廓及开窗口部及时修改,并再行试穿检查。对于压垫部主要检查压垫位置是否准确。由于矫形器板材为热塑板材,可局部加温变形进行修改,重要的是整个矫形器和身体配合的服帖程度如何;另外,对于两侧锁骨下的压垫,如果由于胸上部的窗口较大而影响压垫的强度时,一般需要在试穿完成后,在两侧压垫部增加铝合金或金属扁条进行铆接,以加强压垫力量。试穿中,让病人穿戴矫形器 20～30 分钟,然后取下矫形器,检查各压垫部位在皮肤上的反映,来确定矫形器有无不合适的压迫之处和压垫位的压力大小。

(五)最后处理

1. 边口处理　矫形器是直接穿戴于人体躯干上的支具,所以矫形器所有外形边缘和开窗口处边缘都必须打磨光滑,打磨光滑边口的程序是先使用砂纸磨修平整,再使用白橡胶磨将边口上的棱角打磨光(白橡胶磨为软磨头修磨硬塑料边棱角效果很好),最后用白羊毛毡磨抛光。

2. 连接件的固定

(1)色努式脊柱侧弯矫形器胸上锁紧连接件为金属件,是一种可调式结构,该连接件用铆钉固定。

(2)腹部锁紧带为两根尼龙扣带,分别用铆钉连接,为了防止在收件腹部时夹伤皮肤,一般在腹部铆接一块 10～20 cm 宽的内衬塑料板,厚度约 1 cm。

3. 压垫的定位　矫形器共有两处放置压垫,一为后背腰椎凸压垫,根据压力面积大小和形状制作压垫,材料为微孔泡沫板材,其硬度类似我们制作常规 PTB 小腿内衬套的聚酯泡沫板。第一次制作的压垫厚度一般为 1 cm 左右,待病人穿戴矫形器一段时间后,再根据矫正效果逐渐增厚,压垫用人造革包住,黏在矫形器内面压垫位置。

4. X 线检查　当压垫黏于矫形器内面时,事先用曲别针折成"V"形,置于压垫中,"V"形针的尖角指向脊柱。这样,病人在穿上矫形器经 X 线检查时,就能清楚地看到脊柱的矫正效果和压垫的位置是否正确。

5. 复查　矫形器的穿戴不同于一般的假腿和假手的制作,它的作用效果需要经过相当长的时间才能看出,加之每个病人情况不一样,刚穿戴矫形器的效果还不能说明矫形器的作用好坏。一般病人在穿戴矫形器15 天需再回到矫形师和康复医师处,并再次进行 X 线片检查和矫形器的使用检查,根据使用情况再次对压垫进行调整。以后每 3 个月坚持检查一次。特别是对于发育期的孩子,家长和老师以及家庭、社会环境,对治疗的配合都是不可缺少的。所以,作为矫形师和康复医师都应全面、综合的考虑病人的治疗效果,以保证病人的康复(图 8-5-6)。

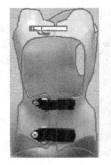 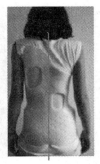

A　　　　　B

图 8-5-6　矫形器的终检

A. 色努式脊柱侧弯矫形器;
B. 穿着色努式矫形器的效果

二、低温热塑板材制作脊柱矫形器

以颈矫形器的制作为例，颈托的制作见图 8-5-7。

作用：支撑颈椎或治疗颈椎疤痕及斜颈。适应证：类风湿关节炎、颈椎滑脱、颈椎稳定性骨折、烧伤后的定位、斜颈的矫正、退化性颈椎病等。

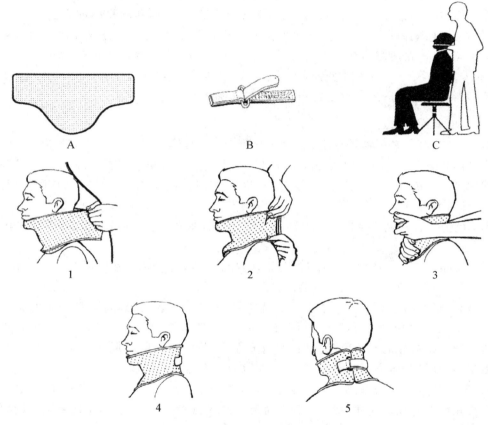

图 8-5-7　用低温热塑板材制作颈托的步骤

A. 按纸样下的板材料；B. 尼龙搭扣；C. 取型体位；1. 摆放板材于患者的下颌，充分向后牵拉而不至于将头拉向后面；2. 将板材牢固黏合在一起；3. 将前面的板材上下牵拉，使之与下颌骨和锁骨服帖；4. 剪去多余的材料，并抚平皱褶（最好有内衬垫）；5. 修整边缘后安装尼龙搭扣固定（采用宽为 38 mm 的搭扣与"D"形环扣）

（肖晓鸿）

思考题

1. 简述脊柱的功能和生物力学特点。
2. 简述脊柱相关的疾病及病因。
3. 脊柱矫形器的种类有哪些？
4. 脊柱矫形器有哪些功能？其主要适应证及作用原理是什么？

5. 简述颈部矫形器的种类及其适应证。

6. 简述骶髂矫形器的种类及其适应证。

7. 简述腰骶矫形器的种类及其适应证。

8. 简述胸腰骶矫形器的种类及其适应证。

9. 简述颈胸腰骶矫形器的种类及其适应证。

10. 脊柱侧弯及脊柱侧弯的种类有哪些？

11. 脊柱侧弯的症状及脊柱侧弯的危害有哪些？

12. 简述脊柱侧弯的检查方法。

13. 手术治疗和非手术治疗脊柱侧弯的适应证是什么？

14. 简述脊柱侧弯矫形器的种类及其适应证。

15. 简述脊柱侧弯矫形器的使用方法。

16. 简述用高温热塑板材制作脊柱矫形器的工艺过程。

17. 简述用低温热塑板材制作脊柱矫形器的工艺过程。

第九章

其他康复辅助器具

 学习目标

1. 熟悉轮椅的构成及各部件名称；了解常用轮椅的种类、结构特点、使用轮椅的目的；掌握轮椅的选择；了解轮椅的处方。

2. 了解影响步行器选用的因素和步行器的使用方法。

3. 了解自助具的种类；了解常见自助具的选用与制作原则。

4. 了解姿势辅助器的种类及适用范围。

第一节 轮 椅

所谓轮椅，通常是指带有行走轮子的坐椅，主要是提供给下肢残疾者或其他行走困难者代步之用。轮椅是康复的重要工具，它不仅是肢体伤残者的代步工具，实际上它相当于行动不便者的假肢；主要适用于需要较多的承重和步行时需要较强的推动力及因下肢病变行走困难的患者，如：脊椎损伤、小儿麻痹后遗症、截肢、骨折、骨科术后等。恰当的选择和正确地使用轮椅，可以有效地减少使用者的体力消耗，更重要的是能使他们借助轮椅进行身体锻炼和参与社会活动，有利于他们的就业和全面康复。

一、轮椅的基本结构

（一）普通轮椅的基本结构

普通轮椅由轮椅车架和另外 3 个基本功能系统，即身体支撑系统、驱动转向系统和制动系统，共 4 个部分组成（图 9-1-1）。

3 个系统的组成部件分别包括：①身体支撑系统：坐椅、靠背、扶手、车架、脚踏板及附件；②驱动转向系统：大车轮、手动轮（手轮圈）、转向轮（即小车轮）；③制动系统：制动操纵系统和传动装置。

（二）轮椅的主要部件

1. **轮椅车架** 轮椅的金属框架，有固定式和折叠式两种。固定式车架结构简单，强度和刚度好；折叠式车架可折叠，折起后体积小、便于携带。轮椅车架多为薄壁钢管制成，其表面镀铬、烤漆或喷塑；高档轮椅车架采用合金材料，使轮椅重量得以减轻。

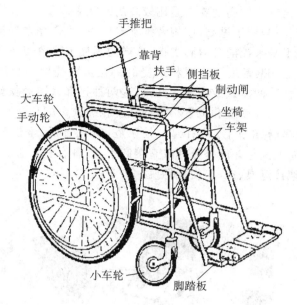

图 9－1－1 标准轮椅主要结构及名称

2. 身体支撑系统

（1）坐椅：直接承受使用者臀部的部位。一般深为 41～43 cm，宽 40～46 cm，距离地面 45～50 cm。坐椅的深、宽、高可依据患者体型选择。

（2）靠背：与使用者后背部相接触的部位。靠背有高和矮及可倾斜和不可倾斜之分。低靠背的轮椅使患者有较大的活动度，适用于对躯干的平衡和控制较好的患者；反之，选用高靠背轮椅，靠背高度可以超过肩部甚至过头，适用于高位截瘫患者或躯干平衡控制差的患者。普通靠背的上缘位于腋后缘的下方，应不妨碍肩胛骨的运动。

（3）扶手：支托乘坐者手臂的部分。扶手分为固定式和可拆卸式，一般高出椅座面 22.5～25 cm，有些扶手高度可调。在轮椅侧面与扶手一起的又称为侧挡板，最好是可以拆卸的，这样便于患者在床与轮椅之间进行斜向或侧方的转移；有些还可在扶手处架上搭板，为用餐、阅读等提供方便（图 9－1－2）。

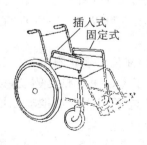
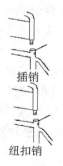
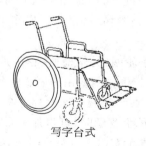

图 9－1－2 各种扶手

实际使用时,对轮椅扶手的高度要求是比较高的。扶手高度适当时,使用者能够舒适地扶持身体,保持良好姿势;若扶手过高,使用者推动轮椅时,手臂经常碰撞扶手,引起疼痛;扶手太低,使用者须弯曲上身来让前臂得到支撑,这样的不良姿势致使身体容易疲劳。

(4)脚托板及腿托:与患者足和小腿相承受的部位。腿托架的长度分为可调式和不可调式,腿托的外形可为横跨两侧式或两侧分开式,这两种托都以能摇摆到一边和可以拆卸为最好,同时必须注意脚托的高度应和患者小腿的长度相一致。脚托过高,坐位时屈髋角度过大,体重就更多地加在坐骨结节上,易引起该处压疮;脚托过低,坐位时大腿后侧受压迫明显。脚托板一般可以向上翻起并向外分开或直接卸下,前者有利于患者将脚放置地面,后者有利于轮椅最大限度地接近桌、床、坐便器等(图9-1-3)。

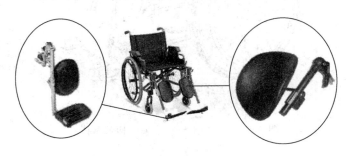

图9-1-3 脚托板及腿托

3. 驱动转向系统

(1)大车轮:也是驱动轮,承载主要的重量并通过自身的转动转移患者。轮的直径有51、56、61、66 cm等数种。轮胎有实心型、有内胎充气型和无内胎充气型3种。实心型易推动,在平地上行驶较快,且不易爆破,但道路不平坦时车体振动大;有内胎充气型的内胎较易被刺破,但振动比实心的小;无内胎充气型因无内胎,故不用担心会被刺破,而且内部也充气,坐起来舒服,但比实心者较难推行。除少数情形用实心轮胎外,大多用充气轮胎。

(2)小车轮:亦称为转向轮、小脚轮。主要作用是便于调整轮椅的行驶方向,另外也承载少量的重量。小车轮直径有12、15、18、20 cm等数种。直径较大的小车轮容易翻越过较小的障碍物和一些厚地毯;但直径太大会使轮椅所占空间变大,带来行动的不方便,特别是转向活动。

正常情况下,小轮在大轮之前,但在下肢截瘫者用的轮椅,常将小轮放在大轮之后,这样容易使患者保持重心平衡。操作中还要注意小车轮的方向最好可以与大轮垂直,否则易发生倾倒。

(3)手轮圈:为轮椅所独有,是乘坐者用手来进行驱动的部位。手轮圈半径一般比大车轮小5 cm。手轮圈多由患者直接推动,若上肢功能欠佳,为了易于患者自己驱动,可进行如下改动:①在手轮圈表面增加橡皮等以增加摩擦力;②沿手轮圈四周增加推动短把手。偏瘫患者用单手驱动时,可再加一个直径更小的手轮圈以供选择。

(4)推手有以下几种设计方法(图9-1-4):①水平型推手:适用于C5平面脊髓损伤患者。因此时肱二头肌健全,手放在推把上,靠屈肘力可推车前进。若无水平推把,则无法推动(图9-1-4A)。②垂直型推手:适用于类风湿性关节炎等肩手关节活动受限患者。因患者此时无法使用水平推把(图9-1-4B)。③手握型推手:用于手指运动严重受限而不易完全握紧拳的患者,也适用于手部的骨关节炎、心脏疾病或老年病人(图9-1-4C)。

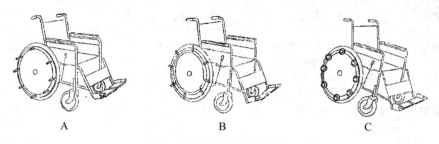

图9-1-4 手轮圈及推手

A.水平型推手;B.垂直型推手;C.手握型推手

(5)手推把:在轮椅的后面,是他人在身后推动轮椅时握持的部位。手推把一般为粗糙的硬橡胶构件。

4.**制动装置** 又称刹车装置,它是使大车轮能完全停止运动的制动装置。大车轮应每侧轮均有刹车,当然偏瘫者只能用单手刹车,但此时可装延长杆,使患者的健侧手能同时操纵两侧的刹车。为了加大患者的刹车力量,可在刹车上增加延长杆,但此杆易发生损坏。故使用轮椅前应首先检查刹车的安全性,刹车性能不佳的不得在户外使用(图9-1-5)。

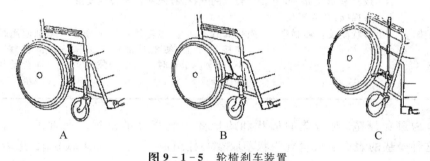

图9-1-5 轮椅刹车装置

A.杆式刹车;B.套环式刹车;C.铰链式刹车

(三)常用轮椅附件

1.**坐垫(座垫)** 即座椅表面的垫子。轮椅坐垫可提供乘坐者稳定的坐位,增加乘坐舒适感,降低轮椅在不平坦的地面上移动时的震荡,减轻对臀部接触面的直接压力。坐垫对需长期使用轮椅的患者非常重要,它能让患者保持较好的舒适的坐位姿势,预防皮肤压疮形成。合格的坐垫要求有良好的分散压力性能,容易散热、散湿,也容易清洁。因为在坐位时,坐骨结节承受压力很大,常超出正常毛细血管端压力的1~16倍,局部组织容易因缺血形成压疮。

常用轮椅坐垫有不同的种类,如海绵、泡沫、乳胶、凝胶、硅酮、充气坐垫以及复合型坐垫等,不同类型坐垫各有利弊(表9-1-1)。选择一个合适的坐垫要考虑许多因素,不合适的坐垫可能是造成压疮的一个因素(图9-1-6)。

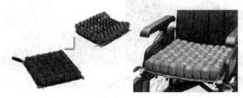

图9-1-6 充气坐垫

表 9-1-1　常用轮椅坐垫的类型

轮椅坐垫	材　质	优　点	缺　点
普通泡沫坐垫	垫芯采用聚氨酯发泡海绵块,椅垫的外罩采用合成纤维织品或棉织品材料制成	轻便、易清洁、价格便宜、有一定的分散压力作用	透气、散热、吸湿等性能较差
高弹力太空棉垫	垫芯是太空棉织品	有一定的透气、散热、吸湿性能	容易滑动,清洁不便,使用较长时间后易板结成一块
气囊坐垫	由若干个橡胶气室纵横排列形成的方形气囊组成	坐垫表面自然形成符合患者坐姿时的臀部曲面,还可以根据患者的要求调整气压来达到理想的感受,使患者臀部皮肤有良好的血液循环。有较好的分散压力、透气、散热性能	患者乘坐过程中体位会发生改变,进行调整时较麻烦
成形泡沫塑料坐垫	由数控磨床按照患者身体尺寸将高密度聚氨酯海绵坯打磨成马鞍形坐垫,并在表面喷涂"人工皮"	便于清洗,"人工皮"使坐垫表面强度增加,且"坐靠一体",能对患者的骨盆、腰椎、颈椎和整个脊柱提供合理的支撑,有效地控制脊柱变形	要求特定加工设备条件,费用高,制成后不便修改,不易普及
聚合凝胶坐垫	由膏状凝胶材料制作	坐垫具有流动性,患者体重均匀分布在接触面上,使坐骨部位压力减小,避免由于长时间乘坐引发的臀部压疮	单独使用时透气和吸湿性差,最好在表面配合使用羊剪绒垫

　　总之,为避免压疮,对坐垫的形状和质地要引起高度的重视。通常可使用蛋篓型或Roto垫,这种坐垫的表面由大量乳头状塑胶空心柱组成,每个柱都柔软易动,患者坐上后臀部接触面由大量的受压点支撑,而且患者稍有移动,受压点即随乳头的移动而改变,这样就可以不断地变换受压点,从而避免同一部位长时间受到压迫而形成压疮。另外,为避免坐骨结节处压力过大可在坐垫对应的位置挖去一块,使坐骨结节架空,这样也可以有效地防止压疮的产生。

　　2. 前臂手托　作用是保证患肢功能位放置,避免前臂滑落。可以根据患者的需要,采用高密度聚氨酯材料模塑成形,也可以用热塑板材制作(图9-1-7)。前臂手托可分为固定式和可调式。

　　(1) 固定式前臂手托:将成形的前臂手托或选择适合患肢的组合件安装在轮椅扶手上,位置固定。

　　(2) 可调式前臂手托:在前臂手托下安装角度调节器,使患肢得到多种位置的放置,更加符合患者的需要。

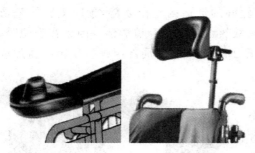

图 9-1-7　前臂手托和头托

3. 头托和颈托   安装在轮椅靠背上方提供头颈部支撑的装置。这类附件一般采用高密度聚氨酯材料制作，可根据患者的实际情况选配形状和大小不同的头托或颈托，然后将其安装在轮椅靠背上方。这种轮椅和附件的组合非常适合患有神经系统疾病、脑损伤的成年人以及脑瘫儿童使用。

4. 固定带   为患者躯干或肢体提供固定、保护的软质宽带。固定带多由尼龙织品或软质皮革制成，可根据需要截取合适的长度和形状，加工制作简单，使用方便，用于对躯干、肢体各部位的固定保护，是常用的轮椅附件。特别适用于平衡控制能力不佳的肢体多动症、肌痉挛患者。

5. 防翻轮   安装于轮椅车架后面双侧或中间起保护作用的小轮。如果患者单独使用轮椅，当重心超过稳定极限发生向后方的倾斜时，防翻轮随即着地，可以阻止人和车发生向后的翻倒。

6. 小滚轮   安装于轮椅车架后下方的两侧可临时起到替代大车轮作用的一种小轮。当患者乘坐轮椅出入较狭窄的通道时，为了减少轮椅的横截面尺寸，可将轮椅的大车轮卸下，用小滚轮代替行驶而通过。

7. 轮椅桌   临时安装在轮椅上提供患者日常生活帮助的特制小桌。轮椅桌通常用硬塑料板或木板制作，大小与轮椅的尺寸相匹配。桌面可以为长方形或半圆形，边缘部位稍微隆起，边角圆滑安全。可供患者在轮椅中完成吃饭、阅读等日常生活及一些简单的康复训练（图9-1-8）。

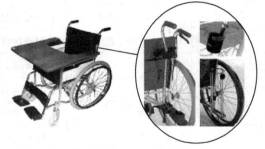

图9-1-8   轮椅桌和拐杖存放器

8. 拐杖存放器   提供乘坐者存放拐杖的一种简易装置。对于可持拐行走的患者，可根据其生活习惯，将拐杖存放器安装在轮椅的一侧，使患者可携带拐杖乘坐轮椅外出，坐行随意。

9. 驱动轮挡板   安装在扶手下面椅座和驱动轮之间的薄板。挡板一般用轻质合金材料或木板制成，其直径与手圈直径相匹配，能有效覆盖驱动轮上的辐条，使患者操作轮椅时安全可靠，避免了手指被辐条绞伤和乘坐者衣服等异物卷入驱动轮辐条所带来的危险。

10. 制动手柄加长杆   安装在刹车柄上以利患者省力的装置。这是利用杠杆原理制作的制动器附件。加长杆的套管应与轮椅手刹柄相匹配，如果患者的臂力或握力较弱时，可将加长杆套在手刹柄上，使患者能轻松有效地操作刹车系统，保护患者的安全。

11. 轮椅手套   患者佩戴的保护双手的手套。轮椅手套一般采用软皮革制作。患者佩戴轮椅手套驱动轮椅，既可以避免手部因长时间驱动而被手轮圈磨伤，也可以避免因轮椅快速运行而被手轮圈烫伤。轮椅手套适合上肢运动功能保存较好、经常自己操纵轮椅出行的患者选用，特别是轮椅运动爱好者及轮椅运动员的必备品（表9-1-2）。

表 9 - 1 - 2　轮椅主要部件的分型及选用条件

轮椅部件	部件类型	选 定 条 件
手动轮椅车型	户外型(普通型)	在室内也可使用
	室内型(前轮驱动型)	转圈所占空间较小,但上下车欠方便
	可折叠式	存放及携带方便
	固定式	价格便宜,但携带及运输不便
大车轮胎	充气轮胎	可用于户外未铺路面的道路
	实心轮胎	适用于室内和铺路面的道路
手轮圈推把	垂直式	适用于肩手关节活动受限的患者
	水平式	适用于 C5 平面脊髓损伤
	加粗式	适用于手指运动受限而不易握拳的患者
小脚轮	12.7 cm 实心轮胎	脚可触地,便于以脚蹬地滑动轮椅
	20.3 cm 充气轮胎	可轻易越过小的障碍物,适宜在未铺路面的道路上行驶
	20.3 cm 实心轮胎	适用于体胖、下肢强直或平衡能力弱者,可防止上下车的滑动
制动刹车	凹口式	制动可靠,但较费力
	肘节式	肌力较弱者或上肢关节移动受限制者使用
	延长杆式	可更省力或用对侧手操纵
靠背	加安全带	坐位平衡差,在轮椅上不稳定时使用
	拉链式	便于从后方将前臂伸肌力量弱的患者抬下
	可后倾式(多角度)	屈髋困难、年老体弱等需半躺体位者
扶手	固定式	侧方转移时不便移动
	可拆卸式	上下车及转移时更便利
	桌用扶手	接近桌子方便
	侧挡板	可防止所穿衣物卷入车轮
脚踏板	固定式	上下车及靠近低位不便
	可拆卸式	上下车便利
	可翻转移动式	便于不同的患者按自身要求进行调节
腿托	腿托护板	适用于下肢完全瘫痪者,可防止脚从后方滑落
	腿前挡	适用于下肢控制弱或僵硬者,可防止脚从前方的滑落
轮椅附件	轮椅桌	可借助轮椅桌吃饭、手工练习及作业训练
	坐垫	增加舒适感,减少压疮发生
	手套	防止驱动轮椅时手的损伤,特别是残疾人运动员
	头颈枕托	适用于颈部支撑力量较弱者

二、常用轮椅的种类

选择一辆合适的轮椅,对于提高残疾人和老年人的生活质量,帮助他们回归家庭,参与社会生活,都能起到非常重要的作用。随着科技的进步和设计者的精巧构思,各式各样的新式轮椅不断涌现。依照不同的标准,轮椅有不同的分类方法。通常将轮椅分为普通轮椅、电动轮椅和特形轮椅三大类。特形轮椅中常用的有站立轮椅、可躺式轮椅、单侧驱动轮椅、竞技用轮椅等。按照其他标准还可以进行如下分类。按靠背高度可分为高靠背、低靠背;按椅座面质地可分为硬座、软座;按是否带有便盆可分为带坐便的和普通的;按制作材质可分为钢管喷漆、钢管电镀、铝合金、铝镁合金等;按车体是否能折叠又可分为可折叠式、不可折叠式。绝大多数患者最常用的还是普通轮椅和电动轮椅。

(一)普通轮椅

普通轮椅的动力来源于人力推动,故又可称为手动轮椅。按推动力量施加者的不同,可分为自行推动轮椅和他人推动轮椅。自行推动轮椅是由使用者自己推行的,特点是有驱动手圈、后轮较大。他人推动轮椅是由照顾者推行的,特点是有推动手柄、无驱动手圈、后轮直径较小。

普通轮椅需要患者自己用手或依靠看护人员推动轮椅前进,比较费力。普通轮椅的重量一般较轻,特别是可折叠式,车架可折叠,便于携带及运输。这也是目前国内外应用最为广泛的一种。

(二)电动轮椅

电动轮椅除了具备普通轮椅的基本组成外,还增加了电机驱动装置。根据使用环境不同,分为室内式、室外式及室内/室外两用式。其最大的优点是节省体力,乘坐者只需通过操作一些控制按钮即可轻松前进,速度较快,可提供较大的活动范围;不足之处是体积较大,整体重,搬动难,需定期充电,购置和维护费用也较高。

电动轮椅近几年发展迅速,并且出现了许多具备特殊功能的电动轮椅,特别是与电脑技术相结合而产生的新型智能轮椅,可以满足身体不同程度的伤残者或行动不便者的需要。如无法用手操作者,有靠语音也能驱动其前进的智能电动轮椅,而且具有自动避开障碍物等功能;能上、下楼梯的电动轮椅,通过加装的履带可实现电动轮椅在普通楼梯的上、下功能;对于手或前臂功能完全丧失的患者,可以用下颌进行操纵,扩大了患者的活动范围(图9-1-9)。

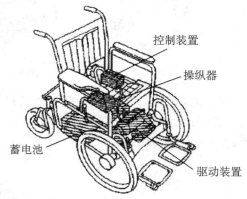

控制装置

操纵器

蓄电池

驱动装置

图 9-1-9　电动轮椅的一般构造

(三)特形轮椅

1. **可躺式轮椅**　这种轮椅的特点是高靠背,其顶端高至乘坐者的头部。枕托能拆卸,脚踏板可升降,并能做90°旋转。腿部支架可调整至水平位置。靠背可分段或任意角度调整,使用者可将靠背调整至接近水平的状态,包括靠背倾躺和靠背与坐椅同时倾躺两种类型。适用于高位截瘫者和年老体弱、身体多病状态不佳者(图 9-1-10A)。

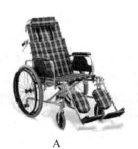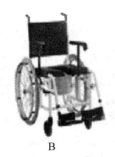

图 9-1-10　可躺式轮椅和座厕轮椅
A.可躺式轮椅;B.座厕轮椅

（1）轮椅的靠背可以倾躺:主要特点是靠背可以由坐姿调整到仰卧的姿势。利用这样的姿势变换,可进行臀部减压,并能克服体位性的低血压。为避免使用者仰卧时轮椅发生后倾的危险,特别采用了后轮后置的设计,这样轮椅长度增加,移动时转弯半径变大。

（2）轮椅的靠背和坐椅可以同时倾躺:主要特点是靠背和坐椅可以同时调整至后倾。在使用者从坐姿向后倾的过程中,身体不会与轮椅接触面产生摩擦,既达到了臀部的减压,又避免了剪力和摩擦力的产生。

2.坐便（座厕）轮椅　这种轮椅的特点是结实稳固、移动方便。小轮型座厕轮椅高矮可调,便桶放置、拆卸方便;座位上开有圆孔,下面放置便盆,可以随时取放,或由陪伴者将患者推移至坐便器上如厕。平时可在便桶上盖上座垫,当做普通轮椅使用。这种轮椅带有可拆卸的便桶,可供不能自行如厕的残疾或老年人在各种环境、场合中使用。适用于各种病因导致的大小便失禁的患者、不能自行如厕的残疾人及行动不便的老人(图 9-1-10B)。

3.体育运动轮椅　这种轮椅的特点是材料轻、强度高;重心较低,稳定性好;转向灵活,减震好;符合人体力学,保护性强;由强度较高的轻金属材料制成,结构简单轻便坚固;驱动轮与垂直线呈固定角度,座位深度和宽度可选,并带有固定搭扣,脚踏板前安装安全保护杠或固定搭扣。这种轮椅分地面球运动轮椅、桌球运动轮椅和竞速轮椅。专供残疾人进行体育活动时使用,如下肢残疾患者从事体育竞赛活动如篮球、田径比赛等(图 9-1-11)。

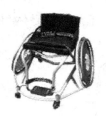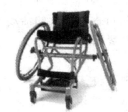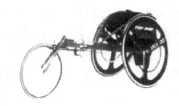

图 9-1-11　运动轮椅

4.洗浴轮椅　这种轮椅的特点是经过防水处理,抗氧化;面料防水、透气性优良;防滑特殊设计;而且坐椅面有较多的小孔,利于透气和透水。适用于体弱病残者在冲淋洗浴时使用(图 9-1-12A)。

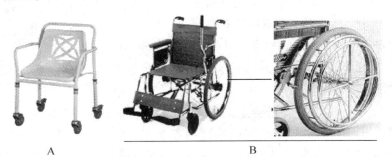

图 9-1-12　洗浴轮椅和单侧驱动轮椅
A.洗浴轮椅;B.单侧驱动轮椅

5. 单侧驱动轮椅　利用健手单侧驱动手圈或推杆的轮椅车。使用者利用单侧上肢通过轮椅后轮的两个驱动手圈,分别控制前进和后退。适用于偏瘫及单侧上肢功能障碍者(图9-1-12B)。

6. 站立轮椅　这是一种站、坐两用轮椅,患者通过简单的训练就可以独自使用。一方面可防止骨质疏松,促进血液循环和加强肌力训练;另一方面,还能方便乘坐者拿到较高处的物品。适用对象:可供截瘫或脑瘫患者进行站立训练,或其他病程较长的患者用来预防卧床并发症(图9-1-13)。

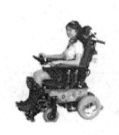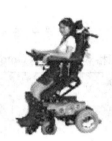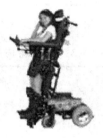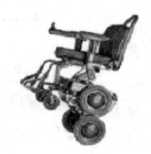

图 9-1-13　站立轮椅

7. 其他类型的轮椅　根据患者的身体情况,按不同的要求可以设计出不同外观和动力装置的轮椅,特别是可结合电脑智能控制。分别适用于一些特殊残疾类型的患者。也有一些自动化程度高的轮椅适用范围很广,但须与患者的经济条件、使用环境等相符。

三、轮椅的使用

长期卧床会使身体的许多功能下降,甚至完全丧失。对于病情稳定的患者,应尽早考虑康复训练。首先让患者从床上坐起来,然后再让患者坐上轮椅进行活动,最后脱离卧床生活。这个过程对康复至关重要。

(一)使用轮椅的目的

(1)通过轮椅活动,可锻炼心肺功能,增加肺活量,改善呼吸功能,尤其是有利于咳嗽排痰,对于预防卧床并发症有较好的效果。

(2)坐位条件下进食有利于增强吞咽反射。

(3)坐位条件容易引起肢体的随意运动,增加双上肢的功能。

(4)拓宽视野,有利于与他人平等接触和交流。

(5)有利于恢复大小便的正常排泄,改善膀胱的控制能力。

(6)在坐位条件下,通过减压指导改变坐姿,可预防压疮。

(7)由卧位改变成坐位,可促使血液循环系统逐渐适应直立状态。

(8)促进头部和躯干四肢的活动,逐渐增强患者的动态平衡控制能力。

(9)丰富患者日常生活内容,调整心理适应能力,提高生活质量。

(二)轮椅的选择

1. 选用轮椅时注意问题(图9-1-14,表9-1-3)

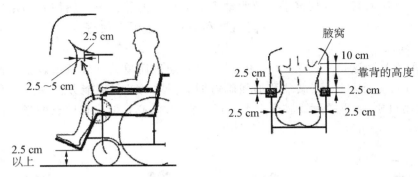

图 9-1-14 轮椅选择对尺寸的要求

表 9-1-3 标准轮椅的规格和尺寸要求(mm)

各部分名称	尺 寸			容许差
	大型号	中型号	小型号	
轮椅全宽	<650	<600	<570	
轮椅折叠后宽	<320			
轮椅全高	<980			
椅座面距地高	450	420	400	±5
轮椅座位宽	400	380	330	±5
轮椅座位深	430	420	350	±5
扶手到椅座面高	250	240	230	±5
靠背高度	430	350	350	±5
臂托长度	>250			
驱动轮直径	24,22,20		20	
手轮圈的握把直径	>15			
手轮圈的安装间隔	>20			
小脚轮直径	125,150,180 或 200			±5
脚托升降调节范围	>90			
脚托离地最低高度	>50			

(1)座位宽度:测量坐下时两臀间或两股之间的距离,再加 5 cm,即坐下以后两边各有 2.5 cm 的空隙。座位太窄,上下轮椅比较困难,臀部及大腿组织受到压迫;座位太宽则不易坐稳,操纵轮椅不方便,双上肢易疲劳,进出大门也有困难。

(2)座位长度:测量坐下时后臀部至小腿腓肠肌之间的水平距离,将测量结果减 6.5 cm。若座位太短,体重将主要落在坐骨上,易造成局部受压过多;若座位太长会压迫腘窝部,影响局部的血液循环,并刺激该部皮肤。对大腿较短或有髋、膝屈曲挛缩的患者,则使用短座位较好。

（3）座位高度：测量坐下时足跟（或鞋跟）至腘窝的距离，再加 4 cm。放置脚踏板时，板面至少离地 5 cm。坐位太高，轮椅不能入桌旁；座位太低，则坐骨承受重量过大。

（4）坐垫：为了舒服和防止褥疮，轮椅的椅坐上应放坐垫。常见的坐垫有泡沫橡胶垫（5～10 cm 厚）或凝胶垫。为防止座位下陷可在坐垫下放一张 0.6 cm 厚的胶合板。

（5）背高度：背越高，越稳定，背越低，上身及上肢的活动就越大。①低背：测量坐面至腋窝的距离（一臂或两臂向前平伸），将此结果减 10 cm；②高背：测量坐面至肩部或后枕部的实际高度。

（6）扶手高度：坐下时，上臂垂直，前臂平放于扶手上，测量椅面至前臂下缘的高度，加 2.5 cm。适当的扶手高度有助于保持正确的身体姿势和平衡，并可使上肢放置在舒适的位置上。扶手太高，上臂被迫上抬，易感疲劳。扶手太低，则需要上身前倾才能维持平衡，不仅容易疲劳，还会影响呼吸。

（7）轮椅其他辅助件：为了满足特殊患者的需要而设计，如增加手柄摩擦面，车闸延伸，防震装置，扶手安装臂托，或是方便患者吃饭、写字的轮椅桌等。

2. 典型病例对轮椅品种、部件的选择　　适合于下列疾病：脊髓损伤，下肢伤残，颅脑疾患，年老，体弱，多病者。在选择轮椅时要考虑到患者的认知功能以及至少有一侧上肢功能正常，能比较熟练地操作轮椅。

（1）偏瘫患者：如果偏瘫患者的一侧上下肢失去自主运动功能，可选择单手驱动的轮椅或座位较低的轮椅。前者可以用健侧正常的上肢通过特殊的单手控制结构操纵轮椅；后者则应注重训练健侧下肢的肌力，并利用正常下肢的触地运动来滑动轮椅，适宜患者在小范围内活动。此外，还可以根据患侧功能残留情况在偏瘫的一侧配置相适应的手托和腿绷带，加以固定。

（2）截瘫患者：一般可以选择多功能轮椅。可移动和拆卸的扶手使患者起居更加方便；高度可调的靠背及扶手，可根据坐垫的厚度适当调整靠背和扶手的支撑位置；角度可调整的靠背，可增加患者坐姿的舒适度、座位的稳定性，并减少对坐骨结节的压力；对高位截瘫的患者，建议选用带头托的高靠背轮椅和防压疮坐垫，并配用腿带、腰部固定带，甚至脊柱矫形器或其他固定装置，最好能在轮椅扶手上配置可拆卸的轮椅桌。

（3）双下肢高位截肢患者：对穿戴下肢假肢的患者可以选用普通轮椅，加配腿带。双下肢高位截肢患者在安装假肢前或没有穿戴假肢的情况下，应选用脚托可拆卸的或无脚托的轮椅。应当注意的是，这种轮椅的轮轴此时应适当地前移，以防止轮椅的后翻倾向。

（4）帕金森综合征患者：建议选用框架结构稳定的多功能轮椅。注意适当调整靠背和脚托的角度，根据患者特点选择各种支持固定带和辅助垫。

（5）脑瘫患者：根据患儿年龄、体型、体重，选择尺寸适配的儿童轮椅，有针对性地选择马鞍形坐垫、胸部固定带和各种颈托、头托、脚带，还需要配置可拆卸的轮椅桌。对病情严重的患儿，要在靠背的两侧加装软性的躯体支撑块，选用特殊形状的固定脚踏板。必要时采用计算机设计制作的一体化模塑坐靠垫（坐姿辅助器）。这种完全个体化的轮椅是脑瘫患儿及家长在日常生活中的最佳帮手。

（6）普通老年人：除了生病、体弱者需要轮椅代步外，在出远门、路面积雪、雨后路滑时也需要。建议选用普通的四轮轮椅，最好在靠背后面配置一个杂物袋或拐杖存放器，以方便日常生活需要。要尽量让老人施展自身的体能,当然也要注意保证他们的安全。

(7)下肢骨折患者:建议选择腿托架角度可以调整,并带软性衬垫的腿托板的轮椅。使用时,可根据患者的需要调整患侧腿托的角度和位置,使患者得到理想的固定体位。

(三)普通轮椅的使用

1. 打开与收起 打开轮椅时,双手掌分别放在轮椅两边的横杆上(扶手下方),同时向下用力即可打开。收起时先将脚踏板翻起,然后,双手握住坐垫两端,同时向上提拉。

2. 自己操纵轮椅 向前推时,操纵前先将刹车松开,身体向后坐下,眼看前方,双手向后伸,稍屈肘,双手紧握轮环的后半部分。推动时,上身前倾双上肢同时向前推并伸直肘关节,当肘完全伸直后,放开轮环,如此重复进行。对一侧肢体功能正常,另一侧功能障碍(如偏瘫)、一侧上下肢骨折等,可以利用健侧上下肢同时操纵轮椅。方法如下:先将健侧脚踏板翻起,健足放在地上,健手握住手轮。推动时,健足在地上向前踏步,与健手配合,将轮椅向前移动。上斜坡时,保持上身前倾,重心前移,其他方法同平地推轮椅。如果上坡时轮椅后倾,很容易发生轮椅后翻。

3. 轮椅转移 以偏瘫患者为例。

(1)床—轮椅之间转移:轮椅放在健侧,与床成30°~45°夹角,刹住车轮,移开足托。患者健手握住轮椅外侧扶手站起,站稳后以健足为轴缓慢转动身体,使臀部对着椅子缓慢坐下。

(2)轮椅—床之间转移:从健侧靠近床,使轮椅与床成30°~45°夹角,刹住车轮,移开足托。健手抓住扶手站起,站稳后,向前放到床上,以健足为轴,缓慢转动身体,然后坐下。

四、轮椅处方

轮椅处方是康复医师、康复治疗师面对患者,收集相关信息,并根据其年龄、疾病情况、移动能力、功能障碍情况、居住环境、生活方式、经济条件、自身要求等多方面的情况写出的轮椅选择方案。轮椅处方主要考虑轮椅的尺寸大小,特别是座位宽窄、深浅与背的高度以及脚踏板到坐垫的距离是否合适,此外,还要考虑患者的安全性、操作能力、轮椅的重量、使用地点、外观、价格等问题。

1. 座宽 两臀或两股间距离+5 cm。

2. 座长 后臀部至小腿腓肠肌间水平距离-6.5 cm。

3. 座高 鞋跟至腘窝距离+4 cm,脚踏距地大于5 cm。

4. 背高度 ①低背:坐面至腋窝距离-10 cm;②高背:坐面至肩/枕部距离。

5. 扶手高度 椅面至平放的前臂下缘+2.5 cm。基本信息及格式可参考表9-1-4。

表 9-1-4 轮椅处方表

姓　名　　　　性别　　　　年龄　　　　地址			
居住环境:			
临床疾病诊断:			
功能障碍诊断:			
使用者类型:成年人　　　　未成年人　　　　儿童　　　　普通人　　　　截肢者			
使用者形体测量:坐宽　　　cm　　　坐高　　　cm　　　坐长　　　cm			

坐位臀足间距离	cm	体重	kg
车　型：	固定式	可折叠式	
驱动方式：手动（双轮、单轮：左、右）	电动（手控、颊控、气控）		
其他（自动、他动）			
大轮尺寸：	50.8 cm	61.0 cm	66.0 cm
小轮尺寸：	12.7 cm	20.3 cm	
轮　胎：	实心	一般充气	低压充气
座　位：	硬座	软座	特殊要求
靠　背：	普通	有靠头枕	靠背可倾　　拉链式
扶　手：	普通固定　可拆卸　可移动	可装轮椅桌	
制动刹车：	凹口式　肘节式　延长杆式		
脚踏板：	普通固定　可拆卸　可翻转移动　其他		
腿　托：	腿托护板　腿前挡		
其他附件：	前臂手托或支撑架	固定带	
多用托盘	拐杖存放器		
便　桶			
医师	日期		

【附】轮椅车的主要国家标准及其测试方法

1. 车轮着地性　当使用者自主驱动行走时，如经过一个小坎，或者不小心压在一块石头上，不能出现其他轮子悬空，造成方向失控，而使轮椅车突然转向形成安全威胁。

测试要求：将装有试验用假人的手动四轮轮椅车任何一个车轮抬高 20 mm 的高度，其余车轮都应着地。

2. 静态稳定性　当使用者自主驱动，要爬上（下）一个坡道，或者要横向驶过一段坡道时，尽管轮椅车本身质量很轻，极易倾斜，但在一定的坡度之内，不允许出现朝各个方向的翻倒。

测试要求：将装有试验用假人和制动后的手动四轮轮椅车置于斜度可调的测试平台上，先将轮椅车按推上、推下斜坡的方向放置，等速率增加平台斜度，在10°以内，上坡位轮子不得离开测试台面；然后将轮椅车按向左、向右与斜面成直角放置，在15°以内，上坡位轮子不得离开测试台面。

3. 驻坡性能　护理者将使用者推至斜坡处因故将车闸刹好离开，不允许出现轮椅车自己沿着坡度下溜或者翻倒的情形。

测试要求：将装有试验用假人的手动四轮轮椅车的制动器调整适当并刹紧，按向前、后、左、右 4 个方向置于斜度可调的测试平台上，小脚轮处于拖曳位置，等速率增加平台斜度，在8°以内，不得出现滚动、滑动及车轮离开测试台面的现象。

4. 滑行偏移量　使用者让轮椅车自己短距离滑行时，不能发生侧方向的滑移；再者，轮椅出现跑偏意味着装配不平衡，必然导致使用者左右操纵力量的不均衡，时间一长，会影响身体及双臂的发育和发展。

测试要求：将装有试验用假人的手动四轮轮椅车推置于测试斜坡上，使其右边的驱动轮与零线重合，小脚轮调至向前滚动的方向，靠势能使轮椅车沿斜面下滑，在 2.5°的检验轨道内距零线的偏差值应小于350 mm。

5. 最小回转半径的测试　在水平测试面上由操作人驱动轮椅车作 360°双向转向，其值不得大于0.85 m。

6. 最小换向宽度的测试　在水平测试面上由操作人驱动轮椅车只允许一次倒退即可将轮椅车回转180°的最小通道宽度，其值不得大于 1.5 m。

7. 椅座垂直静载荷测试要求　在轮椅车椅座上放置 20 kg 的预置载荷,加 130 kg 的静载荷及 10 分钟后撤去静载荷,椅座变形挠曲度应小于 100 mm,左右靠背管与扶手管交点的左右间距变形量不得超过 20 mm,轮圈内面与扶手管外面的距离变形量应小于 5 mm,除去载荷后的永久变形量不超出 3 mm。

8. 靠背垂直静载荷测试要求　在轮椅车靠背上放置 20 kg 的预置载荷,加 55 kg 的静载荷及 10 分钟后撤去静载荷,靠背变形挠曲度应小于 100 mm,左右靠背管与扶手管交点的左右间距变形量不得超过 20 mm,除去载荷后的永久变形量应不超出 3 mm。

9. 整车耐冲击测试　将空载的展开状态的轮椅车水平抬高 400 mm,使其自然落地,3 次,应无变形、断裂、脱焊和损坏等异常现象。

10. 小脚轮耐冲击测试　将装有假人的轮椅车从测试斜面平台上由上向下行驶,使之与台阶高差相撞,3 次,应无变形、断裂、脱焊和损坏等异常现象。

11. 椅座耐冲击　一般轮椅车的使用者都不易缓慢地起身和坐下,相对猛然坐下的时候多,所以要求椅座要达到一定的强度。

测试要求:将轮椅车水平放置在测试台上,使装有铁砂质量为 25 kg 的足球自 250 mm 高度处自由落在椅座上 3 次,应无变形、断裂、撕裂、脱焊和损坏等异常现象。

12. 整车强度耐疲劳性　检验轮椅车的寿命,模仿平常道路和坡道情形,整个轮椅车要在试验台上不停地滚动两周,看看能经得起多长时间。

测试要求:将装有假人的轮椅车固定于专用试验台上,以凸轮偏心高为 20 mm、频率为 1 Hz,两轮偏心同相位及异相位 180°各运转 50 万次,应无变形、断裂、脱焊和损坏等异常现象,并能正常行驶。

（肖晓鸿,李尚发）

第二节　步　行　器

一、步行器概述

步行器又称步行辅助器。它主要依靠增加上肢支撑的面积,来提高辅助步行的效果,是神经、骨关节系统疾病患者在室内外的辅助代步用具。下肢功能障碍最常见、最直接的后果是患者步行障碍。下肢残疾者常需要借各种步行辅助器具的支持来实现步行功能。

步行辅助器具的主要作用是在步行中辅助保持身体平衡,减少肢体承重,缓解疼痛,改善步态和步行能力。其中,各种助行支架、助行台归入双臂操作的步行辅助器具,这类器具支撑面积大、稳定性好,但比较笨重;而各种手杖、拐杖归入了单臂操作行走辅助器具,这类产品小巧、轻便,但是支撑面积小、稳定性差。患者可以根据病情的需要来选择。影响步行辅助器选用的因素如下。

1. 身高、体重和年龄　这些将决定辅助器的规格大小、重量和耐用程度。

2. 全身情况、疾病情况　这些决定患者何时需要应用步行辅助器及何时进行辅助器具的更换和改变。

3. 患者平衡能力　平衡能力的好坏决定了患者是否允许不用拐,是否可以仅用一根手杖,还是需要提供更多更好的支持。

4. 认知能力　患者是否可以学会正确应用步行辅助器;是否认识到在应用时可能的危

险(如在斜坡上使用带轮的助行器、在硬滑的地面上使用拐),能否作相应的调节和应付;如果步行辅助器出现缺陷,患者能否发现和注意。

5. 下肢承重能力 患者下肢是完全不能承重、能部分承重,还是能充分承重;下肢承重时是有明显疼痛、有轻微疼痛,或无痛。

6. 下肢肌力、步态和步行功能情况 如单侧使用拐杖,可以改善臀中肌麻痹或肌力下降的患者在步行中的躯干侧倾。如双侧使用拐杖,则可以帮助一侧下肢肌肉广泛麻痹的患者改善步行功能。

7. 上肢的力量和手的握力 患者手抓握的方式和力量以及上肢的力量直接决定是否能使用、如何使用步行辅助器。

8. 使用环境 辅助器在何种环境下应用,使用频度如何,是用来上下楼梯、上下公共汽车、上下小汽车、还是用在狭窄的通道上行走。

9. 生活方式 患者的活动范围和活动频率如何,是否需要将步行辅助器和轮椅或汽车结合应用于日常生活。

10. 应用步行辅助器的理由 患者使用步行辅助器是用于克服特别的身体困难,还是仅仅用于支撑,或是想表明自己走路不稳。

二、步行器的种类与应用

(一)手杖

手杖是步行辅具中最常见的,但它所能提供的稳定性和支撑力最差。

1. 手杖的功能 增加步行时支撑的面,以减少下肢的承重,一般以健侧手使用手杖可以让患侧下肢承受 20%~30% 的重量。

2. 手杖的使用时机 ①改善平衡;②减缓关节疼痛;③减轻发炎或受伤部位的承重;④对于衰弱的肌肉提供辅助功能;⑤探测身体周围环境的工具。

3. 手杖适用的范围及种类(图 9-2-1) 手杖按照其底部与地面接触点的多少可分为以下 3 种。

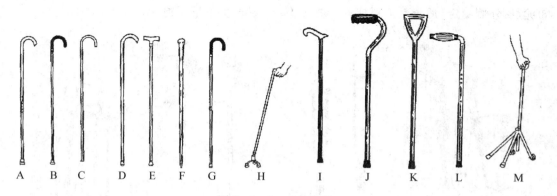

图 9-2-1 各种手杖

A. 可调式铝手杖;B. 带橡胶套的铝手杖;C. 不可调式铝手杖;D. 钩形把手杖;E. "T"字形手杖;
F. 球头手杖;G. 可调式带橡胶套手杖;H. 带蟹脚钩形手杖;I. 斜把手杖;J. 弯把手杖;
K. 铲把手杖;L. 直把手杖;M. 四脚手杖

（1）一般手杖：与地面仅有一个接触点，好处在于轻巧且适合上下楼梯，但由于提供支撑与平衡作用较少，因此只适用于步伐较慢者。

（2）三脚手杖：与地面有 3 个接触点，由于底面积较大，所以能提供比一般手杖较好的支撑与稳定性，适用行走于不平的路面上。

（3）四脚手杖：与地面有 4 个接触点，对于中风的偏瘫患者在刚开始进行康复训练时，可以提供较好的稳定性。因四脚手杖的 4 个点可以构成无限个平面，当行走于不平的路面时，容易造成摇晃不稳的现象，因此建议最好在室内使用。一般四脚手杖的使用多半是暂时性的，当步伐越来越稳后，就可以走向室外，改用一般手杖。

【注】 行走辅助器具，在与地面接触的部位必须加上橡胶垫，以避免发生滑倒的危险。

4. 手杖长度的测量 正确的手杖长度是当患者直立且手杖着地时，手肘应弯曲 20°～30°。手肘弯曲 20°～30°的目的，在于使手臂能自由向前活动，而不影响身体重心的改变。实际测量时，以测量由手掌到第 5 趾骨外侧 15 cm 最为适当。若手杖长度不合适就会产生以下后果。

（1）手杖太长时：会增加承重时肘关节的弯曲及上臂三角肌的负担；也会使手腕往外溜，减少握力；还会使肩膀往上提，造成脊柱侧弯。

（2）手杖太短时：肘关节要完全伸直，往前时躯干要跟着往前弯，不但加重腰部肌肉的负担，也会增加上下楼梯的困难。

5. 手杖的使用方法 在使用手杖的过程中，手肘最好能弯曲 20°～30°，两肩保持水平。手杖应拿于健侧手，行走时手杖与患肢一起向前迈进。上下楼梯时，则遵守好上坏下（健侧先上，患侧先下）的原则。

（二）拐杖

拐杖主要是用于需要较多的承重和步行时需要较强的推动力。常使用于因下肢病变，例如脊椎损伤、小儿麻痹、截肢、骨折、骨科术后等需要支撑较多的体重时，如所需支撑力大于 25% 体重，就不适合使用手杖而需改用拐杖。

1. 拐杖的种类及功能 可分为腋下拐杖、前臂拐杖及前臂支撑性拐杖 3 种。

（1）腋下拐杖（腋杖）（图 9-2-2）：①功能：协助站立及步行（可减少下肢 80% 的负重）；②适用对象：任何原因导致步行不稳定，且手杖、四脚手杖或前臂拐杖无法提供足够稳定者；③优点：外侧稳定，适合上下楼梯；④缺点：笨重，易产生腋下压迫。

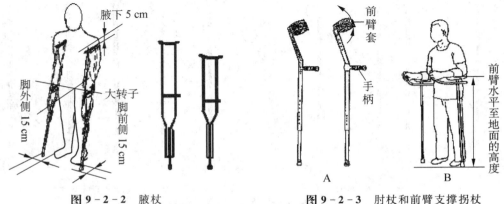

图 9-2-2 腋杖

图 9-2-3 肘杖和前臂支撑拐杖
A.肘杖；B.前臂支撑性拐杖

（2）前臂拐杖（肘杖）（图9-2-3A）：①功能：减少下肢40％到50％的负重，可提供较好的腕部稳定性；②适用对象：步行不稳定，且手杖和四脚手杖无法提供足够稳定者；③优点：多个手环可握、适合上下楼梯；④缺点：多个手环穿脱困难，需要更多的控制。

（3）前臂支撑拐杖（图9-2-3B）：适用对象为烧伤、关节炎、肱三头肌无力及手部变形而无法用手支撑行走者。

2. 拐杖长度的测量

（1）腋下拐杖：①身高乘以77％；②身高减41cm；③仰卧时，从腋下测量至脚跟长度再加5cm；④站立时，从腋下5cm处量至第5脚趾外15cm。

（2）前臂拐杖：肘关节下2.5cm处量至第5脚趾外15cm处，两边的手握柄的高度要能使手肘弯曲20°～30°。

3. 腋杖的运用

（1）四点步态：右拐杖→左脚→左拐杖→右脚。

（2）二点步态：右拐杖与左脚→左拐杖与右脚。

（3）三点步态：患肢与两支拐杖→健肢。

（4）摇摆步态：以健侧腿承担身体重量→拐杖举出→身体摇摆至拐杖处。

（5）下楼梯的方法：两支拐杖先下→患肢下楼梯→健肢下楼。

（6）上楼梯的方法：健肢先上→两支拐杖与患肢同时上。

4. 使用腋杖的正确方式

（1）保持身体直立的姿势。

（2）上臂夹紧，才能控制身体的重心，避免身体向外倾倒。

（3）手肘维持弯曲20°～30°，利于手臂的施力。

（4）手腕保持向上翘的力量。

（5）腰部应保持直立或向前挺出的姿势，不能向后弯。

（6）拐杖的着地点应在脚掌的前外侧处。

5. 使用拐杖的注意事项　使用腋下拐杖者必须注意，着力点是在手握柄处，而不是靠腋下平台支撑。腋下不能直接支撑在腋下平台上，而是夹在腋下5cm的肋骨处，这样才能维持身体直立，且不会压迫腋下神经造成伤害。

（三）助行器

在所有步行器中，助行器所能提供的支撑力及稳定性最大，但其位移较不容易，所以行走速度最慢。因此，多用于身体较虚弱、平衡较差的患者，例如：骨科术后的老年人、痉挛与徐动型的脑瘫患者及协调较差和帕金森症患者等，适合于他们开始学走路时保持平衡之用。

1. 助行器的种类与选择

（1）固定型助行器：使用时，必须先往上抬离地面才能向前，患者必须有足够的站立平衡及上肢的力量（图9-2-4）。

① 优点：可提供两侧上肢无力者或脊椎损伤者。

② 缺点：需用两侧的手，不适合上下楼梯，不适用各种复杂路面。

（2）折叠式助行器：使用上与固定型助行器相同，由于可以折叠，所以有携带方便及不占空间的优点（图9-2-5）。

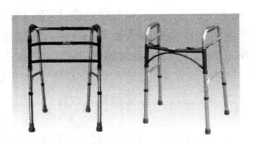

图 9 - 2 - 4   固定型助行器

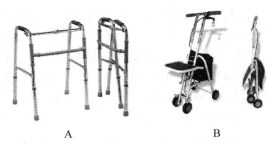

图 9 - 2 - 5   折叠式助行器

A.折叠式助行器(不带轮子);B.折叠式助行器(带轮子)

（3）交替式助行器：两边可交替向前，肌力稍差者可以选用此种助行器。①优点：增加稳定性，有更好的步态；②缺点：笨重，不适合上下楼梯。

（4）带轮助行器：一般加上两个轮子，也有 4 个轮子，对于上肢力量不足、或上肢协调功能较差的患者，较适合使用有 4 个轮子的带轮式助行器加上轮子的带轮式助行器，行动时摩擦力较小，稳定性较差，所以必须是躯干平衡不错的患者才能使用（图 9 - 2 - 6）。①优点：提供增加两侧上下肢不稳及平衡不佳患者的稳定性；②缺点：不适用于各种复杂路面，不适合上下楼梯。

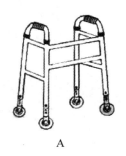
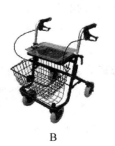
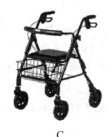

A   B   C

图 9 - 2 - 6   带轮助行器

A.不带刹车;B.带刹车;C.带刹车和坐凳

（5）后拉式助行器：与一般助行器相似，特别是下列两种情况时，较适合使用后拉式助行器（图 9 - 2 - 7A）。①姿势控制不良者，使用后拉式助行器可促使身体更挺直；②平衡能力较差者，在遇到紧急情况时，容易向后倾倒者，后拉式助行器可提供一个支撑。

（6）三轮刹车式助行器：作为外出用途的助行器，附有刹车及置物盘（图 9 - 2 - 7B）。

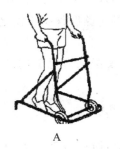
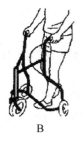
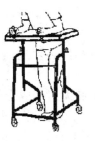
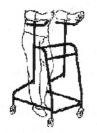

A   B

图 9 - 2 - 7   轮式助行架

A.后拉式助行器;B.三轮刹车式助行器

图 9 - 2 - 8   前臂支撑式助行台

（7）前臂支撑式助行器:对于肘关节弯曲挛缩或手掌不适合承重的患者,可以加高扶手并附上前臂板,以利于患者的操作(图 9 - 2 - 8)。

2.助行器的测量方法　助行器的测量方法与手杖类似,扶手处必须够高让患者可以将肘关节弯曲 20°～30°。

3.助行器的使用方法

（1）固定型与带轮式助行器:类似拐杖的三点式走法,先推助行器向前,再移动患肢,然后移动健肢。

（2）交替式助行器:可选用两点式走法,左手右脚或右手左脚同时迈出;或是四点式走法,健侧手先出去,再跨出患脚,接着患侧手出去,健侧脚跟着迈进。

4.注意事项

（1）虽然助行器能提供更宽、更稳的支持面,但因其体积较大,且会妨碍正常交替步态的发展,所以多在康复初期功能障碍较严重的情况和有可能诱发其走路潜能时使用。对于各种助行器,如果真的有必要长期使用,也应注意不要过度依赖它。

（2）使用助行器走路时速度要慢,而且不适合在室外及上下楼梯使用。

（3）最好是穿着适合的鞋子,如网球鞋及系鞋带的橡胶鞋底最好。避免穿着容易松脱的拖鞋、高跟鞋等。

（4）使用助行器时,一定要能保持站立平衡后再进行行走。切记站立之初的轻微头晕并非异常,但头晕未改善或加剧时,一定不能移动,需赶快坐下,寻求协助。

（肖晓鸿）

第三节　自　助　具

一、自助具概述

残疾者因各种原因导致功能不同程度的丧失,不能独立地进行各种日常生活活动,为了解决他们的困难,需要设计一些专门的器具来代偿其丧失的功能或加强其减弱的功能,这些器具统称为功能辅助性器具。根据其复杂程度又可分为技术性辅助器具和自助器具。其中,技术性辅助器具往往复杂,有能源驱动,自动化程度较高,人在其中只起按动开关的作用,其余动作由机械自动完成;而自助具本身简单,没有能源,离开人的操作不会自动工作。

（一）使用自助具的目的

自助具是指为了提高患者的自理能力,使其较省力、省时地完成一些原来无法完成的日常生活活动,从而增加了生活独立性的辅助装置。自助具的使用有助于树立患者的自信心,同时也是一种积极的治疗手段。使用自助具可达到以下目的:①代偿因关节活动受限、肌肉无力或瘫痪所导致的部分运动功能障碍;②代偿因不自主运动所导致的运动功能障碍;③代偿部分感觉功能障碍;④增加物体或器皿的稳定性以便于使用;⑤在各种不同的体位对患者的身体给予支持;⑥帮助患者进行信息交流及社会交往等。

（二）自助具的种类

自助具的种类很多，从简单的日用器皿到较复杂的电动装置以及计算机控制的遥控系统等。根据其使用的用途又可分为：①进食类；②梳洗修饰类；③穿着类；④沐浴类；⑤阅读书写类；⑥通信交流类；⑦烹饪炊事类；⑧取物类；⑨文娱休闲活动；⑩职业活动及其他等。

自助具适应证是生活自理和日常生活活动有一定的困难，但使用相应的自助具能够克服困难的患者。自助具的使用不能代替患者的全面康复，因此无论暂时还是长期使用，均应与其他康复治疗配合，以达到最佳的康复效果。

二、自助具的应用

（一）自助具的选用与制作原则

自助具的选用原则是经济、可靠、实用；有成品的尽量采用成品，没有成品的则在普通用具的基础上加以改造或自制。其制作原则如下。

1. 性能可靠的原则　既能达到使用目的，又能够改善患者的生活自理能力。

2. 物美价廉的原则　外形美观、坚固耐用、轻便舒适、经济实惠、易购买。

3. 使用方便的原则　简便、易制作、易掌握、易打理、可以调节、方便随身携带等。

（二）各类自助具的选择与应用（图 9-3-1）

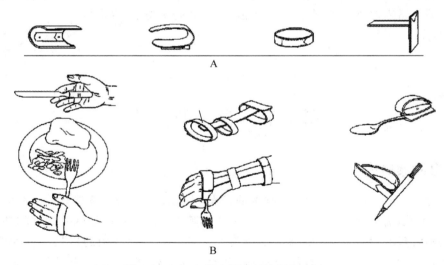

图 9-3-1　各类自助具的选择与应用
A. C 形夹和 ADL 套；B. 带 C 形夹和 ADL 套自助具的具体应用

1. 饮食类自助具

（1）筷子、叉、匙子类（图 9-3-2）

1）弹簧筷：在两根筷子间装有弹簧片，易于开合使用的筷子。适用对象：对于手指伸展功能受限或握力弱不能使用普通筷子者；适用于手指伸肌无力或力弱不能自行释放筷子的患者。

2）粗柄勺、叉：对于脑瘫儿童，可使用边缘平浅、粗柄易握持的勺叉。适用对象：指屈曲受限或握力不足的患者，把手加粗后即易于握持。

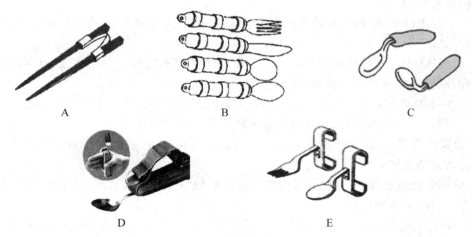

图 9 - 3 - 2 筷子、叉、匙子类

A. 弹簧筷子；B. 粗柄勺、叉；C. 弯柄勺、叉；D. 掌套式勺、叉；E. 掌持式勺、叉

3）各种弯柄勺、叉：勺、叉的手柄呈弯形，带角度的、不同宽窄的、可弯折的或成其他角度及形状。适用对象：患者手关节僵直、变形，前臂和腕手关节活动受限，取食或进食困难者。故改变叉匙的角度及形状以满足需要。

4）掌套式勺、叉：将勺、叉加装手掌套。适用对象：手屈曲痉挛、手指变形、握力丧失者。

5）掌持式勺、叉：将勺、叉加装易于手掌握持的有一定角度的直柄。适用对象：手屈曲痉挛、手指变形、握力丧失者使用。

（2）碟、盘和杯类（图 9 - 3 - 3）

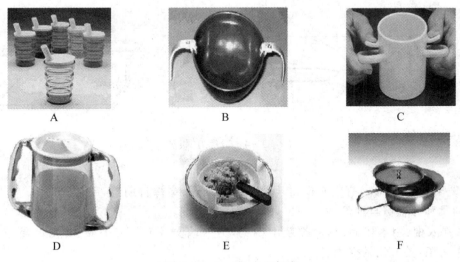

图 9 - 3 - 3 碟、盘和杯类

A. 带吸管夹及吸管的杯子；B. "C"形把的碗；C. 双柄的杯子；
D. 双环形把的杯；E. 带碟档的碟子；F. 单环形把的碗

1）带吸管夹及吸管的杯子：将吸管固定器置于杯沿，再用带吸管夹及吸管吸取杯子中的饮料。适用对象：患者的手根本无法持杯时，应使用吸管且角度可随意调整，适合协调能力较差的患者使用。

2)"C"形把的碗:碗的一侧或双侧安装有"C"形把。适用对象:握力不足的患者,用时四指一起穿入"C"形的中空部分。

3)双柄的杯子:适用于握力不足的患者和手部把握不稳者。适用对象:单手的稳定性和协调性较差者、吞咽困难者和颈部活动障碍者。

4)双环形把的杯:适用于握力不足的患者,用时四指一起穿入环形的中空部分。适用对象:单手稳定和协调性较差者、吞咽困难者和颈部活动障碍者。

5)带碟档的碟子:在碟子中有防止食物被患者推出碟外的碟档。适用对象:单手稳定和协调性较差的患者。

6)单环形把的碗:碗的一侧或双侧安装有环形把。适用对象:握力不足的患者,用时四指一起穿入"环"形的中空部分。

(3)厨房刀、板类:包括倒"T"形锯刀、摇切刀、锯刀、带钉砧板等,帮助切割食物。直接操作的刀类:适用于手指力弱,不能以食指掌面下压刀背,此时切物只好借助整个手和臂的力量来进行切割(图9-3-4)。①"L"形刀:亦可用手握进行摇切;②反"L"形刀:亦可用手握进行摇切;③摇切刀:不仅可利用握力,而且可利用向两边摇动的刀进行切割;④带环的摇切刀:不仅可利用握力,而且可利用向两边摇动的力进行切割操作;⑤带钉砧板:这种砧板带有侧面挡板,且在砧板上有两颗钉子,用以固定蔬菜、瓜果等。

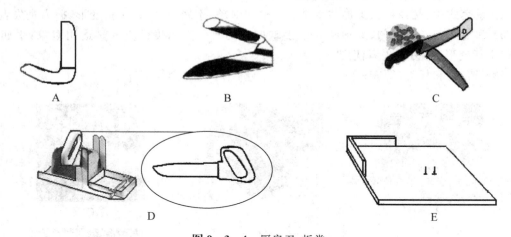

图9-3-4 厨房刀、板类
A."L"形刀;B.反"L"形刀;C.摇切刀;D.带环的摇切刀;E.带钉砧板

2. **穿着类自助器** 有穿衣棒、扣纽扣器、拉锁环、穿袜自助器、穿鞋辅助具等。可分为穿衣自助具和穿鞋袜自助具(图9-3-5)。

(1)穿衣棍:用木棒制成,一端装上倒钩,另一端上胶塞。使外衣、T恤衫易于脱离肩部。适用对象:关节活动受限者。

(2)系扣钩、魔术扣:可以代替T恤衫外衣的纽扣,便于手指不灵活者穿衣。适用对象:手指功能障碍者使用。

(3)穿鞋用具:一端手握持,另一端为薄扁弧形,利于患者穿鞋。适用对象:弯腰不方便者使用。

（4）穿袜用具：用一张硬壳纸或两条线带制成，帮助穿着袜子。适用对象：大腿关节不灵活或不能举肩者使用。

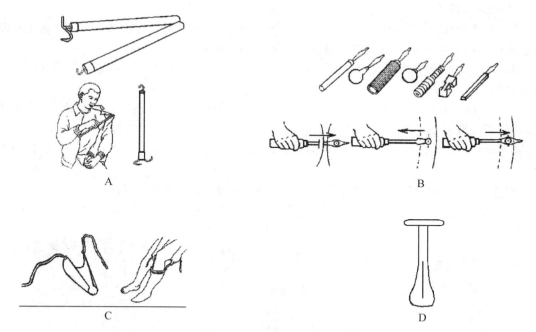

图 9-3-5 穿着类自助器

A.穿衣棍；B.系扣钩和魔术扣；C.穿袜用具；D.穿鞋用具（鞋拔）

3. 个人卫生用具

（1）梳洗修饰类自助器：延长和加粗梳子、镜子、牙刷的把手；有吸附盘的刷子；带有"C"形把的电动剃须刀等（图 9-3-6）。

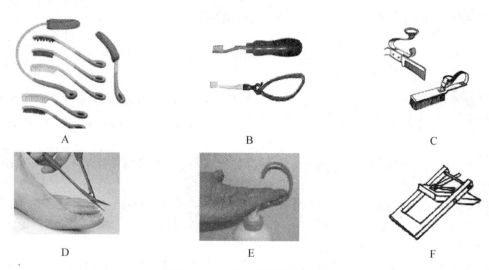

图 9-3-6 梳洗修饰类自助器

A.长柄（弯柄）梳子和刷子等；B.牙刷；C.掌持式刷子和梳子；D.开口剪；E.弯曲的清洁剂管；F.指甲刀

1)长柄(弯柄)梳子、长柄海绵、弯曲刷子:梳子或刷子的手柄呈弯形或明显加长。适用于抓握能力较差者使用的粗柄梳理用具、无抓握能力使用的手掌套式梳理用具、上肢活动受限者使用的长柄梳理用具等。

2)牙刷:手柄部加粗或呈环状。适用对象:上肢功能障碍者使用的牙刷,包括抓握能力较差者使用的粗柄牙刷、无抓握能力使用的手掌套式牙刷等。

3)掌持式刷子、掌持式梳子:手柄呈环状或半环状。适用对象:手屈曲痉挛、手指变形、握力丧失者。

4)开口剪:开口剪常处于开口状态,只需较小的力即可剪下物体。适用对象:一侧手功能障碍、手关节变形的患者。

5)弯曲的清洁剂管:管呈弯形或加长。适用对象:前臂和腕手关节活动受限,取物困难者。

6)指甲刀:指甲刀底部固定在一平台上。适用对象:单手活动者使用。

(2)个人卫生自助器:如双环毛巾、长臂洗澡刷、肥皂网袋、沐浴轮椅等(图9-3-7)。

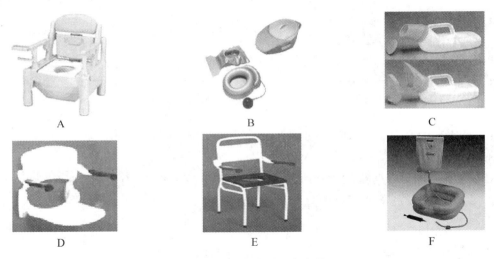

图9-3-7 清洁卫生自助器

A.坐便椅;B.便盆;C.集尿器;D.壁挂浴椅凳;E.淋浴坐椅;F.清洗器

1)坐便椅:铺有软垫,其下方有便盆,需如厕时可移开座位上的木板,座位下的便盆辅助无蹲位能力患者如厕用。适用对象:下肢关节活动受限,无下蹲如厕能力的患者。

2)便盆:患者卧床期间使用的盛装其排泄物的容器。适用对象:行动不方便、不宜下床或丧失自理能力的患者。

3)集尿器:患者小便时暂时盛装尿液。适用对象:方便行动不便的患者应急之用。

4)壁挂浴椅凳:固定在墙壁上的浴椅和浴凳,有握持的部位。适用对象:站立困难及平衡能力较差者。

5)淋浴坐椅:带有扶手的浴椅可方便使用者支撑。适用对象:站立困难及平衡能力较差者。

6)清洗器:塑料水袋与充气式的面盆以及柔性长管,结构可整体移动。适用对象:卧床者在床上躺着洗发、洗手与洗脸等。

4. 书写学习自助具(图9-3-8)

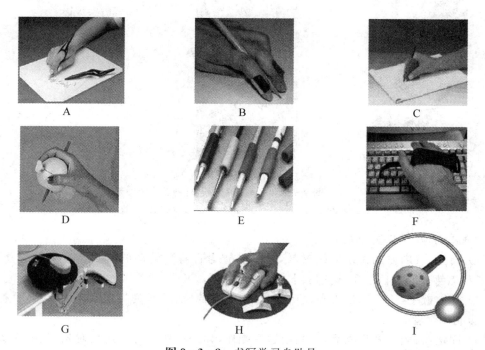

图9-3-8 书写学习自助具

A. 免握笔;B. 握笔夹;C. 握笔套;D. 握笔球;E. 加粗笔;F. 打字辅助器;
G. 鼠标辅助器;H. 鼠标辅具;I. 手抓式手控电脑操作辅具

(1)免握笔:将笔套在手上,可帮助手指软弱者使用。

(2)握笔夹:套在手上,可以将笔夹在两指之间,可帮助手指不能对掌者使用。

(3)握笔套:将笔套在粗大的柄上,可帮助手指不能完成精细动作的患者使用。

(4)握笔球:将笔套在圆球上,可帮助手指不能完成精细动作的患者使用。

(5)加粗笔:可用橡皮圈绑上笔竿、卷上泡沫胶或在笔杆上穿上一块乳胶,可方便握持有困难患者使用。

(6)打字辅助器(加长的指套):特殊设计,用于手的握力丧失、手指活动受限者操作电脑的辅具。

(7)鼠标辅助器:在电脑桌上安装一个可以调节的前臂托板,方便上肢肌力麻痹的患者使用。

(8)鼠标辅具:特殊设计,用于手指活动受限者操作电脑的鼠标辅具。

(9)手抓式手控电脑操作辅具:特殊设计,用于手握力不足,手指活动受限者操作电脑的辅具。

5. 取物和开启自助器(图9-3-9)

(1)启盖器:可利用启盖器,以较小的力量开启瓶子、罐头等容器的盖子。适用对象:手握力不足者。

(2)启盖器:对于手握力不足者可利用启盖器,以较小的力量开启瓶子、罐头等容器的

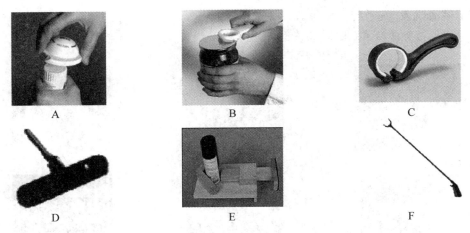

图9-3-9 取物和开启自助器

A,B.启盖器;C.门把手;D.钥匙扳手;E.固定器;F.取物器

盖子。适用对象:手握力不足者。

(3)门把手:内衬加大摩擦的材料,是一种省力且易于转动的扳手。适用对象:辅助手无力者和老年人利用门扳手开关房门。

(4)钥匙扳手:用钥匙扳手夹住钥匙,以增大力臂,辅助开关门锁。适用对象:手握力不足、手功能障碍者。

(5)固定器:固定开启物品,以利用健手操作,如开启瓶子等。适用对象:偏瘫等单侧手功能障碍患者。

(6)取物器:取物器的前端有夹子,便于抓取物品。适用对象:移动和站立困难者。

6.其他(通信与娱乐类等) 有挂钩的电话和有牌夹的扑克,都是手的精细功能有障碍的患者的通信或娱乐方面的自助具,类似这样的自助具很多,有时只要将生活中一般性的物品加以改造就可以成为患者的非常实用的自助具(图9-3-10)。

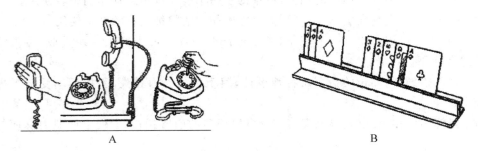

图9-3-10 通信与娱乐自助具

A.通信自助具(电话自助具);B.文体娱乐自助具的一种(扑克牌夹)

总之,除了我们上面介绍的常用的这些自助具外,还有许多其他的类型;如专门为盲人设计使用的盲人写字板、盲人电脑、触摸式手表等,而且随着科技的进步和发展,自助具这一家族还将越来越壮大。

(肖晓鸿)

第四节 姿势辅助器

一、姿势辅助器的概述

姿势辅助器是属于静态康复辅助器具。它是将患者置于一种姿势,使其肌肉张力正常而引发正确的动作形式,有利于生活上的行动与照顾。对于中度、重度、极重度肢体障碍、多重障碍、脑瘫、中风者,姿势辅助器的主要功能乃是帮助维持正确的姿势,持续治疗后的效果,预防畸形,促进运动、认知、社会情绪等发展,同时可帮助个体有效的运用其他类型的辅助器。

(一)姿势辅助器的功能

1. 有利于患者的身体健康 ①促进残存的躯干、四肢神经肌肉骨骼运动功能的发挥,有利于提高肢体的代偿功能,有利于减少骨骼肌肉运动系统的失用性萎缩;②配合各种物理治疗、矫形器治疗和手术治疗,可以预防继发性骨关节挛缩、畸形,也有利于预防压疮。

2. 有助于日常生活能力的提高 ①稳定的姿势可以帮助患者改善从事各种作业的能力;②稳定和较舒服的姿势可以改善患者的耐久力,有助于全面提高患者的日常生活能力。

3. 有助于患者的心理健康 ①肢体的功能改善有利于促进肢体协调功能的改善,也有助于患儿认知功能、学习功能的改进;②稳定姿势可帮助患者扩大生活范围,更好地参与社会,提高生活质量。

(二)使用姿势辅助器的注意事项

1. 先近后远 从近端姿势固定开始,因近端的固定会影响远端肢体的活动,由近端开始,以避免过度支持的现象。

2. 给予最少的有效支持 如此才能让身心障碍儿童表现出最大的主动控制与功能。

3. 矫正功能性畸形 选择材质较硬,如木头或塑料包上泡棉即有矫正功能,但为发挥效果,其力量必须大于异常张力。

4. 顺应结构性畸形 若为已发生而无法矫正的畸形,可以采用由硬泡沫海绵制成的一体成形造型层,如弹性泡沫海绵,借着与身体接触面的增加,提供较大的支持力,避免进一步的变形。

(三)姿势辅助器的分类

常见的姿势辅助器依姿势分为 3 类:卧姿辅助器、坐姿辅助器和站立训练架。

1. 卧姿辅助器 如仰卧的吊床可帮助肌肉放松;俯卧的楔形板、滚桶可促进颈背伸直能力及手臂支撑能力;侧卧板可抑制反射动作、降低肌肉张力并置双手于中线以利操作物体。如滚筒、楔形垫、侧卧板等。

2. 坐姿辅助器 包括各式的摆位椅、移位椅、轮椅、喂食椅。可适用于躯干控制差、坐立困难者。如喂食椅、坐姿椅、倾斜桌、三角椅等。

3. 站立训练架 又称站立架,常见的有仰式站立架及俯卧式站立架。可帮助头颈控制能力、下肢承重能力，并刺激体内本体感，有助于视觉运动的发展。如倾斜床、三用站立架、站立桌、俯卧站立架等。

二、卧姿辅助器

（一）卧姿辅助器的分类

常用的卧姿选择包括仰卧、矫正式俯卧与侧卧。

1. **仰卧**　最常用的休息姿势，也是换尿布、清洁与更衣最常采用的姿势。仰卧时最需要注意的是减低伸直张力的影响，避免极不对称的姿势产生。为了减低仰卧时伸直张力的影响，必须把孩子摆在一个髋关节弯曲、外展与外旋的姿势，以降低伸直张力。若张力实在太强了，就必须借助于一些卧姿辅助器如楔形垫、滚筒、单面滚筒，或更精密的如蝌蚪摆位组合、草上精灵摆位组合、楔形摆位垫、儿童仰卧摆位组合及多功能摆位系统来达到较好的仰卧姿势。

2. **矫正式俯卧**　让孩子趴在撑起的前臂或楔形垫上，有利于头部、躯干控制，近端稳定度与眼手协调的发展。在胸下垫高是俯卧摆位较容易实行的方法，可以利用枕头、泡绵、滚筒或楔形垫如泡沫海绵滚筒与楔形垫来做。对于弯曲张力太强的孩子则可以加上安全带来固定骨盆、胸部，例如安全带楔形垫。为使趴卧能成为一个功能性的姿势，必须提供给孩子一个适当高度的游戏台面，让孩子的手可以操作到，一些较精致的组合摆位板如双向楔形垫、治疗用楔形垫组合、蝌蚪摆位组合、草上精灵摆位组合、多功能摆位系统等就可以满足这样的需求。

3. **侧卧**　可让孩子避免过度弯曲与伸直，降低很多不良姿势的产生。侧卧时头要微向前弯，转向中间；双肩与手臂要向前伸并摆向中线以利眼手协调的发展；在上方的腿，要用摆位板垫起来，保持髋与膝微弯的姿势，下方的腿则要伸直。这样的姿势通常要借助姿势辅助器以抵抗重力的拉力才可得到，有一些特别设计的姿势辅助器，如泡沫海绵的侧卧板、特殊侧卧板、草上精灵摆位组合、蝌蚪摆位组合、多功能摆位系统皆可使用。

（二）卧姿辅助器的种类

1. **滚筒**　它是颜色鲜艳的滚筒，柔软但坚固，其形状有利于摇动与滚动的产生，适合做摆位与协调训练。除了 10 cm 大小的滚筒外，皆有硬轴在内，以防止塌陷。外层无接缝，不渗水，易清洗。有实心的，也有空心的（图 9-4-1）。

（1）主要功能：协调的训练；发展躯干、上肢及下肢间的肌肉张力。

（2）适用对象：运动治疗室、康复中心、特教教室、感觉综合治疗室、家庭等。

2. **单面滚筒**　它具有滚筒的特性并加上楔形垫的稳定度，增加了治疗时的摆位选择。可为滚筒跨坐、侧躺或俯卧摆位时，提供一个稳定的底面。较小的可用来做膝或踝弯曲及颈部拉长。底部的黏扣带可在主动或静态治疗时用来维持滚筒的适当位置（图 9-4-2）。

（1）主要功能：治疗时摆位辅助与协调的训练；发展躯干、上肢及下肢间的肌肉张力与力量。

（2）适用对象：运动治疗室、康复中心、特教教室等。

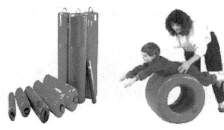
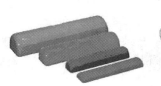
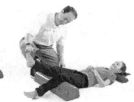

图9-4-1　滚筒　　　　　　　　　　　图9-4-2　单面滚筒

3. 带安全带的楔形垫　它配有两条10 cm宽的安全带,可以作为摆位时的支持。柔软而坚固的宽带,可以将孩子固定在所需的最舒服姿势(图9-4-3)。

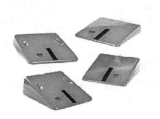
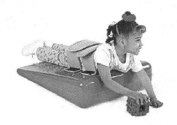

图9-4-3　带安全带的楔形垫

(1) 主要功能:仰卧与俯卧的摆位辅助;诱发头、颈与上躯干的伸直动作;提供舒适的阅读与手动作的环境。

(2) 适用对象:智力低下、脑性瘫痪、神经肌肉障碍与其他发展迟缓儿童。

4. 双向楔形垫　改良型的产品拥有嵌入式的侧支持板及两面不同高度的底面,依使用面的不同,孩子可以被摆放在较高或较低的高度上;利用尼龙搭扣带可以把几个楔形垫联结起来,增加摆位的选择(图9-4-4)。

(1) 主要功能:提供安全稳固的俯卧、仰卧摆位;诱发躯干的伸直张力,头部控制与上肢载重;创造舒适的阅读与手活动环境。

(2) 适用对象:智力低下、脑性瘫痪、神经肌肉障碍与其他发育迟缓儿童。

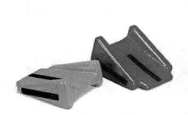
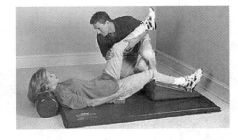

图9-4-4　双向楔形垫　　　　　图9-4-5　泡沫海绵青少年用楔形垫组合

5. 青少年用楔形垫组合　它是针对青少年或未成年患者的需要而设计。两块楔形垫的形状都是为了让患者得到适当的身体基准线及提供被动支持而设计。可单独或合并使用,两个合用可用来打破仰卧的伸肌形态,使患者放松。整个系统包含一个30 cm高滚筒、一个有43 cm高脚踝靠角的楔形垫、两条安全带及一块外展垫(图9-4-5)。

（1）主要功能：提供安全稳固的俯卧与仰卧摆位；诱发躯干的伸直张力，头部控制与上肢载重；创造舒适的阅读与手活动环境。

（2）适用对象：脑性瘫痪与其他神经肌肉障碍的青少年患者。

6. 楔形垫组合　它具有多种高度可用来做体能活动，如翻身、翻筋斗、上下斜坡，或创造出一个舒适的阅读环境。当孩子缺少头控制、平衡或躯干控制能力时，亦可当成坐姿以外的摆位选择（图9-4-6）。

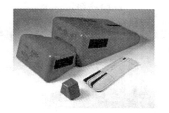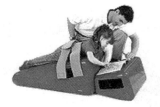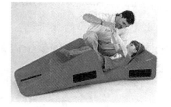

图 9-4-6　楔形垫组合

（1）主要功能：协助体活动的动作训练；诱发时的摆位辅助。

（2）适用对象：康复治疗室、康复中心、特教教室等。

7. 舒适型楔形摆位组合　它按照最适合人体舒适度的30°倾斜度设计，用来做刺激、放松及喂食活动。包含尼龙搭扣式丁字形安全带及3个可移式的半圆形摆位板。外层美观可以拆下，易于擦拭和清洗（图9-4-7）。

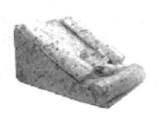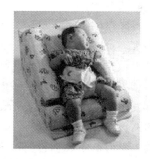

图 9-4-7　舒适型楔形摆位组合

（1）主要功能：仰卧与俯卧的摆位辅助；30°倾斜度利于喂食、放松及其他活动进行；诱发躯干的伸直张力，头部控制与上肢载重。

（2）适用对象：智能低下、脑性瘫痪、神经肌肉障碍与其他发展迟缓儿童。

8. 可调式吊索楔形垫　它可用于治疗性的摆位，以提供社会互动、教学或放松的活动。质轻，高度可调整，给孩子最大的舒适与支持。可使用的高度为10、18、20、25和30 cm，可清洗的合成树脂布料所制成的吊索，将孩子固定在中线，既安全又舒适。整组还包含8 cm宽的尼龙搭扣式安全带及可移式的外展垫（图9-4-8）。

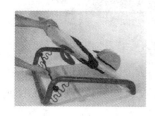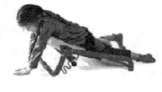

图 9-4-8　可调式吊索楔形垫

（1）主要功能：提供舒适、安全的俯卧摆位；诱发上躯干的伸直张力、头部控制与上肢载重；利于社会互动、教学与放松治疗的进行。

（2）适用对象：智能低下、脑性瘫痪、神经肌肉障碍与其他发育迟缓儿童。

9. 侧卧板　它可以降低治疗师、家长和老师监看神经受损儿童姿势的时间，单一尺寸适用于学龄前至青少年的孩子。底座大小 107 cm ×58 cm，又有角度，借助重力成为摆位的助力。两条柔软的安全带可以做最细微的调整，外层无缝，不渗尿且易清洗。两块 8 cm×13 cm×28 cm 的板块可当成头枕板与腿靠板使用（须另外选购）。整个侧卧板是 36 cm 深，靠背则是 23 cm 高（图 9-4-9）。

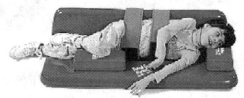

图 9-4-9　侧卧板

（1）主要功能：降低过度伸直与弯曲的动作形态；诱发头部向前与双上肢的中线定位；诱发眼-手协调的发展。

（2）适用对象：脑性瘫痪与其他神经肌肉障碍儿童。

10. 草上精灵摆位组合　它包含 17 个形状不同的板块：1 块铺有泡沫海绵的橇板底座，上有可固定脚轮，长为 142 cm；1 块大型楔形垫，20 cm 高；1 块小型楔形垫，15 cm 高；1 块楔形板；2 个四分滚筒；1 个中央外展板；2 个侧外展板；122 cm 长的圆木滚筒；1 个梯形板，13 cm×46 cm；1 个长方形板，14 cm×28 cm；2 条安全带；1 条髋部带；1 条拉动带；1 条侧卧带。适用于学校、家庭及治疗场所，提供发展障碍儿童多功能摆位使用。可以解决治疗师对儿童至青少年的摆位需求。铺有泡沫海绵的橇板底座，可以让孩子在移动时仍维持适当的支持；利用此摆位组合，可以做出侧躺、趴卧、仰卧、长坐、滚筒坐姿等几个摆位。若在底座加上一个圆木滚筒，还可以成为前庭刺激活动中一个主动治疗系统（图 9-4-10）。

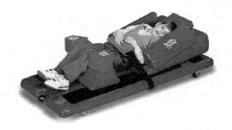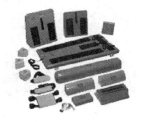

图 9-4-10　草上精灵摆位组合

（1）主要功能：多样姿势的摆位辅助；可在摆位后移动。

（2）适用对象：脑性瘫痪、智能不足或其他神经肌肉障碍儿童。

11. 蝌蚪摆位组合　它专为 0～3 岁早期介入计划设计的幼儿摆位组。多用途组合可以有很多有创意的摆位方法，包括：①趴卧：利用二分滚筒及两个侧支持板，可以诱发出主动的身体伸直、头部前弯、胸部抬起及双手前撑以得到手接触中线的功能。另一个有镜面的组件，可以用来引发孩子在此姿势下的好奇探索；若在底面加上一个圆木滚筒，就可以用来做前庭活动了。②坐姿：利用底座加上不同的楔形垫可以做出长坐与滚筒跨坐的摆位，依坐姿需求来选择楔形垫的两面。再加上桌架，可以当成额外的支持面，也可用来做眼手活动。③侧卧：将圆木滚筒黏在底座上，让孩子侧卧，可诱发头和躯干动作的控制。

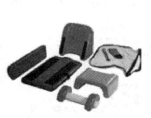
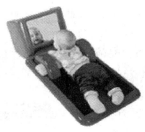

图 9 - 4 - 11　蝌蚪摆位组合

将底座近脚部抬高,可以得到改善呼吸的姿势(图 9 - 4 - 11)。

（1）主要功能:提供趴卧、坐姿、侧卧的摆位;提供体位引流的摆位。

（2）适用对象:脑性瘫痪、智能低下、神经肌肉障碍及其他发育迟缓幼儿使用。

三、坐姿辅助器

坐姿辅助器是一类用于辅助躯干保持坐姿稳定的康复器具。坐姿辅助器通常是配合椅子或轮椅使用,主要适用于重症的肢体残疾人,特别适用于重症的肢残患儿,用以保持适当的坐姿,解放双侧上肢,有利于患者完成日常活动和身心健康。

（一）坐姿辅助器的基本功能

（1）增进头部与上躯干的控制。

（2）比起卧姿,更能增广患者的视野。

（3）可以让患者把双手空出来做功能性活动。

（4）是饮食最重要的姿势。

（5）可以提供给患者更多与社会互动的机会。

（二）坐姿辅助器的结构

1. 坐姿辅助器的基本结构　坐姿辅助器一般有轮椅桌、轮椅桌附件、头部附件、躯干托、胸部附件、小腿与足部附件和各种带子等部分组成（图 9 - 4 - 12）。坐姿辅助器的主要附件及各附件的用途见表 9 - 4 - 1。

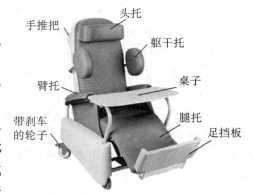

图 9 - 4 - 12　坐姿辅助器的基本结构

表 9 - 4 - 1　坐姿辅助器的主要附件品种与用途

附件分类	品种名称	主　要　用　途
轮椅桌	1. 无边桌	
	2. 三边桌	
	3. 全边桌	
轮椅桌附件	4. 胸垫	防止躯干前倾
	5. 肘挡	抑制肩肘的不随意运动
	6. 竖手把	抑制手的不随意运动,保持躯干的正确位置
	7. 横手把	同　上
头部附件	8. 头托	保持头部于正中位置
	9. 颈托	同　上

续　表

附件分类	品种名称	主　要　用　途
胸部附件	10. 肩垫	防止肩部上抬,防止躯干前倾
	11. 肩胛垫	抑制肩胛骨向中线靠拢
	12. 腰垫	支持腰部
	13. 骨盆挡	固定骨盆
	14. 外展挡	防止髋关节外展
	15. 内收挡	防止髋关节内收
	16. 胸挡	防止躯干前倾
	17. 侧板	防止躯干的侧向移动
	18. 骶部垫	防止骨盆向后移动
	19. 躯干挡	防止躯干的侧向移动
小腿与足部附件	20. 小腿托板	托小腿
	21. 足踏板	支撑双足
	22. 膝部垫	防止膝部向前移动
	23. 足隔板	防止足交叉
	24. 足套	帮助足底的全面接触,预防和矫正马蹄足
各种带子	25. 胸带	防止躯干前倾
	26. 肩胸带	防止躯干前倾,保持躯干正中位
	27. "Y"形带	同　上
	28. "V"形带	同　上
	29. 髋带	防止骨盆的前移
	30. 膝带	防止膝部前移,防止膝部伸展,固定骨盆
	31. 踝带	防止膝部伸展,防止足部的横向移动
	32. 腕带	抑制手不得随意运动

2. 坐姿辅助器设计制作要求

(1) 支撑壳体:是保持身体姿势的主体,要求具有足够的刚性、支撑性能,多用木板、塑料板、钢管制成。

(2) 缓冲层:主要作用是分散压力,多使用塑料海绵制作。

(3) 表面覆盖层:主要起保护作用。一般要求表面覆盖层具有防水性能,易清洁,抗细菌,抗真菌,不会引起皮肤过敏,4个方面可以延伸,变形时不会出现皱褶。表面覆盖层多用各种天然皮革、人造皮革等材料制成。

(4) 表面吸湿散热层:多用棉的织物制成。

（三）坐姿辅助器的分类

1. 按控制身体的部位分类　有躯干坐姿辅助器、头躯干坐姿辅助器、躯干下肢坐姿辅助器、头躯干下肢坐姿辅助器、躯干下肢足坐姿辅助器、头躯干下肢足坐姿辅助器（图 9 - 4 - 13）。

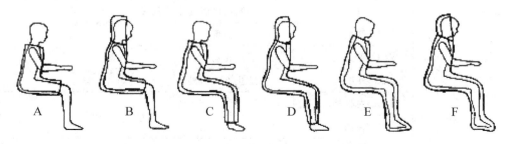

图 9 - 4 - 13　坐姿辅助器按控制身体的部位分类
A. 躯干坐姿辅助器；B. 头躯干坐姿辅助器；C. 躯干下肢坐姿辅助器；
D. 头躯干下肢坐姿辅助器；E. 躯干下肢足坐姿辅助器；F. 头躯干下肢足坐姿辅助器

2. 按坐姿的控制能力分类　放手坐姿、手撑坐姿与支撑坐姿，其所需的坐姿辅助器皆有所不同（表 9 - 4 - 2）。

表 9 - 4 - 2　按坐姿的控制能力分类

坐姿控制表现	坐姿辅助器的选择
放手坐姿者：不靠双手支撑可以长时间坐着	平面系统；简单体廓造型系统
手撑坐姿者：需靠一手或双手支撑来保持坐姿。需靠某些骨盆或躯干支持才能用双手来从事日常生活活动	简单至复杂体形轮廓造型系统
支撑坐姿者：在骨盆与躯干无重大支撑无法坐着。通常需要头部支持。有重度的结构或功能性畸形者	复杂体形轮廓造型系统；量制系统

因此，坐姿辅助器根据所能提供的支持量由低至高可分为 3 类。

（1）平面系统：由平面式的座面与靠背组成，因为可提供的支持较小，适合稳定度较好，畸形较轻微的儿童使用，如放手坐姿者。这种座面与靠背，可以是帆布、皮制，如一般轮椅的座面，也可以是硬板再包上泡绵，如弹玻泡绵角椅、小瓢虫移动角椅、可调式角椅、移动式角椅、凯立德斯摆位椅等。

（2）体形轮廓造型系统：座面与靠背表面，依人体的轮廓加上由硬泡绵制成的一体成形造型层，借着与身体接触面的增加（尤其是两侧），来提供更多的支持。适用于姿势能力尚可，具中度畸形的儿童。体廓造型可以是简单或复杂，依儿童的能力来增减。简单的造型如喂食椅可用于手撑坐姿者，也可用于放手坐姿者，用于后一类主要是为了增加舒适与稳定度；而复杂造型者如凯立系统坐椅，则可以给某些支撑坐姿者、稳定度较差的儿童足量的支持。

（3）量制系统：按患者的体形，个别取模制造，可提供的支持量最大也可减轻身体各突出面的压力。适用于支撑坐姿者，稳定度很差或畸形较严重的儿童。摆位时，除了按患者的坐姿需求来选择坐椅，还须按维持良好身体基准线的需要加入附件，如头部支持板、躯干、髋部及膝部的侧支持板、膝部的内支持板、足挡板、桌面及各部位的安全带等。

3. 按制作材料、结构、工艺分类

(1) 普通型坐姿辅助器：在椅子或轮椅的基础上用木材、金属、塑料、泡沫海绵、皮革、帆布等材料改制或特制。

1) 普通的木制坐姿辅助器：用木材制成，其后靠背可分为可调节角度的和不可调节角度的。这类坐姿辅助器主要依靠头托、肩带、肩垫、躯干垫、腰垫、膝垫、足挡板等各种各样的附件控制躯干和下肢的姿势。这类坐姿辅助器可以因人而异订制，也可以制成半成品根据患者的需要和尺寸进行选择、组装和调整。普通型坐姿辅助器可以根据社区康复的具体条件因地制宜做成简单便宜的制品，也可以从现代轮椅的系列化附件中选择、安装。

2) 金属管制的坐姿辅助器：用金属管、木板、泡沫塑料等材料制成。多是以轮椅为基础制造的组件式的工业化产品。这类坐姿辅助器配套地备有各种头托、肩带、胸带、肩垫、躯干垫、腰垫、膝垫、足挡板、足套等附件，根据需要选择、装配。

3) 可控模具型坐姿辅助器：除专用的金属框架外，也可用木制框架、轮椅框架等（在模具型的康复器具中，附加轮椅框架被认为是较好的搭配）。

(2) 模塑型坐姿辅助器：利用各种塑料材料模塑成形。

1) 热塑板材模塑型坐姿辅助器：模塑型坐姿辅助器的制造材料、制造方法很多，但其共同特点都是应用患者身体的石膏模型塑成形的。其制造材料包括热固性增强塑料、热塑性塑料板材、硬质的泡沫塑料、半硬的泡沫塑料等。其制造工艺包括真空成形、铺塑、泡沫塑料浇铸成形等。这类产品的优点是：与患者的身体可以做到全面接触，所以舒适性强；可以方便地与轮椅或椅子配合使用。其缺点是：都必须制取患者身体的模型；制成后不容易再改变形状。

2) 计算机辅助设计（CAD）制造坐姿态辅助器：近年计算机辅助设计制造的坐姿辅助器已显示出良好的使用性能。这类制品的制作首先是利用一些方法获得患者适合的坐姿外形（石膏阴型或负压微粒袋型），然后将坐姿外形数据化输入计算机，经过计算机的数据化处理后在一块大的塑料海绵上进行计算机磨削加工。经过制品的试样、调整，当制品合适了以后，再覆盖一层外皮。这类制品舒适性好，但价格较高，而且一旦制成了不容易再改变形状。

(3) 可调节型坐姿辅助器：制成后仍然可以比较方便地改变形状。

1) 机械矩阵结构坐姿辅助器：这类坐姿辅助器不但具有与患者身体全面接触的优点，而且在制成以后仍然可以方便地改变形状。这类制品比较适合生长发育中的儿童患者和某些需要调整、改变姿势的患者使用。矩阵可调节型坐姿辅助器是一种尼龙制成的连接部件（连接点和连接臂）组装成机械的矩阵金属架。通过手工调节每一个连接点的位置可以将躯干、四肢保持在需要的位置，而且可以较好地做到与身体全面接触。机械的矩阵结构上面还需要覆盖软的塑料层、塑料海绵层和利于散热、吸湿、透气表面覆盖层。

2) 负压微粒袋型坐姿辅助器：负压微粒袋型坐姿辅助器是一个内部填充了塑料微粒袋状的垫子。在袋状垫子内适当充气以后，患者坐在垫子上，可以在患者的身上直接塑出形状。当塑形完成后用真空泵将袋中的空气吸出，由于袋中的塑料微粒紧密接触，保持坐姿辅助器的塑形。这类制品的特点是可以方便地改变形状，缺点是已塑好的形状难以长期保持，比较适合临时使用和试验性使用。

4. 坐姿辅助器按形式分类　分为普通式、躺椅式和立式坐姿辅助器等(图9-4-14)。

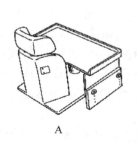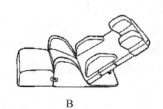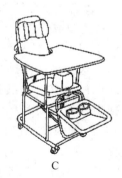

A　　　　　　　　　　　　B　　　　　　　　　　　　C

图9-4-14　坐姿辅助器按形式分类

A.普通式的坐姿辅助器；B.躺椅式坐姿辅助器；C.立式坐姿辅助器

(四)常用的坐姿辅助器

1. **万能泡沫海绵坐姿辅助器**　它使用容易,坐起来舒适,是坐姿摆位的选择之一。宽广的底座可预防伸肌反冲时的翻倒,椅座上的外展柱可用来支持桌板。利用髋部摆位带及"H"形鞍带得到适当摆位后,有垫的椅座,可增加坐姿的舒适感。弹玻外层,好看、舒适且易清理,桌面可抬高至水平以上30°。底座大小50 cm×71 cm,椅背高度48 cm,单一尺寸适用于身高152 cm以内的儿童与青少年(图9-4-15)。

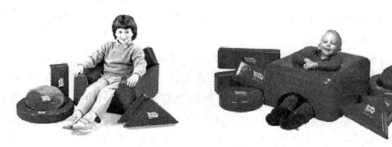

图9-4-15　万能泡沫海绵坐姿辅助器

(1)主要功能:改良平面式坐姿支持;三角形的椅背,提供躯干两侧支持;抑制伸肌反冲;增加坐姿的平衡。

(2)适用对象:智力低下、脑性瘫痪及其他发育迟缓儿童。

2. **移动式角椅**　它质轻,易调整的摆位椅,椅背高30 cm,椅座深度可向前向后在15～38 cm间调整,让孩子可以有长坐的姿势,若要采用传统坐姿,椅座高度可在25～46 cm之间调整。桌板25 cm×46 cm可调,并附有髋部带及"H"形鞍带。椅座下有可固定旋转脚轮,椅背与座面皆衬上合成树脂垫子(图9-4-16)。

(1)主要功能:改良平面式坐姿支持;直角三角形椅背,提供躯干侧支持;抑制伸肌反冲;增加坐姿的平衡。

(2)适用对象:智能低下、脑性瘫痪及其他发育迟缓儿童。

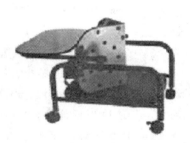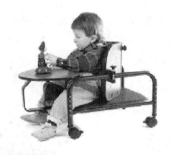

图 9－4－16　移动式角椅

3. **可调式角椅**　它提供对称姿势与头及躯干中线控制的必要支持,让孩子有信心可以尝试新的动作技巧。含 4 个可固定旋转脚轮,可移动。小型角椅适合 8 个月至 4 岁,身高 99 cm 以内的儿童使用;大型角椅则可用至 8 岁,身高 147 cm 的儿童。"V"形的双翼椅背可提供必须的脊椎支持与肩控制,可移式桌面(小型 38 cm×43 cm,大型 45.7 cm×50.8 cm),可在水平与垂直方向调整。可移式头枕垫可垂直调整至 68.6 cm(小型)或 104 cm(大型),可调式外展垫 7.6 cm 宽(小型)或 10.2 cm 宽(大型)(图 9－4－17)。

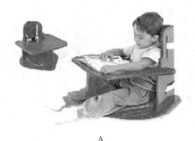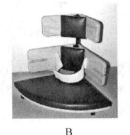

A　　　　　　　　　　　　　　　　　　B

图 9－4－17　可调式角椅

A.可调式角椅(泡沫海绵);B.可调式角椅(木制)

(1) 主要功能:改良平面式坐姿支持;三角形椅背,提供头、躯干侧支持;抑制伸肌反冲;增加坐姿的平衡控制。

(2) 适用对象:智能发育迟缓、脑性瘫痪及其他发育障碍患者。

4. **滚筒坐椅**　它有助于降低下肢张力,椅背及桌面可增进躯干的伸直。平底加垫衬的滚筒凳,结合舒适、稳定、对称与抑制张力等多项功能。足部固定带可保持下肢的身体基准线。整座包含可调式骨盆固定带及桌面,移动底座则可以分开(图 9－4－18)。

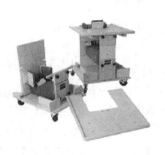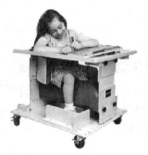

图 9－4－18　滚筒坐椅

（1）主要功能：平面式坐姿支持；跨坐摆位，降低下肢伸直张力。

（2）适用对象：脑性瘫痪、神经肌肉障碍儿童。

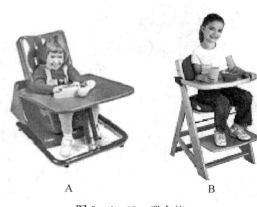

图 9 - 4 - 19　喂食椅

A. 喂食椅(塑料制)；B. 喂食椅(木制)

5. 喂食椅　它可以放在椅子、推车或妈妈的腿上来使用，对于喂食、学习或休息等活动都很理想。有抗反冲设计，可增进骨盆稳定度。精致地板椅座，包含喂食椅和地板底座，让孩子可以被摆放在地板上从事活动及同伴间的游戏。底座可以将喂食椅固定在直立或倾斜姿势。喂食椅与底座可以分开选购。肩带缝让肩带可以有 10 cm 的垂直调整空间以适合不同身高的孩子。内部轮廓使椅背与椅座成 90° 的角度，可提供坐姿矫正。45° 的髋部带及易解的"H"形鞍带有助于姿势的保持。泡沫海绵外层，可清洗，并且无味、无色素、不渗尿，更无毒(图 9 - 4 - 19)。

（1）主要功能：简单的体廓造型坐姿支持；增进头部控制与坐姿平衡。

（2）适用对象：脑性瘫痪、神经肌肉障碍儿童与其他发育迟缓儿童。

6. 可移动高低椅　它是利用单一杠杆可以在 50～63 cm 的高度间调整；可很快地被分离成移动型喂食椅座。适用于身高 91～152 cm 高的儿童。支持椅垫由可洗、透气布料制成，深度可在 20～25 cm 间调整，两段式角度调整椅宽 32 cm，高度 56 cm。整座包含胸部及腰部鞍带及可调整桌面(图 9 - 4 - 20)。

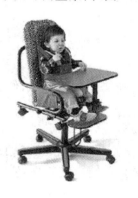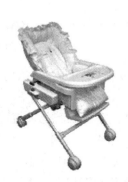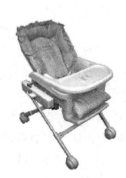

图 9 - 4 - 20　可移动高低椅

（1）主要功能：提供平面与身体轮廓造型两种的坐姿支持；可当高低椅与普通坐椅使用。

（2）适用对象：智能不足、脑性瘫痪及其他发育迟缓儿童。

7. 办公椅　办公椅可以解决患者每天上班和生活上的摆位问题。它包含有可调整脚踏板、头枕板及桌板，可以在家里、学校或车上当安全椅使用。可依患者需要，只选购办公坐椅，不含桌板或脚踏鞋来当汽车椅使用，也可同时购买办公椅加桌板与脚踏鞋。抗反冲椅座固定骨盆部位。椅背设计倾斜 20° 以顺应不正常的躯干张力。固定带装置可用来将办公椅固定在椅子或汽车椅座上(图9-4-21)。

(1)主要功能:复杂体廓造型坐姿支持;提供坐姿时由头至脚的整体摆位;增加坐姿的支持与稳定度。

(2)适用对象:脑性瘫痪、神经肌肉障碍儿童。

8. 汽车椅座 它是专为舒适与治疗性摆位而设计,也可为有特殊需要患者提供坐姿支持。它是由安全、减震泡绵所制成,可以减轻伤害;质轻,容易摆放与取下。不需其他特别的器材,利用一般

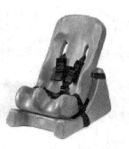
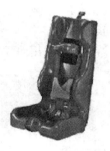

图9-4-21 办公椅

的汽车安全带与汽车椅座的固定带,就可以轻易地将椅座固定在适当位置。遇到紧急疏散情况也很容易,较小的儿童可以连椅座抬起;较大的儿童则从椅座固定带拉起即可(图9-4-22)。

(1)主要功能:复杂体廓造型的坐姿支持;提供坐姿时由头到脚的整体摆位;增加坐姿的稳定度。

(2)适用对象:脑性瘫痪、神经肌肉障碍儿童。

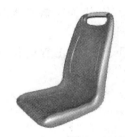
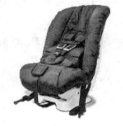
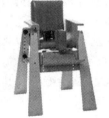
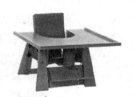

图9-4-22 汽车椅座　　　　　　　图9-4-23 幼儿椅

9. 幼儿椅 它针对效率、功能与舒适的严谨设计,椅座与椅背皆包有海绵垫。椅背可在90°～70°之间调整。有凸边的桌面是一个功能性附件,可创造出一个安全的工作台面(图9-4-23)。

(1)主要功能:平面式坐姿支持;增加坐姿的稳定度与舒适感;提供安全的工作台面。

(2)适用对象:智力低下、脑性瘫痪及其他发育迟缓儿童。

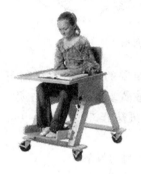
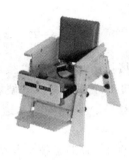

图9-4-24 可调式幼儿椅

10. 可调式幼儿椅 有垫的座面与椅背可保持身体基准线而增进稳定度,让上肢可以更有功能。椅座宽28 cm,深度可在18～30 cm间调整。椅背则可在10°与垂直之间调整。脚踏板可在离座面距离8～27 cm间调整,可以保持髋与膝弯曲90°的姿势。扶手高度离座面13 cm;椅背高度33 cm。还包含外展垫以保持髋和膝关节的体准线。整座包含一个64 cm宽,50 cm深,有28 cm宽镂空的桌面。骨盆—大腿固定器与有脚轮底座可另行选购。结构体由原木做成(图9-4-24)。

（1）主要功能：平面式坐姿支持；增加坐姿的稳定度与舒适感；抑制下肢的不正常动作形态。

（2）适用对象：脑性瘫痪，神经肌肉障碍儿童。

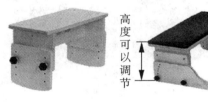

高度可以调节

图9-4-25 可调式长凳

11. 可调式长凳 它为已有躯干控制能力，但需要一个可以踩到地板坐椅的患儿需求而设计。若患儿尚需要额外的协助，可在躯干下方加上姿势支持系统。为达到患儿调整脊椎基准线的需求，椅面可调整倾斜度，高度也可随着患儿的成长来调整（图9-4-25）。

（1）主要功能：让脚踩地增加坐姿稳定；椅面可调整来改善脊椎基准线；双手可以空出来从事活动。

（2）适用对象：智能不足、脑性瘫痪及其他发育迟缓儿童。

12. 姿势支持板组合 包含两个部分以准确提供儿童所需的支持。骨盆支持架可调整椅座深度13～27 cm，以覆盖整个大腿的支持；后支持板23 cm×13 cm高度可调以保持骨盆的垂直姿势。侧支持板可在距身体中心线13～28 cm间调整，以平衡身体的载重。加上带有8 cm大小的外展垫的股骨板，可预防骨盆向后倾斜，转动及倾向一边，进而将髋与大腿固定在正常的体准线内（图9-4-26）。

（1）主要功能：提供下躯干、骨盆与大腿的支持；固定股骨，抑制下肢的不正常动作形态；增加坐姿稳定度，提高双手功能。

（2）适用对象：智能不足，脑性瘫痪及其他发育迟缓儿童。

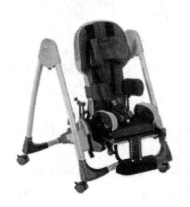

图9-4-26 姿势支持板组合

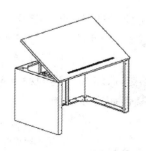
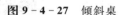

图9-4-27 倾斜桌

13. 倾斜桌 患者活动时器材的放置对发展技巧与协调起着很重要的作用。此桌面可从水平至90°之间任意调整，以提供一个可调高度的工作台面以方便放置玩具、学习和工作。两侧夹条可固定书本、纸张及工具，不需要时可移开。可移动的木边可防止东西滑落，也可根据需要而移开（图9-4-27）。

（1）主要功能：提高可调高度与角度的工作台面；有助于技巧与协调的发展。

（2）适用对象：智能低下、脑性瘫痪、偏瘫或截瘫患者及其他发育迟缓儿童。

四、站立训练架（站立架）

（一）站立训练架的功能

（1）站姿是很重要的直立姿势，在站姿下可以让伸肌群有抗重力、主动、阻力性的收缩，预防失用性萎缩。

（2）让下肢屈肌有被牵拉的机会，维持伸展度。

（3）符合功能、社会性与情绪上的需求；增加成长中骨骼的致密度。

（4）给患者提供站立的机会，保持良好的站立姿势，并让患者可以在站姿从事一些活动。

（5）帮助头颈控制能力、下肢承重能力，并刺激本体感，有助于视觉运动的发育。

（二）站立训练架的分类

常用的站立架有俯卧、垂直与仰卧站立架 3 种，须根据患者的能力和具体情况来选用。

1. **俯卧站立架**　对于张力不足，头与上半躯干控制较差或近端稳定度不佳的患者，如脑性瘫痪与智力低下儿童，适合使用此种站立架。可以提供不同倾斜度至垂直角度的站立，姿势控制主要靠胸托及侧面挡板如骨盆托与膝部挡板、外展鞍板与足挡板。桌面的使用则有助于对上半身的支持、对称性与手部活动的进行。常用的如塔格斯（Tugs）俯卧站立架、俯卧站立车、三用站立架、俯卧站立架、可移式适应型站立架等。

2. **垂直站立架**　通常用于手与躯干控制较好，但仍无法独立站立的患者。姿势支持主要靠胸与臀的宽形固定带及膝泡沫海绵板。可调式的脚踏鞋或足挡板。附加的桌面可用于增加躯干的支持，手部或其他如学习活动的进行。为了使用安全，较小的孩子可以使用底面积小的垂直站立架，年纪较大的孩子或成年人则必须加大支持面，才能防止倾倒。常用的有垂直站立架、站立桌、辅助站立架、轻型站立架、三用站立架等。

3. **仰卧站立架**　可以提供下肢与躯干的载重训练，载重的程度与支持面的角度成正比，姿势固定主要在躯干、髋与膝部分。因背靠而立，不能提供上肢的载重，且对下肢的摆位不易，所以较少只因摆位的目的来使用，多用于脑血管病变、脊髓损伤、脑外伤及智能不足儿童。使用时与环境的互动会比俯卧站立架效果好，常用的有塔格斯（Tugs）儿童仰卧站立架、手动倾斜床、仰卧站立架、三用站立架。

（三）常用的站立训练架

1. **塔格斯（Tugs）俯卧站立架**　舒适的 88.9 cm 长站立架，可让身高 64～122 cm 的孩子保持在俯卧站姿势。主板、膝部挡板与足挡板可调整至完全垂直。止滑可移动的支持板（16.5 cm×17.8 cm）可沿着整个支持杆的长度移至任何所需的位置。脚踏板上的可调尼龙搭扣式摆位鞋板（7.6 cm×17.8 cm）可用来控制内旋或外旋及外展或内收。7.5 cm 双固定脚轮可预防滚动或旋转。使用在较小孩子或幼童时可将膝板取下（图 9-4-28）。

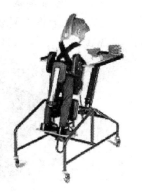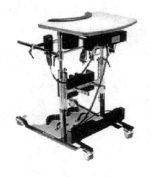

图 9-4-28　泡沫海绵塔格斯（Tugs）儿童俯卧站立架

（1）主要功能：提供俯卧站立的机会；增进躯干上肢、下肢的载重；可控制下肢外、内旋与外展、内收的姿势准线。

（2）适用对象：智力低下，脊柱病变与脑血管病变、脑性瘫痪及其他发育迟缓儿童。

2. 可调式站立桌　舒适的80～100 cm长站立架，可让患者保持在俯卧站姿位。主板、膝部挡板与足踏板可调整至完全垂直。调节螺丝可移动的支持板（16.5 cm×17.8 cm）可沿着整个支持杆的长度移至任何所需的位置。脚踏板上的可调尼龙搭扣式摆位鞋板，用以控制下肢内旋或外旋及外展或内收。双固定脚轮可预防滚动或旋转。较小孩子或幼童使用时可将膝板取下（图9-4-29）。

（1）主要功能：提供俯卧站立的机会；增进躯干上肢、下肢的载重；可控制下肢外、内转与外展、内展的姿势准线。

（2）适用对象：智力低下、脑性瘫痪、偏瘫和截瘫患者等。

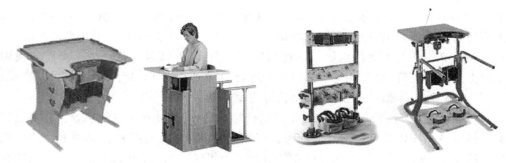

图9-4-29　可调式站立桌　　　　图9-4-30　轻型站立架与桌面

3. 轻型站立架与桌面　它质轻、可携带，专供需要站立支持的孩子使用。尼龙布制成的固定带，使用钢环与尼龙搭扣固定，提供臀部、胸与膝部的支持。膝部挡板用合成橡胶或泡沫海绵做成，可以固定及舒适地支持双腿。框架则是由电镀铝管做成。大型夹板底座可固定横杆形成一个稳定的底面（图9-4-30）。

（1）主要功能：提供垂直站立的机会；增加站立学习与活动的丰富性。

（2）适用对象：智能不足、脑性瘫痪及其他发育迟缓儿童。

4. 垂直站立架　它的站立板离地面很近，有助于站立架的转位，站立姿势可由垂直调至40°，可平放，方便收存。站立板上的可调式鞋板，可使踝关节背屈或跖屈。膝部挡板可随着腿外展或内收来调整。可调式髋板上带有可调式髋部垫，增加了患者支持力量和舒适度，还配有不对称髋部安全带、全调式侧方支持板及支持垫及两条顶端安全带（图9-4-31）。

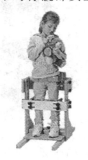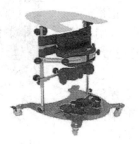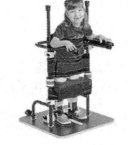

图9-4-31　垂直站立架

（1）主要功能：提供垂直站立的机会；增加站立学习与活动的丰富性。

（2）适用对象：智能不足、脑性瘫痪、神经肌肉障碍及其他发育迟缓儿童。

5.液压式站立架 液压系统让大多数的使用者都可独立操控上升与下降，有助于预防腿部肌肉萎缩、增进活动度、促进循环与降低肌肉痉挛。全调式，适合治疗室、工厂地点与家庭使用。体形轮廓造型的胸与膝泡沫海绵板及伸缩性胸、膝与脚支持垫均可在垂直方向调整。桌面高度可在107～127 cm间调整，并可调至倾斜35°。脚轮便于推送。适用于身高152～193 cm患者使用，可支持重量112 kg。底面大小为91 cm×109 cm（图9-4-32）。

（1）主要功能：提供垂直站立的机会；增进活动度；促进下肢血液循环；预防腿部肌肉萎缩。

（2）适用对象：脊髓损伤、脊柱病变与肌肉病变患者。

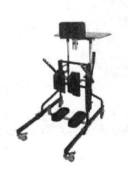
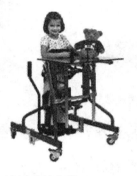
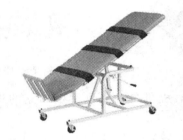
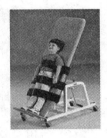

图9-4-32 液压式站立架　　　　　　　图9-4-33 手动倾斜床

6.手动倾斜床 它的功能与电动式相同，唯一差别是倾斜角度由手游戏杆控制而非电力。手游戏杆的角度设计可提供最高的杠杆效率，更能节省能源与经费。3条摆位带增加抬高时的安全性。4个可固定脚轮可移动。可移不锈钢条固定的脚踏板，可提供舒适感与足部的垂直摆位（图9-4-33）。

（1）主要功能：提供各种角度仰卧站立的机会；提供下肢载重训练；丰富站立活动的经验。

（2）适用对象：智能低下、脊髓损伤、脑血管病变儿童。

7.三用站立架 三用站立架可做垂直、俯卧与仰卧站立摆位。适合身高110～148 cm儿童使用。脚控气压式倾斜机转可调整15°～90°的站立角度。躯干、膝、髋和足部均有可调式靠垫来固定，无缝，不渗水，还可用湿布擦拭。另有高度与倾斜度都可调整的桌架以供选用（图9-4-34）。

（1）主要功能：提供俯卧、仰卧与垂直站立的机会；为站立学习与活动更添内容的丰富性。

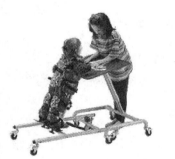
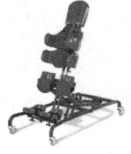

图9-4-34 泡沫海绵三用站立架

（2）适用对象：智能不足、脑性瘫痪和其他发育迟缓儿童。

8. 平躺式站立架　它可提供头、躯干、骨盆、膝与足部的支持。使用手调节杆可将站立架简易又安全地调在水平与垂直间的任意角度。对于头部控制良好的患者，可将顶端35.6 cm长的头枕板取下。扶手可向下折叠便于放入及调整桌面的倾斜度。伸缩架脚，使用时可伸长增加稳定度，也可回缩方便储放。足踏板可以向上折叠收起。双重固定脚轮可防止滚动及旋转。总长 129 cm 的板架，内含垫子、足踏板、可调式扶手、两条 10.2 cm 宽的腿部固定带、一条 10.2 cm 的髋部带、一条 10.2 cm 的胸部固定带及两对侧支持板（图 9 - 4 - 35）。

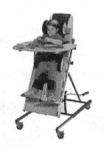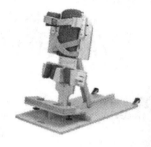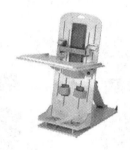

图 9 - 4 - 35　平躺式站立架

（1）主要功能：提供各种角度平躺站立的机会；提供下肢载重训练；丰富站立活动的经验。

（2）适用对象：智能低下、脑性麻痹、脊柱病变与脑血管病变儿童。

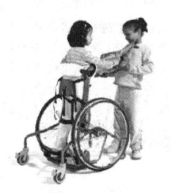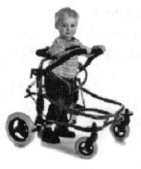

图 9 - 4 - 36　动态站立架

9. 动态站立架　这种站立架可以利用手动进行行走，手动一般借助于类似手动轮椅的手动轮或推杆，并依靠站立架的胸托、臀托和膝部挡板将人体固定站立，双手用力推手动轮或推杆就可以缓慢行走（图 9 - 4 - 36）。

（1）主要功能：利用自身力量，患者可以完成行走过程；提供垂直站立和行走的机会；增进全身直立承重和行走的经验。

（2）适用对象：脊髓损伤、脊柱病变与肌肉病变的患儿。

（肖晓鸿，刘　静）

思考题

1. 简述常用轮椅的种类和结构特点。

2. 如何选择合适的轮椅？你能说出哪些具体的要求？

3. 影响选择助行器的因素有哪些？

4. 简述步行器的使用方法。

5. 针对不同患者如何进行手杖和腋杖的尺寸测量？

6. 什么是自助具？按照其作用怎样进行分类？

7. 简述自助具的选用与制作原则。并想一想，你能够设计出何种自助具？

8. 简述姿势辅助器的种类及其适用范围。

主 要

参考文献

1. 赵辉三.假肢与矫形器学.北京:华夏出版社,2005.2

2. 泽树诚志著.孙国风译.假肢学.北京:中国社会出版社,1992

3. 加仓井周一著.孙国风译.矫形器学.华夏出版社,1997

4. 李树春/李晓捷.儿童康复医学.北京:人民卫生出版社,2006.7

5. 靳尔刚等.矫形器学概要.北京:中国社会文献出版社,2007.10

6. 方新.矫形器师.北京:中国社会出版社,2006.12

7. 方新.假肢师.北京:中国社会出版社,2006.12

8. 宁志杰.现代假肢与矫形器的应用.北京:军事医学科学出版社,2004.8

9. 卓大宏主编.中国康复医学.北京:华夏出版社,2003.10

10. 缪鸿石.康复医学理论与实践.上海:上海科学技术出版社,2000.11

11. 赛普·海姆.假肢学.德国:联邦德国矫形技术学校,1989.5

12. 赛普·海姆.矫形器学.德国:联邦德国矫形技术学校,1989.5